中医心阅

中药临床

谢新才　孙　悦　著

中国中医药出版社
·北京·

图书在版编目(CIP)数据

中药临床 / 谢新才，孙悦著. —北京：中国中医药出版社，2017.1

（中医心阅）

ISBN 978 - 7 - 5132 - 3547 - 1

Ⅰ.①中⋯ Ⅱ.①谢⋯ ②孙⋯ Ⅲ.①中草药-临床应用 Ⅳ.①R285.6

中国版本图书馆 CIP 数据核字(2016)第 182862 号

中国中医药出版社出版

北京市朝阳区北三环东路 28 号易亨大厦 16 层

邮政编码 100013

传真 010 64405750

廊坊市晶艺印务有限公司印刷

各地新华书店经销

*

开本 880×1230 1/32 印张 20 字数 484 千字

2017 年 1 月第 1 版 2017 年 1 月第 1 次印刷

书号 ISBN 978 - 7 - 5132 - 3547 - 1

*

定价 88.00 元

网址 www.cptcm.com

陈　序

中医中药学的形成与发展源远流长。成书于先秦时期的《黄帝内经》是中医最早的典籍之一，也是中国传统医学四大经典之首，奠定了中医学理论。《神农本草经》则是中药学的奠基之作，从此才有了中药学比较系统的理论体系，而且，后世医家在中药学的发展过程中做了大量增补，特别是明代李时珍所著《本草纲目》一书，可谓中药学巨著，在前人基础上增加了大量新药，扩展了药物功用，并广泛涉及医学、药物学、生物学、矿物学、化学、环境与生物、遗传与变异等诸多科学领域。而《伤寒杂病论》作为一部论述中医临床治疗学的经典之作，虽只有 100 多味中药，但处方却分别列有 113 方（《伤寒论》）和 262 方（《金匮要略》），且因其以采用中药及中药配方为主治疗疾病，却可以算是最早系统的"中药临床"代表作了，也因此奠定了理、法、方、药的理论基础。后世还有许多相关医著问世，其中如清代叶天士著《温热论》及吴瑭著《温病条辨》等书，也是中药临床的典范之作。也就是说，中医理论指导下的中药学及中药临床学至少已有了数千年的发展史，无论从理论还是临床上看，均已处于较为成熟时期。

相比而言，现代医学及药理学的形成和发展不过 200 多年，可以说还只是"年轻医药学"。随着现代病理学、生理学、分子生物学、神经病理学、神经生理学、药物化学、遗传基因学等的发展,现代医学才对西药的作用原理有了更为详细的了解,并不断更新补充,采用摸索中前行的方式。

一百多年来,随着西学东渐,现代医学也渐渐渗透进我们的生活。中医西医的结合、汇通、融合甚或争斗"模式"就此展开,说长论短,无法尽言。好在两种医学各有所长,又都是为人类健康而来,终于算"和平共处"下来了。就药理学而言,采用现代药理学原理研究中药药效的结论有很多,对中医临床用药有一定的指导作用,算是一种进步,但真者有之,假者有之,牵强亦有之。比如,我之前所著《对话中西医》一书中就提到:研究发现,五味子煎剂是试验室杀菌抗菌作用最强的中药之一,但它却不是大家熟知悉用的清热解毒消炎杀菌的中药。所以,中药还是应该主要在中医理论指导下使用更为妥当,当然也可以现代药理学研究结论作为参考。特别是对于一些致病因素单一的疾病,比如疟疾,中药青蒿素的提取,不仅挽救了数百万人的生命,也为中国科学家屠呦呦教授首次获得了 2015 年诺贝尔生理学或医学奖。

近 30 年来,我一直致力于临床工作,并前后整理写作完成出版了 10 余部医学专著及 30 余本医学科普书籍,可谓对中西医临床及理论有所研究和心悟,但看过谢教授所著《中药临床》一书样稿后,结合之前所读其《中医基础理论解析》一书之中西医汇通独到理论"新才",则为其深厚之中西医理论功底和见解所吸引。特别是其中"中药西药化现代探析"和"中药临床应用"两大部分,细细读之,感觉他已经找到了一些汇通中西医理论的途经,很有见地,浸透着作者几十年的临床心血。能将完全不同的两套医学理论体系融合在一起是非常困难的,非才高八斗,敦敏好学,临床经验丰富,且精通中西医理论者,实难为之。今阅此书,深入浅出,汇通中西，简便实用，颇有新知，是一本难得的中药临床应用的好书；是中医初学者和中西医临床医生案几床头放阅的必备之册。也可兼作中西医专业教学教材之用。

新才既是我的同学，也是同乡，更是一起来北京求学深造的中医同道。我们在一起谈论的话题无离中医左右，而且总有新知，境若高山流水，清泉花溪，品茗论道，甚是轻松。书好、人好、疗效也好，既约品阅，自乐为之序。希望有缘者，皆可读到本书。

中国中医科学院望京医院主任医师
止 一 斋 中 医 工 作 室 主 人　陈武山

2016 年 9 月 8 日

自　序

　　古人云："医者，易也。"故病之有纲，《易》之卦也；纲中有目，《易》之爻也；其证于脉色形状者，象之可观也；其审于标本从逆者，占之可玩也；而病之消长、进退、生死之机，远之取于天地运会，近之比于天下国家，无不以扶抑为体，以补救为用。虽病情刚柔变化无穷极矣，而俱可以阴阳之至易简者尽之，无不《易》相通！

　　昔者农皇之治天下也，尝百药，立九候，以正阴阳之变沴，以救性命之昏札，俾厥土宇用能康宁，后世师祖，其所撰《本草》一经，共三百六十五种，以象周天之数，其利广哉，由是本草之学兴焉。自雷、岐、仓、缓之作，彭、扁、华、张之起，迨兹厥后，仁贤间出，岁且数千，方逾万卷，专车之不受，广厦之不容，然而载祀绵远，简编亏替，所详者虽广，所略者或深。三坟之书，句句皆理，字字皆法，然其文义高古渊微，今之习医之人，觉经文奥衍，转多晦义，研阅诚难，精处不发，至道不明。况西医挟形质之说，蔑视中医，而中医之厌苦其难者，得彼说则大喜；西药凭理化之据，抨击中药，适能中中医之弊，而中医不能发西人之覆，更有中医人士妄自菲薄，相与扬西而抑中。

　　中医之论道，西医之论术，二者皆祈开生民之寿域，并非敌对。

余以为，若能以道统术，以术验道，相辅相成，则黎民之幸也。医虽艺术，而深诣甚难。若不能精究病源，深探方论，病难愈也。然人知辨证之难，甚于辨药；孰知方之不效，由于不识证者半，由于不识药者亦半。证识矣而药不当，非特不效，抑且贻害。若读先圣书而不先辨本草，犹航断港绝潢而望至于海也。此外，凡药有利必有害，但知其利，不知其害，如冲锋于前，罔顾其后也。夫辨本草者，医学之始基，实致知之止境，圣人列明辨于学问思之后，其功自非易致。

吾素好岐黄之术，将历代名医著述书籍，置之几案，朝夕披览，探本穷源，略得心悟，加之畅想中西汇通，进而深求，验之临证，旨与科学理论无不吻合。遂求后学者不必竞慕乎西，而能精研其学，发扬中医。今且狂澜特起，编著此书，统括诸家，引证百氏，先中药理论，次之用药思路，次之临床应用。至于百草，首列药名，其下标注性味归经，述其功效主治，次入用法用量、使用注意，再叙个人体会及现代药理，须长则长，可短则短。意在初学之士便于翻检，知其性而用之，则用之有本，神变无方。所望于明者与以他山之助俾成为尽美尽善之方法，跻世人于仁寿，是则区区之志愿也夫！

谢新才　孙　悦

丙申年仲秋

目　　录

上篇　中 药 总 论

中篇　用药思路

下篇 临床应用

上篇　中药总论

第一章　中药理论

　　中药的发明和应用，在我国有着悠久的历史，有着独特的理论体系和应用形式，充分反映了我国历史文化、自然资源方面的若干特点，因此人们习惯把凡是以中国传统医药理论指导采集、炮制、制剂，说明作用机制，指导临床应用的药物，统称为中药。以西医药学理论体系的术语表述药物的作用机制、功效和使用规律，并且只有当按西医学理论考虑其应用时，这样的药物，就称为西药。简而言之，中药就是指在中医理论指导下，用于预防、治疗疾病并具有康复与保健作用的物质。它对维护我国人民健康、促进中华民族的繁衍昌盛做出了重要贡献。

　　中药主要来源于天然药及其加工品，包括植物药、动物药、矿物药及部分化学、生物制品类药物。由于中药以植物药居多，故有"诸药以草为本"的说法。五代韩保昇也说："药有玉石草木虫兽，而直言本草者，草类药为最多也。"因此，自古相沿把中药称本草。此外，还有草药一词，系指广泛流传于民间，在正规中医院应用不太普遍，为民间医生所习用，且加工炮制尚欠规范的部分中药。还有中草药一词，实则是指中药和草药的混称。由此可见，草药、中草药与中药、本草没有质的区别，为避免混淆，应统一于中药一词的概念中。所谓民族药是指中国少数民族地区所习用的药物，其药源与中药基本相同，它是在吸收中医药学及国外医药学相关理论和经验的基础上，又在实践中逐步发展形成具有本民族医药学特色和较强地域性的药物，如藏药、蒙药、维药、傣药、苗药、彝药等，广而言之，民族药与中药同样都是中国传统医药的一个重要组成部分。中成药则是以中药材为原料，在中医药理论指导下，按规定的处方和方法，加工制成一定的剂型，标明药物作用、适应证、剂量、服法，供医生、患者直接选用，符合药品法规定的药物。中成药也就是中药复方或单方使用的成品药剂，自然也是中国传统医药的一个重要组成部分。

人们习惯把中药称为本草，自然也就把记载中药的典籍中药学称为本草学，传统本草学近代始称中药学，随着近代科学的发展，中药学又形成了中药学、中药药理学、中药栽培学、中药药用植物学、中药化学、中药炮制学、中药制剂学、中药鉴定学、中成药学等多个学科。所谓中药学就是指专门研究中药基本理论和中药来源、产地、采集、炮制、性能、功效及临床应用规律等知识的一门学科。

中药理论是中药学术的主要特征。中医学和中药学同根，互为依据，发展中互为因果，互补互训，互相验证，互相促进，密切配合。中药理论的核心是药性理论。药性理论中概括性、规律性较强，涉及面、联系范围较广的部分，称为中药基础理论。

中药学的特色：可以这样概括为如下几方面：① 中药学在其丰富和发展的过程中，表现了明显的继承性或称连续性。② 中药学之所以能丰富和发展，是由其能不断扬弃自己的糟粕和总结新的经验以及吸收其他学科成果的进步性所决定的。③ 中药学是中医药学理论体系内的药物学，它的发展前途是极其广阔的。简言之，医药结合观和连续性与进步性的结合统一以及广阔的发展前途，这就是中药学的特色。

中药学之所以能有广阔的发展前途，其根本原因还在于中医药学理论体系，因为这种医学理论体系是把人体及其药物功效，放到宇宙这样大系统来考虑问题的,因此,在西方医药学走向方法学的死胡同的今天,中医学仍葆其美妙青春,甚至可以说,中药学仅仅走入深入发展——即现代科学化——的新起点。

作为中医药学的重要组成部分的中药学,在现代科学高度发展的今天,迫切需要进一步的丰富和提高,当务之急是要进行现代化的科学研究。

药性,即药之本性、性、性理,或后世部分专著所称性能,就是药物与疗效有关的各种属性和性质。或者,从另一角度来讲:决定一种物质可以作为药的性质或属性,即药性;赋予一种物质药的特征的性质和属性,都可称为药性。

药性的完整含义:应该是,根据中医传统认识,与疗效有关的药物的性质或属性;或者,决定一种物质成为中药的性质或属性。

药性理论是中药理论的核心。药性理论包括以下类别。

一、基础药性理论

1. 抽象药性　与中国古代哲学及中医基础理论有直接联系的药性理论。如药性阴阳、五行、易理、运气(生成禀受,运气用药)等。

2. 形性药性　包括形质和性气等,如剂量、色、臭、味、形质、气(性),有毒无毒等理论。

3. 向位药性　包括归经(经络、脏腑)、气血营卫、升降浮沉等理论。

4. 功能药性　主要是药物治疗作用的概括。

5. 配伍药性　主要指药与药配伍后的药性变化或复合药性理论,如七情、引经、药引、药时等;十八反、十九畏也包括在内。

6. 方剂药性　包括方剂组织与方剂内药性关系,相互影响,如君臣佐使、七方等;以及以方剂为单位的药性理论。

7. 禁忌　包括药忌、服药禁忌、妊娠禁忌等。

二、采制应用药性理论

中药的产地、采集与贮藏是否适宜是影响药材质量的重要因素,不合理的采收对野生动、植物来说,还会严重损害药材资源。如果生长或栽培、驯养的环境适当,土地合宜,采收适时并有计划,贮藏恰当,则药材质量高,药性强,疗效好;反之则药性弱,疗效差。早在《神农本草经》已经指出:"阴干、暴干,采造时月,生熟,土地所出,真伪陈新,并各有法。"历代医家十分重视中药的产地、采集,并在长期的实践中积累了宝贵的知识与经验。当今,人们利用现代科学技术,发现了中药的产地、采集加工、炮制、制剂与药物的疗效有很大的关系。

(一) 产地

药材的分布和生产,离不开一定的自然条件。我国幅员辽阔,自然地理条件复杂多样,各地区的水土、气候、日照、生物分布等生态环境不完全相同,甚至相差很大。因而各种药材的生产,无论产量和质量方面都有一定的地域性。自古以来医家非常重视"道地药材"就是这个原因。

道地药材,或称地道药材,指来自传统产区,质量好、疗效高的中药材。道地药材的形成,是由于自然地理、气候等因素,与生产、管理技术有关,并有一定的历史、文化因素。由于自然条件的不同,各地所产药材,其质量优劣也不一样,这样就逐渐形成了"道地药材"的概念。如四川的黄连、川芎、附子、贝母,浙江的白芷、菊花、芍药,河南的地黄、牛膝、山药,广东的陈皮、砂仁、藿香,东北的人参、细辛、五味子,云南的三七,山东的阿胶,宁夏的枸杞子,甘肃的当归,山西的党参等,都是著名的道地药材。道地药材是在长期的生产和用药实践中形成的,但也不是一成不变的,环境条件的变化会使道地药材发生变化,如三七原产于广西,称为广三七、田七,云南产者后来居上,称为滇三七,成为三七的新道地产区。随着医疗事业的发展,中药材需求量的日益增长,以及有些药材的生长周期较长,产量有限,因此,单单强调道地药材产区扩大生产,已经无法满足药材需求。在这种情况下,进行药材的引种栽培及药用动物的驯养,成为解决道地药材不足的重要途径。在现代的技术条件下,我国已能对不少名贵或短缺药材进行异地引种和动物驯养,以满足一些药材的需求,并不断取得一定的成效。例如,西洋参在国内的引种成功,天麻的人工栽培,人工培育牛黄等。当然在这些引种或驯养工作中,应以确保该品种的原有性能和疗效作为关键,以保证"道地药材"的真正含义。

(二) 采集

中药材治病防病的物质基础为其中所含有效成分,而有效成分的质和量与中药材的采收季节、时间、方法有着十分密切的关系。因此,药材的采收应在有效成分含量最多的时候进行。由此可见,中药材的采收是确保药物质量的重要环节之一,是影响药物性能和疗效好坏的重要因素。中药大部分是植物药材,各种植物在其生长发育的不同阶段,其中化学成分的积累是不相同的,因而药性的强弱也往往有较大的差异。而且植物药材其根、茎、叶、花、果实各器官的生长成熟期有明显的季节性,通常以入药部位的成熟度作为依据。因此每种植物药材都有一定的采收时节和方法。大致可按药用部位归纳为以下几种情况。

全草类药物,大多在植物充分生长、枝叶茂盛的花前期或刚开花时采收。地上部分入药的可从根以上割取,如益母草、荆芥、薄荷、紫苏等。以带根全草入药的则连根拔起全株,如车前草、蒲公英、紫花地丁等。茎叶同时入药的藤本植物,应在生长旺盛时割取,如夜交藤、忍冬藤等。有的须用嫩苗或带叶花梢,则应适时采收,如茵陈蒿、夏枯草等。

叶类药材通常在花蕾将放或正盛开时,此时正当植物生长茂盛的阶段,药力雄厚,最适于采收。如大青叶、枇杷叶、艾叶等。荷叶在荷花含苞欲放或盛开时采收,此时色泽翠绿,质量最好。有些特定的品种,如霜桑叶,则须在深秋或初冬经霜后采集。

花类的采收,应在花正开放时,由于花朵次第开放,所以要分次采摘,采摘时间很重要。若采收过迟,则易致花瓣脱落和变色,气味散失,影响质量,如菊花、旋覆花。有的花要求在含苞欲放时采摘花蕾,如金银花、辛夷等。有的则在刚开放时采摘最好,如月季花。而红花则宜于花冠由黄色变橙红色时采收。至于蒲黄之类以花粉入药的,则须于花朵盛开时采收。

果实和种子类,除枳实、青皮、乌梅等少数药材要在果实未成熟时采收果实或果皮外,通常当于果实成熟时采,如瓜蒌、马兜铃等。以种子入药的,如果同一果序的果实成熟期相近,可以割取整个果序,悬挂在干燥通风处,以待果实全部成熟,然后进行脱粒。若同一果序的果实次第成熟,则应分次摘取成熟果实。有些干果成熟后很快脱落,或果壳裂开,种子散失,如茴香、豆蔻、牵牛子等,最好在开始成熟时适时采取。容易变质的浆果,如枸杞子、女贞子,在略熟时于清晨或傍晚采收为好。

根和根茎类药材,古人以二月、八月为佳,认为春初"津润始萌,未充枝叶,势力淳浓","至秋枝叶干枯,津润归流于下",并指出"春宁宜早,秋宁宜晚",这种认识是很正确的。因为早春及深秋时植物根或根茎中有效成分含量较高,此时采集则产量和质量也都较高,如天麻、苍术、葛根、桔梗、大黄、玉竹等。此外,也有少数例外的,如半夏、延胡索等则以夏季采收为宜。

树皮和根皮类通常在清明至夏至间植物生长旺盛,植物体内浆液充沛时采集,则药性较强,疗效较高,并容易剥离,如黄柏、杜仲、厚朴等。但肉桂多在十月采收，此时油多易剥离。另有些植物根皮则以秋后采取为宜，如牡丹皮、地骨皮、苦楝根皮等。

中药材中还有部分动物类药材，因品种不同，采收时间和方法各异。其具体时间，以保证药效及容易获得为原则。如桑螵蛸应在三月中旬采收，过时则虫卵已孵化；驴皮应在冬至后剥取，其皮厚质佳；小昆虫等，应于数量较多的活动期捕捉，如斑蝥于夏秋季清晨露水未干时捕捉。

矿物类药材大多可随时采集。

（三）炮制

炮制是药物在应用前或制成剂型前必要的加工处理过程，包括对原药材进行一般修治整理和部分药材的特殊处理。古代称为炮炙、修治、修事等。因中药材大都是生药，在应用前，应根据医疗、配方、制剂的不同要求，结合药材的自身特点，进行一定的加工处理，才能使其充分发挥疗效，符合治疗需要。故按照不同的药性和治疗要求而有多种炮制方法，有些药材的炮制还要加用适宜的辅料，并且注意操作技术和讲究火候，正如前人所说："不及则功效难求，太过则性味反失。"炮制是否得当，直接关系到药效，而少数毒性药和烈性药的合理炮制，更是确保用药安全的重要措施。药物炮制法的应用与发展，已有悠久的历史，方法多样，内容丰富。

1. 炮制的目的　不同的药物，有不同的炮制目的；在炮制某一具体药物时，又往往具有几方面的目的。总的说来，炮制的目的，大致可归纳为以下几点。

（1）消除或降低药物的毒性、烈性或副作用，保证用药安全：如附子、草乌、半夏、天南星等生用内服易于中毒，炮制后能降低毒性；巴豆泻下作用剧烈，宜去油取霜用；常山用酒炒可减轻其催吐的副作用等。

（2）增强药物作用，提高临床疗效：在药物的炮制过程中，常加入一些辅料。辅料可分为液体辅料和固体辅料两大类。添加辅料的目的各异,但主要用于增强药物的临床疗效,尤其是液体辅料,如蜂蜜、酒、姜汁、胆汁等,而且这些液体辅料本身就是药物,都具有重要的医疗作用,其与被拌和的药物的某些作用之间,存在着协同配伍关系。如蜜炙百部,能增强润肺止咳功效;酒炒当归,能增强活血化瘀作用;醋炙延胡索,能增强入肝止痛作用;姜汁炙竹茹,止呕作用增强。不加辅料的炮制方法也能增强药物的作用,如明矾煅为枯矾,可增强燥湿、收敛作用;荆芥炒炭,能增强止血作用。

(3) **改变药物的性能或功效,使之能适应病情的需要**:药物的某些性味功效,经过炮制处理后能在一定程度上发生性能和功效的改变,以适应不同的病情和体质。如地黄生用凉血,若制成熟地黄则性转微温而以补血见长;生姜煨熟,则能减缓其发散力,而增强温中之效;何首乌生用能泻下通便,制熟后则失去泻下作用而专补肝肾。另外,由于某一单味药物往往具有多种功效,这些互不相同的功效,有时不能适应于某一临床证情,如麻黄具有辛温发汗、解表和平喘止咳等功效,对于风寒表实而兼咳喘者,可全面发挥其功效;对于热壅于肺,汗出而咳喘者,其温散发汗作用,显然不利于病情,若通过蜜炙后,则辛温发汗之力受到制约,而平喘止咳之力增强,宜用于喘咳之症。

(4) **改变药物的某些性状,便于贮存和制剂**:如一般饮片要切片;贝壳、种子、矿物类药物要粉碎处理,使有效成分易于溶出,并便于制成各种剂型;有些药物在贮藏前要进行烘焙、炒干等干燥处理,使其不易霉变或腐烂等。

(5) **除去杂质和非药用部位,使药物纯净,才能用量准确,或利于服用**:如一般药用植物的根和根茎当洗去泥沙,拣去杂质;枇杷叶要刷去毛;远志去心;海藻漂去咸味,以利于服用。

2. 炮制的方法　炮制的方法是历代逐渐发展和充实起来的,

现代的炮制方法在古代炮制经验的基础上有了很大的发展和改进，根据实际应用情况，可分为五大类型。

(1) 修治： ① 纯净处理：采用挑、拣、簸、筛、刮、刷方法，去掉灰屑、杂质及非药用部分，使药物清洁纯净。如枇杷叶刷除背面的绒毛，刮去肉桂、厚朴的外层粗皮等。② 粉碎处理：采用捣、碾、镑、锉方法，使药物粉碎，以符合制剂和其他炮制法的要求。如牡蛎捣碎易于煎煮，川贝母碾粉便于吞服，羚羊角镑成薄片，则易于煎出。③ 切制处理：采用切、铡的方法，把药物切制成一定的规格，便于进行其他炮制，也利于干燥、贮藏和调剂时称量。根据药材的性质和医疗需要，切片有很多规格。如天麻、槟榔要切成薄片，泽泻、白术宜切厚片，黄芪宜切斜片，白芍、甘草宜切圆片，肉桂、厚朴宜切圆盘片，枇杷叶宜切丝，麻黄切段，茯苓、葛根应切块等。

(2) 水制： 用水或其他液体辅料处理药材的方法称为水制法。水制的目的主要是清洁药物、软化药材、调整药性。常用的有洗、淋、泡、漂、浸、润、水飞等。① 洗：将药材放入清水中，快速洗涤，除去上浮杂物及下沉脏物，及时捞出晒干备用。除少数易溶，或不易干燥的花、叶、果及肉类药材外，大多需要淘洗。② 淋：将不宜浸泡的药材，用少量清水浇洒喷淋，使其清洁和软化。③ 泡：将质地坚硬的药材，在保证其药效的原则下，放入水中浸泡一段时间，使其变软。④ 润：又称闷或伏。根据药材质地的软硬，加工时的气温、工具，用淋润、洗润、泡润、浸润、晾润、盖润、伏润、露润、包润、复润、双润等多种方法，使清水或其他液体辅料徐徐入内，在不损失或少损失药效的前提下，使药材软化，便于切制饮片。如淋润荆芥，泡润槟榔，酒洗润当归，姜汁浸润厚朴，伏润天麻，盖润大黄等。⑤ 漂：将药物置宽水或长流水中浸渍一段时间，并反复换水，以去掉腥味、盐分及毒性成分的方法。如将昆布、海藻、盐附子漂去盐分，紫河车漂去腥味等。⑥ 水飞：系借药物在水中的沉降性质分取药材极细粉末的方法。将不溶于水的药材粉碎后置乳钵或碾槽内加水共研,大量生产则用球磨机研磨,再加入多量的水搅拌,较粗的粉粒即下沉,细粉混悬于水中,倾出;粗粒再飞、再研,倾出的混悬液沉淀后,分出,干燥即成极细粉末。此法所制粉末既细,又减少了研磨中粉末的飞扬损失。常用于矿物药、贝壳类药物的制粉。如飞朱砂、飞炉甘石、飞雄黄。

(3) 火制:用火加热处理药材的方法称火制法,是使用最广泛的炮制方法。常用的火制法有炒、炙、煅、煨、烘焙等。① 炒:有炒黄、炒焦、炒炭等程度不同的清炒法。用文火炒至药物表面微黄称炒黄;用武火炒至药材表面焦黄或焦褐色,内部颜色加深,并有焦香气者称炒焦;用武火炒至药材表面焦黑,部分炭化,内部焦黄,但又保留药材固有气味(即存性)者称炒炭。炒黄、炒焦使药物易于粉碎加工,并缓和药性。种子类药物炒后煎煮时有效成分易于溶出。炒炭能缓和药物的烈性、副作用,或增强其收敛止血的功效。除清炒法外,还可拌固体辅料如土炒、米炒、麸炒,可减少药物的刺激性,增强疗效,如土炒白术、麸炒枳壳、米炒斑蝥等。与砂或滑石、蛤粉同炒的方法习称烫,药物受热均匀酥脆,易于煎出有效成分或便于服用,如砂炒穿山甲、蛤粉炒阿胶等。② 炙:将药材与液体辅料拌炒,使辅料逐渐渗入药材内部,以改变药性,增强疗效或减少副作用的炮制方法称为炙。通常使用的液体辅料有蜜、酒、醋、姜汁、盐水等。如蜜炙黄芪,可增强补中益气的作用;蜜炙百部,可增强润肺止咳作用;酒炙川芎,可增强活血之功;醋炙香附,可增强疏肝止痛之效;盐炙杜仲,可增强补肾功能;酒炙常山,可减轻催吐作用。③ 煅:将药材直接或间接用猛火煅烧,使质地松脆,易于粉碎,充分发挥疗效。直接放明火上或容器内而不密闭加热者,称为明煅,坚硬的矿物药或贝壳类多用明煅法,如紫石英、海蛤壳等。将药材置于密闭容器内加热煅烧者,称为密闭煅或焖煅,多用于质地轻松，可炭化的药材，如煅血余炭、煅棕榈炭等，以增强止血作用。④ 煨：将药材包裹于湿面粉、湿纸中，放入热火灰中加热，或用草纸与饮片隔层分放加热的方法，称为煨法。此法可减轻药物的烈性或毒副作用。其中以面糊包裹者，称为面裹煨；以湿草纸包裹者，称纸裹煨；经草纸分层隔开者，称隔纸煨；将药材直接埋在火灰中，使其高热发泡者，称为直接煨。如煨生姜、煨甘遂、煨肉豆蔻等。⑤ 烘焙：将药物用微火加热，使之干燥的方法叫烘焙。

（4）水火共制：常见的水火共制包括蒸、煮、潬、淬等。① 煮：是用清水或液体辅料与药物共同加热的方法。如醋煮芫花可减低毒性，酒煮黄芩可增强清肺热的功效。② 蒸：是利用水蒸气或隔水加热药物的方法。不加辅料者，称为清蒸；加辅料者，称为辅料蒸。加热的时间，视炮制目的而定。如改变药物性味功效者，宜久蒸或反复蒸晒，如蒸制熟地黄、何首乌；为使药材软化，以便于切制者，以变软透心为度，如蒸茯苓；为便于干燥或杀死虫卵，以利于保存者，加热蒸至"园气"，即可取出晒干，如蒸银杏、桑螵蛸。③ 潬：是将药物快速放入沸水中短暂撩过，立即取出的方法。常用于种子类药物的去皮和肉质多汁药物的干燥处理，如潬杏仁、桃仁以去皮；潬马齿苋、天冬以便于晒干贮存。④ 淬：是将药物煅烧红后，迅速投入冷水或液体辅料中，使其酥脆的方法。淬后不仅易于粉碎，且辅料被其吸收，可发挥预期疗效。如醋淬自然铜、鳖甲。

（5）其他制法：常用的有制霜、发酵、发芽等。① 制霜：种子类药材压榨去油或矿物药材重结晶后的制品，称为霜。其相应的炮制方法称为制霜。如巴豆霜，去油以降低毒性。② 发酵：将药材与辅料拌和，置一定的湿度和温度下，利用真菌使其发泡、生霉，并改变原药的药性，以生产新药的方法，称为发酵法。如神曲、淡豆豉。③ 发芽：将具有发芽能力的种子药材用水浸泡后，经常保持一定的湿度和温度，使其萌发幼芽，称为发芽。如谷芽。

第二章　中药药性

　　药物与疗效有关的性质和性能统称为药性,它包括药物发挥疗效的物质基础和治疗过程中所体现出来的作用,是药物性质与功能的高度概括。中药药性理论是中医药学理论体系中的重要组成部分,是我国古代劳动人民长期与疾病做斗争的智慧结晶,是将经验寓于古代哲学思想阴阳五行学说之中,使之上升为理论,与中医理论相结合,形成一个完整的药性理论体系。该理论是以阴阳、脏腑、经络学说为依据,根据药物的各种性质及所表现出来的治疗作用总结出来的用药规律。中药药性理论范围很广,包括药物、采收、加工炮制、制剂、四气、五味、有毒、无毒、剂量、服法、组方原则、配伍禁忌等。经过历代医学家不断补充,凡涉及药物与疗效有关的认识观点,都列入药性理论的范畴。正如李东垣所云:"夫药有寒热温凉之性,酸苦辛咸甘淡之味,升降浮沉之能,厚薄轻重之用,或气一而味殊,或味同而气异⋯⋯豁然贯通,始可以言医而司人命矣。"张志聪亦云:"知其性而用之,则用之有本,神变无方。袭其用而用之,则用之无本,窒碍难通。"

　　古代是以"毒"来代表药物的药性。如《淮南子》记载神农尝百草"一日而遇七十毒",在客观上反映了我国古代由渔猎、采集时代进入原始农业经济时,人们为了选择食物而尝百草、水泉,区别有毒、无毒,由此发现了药物,进而积累经验的艰苦实践过程,也是药物起源于生产劳动的真实写照。《周礼》记载"医师掌医之政令"，"聚毒物以供医事"。

药性一词的最早记载是《神农本草经序列》："药性有宜丸者，宜散者，宜水煮者，宜酒渍者，宜醋渍者，宜煎膏者，也有一物兼宜者，亦有不可入汤酒者。并随药性不得违越。"这里是指药物适宜于制剂种类的性质。到南北朝时期，陶弘景对药性的概念又做了全面补充。他在《本草经集注序录》中言："药性一物，兼主十余病者，取其偏长为本。"因而看出药性是指药物与疗效有关的性质和性能，药性理论即是研究药物的性质、性能及其运用规律。

一、药性阴阳论、药性五行论

药性理论的实质即为阴阳五行之理。

一般认为，药性理论包括四气五味、升降浮沉、归经等三方面。缪希雍在《神农本草经疏》中有云："夫物之生也，必禀乎天，其成也，必资乎地。天布令，主发生，寒热温凉，四时之气行焉，阳也；地凝质，主成物，酸苦辛咸甘淡，五行之味滋焉，阴也。故知微寒微温者，春之气也；大温热者，夏之气也；大热者，长夏之气也；凉者，秋之气也；大寒者，冬之气也。凡言微寒者，禀春之气以生，春气升而生；言温热者，盛夏之气以生，夏气散而长；言大热者，感长夏之气以生，长夏之气化；言平者，感秋之气以生，平即凉也，秋气降而收；言大寒者，感冬之气以生，冬气沉而藏。此物之气得乎天者也……本乎天者亲上，本乎地者亲下。气味多少，各从其类也。凡言酸者，得木之气；言辛者，得金之气；言咸者，得水之气；言苦者，得火之气；言甘者，得土之气。惟土也，寄旺于四季，生成之气皆五，故其气平，其味甘而淡，其性和而无毒。土德冲和，感而类之，莫或不然，固万物之所出，亦万物之所入乎。此物之味，资乎地者也。"

简言之，寒热温凉四气，乃天之阴阳，由天生，故随四季而变化;辛甘苦酸咸五味,乃地之阴阳,由地出,故随五行所属而有别。正如《汤液本草》所说:"天有阴阳,风寒暑湿燥火,三阴三阳上奉之。温凉寒热,四气是也,皆象于天。温热者,天之阳也;凉寒者,天之阴也。此乃天之阴阳也。地有阴阳,金木水火土,生长化收藏下应之。辛甘淡酸苦咸,五味是也,皆象于地。辛甘淡者,地之阳也;酸苦咸者,地之阴也,此乃地之阴阳也。"故希雍先生谆谆告诫后人云:"气味生成,原本乎是,知其所自,则思过半矣。"四气五味如此,升降浮沉、归经亦然。吴瑭就曾以"太极"原理来形象地说明药物的升降浮沉作用。"古来著本草者,皆逐论其气味性情,未尝总论夫形体之大纲,生长化收藏之运用,兹特补之。盖芦主生,干与枝叶主长,花主化,子主收,根主藏,木也;草则收藏皆在子。凡干皆升,芦胜于干;凡叶皆散,花胜于叶;凡枝皆走络,翥胜于枝;凡根皆降,子胜于根;由芦之升而长而化而收,子则复降而升而化而收矣。此草木各得一太极之理也。""太极之理"也就是阴阳五行之理。任何植物都有生长化收藏的繁育过程,生长为升浮,属阳;收藏为沉降,属阴。故亦具升降浮沉之性。关于归经,李东垣曾简要地列其纲领云:"东方甲风乙木,其气温,其味甘,在人以胆、肝应之。南方丙热丁火,其气热,其味辛,在人以心、小肠、三焦、包络应之。中方戊湿,其本气平,其兼气温凉寒热,在人以胃应之。己土其本味咸,其兼味辛甘酸苦,在人以脾应之。西方庚燥辛金,其气凉,其味酸,在人以大肠、肺应之。北方壬寒癸水,其气寒,其味苦,在人以膀胱、肾应之。"可见,归经是运用阴阳五行理论将药物的四气五味与人体脏腑经络相配属而得来的。

药性理论为什么也要用阴阳五行来构建呢?吴鞠通有云:"凡药有独异之形,独异之性,得独异之名者,必有独异之功能,亦必有独异之偏胜。"李东垣在《东垣试效方》中提出:"用药治病者,用偏以矫其偏。"唐容川详释曰:"问曰:药者,昆虫土石、草根树皮等物,与人异类,而能治人之病者,何也? 答曰:天地只此阴阳二气,流行而成五运,金木水火土为五运,对待而为六气,风寒湿燥火热是也。人生本天亲地,即秉天地之五运六气以生五脏六腑。凡物虽与人异,然莫不本天地之一气以生,特物得一气之偏,人得天地之全耳。设人身之气偏胜偏衰则生疾病,又借药物一气之偏以调吾身之盛衰,而使归于和平则无病矣。盖假物之阴阳以变化人身之阴阳也,故神农以药治病。"近代医家陆晋笙也曾云:"天地间金石草木鸟兽鱼虫,亦得四时阴阳之气以生,惟皆偏而不纯,故取以为药,乃偏以治偏之法。以寒气之药化病气之热,以热气之药化病气之寒……是药之所以能治病者,其原理本乎四时阴阳而来,乃贯彻天人一致之学。"可见,任何疾病的发生都是致病邪气作用于人体引起机体正邪交争,从而导致阴阳气血偏盛偏衰的结果。本草的治病原理,其实十分朴实易解,即借草木金石阴阳之偏性来纠正人体阴阳之偏性,使偏盛或偏衰的阴阳气血重新恢复相对平衡。除此之外,岂有他哉? 因此,本草的最根本原理——药性理论也必须建立在阴阳五行理论之上。

综上所述,四气五味、升降浮沉、归经等都是以阴阳五行理论为基础而建立的。这些本于阴阳五行说的概念乃是使本草学能够表述药物与人体之间的种种关联、并建构有关理论知识的重要支柱。

"工欲善其事,必先利其器",药乃医之器,故医欲立其方,必先知其药。传统药性理论之四气五味、升降浮沉、归经及毒性等,可统一归属至阴阳五行药理中。

1. 药性阴阳论　阴阳学说认为,宇宙间任何事物都具有既对立又统一的阴阳两方面,经常不断地运动和相互作用。这种运动和相互作用,是一切事物运动变化的根源。《素问·阴阳应象大论》说:"阴阳者,天地之道也,万物之纲纪,变化之父母,生杀之本始,神明之府也,故治病必求于本。"阐明了宇宙间一切事物的生长、发展和消亡,都是事物阴阳两方面不断运动和相互作用的结果。阴阳学说是贯穿中医各科的基础理论,同样也是探求药物性味、功用、分类和指导用药的理论依据之一。

(1) 历代医家有关药性"阴阳"的论述

《素问·上古天真论》曰:"水为阴,火为阳,阳为气,阴为味。味归形,形归气,气归精,精归化,精食气,形食味,化生精,气生形。味伤形,气伤精,精化为气,气伤于味。""味厚者为阴,薄为阴之阳。气厚者为阳,薄为阳之阴。味厚则泄,薄则通。气薄则发泄,厚则发热。""气味,辛甘发散为阳,酸苦涌泄为阴。"《素问·六元正纪大论》曰:"用寒远寒,用热远热。"《素问·至真要大论》曰:"寒者热之,热者寒之。"《黄帝内经》中虽然没有关于药性理论的直接论述,但作为中医药理论的奠基之作,中药药性理论在《黄帝内经》的基础上得到了一定的发展。《神农本草经》曰:"疗寒以热药,疗热以寒药。"又有:"药有阴阳配合,子母兄弟"的论述,又为药性理论的发展提供了指导作用。指出了运用四气理论指导临床用药的原则,即寒凉药用以治阳热证,温热药用以治阴寒证。

后世医药学家多用"阴阳"来阐释药性。到了金元时期张元素将《黄帝内经》中有关内容用于药性阴阳属性分类的理论依据,发挥药物气味厚薄寒热阴阳升降理论。如经云:"气之薄者,阳中之阴,所以茯苓利水而泄下,亦不离乎阳之体,故入手太阳也。麻黄苦,为地之阴,阴也,阴当下行,何谓发汗而升上?经曰:味之薄者,阴中之阳,所以麻黄发汗而升上,亦不离乎阴之体,故入手太阴也。附子,气之厚者,乃阳中之阳,故经云发热;大黄,味之厚者,乃阴中之阴,故经云泄下。竹淡,为阳中之阴,所以利小便也;茶苦,为阴中之阳,所以清头目也。"

李东垣在《东垣十书·汤液本草》的"药类法象"一章中说道:

"温凉寒热,四气是也。温热者,天之阳也;凉寒者,天之阴也。此乃天之阴阳也……辛甘淡酸苦咸,五味是也。辛甘淡者,地之阳也;酸苦咸者,地之阴也。此乃地之阴阳也。味之薄者,为阴中之阳,味薄则通,酸苦咸平是也;味之厚者,为阴中之阴,味厚则泄,酸苦咸寒是也。气之厚者,为阳中之阳,气厚则发热,辛甘温热是也;气之薄者,为阳中之阴,气薄则发泄,辛甘淡平凉寒是也……气味辛甘发散为阳,酸苦涌泄为阴。"通过阴阳,既阐释了药之特性,又阐明了药之功效,具有高度的概括性和规律性。

张景岳对《易经》《黄帝内经》深有研究,其探求哲理在于,他认为虽"阴阳已备于《内经》,而变化莫大于《周易》",因此从"医易同源"的观点出发,对阴阳学说进行了深入的探索和详尽的阐发。其在《本草正》中论药一般先介绍性味阴阳,次述功效及其药效机制,条理清晰,要言不繁,充分地体现了辨证用药思想。他力倡"阳非有余,真阴不足"之论以救时弊。其论熟地黄曰:"味甘微苦,味厚气薄,沉也,阴中有阳。"味甘微苦,微温,气味颇厚,阳中微阴,气虚血虚俱能补。阳气虚竭者,此能回之于无何有之乡;阴血崩溃者,此能障之于已决裂之后。惟其气壮而不辛,所以能固气;惟其味甘而纯正,所以能补血。

《本草求真》:药品补泻,或阴或阳,或气或血,或燥或润,原自有别,遍绎诸书,无有实载;如白术味苦性燥,是能入脾补气;山药味甘气平,是能入脾补阴;人参、黄芪味甘性温,是能入肺而补气;葳蕤、蜂蜜甘平甘温,是能入肺而补阴;龙眼甘温,是能入心而补气;当归、柏子仁辛甘温润,是能入心而补血;山茱萸、杜仲辛温酸温,是能入肝而补气;首乌、阿胶甘平微温,是能入肝而补血;至附、桂辛热,则能入肾以补阳;熟地黄、枸杞子甘润甘温,是能入肾以补阴。补剂如斯,泻剂亦然,而书仅以补泻混指。是集论补、论泻,俱以阴阳气血分辨。概不敢以影响浑混等语塞责,庶使开卷了了，无有错误。

《本草蒙筌》其论单味药，先述性、味、阴阳。如对人参的论述尤为精辟：气味阳多于阴，少用则泛上，多用则沉下。故遇肝肾之病，必须多用之于补血补精之中，助山茱萸、熟地黄纯阴之药，使阴中有阳，反能生血生精之易也。盖天地之道，阳根于阴，阴亦根于阳。无阴则阳不生，而无阳则阴不长，实有至理，非好奇也。有如气喘之症，乃肾气之欲绝也，宜补肾以转逆。故必用人参，始能回元阳于顷刻。非人参入肾，何能神效如此。又如伤寒厥症，手足逆冷，此肝气之逆也，乃用四逆等汤，亦必多加人参而始能定厥，非人参入肝，又何能至此。

郑钦安在《医法圆通》里谈到："用药一道，关系生死，原不可以执方，亦不可以执药，贵在认证之有实据耳。实据者何？阴阳虚实而已。阴阳二字，万变万化。在上有在上之阴阳实据，在中有在中之阴阳实据，在下有在下之阴阳实据……把这病之阴阳实据，与夫药性之阴阳实据，握之在手，随拈一二味，皆能获效。"

从《黄帝内经》中对药性理论的最初认识到历代医家对其的继承与发展中我们可以看出阴阳学说作为中医药理论的基础渗透于药性理论发展的始终，阴阳学说的发展促进了药性理论的发展，不断地给药性理论注入新的活力。

(2) 阴阳学说对中药药性理论的渗透：中药种类甚多，但就其性能不外阴阳两类，从药性来看：寒、热、温、凉，温热属阳，寒凉属阴。按疾病的性质看，不外寒、热两类，而药物治疗疾病从性质来说，也可分为寒热两大类。一般能治疗热性病的药凉血止血、清化热痰、清心安神、平肝息风、补阴等药的性质寒凉，寒凉性质的药物一般具有清热、泻火、解毒或滋阴等作用；能治疗寒性病的药物多属温热，如发散风寒、泻下寒积、祛风除湿、芳香化湿、温里散寒、温通行气、温经止血、温化寒痰、补气助阳药多属温热，温热性质的药物多具有散寒、温里或益气助阳等作用；既可用于寒证，又可用于热证的药物多属平性，但这仅是相对而言。而从治疗上总原则是"调整阴阳，以平为期"，这就是治疗的基本出发点。针对阴阳盛衰，采取补其不足，泻其有余，使阴阳偏盛偏衰的异常现象得到纠正。恢复其相对平衡状态。中医常用"寒者热之，热者寒之"的治疗原则。促使失调的阴阳重新恢复到相对的平衡。临床上则以药性之偏，来纠正人体阴阳之偏，使达到"阴平阳秘，精神乃治"的治疗效果。

成无己《伤寒明理论》曰："其寒热温凉四气者生乎天；酸苦辛咸甘淡六味者成乎地。生存而阴阳造化之机存焉。"阴阳学说在渗透于药性的发展的同时也促进着方剂的发展，使方剂的配伍组成有法可依，有章可循，促进了整个中医药体系的形成和发展，也为我们今后的发展道路提供了宝贵的指导作用。

阴阳学说作为中医药理论的基础，肩负着基础性研究的作用，把握住阴阳学说在药性理论中的指导作用，有助于药性理论的进一步发展与创新。基础学科的发展已经成为中医药发展的必然趋势，而阴阳学说作为中医基础理论的内容，与中医药的发展息息相关。任何创新之路都需要最基本的理论来支持，脱离了基础理论的发展就会使中医药的研究脱离中医的轨道而失去自身的价值。因此，在发展中药药性的过程中阴阳学说起到了积极的促进作用。特别是在倡导中医药现代化的今天，不论是在进行中药药性的基础理论研究，还是实验研究方面，都不能丢弃阴阳学说在其中的基础指导地位。只有这样才能在发展的同时继承，继承的同时发展，使其在发展的过程中保持一脉相承，坚持中医药的特色而健康地发展。

2. 药性五行论　　五行学说是我国古代朴素唯物主义哲学之一。原始的五行概念，来自于古人长期的生产实践活动。其认为木、火、土、金、水这五类物质是人们日常生活必不可少的,也是自然界中最主要的五类物质,它们各有特性,但相互之间又密不可分。任何事物都不是孤立的、静止的,而是在不断的相生、相克中维持着协调平衡。因此古人也就利用它们的特性及其相互关系来对自然界中的一切事物进行归类说明,这种直观朴素的认识,以后逐渐被抽象成理性概念,从而形成了五行学说。

传统的中医理论应用推演络绎的五行归类方法,将中药的五味归属于五行,其配属关系为味酸属木、味苦属火、味甘属土、味辛属金、味咸属水。这种归属方法源于《黄帝内经》中的相关论述。

《素问·金匮真言论》:"东方色青,入通于肝……其味酸,其类草木,其味苦,其类火……其味甘,其类土……其味辛,其类金……其味咸,其类水……";《素问·宣明五气》:"五味所入,酸入肝,辛入肺,苦入心,咸入肾,甘入脾,是谓五入"。此外在《素问·五脏生成》《灵枢·五味》中均有相关的论述。可见,传统的这种归属关系是应用推演络绎的方法将五味归属于五行,其对应关系是味酸属木、味苦属火、味甘属土、味辛属金、味咸属水。

《素问·至真要大论》:"木位之主,其泻以酸,其补以辛。火位之主,其泻以甘,其补以咸。土位之主,其泻以苦,其补以甘。金位之主,其泻以辛,其补以酸。水位之主,其泻以咸,其补以苦。"

《素问·脏气法时论》:"辛散、酸收、甘缓、苦坚、咸软";《药性赋》:"辛能散能行,具有发汗解表、透疹散风、行气行血等功效;甘能缓能补,具有缓中止痛、调和药性、补养气血等功能;苦能燥湿降泻,具有燥湿祛邪、泻下利尿、导痰血下行等作用;酸能收敛固脱,具有止汗、止血、止泻、缩小便、固遗精等效应;咸能软坚润下,具有软坚散结、破癥积、消瘿瘤瘰疬等功能"。据此,辛味长于宣散,有发散、行气、行血等作用;酸味长于收敛,有收敛、止汗、止泻等作用;甘味长于补益,有和中缓急等作用;苦味长于泻火,有燥湿、坚阴、降泻等作用；咸味长于软坚，有散结、润下等作用。

综上所述，对中药药物阴阳五行药理分析总结：木性之药治（阴中之阳，补肝）血，木中木补肝血，木中金补肝气，木中土补肝之阴阳，木中火补肝神，木中水补肝精；金性之药治（阳中之阴，补肺）气，金中金补肺气，金中木补肺血，金中土补肺之阴阳，金中火补肺神，金中水补肺精；土性之药治（阴阳相济，补脾）阴阳，土中土补脾之阴阳，土中木补脾血，土中金补脾气，土中火补脾神，土中水补脾精；火性之药治（阳中之阴，补心）神，火中火补心神，火中木补心血，火中金补心气，火中土补心之阴阳，火中水补心精；水性之药治（阴中之阳，补肾）精，水中水补肾精，水中木补肾血，水中金补肾气，水中土补肾之阴阳，水中火补肾神。

《药鉴》曰："药有气味浓薄不同，轻重不等，寒热相杂，阴阳相混，或气一而味殊，或味同而气异。清阳发腠理，实四肢，清之清者也。浊阴走五脏归六腑，浊之浊者也。清中清者，养荣于神，浊中浊者，坚强骨髓。气为阳，气厚为纯阳，气薄为阳中之阴，气薄则发泄，气厚则发热。味为阴，味厚为纯阴，味薄为阴中之阳，味薄则通，味厚则泄。辛甘发散为阳，酸苦涌泄为阴，淡味渗泄为阳，酸苦涌泄为阴。辛甘淡之热者，为阴中之阳，酸苦咸之寒者，为阳中之阴。如茯苓淡，为在天之阳也，阳当上行，何为利水而泄下？《内经》云，气之薄者，乃阳中之阴，所以利水而泄下，然而泄下亦不离乎阴之体，故入乎太阴也。麻黄甘，为在地之阴也，阴当下行，何为发汗而上升？《内经》云，味之薄者，乃阴中之阳，所以发汗而上升，然而升上亦不离乎阳之体，故入乎太阳也。附子气味俱厚，其性热，乃阳中之阳，故经云发热。大黄气味俱厚，其性寒，乃阴中之阴，故经云，泄下。淡竹乃阳中之阴，所以利小便。苦茶乃阴中之阳，所以清头目。药有寒热温凉平和之气，辛甘淡苦酸咸之味，升降浮沉之性，宣通补泻之能。《内经》曰，补泻在味，随时换气，故升以散之，散其在表怫郁也。甘以缓之，缓其大热大寒也。淡以渗之，渗其内湿，利小便也。苦以泄之，泄其上升之火也。酸以收之，收其精散之气也。咸以软之，软其燥结之火也。春气温而宜用凉药，夏气热而宜用寒药，秋气凉而宜用温药，冬气寒而宜用热药，此特四时之正耳，若病与时违，又不拘此例也。假如夏月忌发散，苟表实极重之症，虽用麻黄一两何妨，其余可以例推。病在上而宜用升药，病在下而宜用降药，病在外而宜用浮药，病在内而宜用沉药，故经曰，升降浮沉则顺之，谓顺其升降浮沉药味之性也。"

二、四气

（一）四气的概念

四气是指药物有寒热温凉 4 种不同的药性，又称四性。它反映了药物对人体阴阳盛衰，寒热变化的作用倾向，为药性理论的重要组成部分，是说明药物作用的主要理论依据之一。

四气，是以春温、夏热、秋凉、冬寒的四时气候为比喻，总括地称为"气"。气，"质性也"。

药物"气"的产生，是与天气有关，因所受有差异，故有四气的不同。而寒、热、温、凉，就是药性模拟四时气候而言的，所以称为"气"。

性，指药性。性和气都是药物的主要本质。称为气不是泛指的气，也不是感官可以感触而知的气，而是根据其作用的结果。称为性，也不是泛指的性，而是药物功效的总括，或指其部分，当然也包括气在内。故药物的四气，应属于药性之气，就明确地称为"性气"。

四气之中寓有阴阳含义，寒凉属阴，温热属阳。寒凉与温热是两种对立的药性，其间又有程度上的差别，即温次于热，凉次于寒。有些本草文献对药物的四气还用"大热""微热""小热""甚温""微

温"及"大寒""主冷""颇寒""微寒""大凉""微凉"等加以描述,这是
对中药四气程度不同的进一步区分,示以斟酌使用。总括分析药
物四性应以"大热""热""温""微温""大寒""寒""凉""微凉"区分为
妥。寒与热属于一级划分;凉和温,为寒和热的下一层次,应属二
级划分;微凉和微温,为凉与温的下一层次,应属三级划分;至于大
寒和大热,为寒和热上一层次,可称超一级划分。然从四性本质而
言,只有寒热两性的区分。

　　此外,四性之外还有平性,是指寒热温凉界限不很明显,药性
和平,作用和缓,应用较为广泛的一类药物。然而平性能否入性,
自古以来争论不已。多数本草学者认为虽然不少药物属于平性,
但实际上也有偏寒偏热的不同,如甘草性平,炙用性温,补中益气,
生用性凉,清热解毒,所以平性仍未超出四气范围,是相对而言,不
是绝对的平性,因此仍称四气(性),而不称五气(性)。然而也有主
张"平应入性"的,如李时珍在《本草纲目》草部目录第 12 卷的卷前
诸论中说:"五性焉,寒热温凉平",第一个提出中药药性的五性分
类法。自《神农本草经》始,单独以平性记述药性以来,历代本草都
承袭了"平应入性"的方法,学者统计《神农本草经》载药 365 种,平
性药多达 122 种,上海科学技术出版社出版的高等医药院校教材
(俗称五版教材)之《中药学》载药 484 味,平性药竟占 100 味之多,
临床用药实践也支持"平应入性"的主张,如天麻性平,息风止痉,
主治痉厥抽搐,不论寒热虚实均可应用;白果性平,敛肺平喘,主治
喘咳痰多,无论肺寒、肺热皆可应用。可见,无论文献记载或临床
实践都表明平性是客观存在的。然而至今尚称四气(性)不称五气
(性)系沿用旧说之故。

(二) 四气的渊源

　　《素问·至真要大论》:"寒者温之,热者寒之""治以寒凉""治
以温热"及"寒之""热之""清之"等提法虽未言明为气,但这种寒、

热、温、凉已是药物性气作用表述的结果了,这里不仅论治法,也言药性了,因此药性之气,源于《素问》。《汉书艺文志·方技略》:"经方者,本草石之寒温,量疾病之浅深,假药味之滋,因气感之宣,辨五苦六辛,致水火之齐,以通闭解结,反之于平。"可知药性分寒温,不晚于西汉时代。药"有寒热温凉四气",则首先是由《神农本草经》提出的,并在介绍每味药物功效之前先冠以四气,四气不同,药物作用不同,四气是药物性能的重要标志。在《神农本草经》序例中还提出:"疗寒以热药,疗热以寒药",即运用四气理论指导临床用药的原则,全面奠定了四气用药的理论基础。嗣后各家本草悉本于此,对药物都首载四气,在《神农本草经》的基础上,又不断地厘定和补充,使四气理论逐步完善。

历代医家对药物的寒热温凉,有言"气"者,有言"性"者。在取类比象,生承秉受学说的影响下,古人认为药物的气禀受于天,如刘完素曰:"寒热温凉四气生于天",唐宗海曰:"气本于天",李言闻曰:"气主生物……本乎天",由于药物的气所受于天,故"气"亦有如四时气候之异,如李中梓曰:"请以四时之气为喻,四时者,春温夏热秋凉冬寒而已,故药性之温者,于时为春,所以生万物者也;药性之热者,于时为夏,所以长万物者也;药性之凉者,于时为秋,所以肃万物者也;药性之寒者,于时为冬,所以杀万物者也。"由此可见,药物"气"的形成与天气有关,因所受差异,故有四气的不同药性的寒热温凉是模拟四时气候而言,所以称为四气。另有医家提倡应称"四气"为"四性"。寇宗奭在《本草衍义》中云:"凡称气者,即是香臭之气,其寒热温凉则是药之性……序例(指《神农本草经》,作者注)中气字,恐后世误书,当改为性字,于义方允";张洁古《医学启源》:"药有寒热温凉之性";《养生主论》说:"大抵百药之性,不外温凉寒热";吴褆曰:"寒热温凉,物之性也";《春秋繁露》云:"如其生之自然之资谓之性,性者,质也";贾所学曰:"寒热温凉,在天为气,在药为性"均主张四气应改为四性,然四气沿用已久,习已成弊,难以纠正。对此《本草纲目》李时珍解释曰:"寇氏言寒热温凉是性,香臭腥躁是气,其说与《礼记》文合。但自《素问》以来,只以气味言,卒难改易,姑从旧尔。"

药物四气理论的形成,虽有禀受于天之说,但主要还是由药物作用于人体所产生的不同反应和所获得的不同疗效而总结出来的用药理论,它是与所治疗疾病的寒热性质,阴阳盛衰相对而言的。如患者表现为高热烦渴,咽喉肿痛,舌红脉数属于热性病证者或眩晕耳鸣头痛目赤,舌红脉弦属于阳亢病证者,当分别使用黄芩、板蓝根、山豆根及石决明、牡蛎、白芍等药物,上述症状得到缓解或消除后,便说明它们的药性是寒凉的,也就是说凡能缓解或消除热性病证或扶阴抑阳,缓解或消除阳亢证的药物,其药性都是属于寒凉的;反之,当患者表现为四肢厥冷,腹中冷痛,脉沉迟无力属于寒性病者或阳痿宫冷,腰膝冷痛,神疲倦怠属阳虚证者,当分别使用附子、干姜、肉桂及鹿茸、淫羊藿、巴戟天等药物,上述症状得到缓解或消除后,便说明它们的药性是温热的,也就是说凡能缓解或消除寒性病证或扶阳制阴缓解或消除阳虚证的药物,其药性都是温热的。可见,四气学说的生成仍据药物对机体异常状态,病证的寒热变化,阴阳盛衰所产生的纠偏调节作用而实现的。

(三) 四气的作用

药性的寒热温凉是由药物作用于人体所产生的不同反应和所获得的不同疗效而总结出来的,它与所治疗疾病的性质是相对而言的。寒、热、温、凉不同药性的药物,能使机体产生不同的寒热效应以及扶阴抑阳或扶阳制阴的作用,以祛除病邪,调理脏腑,平衡阴阳,而达到治愈疾病的目的。一般来说,寒凉药分别具有清热泻火、凉血解毒、清退虚热、清化热痰、泄热通便、清热利尿、清心开窍、滋阴潜阳、凉肝息风等作用,如石膏清热泻火、牡丹皮凉血、金银花解毒、青蒿退虚热、瓜蒌清化热痰、大黄泄热通便、车前子清热利尿、冰片清心开窍、石决明滋阴潜阳、羚羊角凉肝息风等；而温热药则分别具有温里散寒、暖肝散结、温肺化痰、助阳化气、峻下冷积、温经通络、补火助阳、引火归原、回阳救逆、温宣开窍等作用，如干姜温里散寒、茴香暖肝散结、白芥子温肺化痰、桂枝助阳化气、巴豆峻下冷积、独活温通经络、淫羊藿补火助阳、肉桂引火归原、附子回阳救逆、苏合香温宣开窍等。如患者表现为高热烦渴、面红目赤、咽喉肿痛、脉洪数，这属于阳热证，用石膏、知母、栀子等药物治疗后，上述症状得以缓解或消除，说明它们的药性是寒凉的；反之，如患者表现为四肢厥冷、面色㿠白、脘腹冷痛、脉微欲绝，这属于阴寒证，用附子、肉桂、干姜等药物治疗后，上述症状得以缓解或消除，说明它们的药性是温热的。

（1）**寒的特点**：王好古曰："凉多而成寒。"东庵曰："寒者凝滞。"缪希雍曰："寒者，气之阴也。"

（2）**寒的功能**：解热泻火，凉血解毒，退热除蒸，除湿热。

（3）**凉的特点**：东庵曰："凉者，寒之轻。"王好古曰："微寒即凉也。"

（4）**凉的功能**：清热除蒸。

（5）**温的特点**：东庵曰："温者，热之次。"王好古曰："寒热各半而成温。"

（6）**温的功能**：祛风散寒，宣散除湿，温胃和中，温通气血，补益养阳。

（7）**热的特点**：《素问·腹中论》："热气慓悍，药气亦然。"朱震亨曰："积温成热。"东庵曰："热者宣行。"缪希雍："热气亦属阳气。"

（8）**热的功能**：祛寒助火，行血除湿。

（9）**平的特点**：李中梓曰："不寒不热，和平为贵。"缪希雍曰："平者，冲和而淡也"，"性禀平和，无猛悍之气"。徐大椿曰："中和之性，无偏杂之害。"

（10）**平的功能**：平无偏忌，清热凉血。

（四）四气的应用

寒、热、温、凉四气，是从寒热变化、阴阳盛衰的角度对药物多种作用进行的高度概括，为临床治病用药提供了理论依据。周慎斋曰："药气俱偏，而用之得当，以治人病之偏，偏者方自全也。"《吴医汇讲》云："寒、热、温、凉，有一定之药，无一定之治……故有正用，亦有反用，又有兼用，亦有活用、借用之不同。"可见掌握四气理论不仅对指导临床用药十分重要，欲取得良好的结果，还必须准确地掌握使用方法。

1. 寒凉药用治阳热证，温热药用于阴寒证　《素问·至真要大论》云："寒者热之，热者寒之，微者逆之，甚者从之。"《神农本草经》序例曰："疗寒以热药，疗热以寒药。"张介宾曰："病之微者，如阳病则热，阴病则寒，真形易见，其病则征，故可逆治。"又说："以寒治热，以热治寒，逆其病者，谓之正治。"叶天士亦云："如寒病热病，其势尚微，用热治寒，用寒治热，是谓正治。"一般来说，寒凉药多用于实热烦渴、温毒发斑、阴虚内热、胃热嘈杂、热结便秘、肺热喘咳、肝热目赤、湿热水肿、淋病涩痛、黄疸尿赤、肝阳眩晕、热极生风、心火亢盛、热闭神昏等一系列阳热证；温热药多用治中寒腹痛、下利清谷、寒疝腹痛、冷积便秘、阴寒水肿、膀胱虚冷、遗尿尿频、寒痰停饮、寒痹刺痛、血寒经闭、阳痿宫冷、虚阳上浮、亡阳厥脱、慢脾惊风、寒闭神昏等一系列阴寒证。总之，寒凉药用治阳热证，温热药用治阴寒证，这是临床遵循的用药原则。反之，如果阴寒证用寒凉药，釜底抽薪，阳热证用温热药，火上浇油必然导致病情恶化，产生不良后果。故王叔和云："桂枝下咽，阳盛则毙；承气入胃，阴盛以亡。"李中梓《医宗必读》也说："寒热温凉，一匕之谬，覆水难收。"

2. 真寒假热用热药，真热假寒用寒药　运用四气指导临床用药还要注意寒热真假的辨别。《素问·阴阳应象大论》云："重寒则热，重热则寒……重阳必阴，重阴必阳。"这是指寒热变化，阴阳盛衰，病之甚者，常可见到的假象。张介宾曰："病之甚者，如热极反寒，寒极反热，假证难辨，其病则甚，故当从之。"又曰："以寒治寒，以热治热，从其病者，谓之反治。"可见反治法是针对疾病外在假象而言，还是属于正治范畴，正如周学海所云："就其假者而言，则谓之反，就其对疾病本质而言，就其真者而言，则就是正也。"关键问题在于辨证论治，去假存真，治病求本，才能准确掌握真寒假热用热药、真热假寒用寒药的用药规律。

3. 寒热温凉程度不同，恰当用药 由于药物四气，寒与凉、热与温之间有程度上的差异，作用强弱不同，因而用药时也要注意。如当用热药而用温药如隔靴搔痒，当用寒药而用凉药如扬汤止沸，则病重药轻达不到治愈疾病的目的；反之，当用温药而用热药则反伤其阴，当用凉药而用寒药反伤其阳，恰当用药，十分必要。至于表寒里热，上热下寒，寒热中阻而致的寒热错杂的复杂病证，则当寒、热药并用，使寒热并除。若为寒热错杂、阴阳格拒的复杂病证，又当采用寒热并用佐治之法治之。即张介宾"以热治寒，而寒拒热，则反佐以寒药而入之；以寒治热，而热拒寒，则反佐以热药而入之"之谓也。又《素问·六元正纪大论》提出"寒无犯寒""热无犯热"，这是指掌握四气理论根据季节不同，指导临床用药的规律。一般是指在寒冬时无实热证，不要随便使用寒药，以免损伤阳气；又在炎热夏季无寒证者不要随便使用热药，以免伤津化燥。如遇到真寒假热证则当用热药治疗，真热假寒证则当选用寒药以治之，不可真假混淆。

4. 寒热错杂或寒热格拒，寒热并用 疾病是复杂多变的，如表寒里热或上热下寒或寒热中阻等均可形成寒热错杂的复杂病机，则可采用寒热并用的治疗方法。正如何梦瑶云："有寒热并用者,因其人寒热之邪夹杂于内,不得不用寒热夹杂之剂。"例如《此事难知》大羌活汤,以羌活、独活、防风、细辛配黄芩、黄连、知母、生地黄同用,外散其寒,内清其热,寒热并用,以治表寒里热证。再如《伤寒论》半夏泻心汤,川半夏、干姜配黄芩、黄连同用,寒热并调,降阳和阴,以治寒热互结,肠胃不和之证,均是寒热并用的范例。寒热并用,各归其治,能起到寒热并除的目的。

对寒热(阴阳)格拒的复杂病证,又当采用寒热并用,反佐之法治之。张介宾云:"反佐者,谓药同于病而顺其性也。则以热治寒,而寒拒热,则反佐以寒而入之;以寒治热,而热拒寒,则反佐以热而入之。"叶天士亦云:"若热极用寒药逆治,则格拒而反甚,故少加热药为引导,使无格拒,直入病所;用热药治寒病,少加寒药,以顺病气,而无格拒。"张仲景《伤寒论》白通加猪胆汁汤,主治少阴病,利不止,厥逆无脉,干呕而烦,阴寒内盛,虚阳被逼于上,阳欲上散,阴欲下脱,阴阳寒热格拒的戴阳证。方中以葱白、干姜、附子温热药回阳通脉为主,佐入人尿、猪胆汁寒凉药滋阴和阳,引阳入阴,庶可避免再生格拒,从而达到破阴回阳救逆的目的。足见寒热并用佐治之法,是治疗寒热错杂,阴阳格拒的复杂病证,行之有效的方法。此外,寒药热服,热药冷服,是借热以行寒,借寒以行热,乃为寒热反佐变通之妙用。

(五)四气的变化

药物的四性虽经《本经》标定后,也不是固定不变的,而是随着临床实践的发展,对药物功效主治认识的不断变化而变化的,有一个逐步确立的过程。如芫花,《神农本草经》谓其性"辛、温",纵观其所主诸证,皆以湿热痰水为患,与甘遂、大戟常相同用,效用雷同,故《名医别录》谓"微温"、李当之改为"大寒",张寿颐认为"李当之之说为允"。并认为"《神农本草经》所称辛温,恐为后世羼杂之句"。《中华人民共和国药典》1995版载芫花"苦、辛,寒"。可见对药物四性的厘定,总是以药物功能主治为依据,随其变化而变化的。

配伍也可影响药性的变化,在复方配伍用药时药性可随其主次地位、剂量配比、主治病证的不同而发生变化。如麻黄辛温,功能发散风寒,宣肺平喘,主治风寒喘咳,若配伍大剂量的石膏同用,其辛温之性受到抑制,"去性存用",仅起着宣肺平喘的作用,与主药清肺泄火的石膏相合,共成清泄肺热,宣肺平喘之效,为主治肺热喘咳的良药了。再如黄连与吴茱萸同用,黄连6倍于吴茱萸,吴茱萸的温热之性便被黄连寒凉之性所抑制,而止痛、止呕的作用与黄连清胃泄火的功效协同奏效,其用治胃热呕吐腹痛之证了。

炮制也可影响药性的变化。如甘草生用药性甘平偏凉,长于清热解毒,主治疮疡肿毒,若蜜制则甘平,药性则甘平偏热,长于补中益气,主治脾胃之虚。又如天南星辛温燥热,长于燥湿化痰,息风止痉,经牛胆汁制后称胆南星,已变为药性凉润,清化热痰,息风定惊之品。

(六) 四气的现代研究

中药寒热温凉四性理论数千年来一直指导着临床,以现代科学方法揭示其机制有着深远的意义。管竞环等通过对120味植物类中药无机元素含量的检测、分析,测得42种无机元素含量的均值,建立了元素区间R表,并以此比较出不同药物中每种元素含量的高低。再以药物元素含量与均值线的偏移程度(F值)定性与传统药性比较,而判别每味中药的药性。结果120味药物中,符合者为75味,占62.5%;不符合者为45味,占37.5%。从而论证了"药物中各种无机元素含量水平,是决定植物类中药四性的主要因素之一"的假说。他们又通过检测105味植物类中药的42种微量元素含量,发现所有中药内均含有La^{3+}、Nd^{3+}、Sr^{3+}等15个稀土元素,且含量极微。经挑选典型温热药和典型寒凉药,并运用判别分析建立了药性阴阳判别函数方程,方程的外推判别符合率达

75.2％。从中发现,15 个稀土元素的含量分布水平与中药的药性阴阳之间呈密切的相关关系,即中药内稀土元素含量水平的升高和降低,伴随着药性寒凉和温热两种不同属性的消长与转化过程。在一定限度内,随着药物中稀土元素含量水平的逐步提高,药性随之由阴转阳;反之,随着药物中稀土元素含量水平的逐步下降,药性随之由阳转阴;当超过上限时,药性又逐渐由阳转阴;当超出下限时,药性又逐渐由阴转阳。与中医阴阳学说中的"重阴必阳,重阳必阴"的定性概括不谋而合。

具有寒热温凉不同药性的药物,引起机体功能哪些方面的变化,始得以恢复或重建脏腑的正常功能,纠正各种偏亢偏低的病理现象,是目前对药性理论探索的一个重要方面。已经发现,中药药性之寒凉或温热涉及机体活动的许多方面,如自主神经系统的功能状态;内分泌腺如肾上腺、甲状腺的功能水平;机体代谢及 Na^+,$K^+ - ATP$ 酶活性;中枢神经系统的功能状态;寒凉药还与抗菌、抗病毒、抗癌、解热等作用有关。分述如下。

1. 四性与自主神经系统和内分泌功能的关系　在临床研究工作中,对寒证和热证患者进行观察分析时,发现热证患者大多有交感-肾上腺系统功能偏亢的表现,寒证患者则多表现为交感-肾上腺功能偏低。这类患者分别用寒凉药和温热药为主的方剂治疗后,观察到寒凉药除使热证患者的热象减退外,并能使其心率、体温及尿内儿茶酚胺、17 -羟皮质类固醇排出量等项指标降低。而温热药除使寒证患者的寒象缓解外,也能使患者的上述反映自主神经功能活动的各项生理、生化指标提高。实验室研究工作也发现,由知母、石膏、黄柏、龙胆草等组成的各种寒凉药复方,连续给大鼠灌服数周,可以不同程度地使之心率减慢,尿中肾上腺素、去甲肾上腺素排出量减少,血中和肾上腺内参与合成儿茶酚胺的多巴胺β羟化酶活性降低,并可使尿中 17 -羟皮质类固醇排出量减少,耗氧量降低;由附子、肉桂、干姜等组成的温热药复方给大鼠连续灌服,则使之心率加快,尿内肾上腺素、去甲肾上腺素和 17 -羟皮质类固醇排出量增高,耗氧量明显增加。这些结果均说明寒凉药可抑制儿茶酚胺类合成,降低交感神经活性,并对肾上腺皮质功能、代谢功能有抑制作用。而温热药对交感神经、肾上腺髓质、皮质功能、代谢功能等有一定增强作用。进一步实验结果表明,长期给寒凉药的动物,其肾上腺皮质、卵巢黄体等内分泌腺释放功能受抑制,对刺激反应迟缓。

长期给温热药的动物,其反应虽接近对照组,但温热药有调整肾上腺皮质反应速度的作用,使延迟反应加快。另外,通过对 114 种有效抗高血压中药的筛选,发现寒性药在有效药物中占 77.3%,而寒性药的有效率也占 58.21%。因此认为,寒性中药中有 60%~70%可降低动物血压,此有效率是很高的。

具有抗甲状腺肿作用的药物如海藻、昆布、黄药子、柳叶等药性都属寒凉。一般认为,这些中药内含有大量碘,可抑制 TSH 的分泌,大剂量时对甲状腺激素的合成和释放也有抑制作用。近年来又发现,长期喂饲寒性药而致的寒证动物模型,脑内存在某种物质可使垂体中 TSH 含量下降。寒性药物知母、石膏、黄柏等可使催化儿茶酚胺生物合成的重要酶——多巴胺 β 羟化酶(DβH)的活性降低,减少体内儿茶酚胺生成;反之,热性药物如附子、肉桂、干姜等则使 DβH 的活性增强,从而促进体内儿茶酚胺合成。

国外报道许多热性药物如附子、乌头、细辛、吴茱萸、川椒、高良姜、丁香等均含有去甲乌药碱,后者已被证明是 β 受体激动剂,具有加强心肌收缩力,加快心率,促进脂肪、糖代谢等一系列活性。故有人提出去甲乌药碱可能是温热药物的共同物质基础。还有实验表明:10 种温里药对兔和豚鼠离体肠管的作用可分为兴奋(附子、高良姜、桂皮、小茴香及小剂量吴茱萸、花椒)、抑制(干姜、丁香、荜澄茄、白胡椒及大剂量吴茱萸、花椒）两类。前者除小茴香外，均能对抗阿托品作用；除花椒、桂皮外，均能对抗六羟季铵的作用；后者则均能对抗烟碱、毒扁豆碱、乙酰胆碱和组胺的作用。对于小鼠酒石酸锑钾扭体法和热板法，除 5 g/kg 干姜无延迟痛觉反应作用外，20 g/kg 干姜和其余各组（5 g/kg，20 g/kg）均显示显著延长痛觉反应时间的作用。故认为：温里药可能具有广义的镇痛作用，其镇痛作用无疑加强了调节胃肠平滑肌活动所产生的抗脘腹冷痛效应。

2. 四性与代谢功能的关系　早在 20 世纪 60 年代已有报道说明，寒证、热证患者的代谢功能有很大变化，寒证患者基础代谢率偏低，而热证患者基础代谢率则常偏高。近年的实验研究发现，用热性药附子、肉桂、干姜等组成的复方，麻黄附子细辛汤以及麻黄、桂枝、干姜、肉桂等均能提高实验动物大鼠、小鼠的耗氧量；而寒凉药如生石膏、龙胆草、知母、黄柏所组成的复方则明显降低大鼠耗氧量。热性方药四逆汤增加大鼠饮水量，代谢也升高；寒药黄连解毒汤则使大鼠肛温降低，在寒冷环境中仍使其体温下降。温热药附子能延迟寒冷环境中小鸡、大鼠的死亡时间和延缓体温下降；助阳药鹿茸则能明显提高实验动物的基础代谢，提高耗氧量。6 个健康志愿者注射硫酸麻黄碱 50 mg 后，代谢率平均较注射前增加 14.2%。用羟基脲制造的阳虚动物模型，能量代谢低下，温热药淫羊藿、肉苁蓉合剂可使之纠正；电镜观察发现，淫羊藿可使氢考阳虚动物模型的线粒体病理变化改善。人参、当归、黄芪等药性温和微温，可促进蛋白质和核酸合成，增加耗能。

3. 四性与 Na^+, K^+-ATP 酶活性的关系　寒凉药知母、黄连、黄柏、大黄、栀子等都能抑制 Na^+, K^+-ATP 酶的活性。已经证明知母所含主要皂苷元——菝葜皂苷元（知母皂苷元）是一个典型的 Na^+, K^+-ATP 酶抑制剂，它对提纯的兔肾 Na^+, K^+-ATP 酶有极明显的抑制作用,其活性同专一性 Na^+,K^+-ATP 酶抑制剂乌本苷相比,两者在 2×10^5 mol/L 时抑制程度相近。以甲状腺素诱导小鼠肝脏 Na^+,K^+-ATP 酶增量,知母皂苷和皂苷元可抑制这些小鼠肝脏切片的过高耗氧率,使之接近正常小鼠水平。大鼠整体实验也表明,知母皂苷元 25 mg/只灌胃可完全抑制因同时灌胃甲状腺素引起的肝、肾和小肠黏膜中 Na^+,K^+-ATP 酶的活性升高。而在大鼠持续使用地塞米松一段时间后,出现了明显的"耗竭"现象,此现象与临床上阳虚表现极为相似,测定其 Na^+,K^+-ATP 酶活性可发现明显低于正常对照组,而淫羊藿与地塞米松合用,可使 Na^+,K^+-ATP 活性回升到正常对照组水平。

4. 四性与中枢神经系统功能的关系 四性影响中枢神经递质的含量。将雌性大鼠分为对照、寒凉药和温热药 3 组,分别给予生理盐水、寒凉药和温热药复方水煎剂一次灌胃,然后分别在第 3、5、10、20、30 日处死,测定鼠脑中枢神经递质的含量。结果表明,温热药在用药的 10~20 日后,NE 和 DA 的含量逐渐增多,并维持在高水平,其作用较缓慢而持久,且 5-HIAA 的含量增多,但 5-HT 的含量变化不大,推测温热药对 5-HT 的合成和降解有促进作用(5-HIAA 是 5-HT 的代谢产物,其含量多少可以反应出 5-HT 的降解速度)。寒凉药在用药的第 3 日即使 5-HT 含量明显增多,表明其促进 5-HT 合成的作用又快又强。许多寒凉药如平肝息风药羚羊角、钩藤,芳香开窍药牛黄、冰片等多有镇静、抗惊厥等中枢抑制作用。清热药中的栀子、黄芩、牡丹皮、赤芍等凉性药也表现有镇静作用。而温热药如辛温解表药麻黄,苦温祛风湿药天仙藤、独活、五加皮、伸筋草等大多兴奋中枢。实验表明,给大鼠分别灌服龙胆草、黄连、黄柏、金银花、连翘、生石膏复方制剂和附子、干姜、肉桂复方制剂造成寒证和热证动物模型。给以电刺激后,观察到寒证大鼠痛阈和惊厥阈值升高,热证大鼠痛阈和惊厥阈值均降低。表明寒凉药使动物中枢处于抑制增强状态,而温热药则使动物中枢处于兴奋增强状态。另有实验证明,给中枢抑制药戊巴比妥钠后,虚寒大鼠痛觉消失较快而恢复慢,虚热大鼠痛觉消失慢。对戊巴比妥钠引起大鼠后肢麻痹的恢复,虚寒大鼠也明显慢于虚热大鼠和对照组,3组中虚热大鼠恢复得最快。再次说明长期给寒凉药后大鼠中枢处于抑制状态,中枢抑制剂戊巴妥钠使其抑制加深。长期给温热药后大鼠中枢兴奋状态占优势,可对抗中枢抑制剂的作用,故抑制作用出现缓慢,且维持短暂。

5. 寒凉药与抗感染及抗癌作用的关系 许多中药,特别是清热解毒药、清热燥湿药、辛凉解表药药性多属寒凉,是中医广泛应用治疗温热病的药物,其中许多药都有一定的抗感染疗效,能用于治疗细菌、病毒等病原体引起的急性感染。如黄连、黄芩、黄柏、鱼腥草、板蓝根、玄参、青蒿、金银花、连翘、秦皮、白头翁、马齿苋、菊花、柴胡、牛蒡子等除有不同程度的抗菌、抗病毒、抗真菌作用外,还分别具有抗毒素、抗炎等与抗感染有关的多种药理作用,能消除病原微生物对中枢的致热影响,使过高的体温下降,产热减少。另有一些寒凉药如柴胡、牛黄、羚羊角等具有解热作用,使过高的体温下降,散热增加,产热减少。而其中许多药物如黄连、穿心莲、鱼腥草、大青叶、野菊花、山豆根、白花蛇舌草、黄芩等还有提高机体免疫功能的作用。而有些药物如白花蛇舌草、穿心莲内酯体外无明显抗菌、抗病毒效果,但临床用于治疗感染性疾病有效。提示药物对免疫功能的促进作用,提高机体的防卫功能,可能是取得临床疗效的重要机制之一,与中医传统理论扶正祛邪的观点相符。在抗肿瘤的实验研究中发现,对肿瘤细胞有抑制活性的大部分是寒凉药。已证明有抗肿瘤作用的寒凉药包括山慈姑、山豆根、白花蛇舌草、大黄、青黛、苦参等。

结合以上各点,有人提出寒、热、温、凉四气最本质的属性是对体内产热过程的影响,温热药增加热生成,寒凉药减少热生成。

四气实验研究的工作刚刚开始,目前在方法学上尚无较成熟的经验可循,缺少可为各家公认的实验方法和进行判断的客观指标;中药四气的本质在于其本身所具有的化学物质。但四气究竟是该药所含多种成分的综合表现,还是一种单体的特性,至今尚无定论;部分寒凉药或温热药所含哪些成分或者是哪些化合物类型呈寒(凉)性或热(温)性作用,尚无法判定;不同文献的四气记载多有出入,实验研究常缺乏相对一致的理论依据;化学和药理学实验研究同药性理论的联系缺乏可以遵循的规律,结论难免存在局限性;四性各自都是独立药性,在理论上,各有其独立的、专属的功能特点,但在具体药物上,四气从来不是独立存在的,而是与五味、归经等药性共同存在,且互为依存,因此更增加了研究工作的复杂性。

三、五味

1. 概念　　五味,是指药物有酸、苦、甘、辛、咸5种不同味道。此外,一些药物还具有淡味或涩味,实际上不止5种,但古代医家认为涩为酸味之变味,其作用与酸味相同,而淡为甘之余味,可附于甘中,故仍称五味。五味不同,因而具有不同的治疗作用,五味理论揭示了药物组分不同药效不同的客观规律,是阐明中药作用机制,指导临床用药的理论依据之一。

味,就其本义而言,是指物质中的精微部分,足以反映物质本性的,可嗅的称为气味;可尝的称为滋味或口味。转义为动词,如体味、尝味、品味、思味,常指探究物质或事物代表性的物性动作。因此在药性理论中,味,有时兼指一切药性的物质基础,或全部药性的总称。通常所说药味,则主要是狭义的,与性气对应的一类药性。

2. 渊源 五味早在春秋战国时代就以饮食调养理论出现了，如《吕氏春秋》云："调和之事，必以甘、酸、苦、辛、咸，先后多少，其齐甚微，皆有自起……甘而不哝，酸而不酷，咸而不减，辛而不烈，淡而不薄，肥而不腴。"并对五味宜忌，过食五味所产生不良后果进行了论述。与此同时，通过长期实践观察，人们发现食物味道不同，对机体脏腑经络所产生的生理效应不同，药食同源，许多药物自身又是食物，由饮食的"味效"关系，联想、推理到药物也应同样存在"味效"关系，因此发现药味不同，治疗作用不同，药物五味与药效之间存在着客观的联系与内在规律。如《周礼·天官冢宰》云："凡药以酸养骨，以辛养筋，以咸养脉，以苦养气，以甘养肉，以滑养窍。"这是对药物五味功效的最早概括。

五味作为药性理论最早见于《黄帝内经》《神农本草经》。《黄帝内经》运用阴阳五行、脏腑经络、天人合一等理论，对药性五味学说进行了全面探讨。如《素问·阴阳应象大论》指出："阳为气，阴为味，""木生酸，火生苦，土生甘，金生辛，水生咸。"又云："酸生肝，苦生心，甘生脾，辛生肺，咸生骨。"对五味的生成、五味与五脏、五味的阴阳属性进行了论述。此外，对五味的作用、五味的应用及五味与归经、与升降浮沉的关系都做了系统的阐述，为五味理论的形成奠定了理论基础。

《神农本草经》序例中最早明确指出："药有酸、咸、甘、苦、辛五味。"还以五味配合四气，标明每种药物的药性特征，开创了先标明药性，后论述效用的本草编写先例，使五味学说与临床用药紧密结合起来并日趋成熟。汉唐以来五味理论的应用与发展似乎主要在医家，而本草家则较多注意寒热温凉四气。如陶弘景在《本草经集注》中说："其甘、苦之味可略，有毒、无毒易知，唯冷、热须明。"这一观点一直持续到宋代。金人成无己在《注解伤寒论》《伤寒明理论》中首先广泛运用五味理论阐释经方配伍用药机制，继之刘完素、李东垣、王好古、朱丹溪等在五味用药理论发展上各有建树，"甘温除大热"理论的创立以及归经、引经、气味阴阳、升降浮沉等药性理论都是在五味理论基础上逐步形成的，对后世医药的发展产生了巨大的推动作用。明、清以来，随着温病学派的诞生，围绕药味运用和治法、治则的发展，使五味理论又进入了一个新阶段，并且日臻完备。

3. 产生　药物五味是怎样产生的呢？首先，是通过口尝，即用人的感觉器辨别出来的，是药物真实味道的反映。《淮南子·修务训》中记载：神农"尝百草之滋味，水泉之甘苦，令民知所避就。"皇甫谧《针灸甲乙经》序说："上古神农，始尝草木而知百药。"张介宾云："余少年时，每将用药，必逐件细尝，即得其理，所益无限。"贾九如在《药品化义》中说："有不能嚼其为者，须煎汁尝之。"石寿棠在《医原》中亦云："独是草木受气多偏，味难纯一……但须亲尝，方能不误。"可见自神农始，口尝辨药，区分五味是一脉相承的，这是五味学说形成的一个侧面。然而和四气一样，五味更重要的是通过长期的临床实践观察，不同味道的药物作用于人体，产生了不同的反应，获得了不同的治疗效果，从而归纳总结出五味用药理论。也就是说，五味不仅仅是药物味道的真实反映，更重要的是对药物作用的高度概括。自五味作为归纳药物作用的理论出现后，五味的"味"也就超出了味觉的范围，而主要是建立在功效的基础之上了。因此，本草书籍的记载中有时出现与实际口尝味道不相符的地方。如山药，《神农本草经》谓其味甘，历代本草因之，《中华人民共和国药典》载山药于"性状"中谓其味淡、微酸，于"性味"项下仍称其甘，这显然根据山药有补脾养胃的功效而提出味甘的，而山药的真实滋味淡而微酸便被舍去了。由此可见，药物滋味，即本味天成，不会改变，但是药味可以改变，即随人们对其功能、药效认识的变化而改变。也就是说药味的产生或者药味的确认的依据，口尝的感觉只是次要的、从属的因素,而药物的作用则是主要的、决定性的因素。总之,五味的含义既代表了药物味道的"味",又包涵药物作用的味,而后者构成了五味理论的主要内容。

4. 属性 《本草经疏》曰:"夫物之生也,必禀乎天;其成也,必资乎地。天布令,主发生,寒、热、温、凉,四时之气行焉,阳也。地凝质,主成物,酸、苦、辛、咸、甘、淡五行之味滋焉,阴也。"

五味和四气一样,也有阴阳五行的属性。如《素问·至真要大论》谓:"辛甘发散为阳,酸苦涌泄为阴,咸味涌泄为阴,淡味渗湿为阳。"即辛、甘、淡属阳;酸、咸属阴。《尚书·洪范》谓:"酸味属木、苦味属火、甘味属土、辛味属金、咸味属水。"配属五行的五味之间也存在着生克制化的关系,如《素问·阴阳应象大论》谓:"木生酸……辛胜酸,火生苦……咸胜苦,土生甘……酸胜甘,金生辛……苦胜辛,水生咸……甘胜咸。"掌握五味的阴阳、五行属性及五味间生克关系,对指导临床用药是有一定裨益的。

5. 作用 《素问·脏气法时论》指出:"辛散、酸收、甘缓、苦坚、咸软。"这是对五味作用的最早概括,后世不断补充,如汪昂《本草备要》药性总义谓:"凡药酸者能涩能收,苦者能泻能燥能坚,甘者能补能和能缓,辛者能散能润能横行,咸者能下能软坚,淡者能利窍,能渗泄,此五味之用也。"使五味功效日臻完善。现据前人论述,结合临床实践,将五味所代表药物的作用分述如下。

(1) 辛: "能散能行",即有发散、行气、行血的作用。解表药、行气药、行血药(即活血药),多具有辛味。因此,辛味药多用治表证及气血阻滞的病证。如紫苏、荆芥味辛,发散解表,用治外感表证;木香、沉香味辛,行气消胀,用治气滞胀痛;川芎、红花味辛,行血化瘀,用治瘀血肿痛。此外,《素问·脏气法时论》曰:"肾苦燥,急食辛以润之,开腠理,致津液,通气也。"提出"辛以润之",即辛润的作用。《素问玄机原病式》指出:"辛热之药,能开发肠胃郁结,使气液宣通,流湿润燥,气和而已。"张介宾解释说:"肾为水脏,藏精者也,阴病者苦燥,故宜食辛以润之。盖能开腠理致津液者,以辛能通气,水中有真气,唯辛能达之,气至水亦至,故可以润肾之燥。"足见辛以润之,不是辛味药直接通过滋阴养血生津达到润燥目的的,而是辛味药通过自身调畅气机,宣通发散的功效,使肺卫宣发,腠理开通,气机调畅,气化正常,水津四布,营血畅通,达到燥证自行缓解的目的。又《黄帝内经》指出"辛者横行而散",《医学读书记》提出"辛能散结",即辛味药尚有消散结块肿物的作用,如夏枯草治瘰疬瘿瘤、半夏治梅核气症、蜈蚣治结核痈疽,皆具辛味。《珍珠囊药性补遗》还提出"辛能通窍",是指辛味药辛能行散,通关启闭,尚有通窍止痛,开窍醒神的作用,如细辛、白芷、苍耳子宣通鼻窍,治疗鼻渊头痛,猪牙皂、麝香、冰片开窍醒神,治疗窍闭神昏,都具有辛味。然具有通窍作用的辛味药同时也多具有芳香气味,芳香药也常有开窍作用,故常辛香并论称"辛香通窍"。此外,《此事难知》曰:"辛为天之味,能补地之分,自上而降于下也。"总之,辛能散、能行、能润、能燥、辛开。

(2) **甘**:"能补能和能缓",即有补益、和中、调和药性和缓急止痛的作用。甘之一味,可升可降,可浮可沉,可内可外,有和有缓,有补有泄。《类经》云:"甘者,令人柔润也。"《汤液本草》云:"甘上行而发。"一般来说,滋养补虚,调和中焦,调和药性及制止疼痛的药物多具有甘味。甘味药多用治正气虚弱,脾胃失和,身体诸痛等证以及调和药性等方面,如人参补气、鹿茸补阳、熟地黄补血、麦冬补阴,用治虚证;麦芽、神曲健脾开胃,消食和中,用治脾胃失和,饮食停滞;蜂蜜、饴糖益气健脾,缓急止痛,用治脾胃虚弱,脘腹疼痛;甘草能调和药性,复方用药,有和百药之功,皆具甘味。此外,《褚氏遗书》云:"甘以解毒。"即甘味药有解毒的功效,可用于药食中毒,如金银花、绿豆、甘草、大豆等,亦为甘味。某些甘味药尚有利水渗湿的作用,但多与淡味相联,《注解伤寒论》云:"茯苓味甘而淡,因以渗泄。"《重订广温热论》则曰:"甘淡泄热化湿。"足见利水渗湿为甘、淡两味共有的功效,均可用于水肿胀满。如茯苓、猪苓、薏苡仁等,都是"甘淡渗泄"代表药物。

(3) 酸: "能收能涩",即具有收敛、固涩的作用,固表止汗、敛肺止咳、涩肠止泻、固精缩尿、固崩止带的药物多具有酸味。《黄帝内经》曰:"酸苦涌泄为阴,""酸者,束而收之"。王好古曰:"酸收也,其性缩。"酸味药多用治体虚多汗、肺虚久咳、久泻肠滑、遗精滑精、遗尿尿频、崩带不止等症。如五味子固表止汗,治体虚多汗;乌梅敛肺止咳,治肺虚久咳;五倍子涩肠止泻,治久泻肠滑;山茱萸涩精止遗,治遗精滑泄;赤石脂固崩止带,治崩带不止等。此外,《素问·脏气法时论》曰:"肝苦急,以甘缓之,以酸补之。"《金匮要略心典》云:"夫肝之病,补用酸。"指出酸味药还有补肝的作用,用治肝虚证。如酸枣仁味酸,滋补肝血,宁心安神,用治心肝血虚,心神不安;白芍味酸,养血敛阴,柔肝平肝,用治血虚挛痛,肝阳眩晕。又酸味药尚能敛阴生津,促进津液化生,即有酸能生津的作用。如乌梅味酸,酸能生津,用治内热消渴;五味子味酸,生津止渴,用治内热消渴,津伤口渴;木瓜味酸,生津止渴,用治胃津不足,舌干口渴等症。

(4) 苦: "能泄能燥能坚",即具有清泄火热、泄降气逆、通泄大便、破泄结聚、燥湿、坚阴等作用。《黄帝内经》曰:"苦者直行而泄。"《类经》曰:"苦味性坚而沉。"《针灸甲乙经》云:"苦入胃,其气燥而涌泄。"《此事难知》云:"苦为地之味,能补天之分,自下而行上也。"其中破泄结聚包括有破气散结、破血消癥的不同,燥湿又有苦温燥湿、苦寒燥湿的区分,所谓坚阴即泻火存阴,火退阴足之意。清热泻火、降逆止呕止呃、通利大便、破气散结、破血消癥、苦温燥湿、苦寒燥湿、泻火存阴药多具苦味。苦味药多用治热证、火证、喘咳、呕吐、呃逆、便秘、气结、癥瘕、寒湿、湿热、阴虚火旺等证。如黄芩、栀子清热泻火,用治热病烦热;杏仁、葶苈子降气平喘,用治气逆喘咳;半夏、陈皮降逆止呕,用治胃逆呕吐;沉香、柿蒂降逆止呃,用治气逆呃逆;大黄、芦荟泄热通便,用治热结便秘;枳实、青皮破气消痞,用治气结痞满;水蛭、虻虫破血消癥,用治瘀血癥瘕;苍术、厚朴苦温燥湿,用治寒湿阻滞;龙胆草、黄连苦寒燥湿,用于湿热互结;知母、黄柏泻火存阴,用治阴虚火旺等证。

(5) **咸**:"能下、能软",即具有泻下通便,软坚散结的作用。泻下或润下通便及软化坚硬、消散结块的药物多具有咸味。《黄帝内经》云:"咸味涌泄为阴,""咸者也而软坚。"《药品化义》云:"能软坚,能凝结,能沉下。"咸味药多用治大便燥结,瘰疬瘿瘤,癥瘕痞块等证。如芒硝泄热通便,润下燥结,用治实热积滞,大便燥结;海藻、昆布软坚散结,化痰消肿,用治痰气互结,瘰疬瘿瘤;䗪虫(地鳖虫)、水蛭软坚散结,破血消癥,用治气血凝聚、癥瘕痞块等证。此外,《素问·宣明五气》还有"咸走血"之说,肾属水,咸入肾,心属火而主血,咸走血即水胜火之意,也就是说有些咸味药还能入血分,有清热凉血解毒的作用。如玄参、水牛角、大青叶、青黛、白薇等均能入血分,有清营凉血,解毒消斑之功,同用可治热入营血、斑疹吐衄等证,都是咸味药。《素问·至真要大论》又云:"五味入胃,各归所喜……咸先入肾。"故不少入肾经的咸味药如鹿茸、紫河车、海狗肾、蛤蚧、肉苁蓉等,都具有补肾壮阳,益精生血的功效。同时为了引药入肾经,增强补肾作用,如知母、黄柏、杜仲、补骨脂、巴戟天等药用盐水炮制就是这个意思。

(6) **淡**:"能渗、能利",即渗湿利小便的作用,故有些利水渗湿药具有淡味。淡味药多用治水肿、脚气、小便不利之证。如薏苡仁、茯苓、猪苓、通草、灯心草等都有良好的渗湿利水的作用,广泛用于治疗水肿胀满、脚气浮肿、湿盛泄泻等证,都是淡味药。由于

《神农本草经》未提淡味，后世医家指出：土本无味，无味即淡，稼穑为甘，李时珍主张"淡附于甘"，故多数淡味药，都以甘淡并列，标记药性，所以只言五味，不言六味。

（7）**涩**：与酸味药"能收能涩"作用相似，具有收敛固涩的作用。多用治虚汗、泄泻、遗精、出血等证。如制何首乌于滋补肝肾之中兼能收敛涩精，固崩止带，用治肝肾不足，遗精崩带；芡实、莲子健脾涩肠，固精止遗，用治脾虚久泻，遗精滑精；乌贼骨收敛止血，固精止带，用治肺胃出血、遗精带下等证，都是涩味药。故本草文献多以酸味代表涩味功效，或与酸味并列，标明药性。如五味子、乌梅、诃子、罂粟壳、五倍子、赤石脂等都是酸涩并列的代表药。总而言之，涩为酸之变味，主敛，能收脱。

6. 气味合参　《神农本草经》序录云："药有酸咸甘苦辛五味，又有寒热温凉四气。"这是对药性基本理论四气五味的最早概括，并在论述药物功效时，首先标明"气"和"味"，可见气和味是药物性能的重要标志之一，后世本草基本沿袭了这一做法，并引起历代医家高度重视。如李东垣《用药心法》曰："凡药之所用者，皆以气、味为主。"缪希雍谓："物有味必有气，有气斯有性。"均强调了气味理论对指导临床用药的重要性。张元素云："凡同气之物必有诸味，同味之物必有诸气，互相气味，各有厚薄，性用不等……若用其味，必明其气可否，用其气，必明其味之所宜。"说明每一种药物都具有性和味，性与味从不同角度说明药物的性，性味的不同配合，形成了药物千差万别的不同作用，只有性味结合，相互参照，才能准确地识别药物作用异同，更好地指导临床用药。

由于每种药物都同时具有性和味，因此两者必须综合起来看。换言之，必须把四气和五味结合起来，才能准确地辨别药物的作用。一般来讲，气味相同，作用相近，同一类药物大都如此，如辛温的药物多具有发散风寒的作用，甘温的药物多具有补气助阳的作用。有时气味相同、又有主次之别,如黄芪甘温,偏于甘以补气,锁阳甘温,偏于温以助阳。气味不同,作用有别,如黄连苦寒,党参甘温,黄连功能清热燥湿,党参则补中益气。而气同味异,味同气异者其所代表药物的作用则各有不同。如麻黄、杏仁、大枣、乌梅、肉苁蓉同属温性,由于五味不同,则麻黄辛温散寒解表、杏仁苦温下气止咳、大枣甘温补脾益气、乌梅酸温敛肺涩肠、肉苁蓉咸温补肾助阳;再如桂枝、薄荷、附子、石膏均为辛味,因四气不同,又有枝枝辛温解表散寒、薄荷辛凉疏散风热、附子辛热补火助阳、石膏辛寒清热降火等不同作用。至于一药兼有数味,则标志其治疗范围的扩大,如当归辛甘温,甘以补血、辛以活血行气、温以祛寒,故有补血、活血、行气止痛、温经散寒等作用,可用治血虚、血滞、血寒所引起的多种疾病。一般临床用药是既用其气,又用其味,但有时在配伍其他药物复方用药时,就可能出现或用其气,或用其味的不同情况。如升麻辛甘微寒,与黄芪同用治中气下陷时,则取其味甘升举阳气的作用;若与葛根同用治麻疹不透时,则取其味辛以解表透疹;若与石膏同用治胃火牙痛,则取其寒性以清热降火。此即王好古《汤液本草》所谓:"药之辛、甘、酸、苦、咸,味也;寒、热、温、凉,气也。味则五,气则四,五味之中,每一味各有四气,有使气者,有使味者,有气味俱使者……所用不一也。"由此可见,药物的气味所表示的药物作用以及气味配合的规律是比较复杂的,因此,既要熟悉四气五味的一般规律,又要掌握每一药物气味的特殊治疗作用以及气味配合的规律,这样才能很好地掌握药性,指导临床用药。

7. 气味相同,作用相近 同类药物大都如此,如辛温的药物多具有发散风寒的作用,如麻黄、桂枝、细辛;苦寒的药物多具有清热燥湿,泻火解毒的作用,如黄芩、黄连、黄柏;甘寒的药物多具有养阴生津,润燥止渴的作用,如天冬、麦冬、石斛等。应当指出,有时气味相同,又有主次之分,如黄芪甘温,偏于甘以补气;锁阳甘温,偏于温以助阳。

8. 气味不同,作用各异 气味不同,类别不同,药物作用也各不相同,如大黄味苦性寒其性泄降,功能泄热通便,活血逐瘀;赤石脂酸涩性温,其性收敛,功能涩肠止泻,收敛止血。即使气同味异或味同气异者,其所代表的药物作用也各不相同。如麻黄、杏仁、大枣、乌梅、肉苁蓉虽同属温性,由于五味的不同,则麻黄辛温散寒解表,杏仁苦温下气止咳,大枣甘温补脾益气,乌梅酸温敛肺涩肠,肉苁蓉咸温补肾助阳;再如桂枝、薄荷、附子、石膏均为辛味,因四气不同,又有桂枝辛温解表散寒、薄荷辛凉疏散风热、附子辛热补火助阳、石膏辛寒清热降火等不同作用。

9. 一药数味,效用扩大 至于一药兼有数味,则标志其治疗范围的扩大。如当归辛、甘,性温,甘以补血疗虚,辛以行气活血润燥、温可祛寒止痛,故有补血活血、行气散寒、调经止痛、润肠通便的功效,适用于血虚萎黄、月经不调、产后腹痛、虚寒胃痛、瘀血心痛、跌仆伤痛、寒湿痹痛、痈疽肿痛及大便燥结等证。又五味子,五味俱备,酸咸为多,酸涩收敛生津、咸能滋肾补阴、甘以益气、辛以润之,故有敛肺滋肾、生津敛汗、涩精止泻、宁心安神的功效,广泛用治久喘虚喘、自汗盗汗、津伤口渴、内热消渴、遗精滑精、久泻不止、心悸怔忡、失眠多梦等证。

10. 配伍用药,气味取舍 一般临床用药是既用其气,又用其味,但有时在配伍其他药物复方用药时,就可能出现或用其气,或用其味的不同情况。如升麻辛甘微寒,功能发表透疹,升举阳气,清热解毒;与葛根同用治麻疹不透时,则取其味辛以解表透疹;如与黄芪同用治中气下陷时,则取其味甘升举阳气;如与黄连同用治胃火牙痛时,则取其性寒以清热降火。此即王好古《汤液本草》所谓:"药之辛、甘、酸、苦、咸,味也、寒、热、温、凉,气也。味则五,则四,五味之中,每一味各有四气,有使气者,有使味者,有气味俱使者……所用不一也。"由此可见,药物的气味所表示的药物作用以及气味配合的规律是比较复杂的,因此,既要熟悉四气五味的一般规律,又要掌握每味药物气味的特殊治疗作用以及气味配合规律,这样才能很好地掌握药性,指导好临床用药。

11. 现代研究 一般来说,中药治病应是通过药物中所含化学成分起作用。许多学者经过研究认为五味均有其物质基础,且与其所含化学成分有密切关系。分述如下。

（1）辛:据统计辛味药含挥发油成分最多,其次是苷类和生物碱,此外有的还含氨基酸、有机酸成分。其中挥发油及苷类成分的刺激性辛辣味,是构成辛味药味感的物质基础之一。当然,有些药物的味是临床功效的归类,而不完全是味觉的真实反应,所以并非所有的辛味药经口尝都有辛辣味。近年的药理研究表明:辛味药的发散解表作用,主要表现在解热、抗菌、抗病毒及协助发汗等四方面。如柴胡皂苷对伤寒及副伤寒混合疫苗引起的发热大鼠及正常大鼠有解热和降温作用。体外实验证明柴胡、桂枝、紫苏、防风、薄荷、桑叶等对多种细菌,如金黄色葡萄球菌、溶血性链球菌、伤寒杆菌、结核杆菌以及某些致病性真菌分别有一定的抑制作用;麻黄、桂枝、柴胡、紫苏、菊花等对流感病毒有一定的抑制作用。麻黄水煎液、麻黄挥发油、麻黄碱、麻黄水溶性提取物及其复方麻黄汤、桂枝汤等,皆能促使实验动物发汗,其发汗作用与中枢状态和外周神经有关;生姜的挥发油、姜酚及姜烯酚则能使血管扩张,改善血液循环而协助发汗;桂枝也因能扩张末梢血管,促进体表的血液循环而加强麻黄的发汗作用。

辛味药的行气作用主要表现在对消化道功能的调节方面,通过兴奋或抑制,使失调的胃肠运动恢复正常。具有理气作用的辛味药如陈皮、青皮、枳实、佛手、厚朴、木香、香附、沉香、乌药等均含有挥发油成分,多数具有松弛胃肠平滑肌的解痉作用,可降低实验动物离体肠管的紧张性,使收缩幅度减小,节律减慢,并能对抗多种肠肌兴奋剂引起的肠肌痉挛性收缩,如陈皮、青皮、枳实、枳壳、香附、木香、乌药、厚朴等。部分药物能兴奋胃肠平滑肌,增强胃肠运动,如枳实、枳壳、乌药对在体肠肌或胃瘘、肠瘘,能使运动节律增加,收缩增强,张力加大;大腹皮煎剂可提高离体肠肌的紧缩性;由台乌药与广木香组成的排气汤静注于麻醉犬,可使肠蠕动加速,收缩增强。

辛味药的活血作用,主要表现在对血液循环系统的作用方面。常用的活血化瘀药物中,辛味药占一半以上,除含挥发油外,主要含有生物碱和苷类。如川芎注射液、川芎水煮酒沉剂、川芎生物碱及其酸性部分,都具有扩张冠状动脉、增加冠脉血流量及心肌营养血流量、降低心肌耗氧量、增加脑及肢体血流量、降低外周阻力以及抑制血小板聚集、抗血栓形成等作用;红花所含红花苷、红花油则有调节子宫、扩张冠状动脉、降压、降血脂等作用。均体现了辛以活血化瘀的功效。

(2) **甘**:对61种常用补益药进行统计归纳,发现其中味甘的药物43种,约占70%。这类药物大部分都含有机体代谢所需要的营养物质,如糖类、氨基酸、蛋白质、脂肪及其他活性成分。如黄芪主要含蔗糖、葡萄糖醛酸、氨基酸、叶酸等成分,有强心利尿、降压、保肝、抑菌、增强体液免疫功能、抗衰老等作用,充分体现了甘以补虚的功效;甘草含甘草甜素及多种黄酮成分,有类似肾上腺皮质样作用,并能解毒、吸附胃酸并减少其分泌、保护消化道及镇痛、抗惊厥、抑菌等,体现了甘以补虚、缓和止痛、调和脾胃、解毒等作用。

(3) **酸**:酸味药数量较少,但其性味与化学成分间仍有一定的对应关系。酸味药所含化学成分大体可分为两类:一是含酸根部分,是酸味药的共同成分,也是酸味的物质基础;二是含鞣酸成分,鞣酸味涩,是涩味的味感来源;三是含生物碱、挥发油及苷类成分。单纯的酸味药均含丰富的酸性成分,有的药物如山茱萸、五味子尚含一定量的鞣酸,但由于其酸性成分含量高而掩盖了涩味。味酸涩的药物如五倍子、金樱子、石榴皮、诃子既含有机酸类物质,又含有含量较高的鞣酸,故其涩味感明显。酸味和其他性味联系的药物如味酸苦的牛膝、土牛膝、白芍、香橼,均含有生物碱、挥发油及苷类成分。从功效上看,除外木瓜、绿萼梅,其余酸味药均有不同程度的收敛作用,与传统的"凡酸者能涩能收"的理论相一致。近年的药理研究表明酸味药的收敛作用主要表现在其凝固、吸附、抗病原微生物及调节神经系统四方面。许多酸涩药如五倍子、金樱子、石榴皮、诃子等富含的鞣质,五味子、乌梅等富含的有机酸,赤石脂、禹余粮等所含的铁、铝、锰的无机盐均有明显的收敛作用。它们与黏膜、创面或腺体等接触后,能沉淀或凝固组织蛋白,在黏膜或创面形成致密的保护层,有助于局部创面愈合或保护局部免受刺激;使腺体表面细胞蛋白质变性或凝固,分泌液难以排出。此外还能使脏器黏膜表面的滑润性降低,内容物通过时较为滞涩,从而起到收敛止泻、止血、止汗的功效。赤石脂、禹余粮、乌贼骨等收敛药的粉末对细菌及其代谢物有吸附作用。这些粉末还附着局部而起保护作用,从而减轻各种因素对胃肠道黏膜或创面的刺激,有助于泻痢、溃疡等的治疗。乌梅、诃子、金樱子、石榴皮等,对金黄色葡萄球菌、链球菌、伤寒杆菌、痢疾杆菌、铜绿假单胞菌、变形杆菌和肺炎球菌等革兰阳性、阴性菌有抗菌作用,对流感病毒、皮肤癣菌等也有抑制作用。乌梅的抑菌作用与其制剂呈酸性有一定关系。如将其制剂调至中性,则对金黄色葡萄球菌的强度约可减弱一半。收涩药五味子的敛肺、滋肾、止汗、涩精作用,则可能与其对神经系统的强壮作用有关,因它能加强皮质的抑制过程,使皮质的抑制和兴奋过程趋于平衡。

（4）苦：苦味药中苦寒药含生物碱、苷类成分为主。含生物碱的苦寒药占以生物碱为主成分药的 75%，含苷类者占总数的 56%。苦温药多含挥发油。苦味药的清热泻火、燥湿解毒之功，主要表现在抗病原微生物、抗炎、解毒、解热等方面。如苦寒的金银花、连翘、大青叶、板蓝根、黄连、黄芩等对多种球菌、杆菌、致病性皮肤真菌都有抑制作用；板蓝根、贯众、金银花、鱼腥草等对流感病毒、ECHO 病毒、疱疹病毒、乙脑病毒、腮腺炎病毒等有抑制作用；许多苦寒的清热药对实验性炎症的各个环节均有不同程度的抑制作用，从而缓解或消除炎症症状，如黄芩、黄连、夏枯草、苦参、牡丹皮等；牡丹皮、知母、穿心莲、黄芩等能对抗多种细菌毒素而起抗感染作用。苦味药的泄下通便作用主要表现在泻下方面。如大黄、番泻叶、芦荟等苦寒泻下药的致泻成分均为蒽苷，在肠内水解成苷元，兴奋肠平滑肌上的 M-受体，使肠蠕动增加；还能阻断 Na^+ 从肠腔向细胞内转运，使肠腔内渗透压增高，保留大量水分，使肠内容物容积扩大，机械刺激肠壁使肠蠕动增强而致泻。其泻降气逆的作用，主要表现在止吐、镇咳等方面，如半夏含葡萄糖醛酸苷、生物碱、甲硫氨酸，可抑制呕吐中枢而具有镇吐作用。杏仁所含苦杏仁苷经消化酶或苦杏仁苷酶分解，逐渐产生氢氰酸，对呼吸中枢呈抑制作用，使呼吸运动趋于安静而达镇咳平喘作用。

（5）咸：咸味药含钠、钾、钙、镁、碘等无机盐及其他活性成分。咸有泻下润下、软坚散结功效。如芒硝含硫酸钠，在肠内不易被吸收，保留肠内水分，使肠容积增大，刺激肠壁蠕动增强而泻下；海藻、昆布含碘，可防治甲状腺肿，起到软化瘿瘤之效。

关于味的实验研究较少，难度很大。因一药往往有多种成分，以哪种成分为味的代表，中药味的物质基础以何种指标为适宜；五味的表现特征如何通过动物实验表现出来；如何体现、说明中药的兼味等。这些均值得进一步探讨。

12. 芳香药性 有些药难以用四气五味理论解释药性、说明作用机制，因而又出现芳香药性之说。芳香药在古代早期多用调香品以辟秽防病，后来由于外来香药不断输入，宋代以后其应用范围日益扩大，对芳香药作用机制认识不断加深，从而发展了中药药性理论。芳香药主要作用及指导临床用药意义归纳如下。

（1）**辟秽防疫**：芳香药有辟除秽浊疫病之气，扶助正气，抵御邪气的作用，达到辟秽养正，防病治病的目的。古人常用由芳香类药物制作的熏香、注香、枕香、佩香等方法以防病祛邪，民间至今广泛流传燃烧由芳香药制成的药香以防治疫病流行，都是辟秽防疫的具体应用。

（2）**解表散邪**：芳香药以其疏散之性，外走肌表，开宣毛窍，具有芳香疏泄，能散表邪之功，如薄荷、香薷、白芷、胡荽等，都是疏散表邪，解除表证的代表药。

（3）**悦脾开胃**："土爱暖而喜芳香"，故芳香药善入脾胃经，投其所喜，有加强运化，增进食欲，悦脾开胃的功效，如木香、檀香、沉香、丁香及香橼、佛手、甘松等，都是悦脾开胃、治疗脾胃气滞、不思饮食的良药。有些药物虽自身香气不浓，但经炮制炒香后，如炒谷芽、炒麦芽、炒神曲等，同样可增进悦脾开胃，纳谷消食的功效。

（4）**化湿去浊**：芳香药能疏通气机，宣化湿浊，消胀除痞，复脾健运，即有化湿运脾之功，如苍术、厚朴、藿香、佩兰、草豆蔻等均为芳香化湿药的代表药，主治湿浊中阻，脾失健运，痞满呕吐等病证。

（5）**通窍止痛**：芳香药行散走窜，芳香上达，通窍止痛，如辛夷、薄荷、白芷、细辛等为上行头目，通窍止痛的代表药，主治鼻塞，鼻渊，头痛及齿痛等病证。

（6）**行气活血**：芳香药还有疏畅气机，透达经络，行气活血，通经止痛，消肿散结的作用，如香附、乌药、玫瑰花为芳香疏泄、行气活血、调经止痛的代表药，主治肝郁气滞，月经不调，胸胁胀痛等证;又如檀香、乳香、麝香为行气活血,通经止痛,消肿散结的代表药,主治气滞血瘀,心腹诸痛,经闭痛经,癥瘕积聚,痈肿疮毒等证。

(7) 开窍醒神: 芳香药又有芳香辟秽,开窍启闭,苏醒神志的作用,如麝香、冰片、苏合香、安息香、樟脑等都是芳香开窍药的代表药,主治中风痰迷,中恶中气,邪蒙心窍,神志昏迷等证。

由此可见,芳香药性理论对阐述芳香类中药的作用机制是十分必要的,是对四气五味理论的补充和发展,也是中药药性理论中不可缺少的一环,还有待深入研究,整理提高,发扬光大。

四、升降浮沉

1. 概念 升降浮沉是药物对人体作用的不同趋向性。升,即上升提举,趋向于上;降,即下达降逆,趋向于下;浮,即向外发散,趋向于外;沉,向内收敛,趋向于内。升降浮沉也就是指药物对机体有向上、向下、向外、向内4种不同的作用趋向。它是与疾病所表现的趋向性相对而言的。其中,升与降,浮与沉是相对立的,升与浮,沉与降,既有区别,又有交叉,难以截然分开,在实际应用升与浮,沉与降又常相提并论。按阴阳属性区分,则升浮属阳,沉降属阴。升降浮沉表明了药物作用的定向概念,也是药物作用的理论基础之一。

2. 渊源 有关升降浮沉的概念,早在先秦时期已有论述。如《素问·六微旨大论》云:“出入废则神机化灭;升降息则气立孤危。故非出入,则无以生长壮老已,非升降,则无以生长化收藏。是以升降出入,无器不有。”并说:“四者之有,而贵常守,反常则灾害至矣。”指出了升降出入是人体生命活动的基础,一旦发生故障便是疾病的产生。故《素问·阴阳应象大论》说:“其高者,因而越之;其下者,引而竭之;中满者,泻之于内;其有邪者,渍形以为汗;其在皮者,汗而发之;其慓悍者,按而收之;其实者,散而泻之。”阐明了应根据升降出入障碍所产生疾病的病势和病位的不同,采取相应的治疗方法,同时这里应当指出《黄帝内经》所提出的"越之""竭之""发之""收之""泻之"已包含了药物作用趋向的性能,可见《黄帝内经》为中药升降浮沉理论的产生和发展奠定了理论基础。

虽早期的本草学专著《神农本草经》《名医别录》《本草经集注》均未做进一步的探讨,但是随着临床医学的进步,促进了升降浮沉药性理论的发展。如张仲景在《伤寒论》中,总结了汗、吐、下、温、清等治法,其中汗法、吐法、温法多是运用升浮药组成的方剂;下法、清法,则多是运用沉降药组成的方剂,充分体现并应用了药物的趋向性能。唐代陈藏器《本草拾遗》创立了"十剂"分类理论,其中宣、补、轻等剂具有升浮趋向;通、泻、重等剂具有沉降趋向。十剂对后世药物、方剂分类影响较大,无疑对升降浮沉药性理论的形成起了促进作用。

宋金元时代哲学思想活跃,理学盛极一时,哲学家们从天地昼夜等宇宙的运动变化论证了升降运动无处不有,与《黄帝内经》中有关升降出入的论述遥相呼应。中药药性理论的发展也深受其影响,如《圣济经·致用协宜章》指出:"况人气周流,通于昼夜,膻中医使,归于权衡,一或升降不平,冲气离隔,必资在物,气体以抑扬损益。"说明了人体气机一旦出现升降不平,则必须靠药物的升降浮沉不同药性抑扬损益,调节平衡,才能维持生命活动。《太平惠民和剂局方》在论述病机中多处提到"气不升降",在论述方药功效时多处提到"升降诸气""升降阴阳"等,可见升降理论在宋代医籍中得到广泛的应用。金元时期升降浮沉学说得到了全面的发展。张元素以《黄帝内经》有关气味阴阳理论为依据,在《医学启源》中论述了"气味厚薄寒热阴阳升降之图""药性要旨""用药升降浮沉补泻",在这些论述中正式把升降浮沉作为药性来概括,同时还阐述了升降浮沉药性与其他药性之间的关系,在"药性生熟用法""药用根梢法"中,还具体谈到了升降浮沉理论的应用,尤其在"药类法象"一节中,更系统地将 105 种临床常用药物,用"升浮化降沉"5类来论述其功效与应用,从而全面系统地总结确立了中药升降浮沉药性理论。李东垣、王好古在承袭张氏理论基础上更进一步完善之。李东垣提出:"药有升降浮沉化,生长化收藏,以配四时,春升夏浮,秋收冬藏,土居中化,是以味薄者升而生,气薄者降而收,气厚者浮而长,味厚者沉而藏,气味平者化而成。"用阴阳五行理论,把升降浮沉与四时相配来论述药物气味厚薄的不同作用趋向,揭示了药物升降浮沉作用机制。王好古全面继承了张元素、李东垣的学术思想,强调了药物升降浮沉虽是其自身的特性,但也可受人为因素的控制,并系统地总结了药物气味厚薄、四气、五味与升降浮沉的关系,使之成为药性理论中不可缺少的内容。

明清时代升降浮沉理论得到不断补充与发展。如刘文泰《本草品汇精要》每味药都专列了"气"一项,用以注明药物"厚薄阴阳升降之能。"陈嘉谟《本草蒙筌》指出药物炮制方法不同及采用昼夜、晴阴不同时期服用方法,均可影响药物升降浮沉作用趋向的改变。李时珍在强调四气五味是影响药物升降浮沉主要因素的同时,还指出与药物配伍、炮制、用药部位、生用、熟用都有密切关系。清代汪昂《本草备要》在系统总结元明以来各家论述同时,对药物质地轻重也是影响其升降浮沉的因素之一,又做了新的补充,使升降浮沉药性理论更趋完备。

3. 产生　药物的升降浮沉作用趋向的形成,虽然与药物在自然界中生成禀受不同,形成药性不同有关,并受四气、五味、炮制、配伍诸多因素的影响,但更主要更直接的是与药物作用于机体,所产生的不同疗效,所表现出的不同作用趋向密切相关。也就是说,药物升降浮沉的趋向性作用,也是通过药物作用于机体所产生的疗效而概括出来的用药理论。气机升降出入是人体生命活动的基础,一旦发生障碍,机体便处于疾病状态。由于疾病在病势上常表现出向上(如呕吐、喘息)、向下(如脱肛、崩漏)、向外(如自汗、盗汗)、向内(表邪内传);在病位上则有在表(如外感表证)、在里(如里实便秘)、在上(如目赤肿痛)、在下(如腹水尿闭)等不同,能够针对病情,改善或消除这些病证的药物,相对来说也就分别具有升降浮沉的作用趋向了。

4. 影响因素 药物升降浮沉受多种因素影响,它主要与气味厚薄阴阳、四气、五味、用药部位、质地轻重、炮制、配伍等有关。

(1) 药物的升降浮沉与药物气味厚薄有关:此说始见于《素问·阴阳应象大论》所说的"味厚者为阴,薄为阴中之阳,气厚者为阳,薄者为阳中之阴,味厚则泄,薄则通,气薄则发泄,厚则发热",文中以气味厚薄定阴阳,并以泄、通、发泄、发热来概括其不同性能,这是升降浮沉药性的萌芽,这一学说在金元时期得到充分的发展。张元素进一步指出:"清之清者发腠理,清之浊者实四肢,浊之浊者归六腑,浊之清者走五脏,附子气厚为阳中之阳,大黄味厚为阴中之阴,茯苓气薄为阳中之阴,所以利小便,入手太阳,不离阳之体,麻黄味薄为阴中之阳,所以发汗,入手太阴,不离阴之体也。"较为具体地说明了药物气味厚薄与升降浮沉的关系。王好古把气味厚薄与升降浮沉的关系总结为:"味薄者升""气薄者降""气厚者浮""味厚者沉"。清代汪昂更明确指出:"气厚味薄者浮而升,味厚气薄者沉而降,气味俱厚者能浮能沉,气味俱薄者可升可降。"可见药物气味厚薄与药物升降浮沉的关系十分密切。

(2) 药物的升降浮沉与药物四气五味有关:李东垣曰:"夫药有温凉寒热之气,辛甘淡酸苦咸之味也,升降浮沉之相互,""气象天,温热者天之阳,凉寒者天之阴,""味象地,辛甘淡者地之阳,酸苦咸者地之阴。"王好古进一步指出:"夫气者天也,温热天之阳,寒凉天之阴,阳则升,阴则降;味者地也,辛甘淡地之阳,酸苦咸地之阴,阳则浮,阴则沉。"故一般来说,药性升浮的,大多具有温热之性和辛甘淡之味;药性沉降的,大多具有寒凉之性和酸苦咸之味。因此李时珍说:"酸咸无升,辛甘无降,寒无浮,热无沉。"

(3) 药物的升降浮沉与用药部位、质地轻重有关:李东垣在"用药根梢身例"中说:"病在中焦与上焦者用根,在下焦者用梢,根升而梢降。大凡药根有上、中、下,人身半已上,天之阳也,用头,在中焦用身,在身半以下,地之阴也,用梢。"指出了用药部位不同与作用趋势有关,诚如《药品化义》所云:当归"头补血上行,身养血守中,梢破血下行。"即是明证。张元素在《药类法象》中,常以药物质地轻重来论述其升降浮沉药性,如云:麻黄"体轻而浮升",桂枝"体轻而上行,浮而升",石膏"体重而沉降",厚朴"体重浊而微降",清代汪昂《本草备要》药性总义云:"轻清升浮为阳,重浊沉降为阴;""凡药轻虚者浮而升,重实者沉而降。"一般来说,花、叶、皮、枝等质轻的药物大多为升浮药,如菊花、薄荷、蝉蜕、桂枝等;而种子、果实、贝壳、矿物等质重药物大多为沉降药,如紫苏子、枳实、海蛤壳、代赭石等。除上述一般规律外,某些药也有特殊性,如旋覆花虽是花,但功能降气消痰,止呕止咳,药性沉降而不升浮;苍耳子虽然是果实,但功能通窍发汗,散风除湿,药性升浮而不沉降,故有"诸花皆升,旋覆独降;诸子皆降,苍耳独升"之说。此外,部分药物本身就具有双向性,如川芎能上行头目,下行血海,白花蛇能内走脏腑,外彻皮肤。由此可见既要掌握共性,又要注意个性,具体问题具体分析,才能确切掌握药物作用趋向。应当指出,药物升降浮沉与用药部位及药物质地轻重的关系是前人根据用药经验归纳出来的用药理论,因为两者之间没有本质的必然联系,故有一定的局限性,只是从一个侧面论述了与药物升降浮沉有关的作用因素。

(4) 药物的升降浮沉还与炮制配伍有关:药物的炮制可影响、转变其升降浮沉的性能,如有些药物酒制则升,姜炒则散,醋炒收敛,盐炒下行。如大黄,峻下热结,泄热通便,属于沉降药,经酒炒后,可清上焦火热,主治目赤头痛;知母上清肺火,中泻胃火,下清肾火,经盐炒后,功专下行,主清肾火。故李时珍说:"升者引之以咸寒,则沉而直达下焦,沉者引之以酒,则浮而上至巅顶。"又药物的升降浮沉性能通过配伍也可发生不同的转变,如升浮药升麻配当归、肉苁蓉、枳实等咸温润下通便药同用,虽有升降合用之意,但究成润下之剂,即少量升浮药配大量沉降药同用也随之下降;又牛膝引血下行为沉降药,当与桃仁、红花及桔梗、柴胡、枳实等升阳宽胸、活血行气药同用,主治胸中瘀血痹阻证,这就是少量沉降药与大队升浮药同用,也随之上升的例证。一般来讲,升浮药在大队沉降药中能随之下降;反之,沉降药在大队升浮药中能随之上升。故王好古云:"升而使之降,须知抑也;沉而使之浮,须知载也。"

由此可见,药物的升降沉浮是受多种因素的影响,在一定的条件下可以互相转化,因此,对药物升降浮沉药性的判断必须做多方面的分析,才能得出恰当的结论。

5. 作用 升降浮沉代表不同的药性,其中升与浮作用相近,沉与降作用类同,升浮药与沉降药又是两种截然不同的对立药性,代表着不同的药物作用趋向。

一般升浮药,其性主温、热,味则属辛、甘、淡,多为气厚味薄之品,总的属性为阳,故有"阳为升"之谓,本类药物质地多为轻清空虚之品,就其作用趋向特点而言,主上行、向外。就其所代表药物的具体功效而言,分别具有疏散解表、宣毒透疹、解表消疮、宣肺止咳、宣肺利尿、温里散寒、暖肝散结、温通经脉、通痹解结、行气开郁、活血消腐、开窍醒神、升阳举陷、涌吐等作用。故解表药、温里药、祛风寒湿药、行气药、活血祛瘀药、开窍药、补益药、涌吐药等多具有升浮药性。

一般沉降药,其性主寒、凉,味则属酸、苦、咸,多为气薄味厚之品,总的属性为阴,故有"阴为降"之谓。该类药物质地多为重浊坚实之品,就其作用趋向特点而言,主下行、向内。就其所代表药物的具体功效而言,分别具有清热降火、泻下通便、利水渗湿、镇静安神、平肝潜阳、息风止痉、降气平喘、降逆止呕、止呃、消积导滞、固表止汗、敛肺止咳、涩肠止泻、固崩止带、涩精止遗、收敛止血、收湿敛疮等作用。故清热药、泻下药、利水渗湿药、降气平喘药、降逆和胃药、消导药、收敛药等多具有沉降药性。

6. 应用　多数中药都具升降浮沉的性能,这也是临床用药的重要依据之一。掌握药物的升降浮沉的不同性能,可调整脏腑紊乱的气机,使之恢复正常的生理功能或作用于机体不同部位,因势利导,祛邪外出,达到治愈疾病的目的。具体的应用方法如下。

(1) *根据疾病病势不同,选择与病势相反作用趋向的药物,才能达到调整气机,抑制病势,纠正失调的目的：*一般规律是病势上逆者,宜降不宜升,如肝阳上亢引起的头晕目眩,则应选用石决明、代赭石等沉降药来平肝潜阳;病势下陷者,宜升不宜降,如气虚下陷引起的久泻脱肛,则应选择黄芪、升麻、柴胡等升浮药来升阳举陷,这样才能收到良好的效果。反之,如肝阳眩晕,误用升散药,则可导致肝阳更为亢盛,甚则可以出现肝阳暴张,化风昏迷的恶果;同样脾虚下陷,久泻脱肛,误用破气攻下药,则可造成中气更为下陷,以致出现久泻不止,滑脱不禁的证候。正如李东垣所强调的："用药者循此则生,逆此则死,纵令不死,亦危困矣。"

(2) *根据病邪的部位不同,恰当选择药物,才能达到因势利导,祛邪外出的目的：*一般规律是病变部位在上在表者,宜升浮不宜沉降,如外感风寒,表实无汗,则应选择麻黄、桂枝等升浮药以发汗解表散寒;病变部位在下在里者,宜沉降不宜升浮,如热结肠燥,大便秘结,则应选择大黄、芒硝、枳实等沉降药以泄热通肠,峻下热结,这样才能取得良好效果。反之表实无汗者,误用麻黄根、浮小麦等沉降药固表止汗药可致闭门留寇,表邪化热内传;同样热结便秘,误用黄芪、升麻、柴胡等益气升提药,则使大肠气壅,便秘更甚。总之,必须针对疾病发生部位有在上在下,在表在里的区别,病势上有上逆下陷的不同,根据药物升降浮沉的不同特性,恰当选择药物才能取得良好效果,这也是指导临床用药必须遵循的原则。

(3)为适应复杂病机,顺应和调节脏腑功能,可采用升降并用的用药方法:如治疗表邪未解,邪热壅肺,汗出而喘的表寒里热证,常用石膏清泄肺热以平喘,配麻黄宣肺解表以止咳,二药相伍,一清一宣,升降并用,以成宣降肺气的配伍,以适应肺主宣降的生理功能;用治心肾不交,虚烦失眠,腰冷便溏,上热下寒证,常用黄连清心降火,配肉桂引火归源,二药相伍,一升一降,使心火下降于肾,肾水上济于心,以成交通心肾的配伍,以适应心肾相交,水火既济的生理特点;再如用治湿浊中阻,清阳不升,浊阴不降,头痛昏蒙,腹胀便秘,升降失调的病证,常用蚕砂和胃化湿,以升清气,配皂角子降浊润燥,滑肠通便,二药相伍,一升一降,以成升清降浊的配伍,以适应脾升胃降的生理特点。可见升降并用是适应复杂病机,顺应和调节脏腑功能有效的用药方法。

五、亲和性与归经

1. 概念 归经是指药物对于机体某部分的选择性作用,即某药对某些脏腑经络有特殊的亲和作用,因而对这些部位的病变起着主要或特殊的治疗作用,药物的归经不同,其治疗作用也不同。归经指明了药物治病的适用范围,也就是说明了药效所在,包含了药物定性定位的概念。也是阐明药物作用机制,指导临床用药的药性理论基本内容之一。

2. 渊源 中药归经理论的形成可追溯到先秦的文史资料,如《韩非子·喻老》中记述了扁鹊的一段话:"疾在腠理,汤熨之所及;

在肌肤,针砭所及也;在肠胃,火齐之所及也;在骨髓,司命之所属,无奈何也。"这是早期疾病及药物定位的初步概念。秦汉以来的《黄帝内经》《神农本草经》《名医别录》等医药文献广泛论述了五味及部分具体药物作用的定向定位概念,如《素问·至真要大论》云:"五味入胃,各归所喜。"《素问·宣明五气》中有"五味所入""五味所禁"的论述。《灵枢·五味》还指出:"五味各有所走,各有所病。"都明确地谈到五味选择性的定向、定位作用,为归经的诞生做了理论的铺垫。《神农本草经》在论述药物功效时进一步明确了药物作用的定位概念,如赤芝"益心气"、黑芝"益肾气"、青芝"补肝气"、白芝"益肺气"、黄芝"益脾气"、人参"补五脏"、合欢"利心志"、大黄"荡涤肠胃"、朴硝"逐六腑积聚"等枚举不鲜。《名医别录》则提出"芥菜归鼻""韭归心""葱归目""薤归骨""蒜归脾、肾"等,药物的定位作用更加明确,上述的文献记载可视为归经理论的先声。《伤寒杂病论》总结和创立的六经及脏腑辨证体系,对后世药物功效范围的总结和归纳起了很大的促进作用,尤其是六经分经论治的理论和方药的总结,常是后世医家辨认药物归经的理论依据,《伤寒杂病论》为归经理论的诞生奠定了理论基础。

唐宋时期《备急千金要方》《食疗本草》《本草拾遗》《本草衍义》《苏沈良方》等医药文献,都论述了药物定向定位的归经作用,如《备急千金要方》提出:"芥子辛归肺""葱实辛归头,其叶青辛归目。"《食疗本草》云:绿豆"行十二经脉所为最良。"《本草拾遗》谓:"赤铜屑主折伤,能焊人骨及六畜有损者,取细研,酒中温服之,直入骨损处,六畜死后取骨视之,犹有焊痕。"苏颂《图经本草》谓:"瞿麦古今方通心经,利小肠为妥""苏,其叶通心经"等,将药物作用逐步与脏腑经络联系在一起,出现了药物归经理论的雏形。

金元时期,张元素的《珍珠囊》是现存第一部把归经内容作为正式药性记载的本草著作,它所记述的113种药物中,有30种谈到了归经或类似归经的药性,如"藁本乃太阳经风药","黄连入手少阴心经","石膏乃阳明经大寒之药"等。张氏还在《脏腑标本药式》中,提出根据脏腑标本寒热虚实归纳用药,执简驭繁,对后世颇有影响,可谓开归经用药之先河。张洁古及其弟子李东垣还创造性地提出了"引经药"的理论,称引经报使,认为某些药物不但本身能作用于某经,而且配入方中还能引导其他药物进入该经,称引经药直达病所,使复方配伍用药达到定向、定位的目的。《珍珠囊》记载了一些"十二经引经药",如桔梗为肺部引经药、升麻为足阳明、太阴引经药等约 24 种,后经其弟子李东垣修改和补充载于《珍珠囊补遗药性赋》卷一,后为《本草纲目》整理收载。李氏还提出了"十二经泻火药",亦载于《珍珠囊补遗药性赋》,如黄连泻心火、栀子、黄芩泻肺火、柴胡、黄连泻肝、胆火等,若十二经有火热之邪,可随经选用,极大地推动了归经理论的发展。李东垣的弟子王好古继承了前人的经验著《汤液本草》,除明确指出每味药物归经外,还以列表的形式将归入各经的药物做了归纳,称"向导图",把中药归经理论系统化、具体化,并正式把各药归三阴经、三阳经的特点与气味、阴阳、升降浮沉、毒性等并列论述药性,使归经成为中药药性理论的重要内容之一,标志着归经理论已经确立。

明清时代,归经理论进一步发展,如刘永泰《本草品汇精要》、李士材《本草徵要》、贾九如《药品化义》均把"行某经""入某经"作为论述药性的一项固定内容。但"归经"作为一个药性专有名词的正式提出,则是清代沈金鳌的《要药分剂》,书中正式把"归经"作为专项列于"主治"项后,说明药性,并采用五脏六腑之名。《松崖医经》以六脏作统领,分别列举了十二经归经药与引经药。《务中药性》提出:"十二经中,惟手厥阴心包、手少阳三焦经无所主,其经通于厥阴、少阳,厥阴主血,诸入肝经血分者,并入心包,少阳主气,诸入胆经气分者,并入三焦,命门相火,散于胆、三焦、心包络,故入命门者入三焦。"进一步完善了归经体系。《本草分经》另设通行经络和不行经络杂品两类药物,说明已认识到药物归经情况不尽相同,有的药物选择性强,定向、定位作用专一,有明确的归经;有的药物则影响范围较广,选择性差,或作用广泛,不表现明显的选择性,没有具体的归经,对归经理论做了重要的补充。《本草分经》与《得配本草》又列出及改订了入奇经八脉的药物。温病学派的兴起,又产生了卫、气、营、血及三焦归经的新概念,使归经学说臻于完善。

3. 形成　中药归经理论的产生与形成,是在中医基础理论指导下,通过历代医家长期医疗实践,不断总结而成,它与机体因素即脏腑经络生理病理特点、临床经验的积累、中医辨证理论体系的不断发展与完善及药物自身特点密不可分。

(1) 归经理论的产生与形成与机体因素脏腑经络的生理、病理特点有关:中药归经理论是以脏腑经络学说为基础,以药物治疗病变所在部位为依据总结出来的用药理论。

脏腑经络学说认为,由于经络能沟通人体内外表里,故一旦发生病变,体表病变可通过经络影响到内在脏腑。反之,内在脏腑病变,也可通过经络反映到体表上来,由于五脏、六腑生理功能不同,经络循行部位不同,病变特征不同,临床表现病证各不相同。如心主神明、主血脉,故心经病变常见心悸、怔忡、失眠、健忘、血瘀心痛等病证;肝主疏泄,肝藏血,其性升发,故肝经病变常见眩晕、胁痛、巅顶头痛、抽搐、痉厥、目赤昏花等病证;肺主气,司呼吸,主宣发肃降,故肺经病变常见感冒、气喘、咳嗽、胸闷、浮肿等病证;再如胃主受纳,腐熟水谷,以降为顺,故胃经病变常见食欲不振、胃脘胀满疼痛、恶心呕吐、嗳气、呃逆等病证。临床治疗时,当选用酸枣仁、柏子仁、丹参、红花等药。上述心经病变得到缓解或治愈时,便认为是归心经的;当选用柴胡、郁金、天麻、菊花、枸杞子等药,上述肝经病变得到缓解或治愈时,便认为是归肝经的;当选用麻黄、桂枝、杏仁、桔梗、桑白皮等药,上述肺经病变得到缓解或治愈时,便认为是归肺经的;再如当选用木香、砂仁、半夏、陈皮等药,上述胃经病变得到缓解或治愈时,便认为是归胃经的。至于一药归数经,是说明治疗范围的扩大,如龙眼肉既治惊悸怔忡、失眠健忘心经病证,又治食少体倦、便溏泄泻的脾经病证。故归心脾两经;再如知母上清肺火,以治肺热咳嗽,中清胃火,以治胃热烦渴,下泻肾火,以治阴虚发热,故入肺、胃、肾三经。由此可见,归经理论的形成与机体自身因素以及脏腑经络生理病理特点有关,是以脏腑经络学说为基础,通过对临床治疗显效部位观察,总结出来的用药理论。

(2) 归经理论的产生与形成,与临床经验的积累、中医辨证理论体系的不断完善有关: 归经理论与临床实践密切相关,它是伴随着中医辨证理论体系的不断发展而日臻完善的。汉代名医张仲景《伤寒论》在《黄帝内经》以六经论热病的基础上创立了太阳、阳明、少阳、太阴、少阴、厥阴来划分外感疾病的深浅及正邪盛衰的六经辨证方法,每经病证不同,治疗方药不同,相应产生了六经分经用药的归经方法,如麻黄、桂枝主治太阳经证,故入太阳经;石膏、知母主治阳明经证,故入阳明经;柴胡、黄芩主治少阳经证,故入少阳经等。虽然六经辨证适用于外感病证的辨证论治,但也反映脏腑经络病机变化,其中太阳、阳明、少阳以六腑病变为基础,多属邪盛正气未衰,治以攻邪为主;太阴、少阴、厥阴以五脏病变为基础,多属正气衰弱,治以扶正为主,所以六经辨证与脏腑经络辨证密不可分,必须合参,才能准确辨证分经用药。随着温病学派的崛起,清代名医叶天士在《黄帝内经》卫、气、营、血是构成人体和维持人体生命活动的基本物质理论的基础上,根据前人有关卫、气、营、血的论述,结合自己临床实践经验,在《外感温热论》中,将卫、气、营、血作为温病的辨证纲领,用以分析温病病情深浅轻重及其传变规律,把温病的发生发展过程概括为 4 类不同证候,并提出相应的诊法和治法,创立了卫气营血辨证论治体系。由此也相应产生了卫气营血分经用药的归经方法,如金银花、连翘主治风热犯卫,藿香、香薷主治暑湿犯卫,均为卫分药;石膏、知母主治热入气分,高热烦渴,大黄、芒硝主治肠腑燥实,热结便秘,均为气分药;丹参、麦冬、玄参、莲子心、犀角(水牛角代)、生地黄、牡丹皮、赤芍等用治热入营血,高热神昏,斑疹吐衄,故为营分、血分药。由于卫分证多属肺与皮毛所表现的证候;气分证多属邪热壅肺扰隔、热在肺胃、热结大肠的证候;营分证多属心与心包络证候;血分证多属于心、肝、肾证候,故卫气营血辨证也必须与脏腑辨证合参,才能准确辨证分经定位用药。清代温病学家吴鞠通根据《黄帝内经》三焦部位的概念,结合温病的发生、发展变化的一般规律及病变累及三焦所属脏腑的不同表现,以上焦、中焦、下焦为纲,以病名为目,重点论述三焦脏腑在温病过程中的病机变化,并以此概括证候类型,按脏腑进行诊断和治疗,创立了三焦辨证又一温病辨证方法,卫气营血辨证反映由表入里的发展过程,三焦辨证则体现温病从上至下的传变规律,一横一纵,从而使温病辨证臻于完备。由于三焦病证不同,辨证定位用药不同,进而产生了三焦归经用药方法。如桑叶、菊花等散上焦温热,黄芩、竹叶等去上焦湿热,以上诸药均为上焦药;石膏、知母等清中焦温热,大黄、芒硝等泻大肠实热,黄连、香薷等去中焦湿热,以上诸药均为中焦药;青蒿、牡丹皮、鳖甲等清退下焦温热,黄柏、滑石、猪苓等去下焦湿热,均为下焦药。由于上焦温热多见肺与心包的证候,上焦湿热多见肺与皮毛证候;中焦温热多见手足阳明经证候,中焦湿热多见脾胃的证候;下焦温热多累及肝肾,下焦湿热多累及肾、膀胱及大肠,故三焦辨证也必须与脏腑辨证合参,才能准确地辨证分经定位用药。由此可见,在中医用于外感热病的辨证论治体系中,六经辨证、卫气营血辨证及三焦辨证,都必须与脏腑经络辨证有机结合起来,才能辨证精详,准确地分经定位用药。

在内伤杂病的治疗中较早创立了经络辨证,它是依据经络的循行部位及生理特点,对临床进行诊断的一种方法。经络辨证主要是根据《灵枢·脉经》所载十二经脉及《难经》所载奇经八脉的病证加以概括而成,包括十二经脉病证和奇经八脉病证。由于每经各有一定的循行路线,并与其相应的脏腑经络相联络,所以经络有病可传入脏腑,脏腑有病可反映于经络,所以经络辨证必须与脏腑辨证相结合,后世多用脏腑辨证涵盖经络辨证了。气血津液辨证也是治疗内伤杂病常用的辨证方法。它是依据气血津液理论,对四诊所得的临床资料进行综合分析,以确定判断气血津液病变状态的辨证方法。关于气血津液病理变化和临床表现,早在《黄帝内经》就有了详细的论述,并始记载"气虚""气脱""气逆""血虚""津脱"等证名,为使之系统,后人称为气血津液辨证。它主要包括气病辨证,如气虚、气陷、气滞、气逆;血病辨证如血虚、血瘀、血热证;津液辨证如津液亏损、水湿内停证。由于气血津液是脏腑功能活动的物质基础,也是脏腑功能活动的具体表现,故气血津液辨证也与脏腑辨证密不可分,两者密切结合,才能准确辨证分经定位用药,如气虚证,必须诊断出是肺气虚、脾气虚、心气虚、肾气虚,气逆证是肺气逆、肝气逆、胃气逆,才能恰当选药。脏腑辨证是治疗内伤杂病最常用的辨证方法,脏腑辨证的产生与形成历经了漫长的历史过程。它源于《黄帝内经》,《素问·至真要大论》提出"诸风掉眩皆属于肝""诸湿肿满皆属于脾"等五脏病变的特点。《难经》归纳了脏腑病证的几种传变规律。汉代张仲景在《金匮要略》中,对内、妇、儿、外各科杂病,以五脏分类,系统地论述了脏腑病变的成因、传变规律、治则治法,充实了脏腑辨证的内容。华佗《中藏经》把五脏辨证系统化,奠定了脏腑虚实寒热的雏形,宋代钱乙在《小儿药证直诀》中提出"五脏辨证"的概念,金代张元素在《医学启源》

和《脏腑标本虚实寒热用药式》中,已初步建立了理法方药具备的五脏证治体系,经过明、清以来医家的共同努力,才使脏腑辨证臻于完善,直至近代才全面系统确立了脏腑辨证论治体系。它把内在脏腑,外在躯体,全身所属的经络,内外相通的孔窍,构成了五大系统,病位明确有脏腑经络可循,传变可按五脏的生克乘侮进行,从而系统地阐明了它的理法方药证治。由于病邪侵袭或停滞于不同脏腑,引起脏腑功能紊乱,或各脏器的阴阳气血津液的虚损不足,导致脏腑功能失常是引起脏腑病变的主要病因。脏腑辨证主要包括:① 五脏辨证,如以心为例,即有心气虚、心阳虚、心血虚、心阴虚、心火亢盛、心血瘀阻、痰火扰心、痰蒙心包等证的辨证。② 六腑辨证,如以胃为例,即有胃寒、胃热、胃阴虚、胃气虚、胃气不和、胃气上逆等证的辨证。③ 脏腑兼病辨证,其中又包括 a. 脏与脏兼病辨证,如心脾两虚证、肝肾阴虚证等;b. 腑与腑兼病,如胃与小肠、小肠与大肠等兼病的辨证;c. 脏腑兼病的辨证,如心与小肠、肝与胆、脾与胃等兼病的辨证。由于脏腑辨证主要以脏腑定位,用阴阳表里寒热虚实即八纲定性,故由脏腑辨证指导临床用药所产生的脏腑归经法,已超出单纯的脏腑定位的概念,还包含了定性的含义。如桂枝、炙甘草、酸枣仁、麦冬、黄连、丹参、牛黄、猴枣等都能治疗心经病变而归心经,但由于主治病证八纲定性不同,它们又有桂枝温心阳、炙甘草益心气、酸枣仁补心血,麦冬养心阴、黄连清心火、丹参活血通脉、牛黄清心化痰、猴枣豁痰开窍的区分,使脏腑辨证用药更加精细了。由此可见,临床医学的发展,辨证论治体系的完备,促进了中药归经理论的进步。也就是说,中药归经学说理论的建立与完善,是与临床医学的发展,中医辨证理论体系的健全与发展是密不可分的。虽然因外感、内伤不同辨证方法,产生了众多的中药归经理论,然而脏腑辨证被医家普遍认为是中医辨证理论的核心,我们欲探索中药归经理论的实质,必须紧紧围绕脏腑经络学说这一核心。

（3）**药物归经理论的产生与形成，也和药物自身的特性即形色气味、质地、禀赋不同有关：** 如色白、味辛入肺、大肠经，白果、杏仁为其代表；色黄、味甘入脾、胃经，黄芪、甘草为其代表；色赤、味苦入心、小肠经，朱砂、木通为其代表；色青、味酸入肝、胆经，青黛、乌梅为其代表；色黑、味咸入肾、膀胱经，玄参、黑大豆为其代表等，都是沿袭《黄帝内经》五色、五味入五脏的理论，以色或味做归经依据的。再有如灵磁石、代赭石、石决明、珍珠母、紫贝齿、龙骨、牡蛎等都属于质重沉降，而主入肝经；又菊花、桑叶、蝉蜕、金银花、浮萍等都属于质轻升浮，凉散风热，主入肺经，这是以质地轻重作为归经依据的。又如连翘其形似心，故入心经；藿香、佩兰气味芳香，化浊开胃，主入脾胃经；牛黄，《本草备要》谓：牛黄"生于心肝胆之间，凝结成黄，故还以治心肝胆病"，故入心、肝、胆经；《本草经疏》谓鹿茸"禀绝阳之质，含生发之气"，主入肾经，为补肾阳、益精血要药，这些都是以形状、气味、生成禀受作为归经依据的。不难看出，受朴素唯物论，天人合一，生成禀受哲学思想影响而产生的以药物自身特性作为归经依据的归经理论，虽然有一定的局限性，难以大范围的重复、延伸和印证，然而它毕竟补充、丰富了中药归经理论，从另一个侧面阐明了中药定向、定位作用的机制。

药物归经理论产生的依据与机体脏腑经络的生理病理特点、临床经验的积累及药物自身的特点有关。归经理论具体产生的方法也是多种多样的，但归纳起来有如下几种。

（1）**直接归经法：** 即直接标记显效部位的归经方法。如贝母化痰止咳归肺经，赤石脂涩肠止泻归大肠经；丹参清心安神归心经，竹叶除烦利尿归小肠经；黄芪健脾升阳归脾经，藿香化湿和胃归胃经；郁金舒肝解郁归肝经，茵陈蒿利胆退黄归胆经；鹿茸补肾壮阳归肾经，泽泻利尿消肿归膀胱经等都属于此种归经法。

（2）**间接归经法**：即通过调节甲脏腑来治疗乙脏腑疾病，而以甲脏腑标记显效部位的归经方法。如补骨脂以治疗虚寒久泄见长，其显效部位在肠，然此种虚寒久泻是由脾肾阳虚所致，而补骨脂正是通过补肾壮阳温脾而止泻的，故将其归经定位于脾肾，而不是大肠；又如桑螵蛸固涩缩尿，用治遗尿，病位在膀胱，但桑螵蛸却归肾经，这是由于桑螵蛸补肾壮阳，助阳化气，而达到治疗肾阳不足，膀胱虚冷而见遗尿尿频的，显效归经部位在肾而不是膀胱。

（3）**相关归经法**：即是以治疗与该脏腑经络相关的疾病来标记显效部位的归经方法。如续断、杜仲、金毛狗脊、桑寄生、巴戟天等药，均能强筋壮骨，治疗筋骨痿软，因"肝主筋""肾主骨"，故均归肝、肾经；又如枸杞子、黑芝麻、女贞子、沙苑子、菟丝子等药，均能滋补肝、肾，益精养血，治肝肾不足，目暗不明，盖"目得血乃能视"，"五脏六腑之精皆上注于目"，诸药皆能补肝血，益肾精而明目，故入肝、肾经。

（4）**病机归经法**：系指以药物与所治病证之病机相关的脏腑经络为其标记显效部位的归经方法。如"诸痛痒疮，皆属于心"，故金银花、连翘、黄连、紫花地丁等治疗痈肿疮疡的药物都归经定位于心；又"诸风掉眩，皆属于肝"，故羚羊角、钩藤、天麻、牛黄等治疗肝风抽搐的药物多归经定位于肝；又经云"诸湿肿满，皆属于脾"，如黄芪、白术、茯苓、薏苡仁等治疗水肿胀满的药物多归经定位于脾。

（5）**定向归经法**：系指某药不但能归某经，配方用药时，它还能引导其他药物归入该经发挥治疗作用，起到了定向、定位的作用的归经方法。这类药物称"十二经引经药"，如手少阴心：黄连、细辛；手太阳小肠：藁本、黄柏；足少阴肾：独活、肉桂、知母、细辛；足太阳膀胱：羌活；手太阴肺：桔梗、升麻、葱白、白芷；手阳明大肠：白芷、升麻、石膏；足太阴脾：升麻、苍术、葛根、白芍；足阳明胃：白芷、升麻、石膏、葛根；手厥阴心包络：柴胡、牡丹皮；足少阳胆：柴胡、青皮；足厥阴肝：青皮、吴茱萸、川芎、柴胡（《本草纲目》卷一下·引经报使洁古《珍珠囊》）。此外，咽喉病需要桔梗载药上浮，治上肢病多用桑枝为引，治下肢用牛膝为引等都是引经药定向归经的具体应用。准确恰当地掌握引经药，在复方配伍用药时，可人为地引导诸药直达病所。

4. 意义 归经理论的形成与发展，对丰富中药药性理论，促进临床医学脏腑辨证理论体系的发展，便于临床准确地辨证用药，精炼处方遣药，执简驭繁掌握药性，探索药物新用途都具重要意义。

（1）**补充完善药性理论**：在归经理论形成之前，医家主要是以气味、阴阳、补泻、升降浮沉、毒性来概括药性，偏重于药物作用性质的辨别，缺乏药物作用定向、定位的分析，药物归经学说的问世，解决了药物定向、定位问题，指明了药效所在部位，完善了药性理论。四气五味只是说明药物具有不同的寒热属性和药味作用的不同特点，升降浮沉只是说明药物作用的不同趋向，只有归经理论才把药物的治疗作用与病变所在的脏腑经络部位有机地结合起来，只有把四气、五味、升降浮沉、归经四者合参才能全面准确地阐明药物作用机制，指导临床用药，归经使药性理论臻于完备。

（2）**推动了临床医学的发展**：药物作用的定位，起源于疾病的定位，病位的辨别主要依靠辨证方法，外感疾病有六经、卫气营血、三焦辨证，内伤杂病有气血津液、经络及脏腑辨证，还要结合八纲辨证，才能给疾病定性定位，然而无论外感还是内伤疾病，最终病位的确定都要密切结合脏腑经络，才能运用归经理论指导临床准确用药，无疑中药归经理论的产生与发展又促进了以脏腑经络为核心辨证理论体系的确立与完善。

（3）**增强辨证用药的针对性**：根据疾病的临床表现，通过辨证审因,诊断出病变所在脏腑经络部位,按照归经来选择适当药物进行治疗,便于临床辨证用药,增强了针对性。如病患热证,有肺热、心火、胃火、肝火等不同,由于病位不同,用药治疗不同。若肺热喘咳,当用桑白皮、地骨皮等肺经药来泻肺平喘;若心火亢盛心悸失眠,当用珍珠母、丹参等心经药以清心安神;若胃火牙痛,当用石膏、黄连等胃经药以清胃泻火;若肝热目赤,当用夏枯草、决明子等肝经药以清肝明目。再如外感温热病,热在卫分,发热恶寒,头痛咽痛,当用金银花、连翘等卫分药以外散风热;若热入气分,高热烦渴则当用石膏、知母等气分药以清热泻火,生津止渴。同样气逆喘咳,实证在肺,当用麻黄、杏仁宣降肺气,止咳平喘;虚证在肾,又当用冬虫夏草、蛤蚧补肾纳气,止咳平喘。如果不明病位在肺、在肾,只知喘咳系气逆不降,一律使用肃降肺气的药物治疗,就难取良效了。诚如古人云:"治病不懂脏腑经络,犹如夜行无烛,举手动笔便错。"可见归经理论为临床辨证用药提供了方便,增强了针对性。

运用归经理论指导临床用药,还要依据脏腑经络相关学说,注意脏腑病变的相互影响,恰当选择用药。如肾阴不足,水不涵木,肝火上炎,目赤头晕,治疗时当选用黄柏、知母、生地黄、枸杞子、菊花、决明子、夏枯草等肾、肝两经药物治疗,以益阴降火,滋水涵木;又肺病久咳,痰湿稽留,损伤脾气,肺病及脾,脾肺两虚,治疗时则要肺脾兼顾,宜采用党参、白术、茯苓、陈皮、半夏、枳壳等肺脾两经药物治疗,以补脾益肺,培土生金。而不能拘泥于见肝治肝,见肺治肺的单纯分经用药的方法。

掌握归经理论指导临床用药,还有助于对功效相似药物鉴别应用。如同是利尿药,因归经不同,有麻黄的宣肺利尿、黄芪的健脾利尿、附子的温肾利水、猪苓的通利膀胱水湿等不同。又羌活、葛根、柴胡、吴茱萸、细辛同为治头痛之药,因归经不同,羌活主治太阳经头痛,葛根主治阳明经头痛,柴胡主治少阳经头痛,吴茱萸善治厥阴经头痛,细辛善治少阴经头痛。因此,在熟悉药物功效的同时,掌握药物的归经,对相似药物的鉴别应用,增强辨证选药的针对性,也是十分必要的。

掌握归经理论指导临床用药时,还必须与四气五味、升降浮沉学说结合起来,才能全面准确理解药性。如同归肺经的药物,由于有四气的不同,其治疗作用各异:如紫苏温散肺经风寒,薄荷凉散肺经风热,干姜性热温肺化饮,黄芩性寒清肺泻火。同归肺经的药物,由于五味的不同,作用亦殊:如乌梅酸收固涩,敛肺止咳;麻黄辛以发表,宣肺平喘;党参甘以补虚,补肺益气;陈皮苦以下气,理肺化痰;蛤蚧咸以补肾,益肺平喘。同归肺经的药物,因升降浮沉不同,作用迥异:如桔梗、麻黄药性升浮,故能开宣肺气,止咳平喘,杏仁、紫苏子药性沉降,故能泻肺降气,止咳平喘。四气、五味、升降浮沉、归经同是药性理论的重要组成部分,必须结合起来,全面分析,才能准确地指导临床用药,增强针对性。

(4) 便于配伍用药,精炼处方:药物的归经范围,决定其临床应用范围,而归经主次划分,决定在配伍应用中的主次地位。中医处方用药力争配伍精炼,药少力专,有些药物一药兼入数经,说明治疗范围的扩大,为精炼配伍用药提供了方便。例如治疗肝火犯胃,胁肋胀痛,脘痞吞酸,口苦呕逆的左金丸,仅用黄连、吴茱萸两味药。方中重用黄连以为君药,黄连入心肝胃经,苦寒直折,主清肝火,令其不得犯胃,又清胃火,降逆止呕,兼清心火,取实则泻其子之意,使心火不刑肺金,金令下行,肝木自平矣,可谓一石三鸟。少佐吴茱萸,入肝经,佐助君药调达肝气,疏肝解郁,入脾胃经,和胃降逆,下气止呕,虽然药性温燥,但用量较少,不致助热,且可防止黄连凉过之弊,二药合用,共奏清肝泻火、降逆止呕之效,可使肝火清,胃气和,诸症自愈。可见辨证求因,审因论治,遣药组方过程中,掌握药物归经范围,作用主次,适当配伍,即可取得药少力专,精炼处方的目的。

（5）**通过归经理论以掌握药物主治众多病证，能起到执简驭繁的效果**：不少中药，一药多能，主治病证繁杂，难以掌握。如龙胆草有清热燥湿、泻肝胆火的作用，能治疗黄疸、阴痒、带下、湿疹等湿热证及胁痛、口苦、头痛、目赤、耳聋，甚至高热惊厥等实热证，但通过归经理论，掌握该药主入肝胆经，善清肝胆湿热，主泻肝胆实火的作用特点，就能正确使用了。再如知母，甘苦性寒，入肺胃肾经，功能清热泻火，滋阴润燥，主治热病津伤，烦热口渴，肺热咳嗽，阴虚燥咳，骨蒸劳热，潮热盗汗，阴虚津亏，内热消渴，诸多病证，但只要结合本品苦寒清降，甘寒质润的药性，依据归经特点，仅需掌握"上以清肺，中以凉胃，下泻肾火"，就可提纲挈领，迎刃而解了。

（6）**探讨药物潜在功能**：以药物归经为线索，可以探索和发现某些药物的潜在功效。如近年从清肝火、平肝阳，归肝经，治疗肝火头痛、肝阳眩晕的药物中，发现了不少降压药，如菊花、夏枯草、决明子、罗布麻、钩藤、天麻等。从滋补肝肾、延年益寿的药物中，筛选出一些抗衰老药，如何首乌、枸杞子、黄精、石斛等。从入心肝二经，活血化瘀的药物中，筛选出一些扩张冠脉，改善心肌供血，降低心肌耗氧量，治疗冠心病的有效药物，如川芎、丹参、红花、延胡索、姜黄等。

（7）**指导中药炮制加工，增强药效，定向用药**：根据五味入五脏的归经理论，如蜂蜜味甘，"甘入脾"，故蜜制药材可以增强入脾建中之能，如蜜制黄芪、党参、甘草等；醋味酸，"酸入肝"，故醋制药材可增强入肝收敛或散瘀、行气止痛的作用，如醋制五味子、延胡索、柴胡等；盐味咸，"咸入肾"，故盐制药材可增强入肾补肾的作用，如盐炒杜仲、菟丝子、益智仁、补骨脂、巴戟天等。再如香附入肝、脾、三焦经，经醋制后，主入肝经，疏肝解郁，调经止痛；又知母入肺、胃、肾三经，盐炒之后，主入肾经，滋阴降火，退热除蒸，又起到定向用药的作用。

四气五味只是说明了药物具有寒热不同的属性及药味不同的治疗作用的特点,升降浮沉只是说明药物作用的趋向,二者都缺乏明确的定位概念,只有归经理论才把药物的治疗作用与病变所在的脏腑经络部位有机地联系起来了。事实证明,掌握好归经理论对指导临床用药有着十分重要的意义。然而,由于历代医家对一些药物疗效观察认识上存在的差异,归经的依据及方法的不同,以及药物品种的混乱,因此出现了本草文献中对某些药物的记载不够统一、不够准确,甚至出现混乱的现象。据不完全统计,仅大黄一味就有 14 种归经的说法,涉及十经之多。羌活、泽泻同归膀胱经,羌活主发散解表,散风寒湿邪,治风寒湿邪侵犯太阳经所致头痛、身痛、肢体关节酸楚之证,归膀胱经是按经络辨证,盖足太阳膀胱经主表,为一身之藩篱。泽泻主利水渗湿,治膀胱蓄水,水肿小便不利,其归膀胱经,是指膀胱腑,是依脏腑辨证而来,两者归经定位含义是不同的。加之归经理论也有一定局限性,如收敛生肌、蚀疮去腐之类的药物,其作用部位是局部的皮肤、肌肉,这种功效与肺主皮毛、脾主肌肉的生理病理毫无关系,难以用脏腑经络归经概括。这正说明归经学说有待整理和提高,但绝不能因此而贬低归经学说的科学价值。正如徐灵胎所说:"不知经络而用药,其失也泛,必无捷效;执经络而用药,其失也泥,反能致害。"即承认归经理论的科学性,又要看到他的缺陷和不足,整理提高,发扬创新,才是正确的态度。

5. 现代研究

(1) **归经与药理作用**:有人以高等医药院校统编教材《中药学》(凌一揆主编)所载的 429 味有归经的中药为总样本,进行了比较系统的药理与归经关系的统计分析。结果表明,中药的归经与其药理作用之间存在着一定的相关性,如抗惊厥药入肝经,止血药入肝经,泻下药入大肠经,止咳、化痰、平喘药入肺经,利尿药入膀胱经,均与中医理论相一致。还有人总结研究了中药红花、当归的药理作用与其归经的关系。红花能增加心脏的兴奋性、扩张血管、增加冠状动脉血流量和肢体血流量,兴奋子宫平滑肌及抗血栓形成、溶解血栓或防止血栓增大和改善微循环的作用体现了红花活血祛瘀止痛的作用,与其入心、肝经密切相关。当归入心、肝、脾经,也表现在其药理作用广泛的特点上。特别是改善血液黏、滞、聚状态,防治血栓,增加组织器官血流量,调整心肌血氧供求平衡和对平滑肌的作用等,与当归的补血和血、调经止痛、润燥滑肠等功效相符。亦发现本药对机体免疫功能及物质代谢等有促进作用,与其补益作用吻合。

（2）**归经与有效成分**：目前中药归经研究多应用同位素示踪、放射性自显影和高效液相色谱分析等结合现代药物动力学的技术,观察中药中的某种活性成分在体内脏器的分布特点,以此来说明中药活性成分的体内分布与中药归经的关系,从而揭示中药归经的实质。如运用同位素示踪技术,通过标记 23 种中药的有效成分,对这些中药的有效成分在人体脏器的分布与其归经关系进行了比较研究。结果表明,药物有效成分的脏腑分布与其归经所属脏腑基本一致或大致相符合的占 87%,而与其归经脏腑无直接联系的仅占 13%,表明中药归经与其有效成分在所属脏腑的高浓度分布之间有密切的联系。用光、电镜放射自显影方法研究川芎的有效成分之一——川芎嗪,在机体内的作用途径和在细胞、组织、器官内的定位分布与其归经的关系。结果表明,川芎嗪标记物^{3}H-川芎嗪的敏感靶器官是肝脏,肝脏中的部分示踪剂可经胆汁排泄途径进入消化管道,被小肠上皮重吸收;^{3}H-川芎嗪亦能通过血脑屏障进入大脑。本实验验证了中药川芎药性归经理论,表明川芎的活性成分川芎嗪的体内分布特点与川芎归经具有密切的相关性。根据这种研究的结果来推论,中药有效成分在体内的分布和选择性作用,是中药归经的重要依据和基础。一味中药具有多种功能,能同时归数经,是其含有多种有效成分或一种有效成分具有不同作用的结果。同时也表明,归经不完全取决于有效成分分布量的多少。这一方面是由于实验方法的局限性,另一方面也与文献记载不确切,药物通过经络作用于脏腑、病变部位的药物浓度不一定最高,所得结论混淆了中医脏腑与近代医学脏器在概念和内容上的差异,归经学说主要以临床疗效为依据等因素有关。因此,中药归经所属脏腑与有效成分分布有密切的关系,但仅靠分布也难以阐明药物发挥疗效的部位。

(3) **归经与受体学说**：受体学说的核心认为,机体存在着接受某一特定药物的特定部位,药物具有高度选择性地作用于靶细胞某一特定部位的亲和力和内在活性。只有既有亲和力,又有内在活性的药物,作用于适应这一药物的特定部位并与之结合,才能被激活而产生强大的生理效应。中药的归经理论已包含着受体学说的一些含义。人体患病后,选择有效药物和药物发挥疗效是统一的两方面,药物的作用力和病变部位的吸引力紧密结合,使疾病向愈。这与受体学说的观点相吻合。因此有人提出有"中药受体"的存在,认为药物的有效成分及其受体是研究归经的物质基础,为归经理论提供了新内容。如细辛中含消旋去甲乌药碱最多,此成分为一耐热异喹啉族生物碱,稀释至 10^{-9} 仍有活性,与异丙基肾上腺素相似,具有兴奋 β_1 受体作用。而 β_1 受体主要分布在心脏、肠壁组织中,所以细辛可用来治疗心脏疾病,从而证明细辛归心经理论的正确性。麻黄所含麻黄素是肾上腺素 α、β 受体的双重激动剂,其中 α 受体主要存在于皮肤、黏膜、肾、肠等血管及胃肠道平滑肌内,这与麻黄归肺、膀胱经也相一致。另如归肾经的肉苁蓉、补骨脂、淫羊藿、鹿角胶等对子宫雌激素受体活性增加,并提高血浆雌二醇含量及其与雌激素受体的亲和力。因此受体学说的研究可以论证并发展归经学说,反过来归经理论也可以说明受体学说生命力的存在。

(4) **归经与环核苷酸**:环核苷酸 cAMP、cGMP 是调节细胞内代谢的重要物质,两者相互拮抗、相互制约,以一定的比例维持机体的正常功能。若其比例发生改变,偏高或偏低都会引起机体功能失调而导致疾病,这与中医阴阳学说非常相似。研究发现许多中药对机体的影响和对疾病的疗效,可通过调节体内环核苷酸的含量而起作用。因各脏器组织中 cAMP、cGMP 的含量水平基本上可以反映各相应脏器组织细胞功能的某一动态平衡状态,所以以药物进入机体后各脏器组织中环核苷酸浓度的变化,来判断该药对不同脏器组织的影响程度大小,从中反映该药对不同脏器组织的特异性选择作用。以五味子、鱼腥草、汉防己 3 味药的水煎剂分别给大鼠灌胃后,用放射免疫法测定动物脑、肺、心、肝、脾、胃、肾、膀胱 8 个脏器组织中的 cAMP、cGMP 的水平。结果表明:cAMP、cGMP 的浓度变化能在一定程度上反映药物对某脏器组织的选择性作用。经统计分析发现,cAMP、cGMP 浓度以及 cAMP/cGMP 值有显著变化的脏器,与各药归经的关系非常密切。

(5) **归经与微量元素**:生命必需的微量元素在体内均有一定的适量范围,其比例失调,缺乏或过量往往是各种异常生理现象或某些疾病发生的一种重要原因。中药富含多种微量元素。近年来许多学者分析了中药微量元素的药理作用,认为微量元素也是中药的有效成分,并提出了微量元素归经假说。该学说认为药物有效成分直达病所是通过微量元素向病所的迁移、富集和亲和运动来进行的。对多种补肾中药如补骨脂、肉苁蓉、熟地黄、菟丝子、何首乌、女贞子、山茱萸、仙茅、杜仲、锁阳、续断、枸杞子等的微量元素测定,证实其中含较高的锌、锰络合物。因此可以设想补肾药是通过锌、锰"归经"而达到补肾作用的。实验证明,内分泌腺和递质合成的部位以及下丘脑均有很强的摄锰能力,特别是肾上腺、甲状腺、垂体。而锌则是肾上腺皮质激素的固有成分和功能单位,并在性腺和生殖腺富集;同时,下丘脑-垂体的内分泌活动也与锌密切相关。如果缺乏锌、锰,则会导致一系列肾主生殖发育功能系统的病理变化。由于锌、锰还与多种酶的结构和功能有关,缺少锌、锰所致的酶活性下降、蛋白质和核酸代谢、免疫功能低下等一系列症状,与中医肾虚证候相吻合。故许多学者认为锌、锰是中药归肾经的物质基础。对明目中药的微量元素分析结果表明,归肝经的明目中药富含锌、锰、铜,而且这些微量元素的浓度与属肝经的眼组织之间恰好呈正相关性。说明明目中药是通过微量元素锌、锰、铜的"归经"而达病所和产生治疗作用的。动物实验证实,眼组织中富含锌,总量超过 1421 $\mu g/g$ 干重,参与视网膜内维生素 A 还原酶的组成和活性的发挥,是维持维生素 A 代谢所不可缺少的;锰则对视蛋白的合成起催化作用;而铜离子是黑色素合成时酪氨酸酶的重要辅助因子,也对视觉起着重要作用。总之,没有锌、锰、铜的参与,视觉便不复存在。这与中医药理论"肝开窍于目",明目中药多入肝经的观点一致。中药中的微量元素也可能以本身络合物形式或在体内形成新络合物形式发挥效用。由于络合物性质各异,对组织器官有不同亲和性,故认为微量元素以其络合物对疾病部位的特异性亲和来实现"归经"从而发挥功效。如中药麻柳叶(枫杨叶)用于治疗关节炎有良效,其活性成分为水杨酸和微量元素铜。已证实其药效基础是微量元素铜的络合物对关节炎症组织的特异性亲和作用。微量元素分析法只是通过分析中药中某些特异性元素的浓度,并结合这些微量元素在人体脏腑组织的分布特点,来推测微量元素是中药归经的物质基础。但对于微量元素是怎样向组织器官迁移、富集和做亲和运动的,目前还缺乏深入的研究。

六、有毒与无毒、偏性

历代本草书籍中,常在每一味药物的性味之下,标明其"有毒""无毒"。"有毒无毒"也是药物性能的重要标志之一,它是掌握药性必须注意的问题。

1. 古代毒性的概念 古代常常把毒药看作是一切药物的总称,而把药物的毒性看作是药物的偏性。故《周礼·天官冢宰下》有"医师掌医之政令,聚毒药以供医事"的说法,《尚书·说命篇》则谓:"药弗瞑眩,厥疾弗瘳。"明代张介宾《类经》云:"药以治病,因毒为能,所谓毒者,因气味之偏也。盖气味之正者,谷食之属是也,所以养人之正气。气味之偏者,药饵之属是也,所以去人之邪气,其为故也,正以人之为病,病在阴阳偏胜耳……大凡可辟邪安正者,均可称为毒药,故曰毒药攻邪也。"而《药治通义》引张载人语:"凡药皆有毒也,非指大毒、小毒谓之毒。"论述了毒药的广义含义,阐明了毒性就是药物的偏性。与此同时,古代还把毒性看作是药物毒副作用大小的标志。如《素问·五常政大论》云:"大毒治病,十去其六;常毒治病,十去其七;小毒治病,十去其八;无毒治病,十去其九;谷肉果菜食养尽之,无使过之、伤其正也。"把药物毒性强弱分为大毒、常毒、小毒、无毒 4 类。而《神农本草经》三品分类法也是以药物毒性的大小、有毒无毒作为分类依据的。并提出了使用毒药治病的方法:"若用毒药以疗病,先起如黍粟,病去即止,不去倍之,不去十之,取去为度。"综上所述,古代药物毒性的含义较广,既认为毒药是药物的总称,毒性是药物的偏性,又认为毒性是药物毒副作用大小的标志。而后世本草书籍在其药物性味下标明"有毒""大毒""小毒"等记载,则大都指药物的毒副作用的大小。

2. 现代药物毒性的概念 随着科学的发展,医学的进步,人们对毒性的认识逐步加深。所谓毒性一般系指药物对机体所产生的不良影响及损害性。包括急性毒性、亚急性毒性、亚慢性毒性、慢性毒性和特殊毒性,如致癌、致突变、致畸胎、成瘾等。所谓毒药一般系指对机体发生化学或物理作用,能损害机体引起功能障碍疾病甚至死亡的物质。剧毒药系指中毒剂量与治疗剂量比较接近,或某些治疗量已达到中毒剂量的范围,因此治疗用药时安全系数小;亦是指毒性对机体组织器官损害剧烈,可产生严重或不可逆的后果。

中药的副作用有别于毒性作用。副作用是指在常用剂量时出现与治疗需要无关的不适反应,一般比较轻微,对机体危害不大,停药后可自行消失。如临床常见服用某些中药可引起恶心、呕吐、胃痛腹泻或皮肤瘙痒等不适反应。用药副作用的产生与药物自身特性、炮制、配伍、制剂等多种因素有关。通过医药人员努力可以尽量减少副作用,减少不良反应的发生。过敏反应也属于不良反应范围,其症状轻者可见瘙痒、皮疹、胸闷、气急,重者可引起过敏性休克,除药物因素外,多与患者体质有关。此外,由于中药常见一药多效能,如常山既可解疟,又可催吐,若用治疟疾,则催吐就是副作用,可见中药副作用还有一定的相对性。

3. 中药毒性分级 伴随临床用药经验的积累,对毒性研究的深入,中药毒性分级情况各不相同。如《素问·五常政大论》把药物毒性分为"大毒""常毒""小毒""无毒"4 类;《神农本草经》分为"有毒""无毒"两类;《证类本草》《本草纲目》将毒性分为"大毒""有毒""小毒""微毒"4 类。近代中药毒性分级多沿袭临床用药经验及文献记载,分级尚缺乏明确的实验数据。目前,正从中药中毒后临床表现的不同程度;根据已知的定量毒理学研究的数据;有小剂量与中毒剂量之间的范围大小;中毒剂量与中毒时间的不同及中药的产地、炮制不同进行中药毒性分级的全面探讨,深信会得到科学的结论来。当今《中华人民共和国药典》采用大毒、有毒、小毒 3

类分类方法，是目前通行的分类方法。

4. 产生中药中毒的主要原因

(1) 对药物的毒性认识不足：历来因使用含毒性成分中药而引起中毒甚至死亡者，文献屡有报道。一方面仍时有被一些医者或患者忽视，另一方面在药政管理上缺乏严格而有效的监督管理办法，因此，造成这类药物临床应用导致中毒甚至产生严重后果。如苦楝、苍耳子、天南星、甜瓜蒂、黄药子、白升丹、斑蝥、蟾蜍、山豆根、乌头类(乌头、附子、雪上一枝蒿等)、黄丹、升药、轻粉等引起的不良反应即与此有关。

(2) 服用过量或长期用药：使用须按规定量服用，也须注意疗程。超剂量应用或长期服用，即便是使用毒性甚低的药物，也易导致中毒。《儒门事亲》云："凡药有毒也，非止大毒小毒谓之毒，甘草、苦参不可不谓之毒，久服必有偏胜。"另外，一些新发掘出的中药如雷公藤、万年青等，其有效量与中毒量尚不明确，剂量掌握尚不准确，也易过量引起中毒。国内外均有报道，过量长期服用人参可引起血压升高、抑郁、烦躁、失眠等不良反应，称"滥用人参综合征"，近年有多起服用关木通引起肾功衰竭，甚至死亡的报道，其用量每日高达 60～100 g，与严重过量服用有关。

(3) 误食误用：中药的基原来自植物、动物、矿物等天然品，医界及民间均易获得。一些药物尚存在名同物殊或物同名异及各地区习惯用药不同等混乱现象。因此，在缺乏必备专业知识的情况下，民间常因自采、自购、自用而致误食。医界常因错收、错买、错发而致误用现象发生，造成药物中毒。临床或药形相象，误用异品，如天仙子作菟丝子；或药名近似，错配它药，如虻虫误配斑蝥、漏芦误作藜芦；或名同物殊，如木通科木通误用马兜铃科关木通；或品种正确，成分有异，如桑寄生或槲寄生寄生于马桑、巴豆、夹竹桃等有毒植物上，则该药也含有相应的有毒成分，服后也易使人中毒。此外,误食曼陀罗果实、苍耳子、白果等亦可引起中毒。

(4) 药物未经炮制或炮制不当: 不少中药必须经过加工炮制后才能使用,如南星、川乌、草乌、半夏、附子等。使用未经炮制的生品或不依法炮制、粗制滥造者,会引起不良反应。如有人对 52 例附子中毒分析,认为其原因之一是炮制不当。还有因用鲜南星造成毒性反应者。

(5) 配伍不当: 有些毒性不大的药物可因配伍不当产生毒性。如有报道 34 例附子或乌头中毒病例中,有 6 例是附子与麻黄配伍,选其中 4 例将麻黄去掉,附子用原量而未发生中毒症状。可见中毒的因素是附子与麻黄的配伍。服用附子兼饮酒(用 10～25 mL 的白酒作药引)有 6 例中毒。其中 5 例停饮白酒,原附子量不变,也未发生中毒症状。由此可见,酒能增强附子的毒性。除此之外,中西药联合使用不当也易产生毒性反应。如朱砂不能与碘、溴化物同用,因为朱砂主要含硫化汞,在肠道内遇碘或溴化物即产生有刺激性的碘化汞或溴化汞,从而引起医源性肠炎。

(6) 药不对症: 药效与毒性之间本无严格的界限,同一药物,用之得当可以治病,用之失当则反致中毒。如明代李时珍即明确指出:"用之得宜,皆有功力,用之失宜,参术亦能为害。"而近年来,通过应用药品而追求健身益寿者,日趋增加,因滥用误补而致不良反应甚至死亡者,屡有发生。正如《医学源流论》所云:"虽甘草、人参误用致害,皆毒药之类也。"

(7) 制剂、服法不当: 药物因制剂不同,其理化性质甚至药效毒性也会有所差异。如乌头、附子中毒,多因煎煮时间太短或服后受寒、进食生冷。另有一些中药,在对其药理、毒理、疗效等均不甚明了的情况下,轻易改变剂型和用药途径,尤其在有些成分不明、制剂技术要求较高、基本设施不完备的条件下,制备针剂注射给药后出现不良反应。有报道板蓝根、一叶萩碱、柴胡、红花、鱼腥草等均因注射给药引起不良反应。

(8) 煎煮不妥：煎煮时间适宜可以消除或减缓中药的毒性，而煎煮不妥则可导致中毒。有些药物如乌头、附子、商陆即需先煎久煮。煎药和服药器具的选择也很重要。自古以来，均以陶器为优选。此外搪瓷、铝制品也可代替。而铜、铁、银等金属器具，因化学性质不稳定，易与药物起化学反应，因而影响药效甚至产生毒副作用，故不能使用。

(9) 轻信或迷信单方、验方、秘方：民间流传的许多单方、验方、秘方，虽然有着不可否认的临床疗效，但因其中多数未经科学方法研究审核而有其局限性。因轻信甚或迷信而造成不良反应者时有所闻。有 1 例因服用禹白附而致身亡者，即为使用秘方不慎的结果。

(10) 有意或盲目滥用：有意识使用毒剧中药进行谋杀和自杀者古今皆有，所用药物大多是砒霜、雄黄、马钱子、巴豆、蟾蜍、钩吻、斑蝥、生草乌等毒剧中药。另有一些人因缺乏医药知识，盲目乱服而致不良后果。如为求明目而取鱼胆、以轻粉避孕而致中毒等。

(11) 体质因素：人体对毒物的反应，往往因个体差异而有很大不同。某些药物的处方剂量虽在安全范围之内，但因个体差异、年老体弱等因素而致中毒。如文献记载苦楝皮成人用量为 4～6 g，一位 45 岁的体弱女子服 4 g 而中毒。还有一些人是过敏体质，有过敏史或过敏性疾患，如哮喘、荨麻疹等，也易产生中药过敏反应，用时当慎重。

(12) 乳母用药：有报道 1 例因乳母服用雷公藤，使哺乳婴儿出现毒副反应，应引起重视。

(13) 外用中药使用不当：在滥用、超量、处方配伍不当、贴敷时间过长等情况下，外用中药可经皮肤、黏膜及呼吸道吸收引起中毒,甚至死亡,也当引起重视。此类药物有斑蝥、蟾皮、蟾酥、砒霜、轻粉、巴豆、生南星、生半夏、闹羊花、芫花等。

此外,药有寒热温凉,病有寒热虚实,若辨证失误,也会致用药不当而引起中毒。

5. 必须正确对待中药的毒性 正确对待中药的毒性,是安全用药的保证,这里包括如何总体评估中药的毒性,如何正确看待文献记载及如何正确看待临床报告。

(1) 要正确总体评价中药毒性:目前中药品种已多达 12800 多种,而见中毒报告的才 100 余种,其中许多还是临床很少使用的剧毒药,由于大多数中药品种是安全的,这是中药一大优势,尤其与西药化学合成药造成众多药源性疾病的危害相比,中药安全低毒的优势就更加突出了,这也是当今提倡回归自然,返朴归真,中药受到世界青睐的主要原因。

(2) 正确对待本草文献记载:历代本草对药物毒性多有记载,这是前人的经验总结,值得借鉴。但由于受历史条件的限制,也出现了不少缺漏和错误的地方,如《本草纲目》认为马钱子无毒;《中国药学大辞典》认为黄丹、桃仁无毒等,说明对待药物毒性的认识,随着临床经验的积累,社会的发展,有一个不断修改,逐步认识的过程。相信文献,不能尽信文献,实事求是,才是科学态度。

(3) 重视中药中毒的临床报道:自中华人民共和国成立以来,出现了大量中药中毒报告,仅单味药引起中毒就达上百种之多,其中植物药 90 多种,如关木通、苍耳子、苦楝根皮、昆明山海棠、狼毒、萱草、附子、乌头、夹竹桃、雪上一枝蒿、福寿草、槟榔、乌桕、巴豆、半夏、牵牛子、山豆根、艾叶、白附子、瓜蒂、马钱子、黄药子、杏仁、桃仁、枇杷仁及蔓陀罗花、蔓陀罗苗、莨菪(又名天仙子)等;动物药及矿物药各 10 多种,如斑蝥、蟾蜍、鱼胆、芫青、蜂蛹及砒霜、升药、胆矾、铅丹、密陀僧、皂矾、雄黄、降药等。由此可见,文献中认为大毒、剧毒的固然有中毒致死的,小毒、微毒,甚至无毒的同样也有中毒病例发生,故临床应用有毒中药固然要慎重,就是"无毒"的,也不可掉以轻心。认真总结经验,既要尊重文献记载,更要注重临床经验,相互借鉴,才能全面深刻准确地理解掌握中药的毒性,对保证安全用药是十分必要的。

(4)**加强对有毒中药的使用管理**:此处所称的有毒中药,系指列入国务院《医疗用毒性药品管理办法》的中药品种。即:砒石、砒霜、水银、生马钱子、生川乌、生草乌、生白附子、生附子、生半夏、生南星、生巴豆、斑蝥、青娘虫、红娘虫、生甘遂、生狼毒、生藤黄、生千金子、生天仙子、闹羊花、雪上一枝蒿、红升丹、白降丹、蟾酥、洋金花、红粉、轻粉、雄黄。

6. 中毒常见的临床表现 有毒中药所含毒性成分有生物碱类、毒苷类、毒性蛋白类、萜与内酯类等的不同,作用于人体不同的系统或器官组织如神经系统、心血管系统、呼吸系统、消化道等,而引起不同的症状。

(1)**含生物碱类植物中毒**:含生物碱的较易发生中毒的植物有曼陀罗、莨菪、乌头、附子、钩吻、雪上一枝蒿、马钱子等。生物碱具有强烈的药理及毒理作用,其中毒潜伏期一般较短,多在进食后2~3小时内发病。毒性成分大多数侵害中枢神经系统及自主神经系统,因而中毒的临床表现多与中枢神经系统、自主神经系统的功能紊乱有关。如曼陀罗及莨菪中毒后,主要表现为对副交感神经的抑制和对中枢神经的先兴奋后抑制,可见口舌干燥、咽喉灼热、声音嘶哑、恶心呕吐、皮肤干燥潮红、瞳孔散大、视力模糊、对光反射迟钝或消失、心动过速、呼吸加深、狂躁、幻觉、谵语、运动失调、神志模糊等。严重者24小时后由烦躁进入昏睡、血压下降、休克、昏迷,最后因呼吸中枢麻痹,缺氧而死亡。乌头及附子中毒时,首先感到唇舌辛辣灼热,继而发痒麻木,从指尖逐渐蔓延到四肢及全身、痛觉减弱或消失、头晕眼花、恶心呕吐、腹痛腹泻、耳鸣、瞳孔先缩小后放大、呼吸急促困难、心律失常，严重者导致心功能不全甚至发生阿—斯综合征，呼吸因痉挛而窒息，继而衰竭致死。雪上一枝蒿毒性与乌头碱相似，中毒时亦高度兴奋副交感神经，中毒症状与乌头中毒大致相同。钩吻中毒主要症状有口咽灼痛、恶心呕吐、腹痛腹胀、语言不清、复视、震颤、共济失调、瞳孔散大、呼吸困难甚至窒息、心律失常、强直性抽搐等。马钱子中毒的主要症状，最初出现头痛、头晕、烦躁不安、吞咽困难、呼吸不畅、全身发紧，对听、视、味等感觉过度敏感，继而发生典型的士的宁惊厥症状，从阵挛性到强直性呈角弓反张姿势、双拳紧握、两眼睁视、口角向后牵引呈苦笑状态、呼吸肌痉挛引起窒息、发绀而死。

（2）含毒苷类植物中毒：目前因毒苷引起中毒的有 3 类：强心苷类、氰苷类、皂苷类。常见者如下：① 含强心苷类：致毒主要成分为多种强心苷，毒性及中毒症状与洋地黄中毒相似，主要有夹竹桃、万年青、羊角拗，还有罗布麻、福寿草、五加皮、铃兰、毒筋木等。火竹桃全株及树液均有毒，中毒后主要症状为：食后 2～5 小时发生恶心呕吐、剧烈的腹痛腹泻、便血、头昏头痛、四肢麻木、肢冷汗出、食欲不振、神昏谵语、瞳孔散大、体温及血压下降、心室纤颤、心源性脑供血不足、晕厥、嗜睡、昏迷休克，严重时心跳骤停而死。万年青对心肌可能有直接抑制作用，此外能刺激迷走神经及延髓中枢，且有蓄积性，大剂量可发生心脏传导阻滞以致停搏，出现胸闷、眩晕、流涎、惊厥、四肢发冷、各种心律失常等症状。② 含氰苷类：这类有毒植物主要有苦杏仁、木薯、枇杷仁、桃仁、樱桃仁等。中毒的症状除胃肠症状外，主要为组织缺氧的症状，如呼吸困难、紫绀、心悸、头昏、头痛、昏迷、抽搐等，严重者多因窒息及呼吸中枢麻痹而致死亡。如超过半小时而不致死亡者，其预后多属良好。③ 含皂苷类：皂苷有局部刺激作用，有的还有溶血作用。常见的含皂苷类有毒中药为天南星、商陆、皂角荚、白头翁、黄药子、川楝子、人参、三七等。如天南星所含苛辣性毒素对皮肤和黏膜有强烈的刺激作用，表现为口、舌麻辣、黏膜轻度糜烂或部分坏死脱落，继而口舌肿大、流涎、声音嘶哑、头晕、心慌、四肢麻木，严重者痉挛、惊厥、窒息、昏迷、呼吸停止。小儿误食经抢救后，有导致神经智力发育障碍的病例。商陆中毒临床可见：剧烈腹痛、吐泻、便血、面色苍白、瞳孔散大、角膜反射消失、抽搐、呼吸抑制、血压下降等。皂角荚中毒可产生全身中毒反应：恶心呕吐、烦躁不安、腹泻、头晕无力，严重可因窒息及肾功能障碍而危及生命。黄药子超量内服对口、咽、胃肠道黏膜有刺激作用，大剂量对中枢神经和心脏有毒害作用，可见口、舌、咽喉烧灼感、流涎、恶心呕吐、腹痛腹泻、瞳孔缩小，严重时心悸、惊厥、昏迷、呼吸困难及心脏麻痹等。

(3) 含毒性蛋白类植物中毒：毒蛋白主要含在种子中，如巴豆、相思子，巴豆油中含有强刺激物质和致癌成分，巴豆油和树脂口服后在肠内与碱性液作用，析出巴豆油酸和巴豆醇双酯类化合物能剧烈刺激肠壁，对肠道腐蚀引起炎症，有时引起肠嵌顿、肠出血等。巴豆毒蛋白是一种细胞原浆毒，能溶解红细胞，并使局部组织坏死。相思子所含毒蛋白，对温血动物的血液有凝血作用，可引起循环衰竭和呼吸系统抑制。再如苍耳子、蓖麻子、桐子、望江南子等，这类毒蛋白能损害肝、肾等实质细胞，并可引起全身广泛性出血，同时可引起消化系统及神经系统功能障碍。常因呼吸及循环衰竭而致死，如引起突发性肝昏迷将迅速死亡。

(4) 含萜类与内酯类植物中毒：本类植物包括马桑、艾叶、苦楝、莽草子、樟树油、红茴香等。如苦楝全株有毒，而以果实毒性最烈，作用于消化道和肝脏，尚可引起心血管障碍，甚至发生休克及周围神经炎。马桑所含马桑内酯等有毒物质极易溶解于乙醇，故饮酒可加重中毒程度，临床可见头昏头痛、胸闷、剧烈吐泻、全身麻木、人事不醒等。莽草子中毒,其毒素作用于延髓,除引起恶心呕吐、上腹不适或疼痛等胃肠道症状及眩晕、头痛等一般中度症状外,还可引起抽搐、角弓反张、牙关紧闭、口吐涎沫、瞳孔散大,严重者可于惊厥状态下死亡。

(5)**其他有毒植物中毒**:包括瓜蒂、白果、细辛、鸦胆子、甘遂等,如白果中毒主要表现为胃肠道及中枢神经系统症状,如腹泻、呕吐、烦躁不安、惊厥、昏迷、对光反应迟钝或消失。瓜蒂中毒主要表现为胃肠道症状,如胃部灼痛、剧烈呕吐、腹泻、脉搏细弱、血压下降、昏迷,直至呼吸中枢麻痹而死亡。细辛的主要毒性成分为挥发油,可直接作用于中枢神经系统,初期兴奋,后则抑制,特别是对呼吸系统的抑制。临床可见头痛、气急、呕吐、烦躁、颈项强直、体温及血压升高、肌肉震颤、全身紧张,可迅速转入痉挛状态、牙关紧闭、角弓反张、神志昏迷,最后死于呼吸麻痹。

(6)**动物性药物中毒**:本类动物药物常见的有蟾酥、全蝎、斑蝥、红娘子等。蟾酥可使心、脑、肝、肾产生广泛性病理损害,进而导致死亡。临床以心血管症状最为明显。如心动过缓、窦房传导阻滞、异位节律及窦性心动过速和心室纤颤。而斑蝥则可引起剧烈的消化道症状和神经系统的损害,引起恶心、呕吐、呕血、腹部绞痛、便血、发音困难、口唇及四肢末端麻木、复视、咀嚼无力、双下肢瘫痪、二便困难等。

(7)**矿物类药物中毒**:本类药物常见有砒霜、朱砂、雄黄、水银、胆矾、铅、硫黄等。砒霜即三氧化二砷,有剧毒,若吸入其粉尘引起中毒,首先见咳嗽、喷嚏、胸痛、呼吸困难等呼吸道刺激症状,神经系统可见头痛眩晕、肌肉痉挛、谵妄昏迷,最后可死于呼吸及血管运动中枢麻痹;若由消化道进入引起中毒则首先出现口干、痛,吞咽困难,剧烈吐泻,严重者似霍乱而脱水、休克。毒素对血管舒缩中枢及周围毛细血管的麻痹导致"七窍流血"的严重后果,最后大多死于出血或肝肾功能衰竭和呼吸中枢麻痹；慢性中毒除一般神经衰弱症候群和轻度胃肠道症状外，主要为皮肤黏膜病变及多发性神经炎。

朱砂中毒主要由硫化汞引起。内服引起的急性汞中毒主要表现为消化道黏膜的刺激、腐蚀或坏死，并引起肾脏损害。对神经系统的损害表现为头昏、嗜睡或兴奋，重者因昏迷、休克而死；慢性汞中毒的主要症状之一是肌肉震颤。铅为多亲和性毒物，进入血流后可引起代谢过程的高度障碍，可损害全身各个系统，尤其损害神经、造血、消化和心血管系统及肝、肾等内脏器官。

7. 掌握药物毒性强弱对指导临床用药的意义

（1）在应用毒药时要针对体质的强弱、疾病部位的深浅，恰当选择药物并确定剂量，中病即止，不可过服，以防止过量和蓄积中毒。同时要注意配伍禁忌，凡两药合用能产生剧烈毒副作用的禁止同用，并严格毒药的炮制工艺，以降低毒性；对某些毒药要采用适当的制剂形式给药。此外，还要注意个体差异，适当增减用量，说服患者不可自行服药。医药部门要抓好药品鉴别，防止伪品混用，注意保管好剧毒中药，从不同的环节努力，确保用药安全，以避免中毒的发生。

（2）根据中医"以毒攻毒"的原则，在保证用药安全的前提下，也可采用某些毒药治疗某些疾病。如用雄黄治疗疔疮恶肿，水银治疗疥癣梅毒，砒霜治疗白血病等，让有毒中药更好地为临床服务。

（3）掌握药物的毒性及其中毒后的临床表现，便于诊断中毒原因，以便及时采取合理、有效的抢救治疗手段，对于搞好中药中毒抢救工作具有十分重要的意义。

七、治则

治则，是中医学在整体观念和辨证论治的指导下，对疾病的现状进行周密分析的基础上,确立的一套比较完整和系统的治疗原则理论,包括治病求本、扶正与祛邪、调整阴阳、调整脏腑功能、调整气血关系和因时、因地、因人制宜六方面,其中包含着许多辩证法思想,用以指导具体的立法、处方、用药。治则是指导疾病治疗的总则;治法是治则的具体化,是治疗疾病的具体方法,如汗法、吐法、下法、和法、温法、清法、补法、消法等。治法中的益气法、养血法、温阳法、滋阴法都属于在扶正总则下的具体治法;治法中的汗法、吐法、下法、逐水法等,都属于祛邪总则下的具体治法。

"治病求本,以平为期"是中医防病治病最重要的指导思想。《素问·至真要大论》云"治诸胜复,寒者热之,热者寒之,温者清之,清者温之,散者收之,抑者散之,燥者润之,急者缓之,坚者软之,脆者坚之,衰者补之,强者泻之,各安其气,必清必静,则病气衰去,归其所宗,此治之大体也。"

任何疾病的发生发展过程都是致病因素(邪气)作用于人体,引起机体正邪斗争,从而导致阴阳气血偏盛偏衰或脏腑经络功能活动失常的结果。因此,药物治病的基本作用不外是扶正祛邪,消除病因,恢复脏腑的正常生理功能;纠正阴阳气血偏盛偏衰的病理现象,使之最大程度上恢复到正常状态,达到治愈疾病,恢复健康的目的。药物之所以能够针对病情,发挥上述基本作用,是由于各种药物本身各自具有若干特性和作用,前人将之称为药物的偏性,意思是说以药物的偏性来纠正疾病所表现出来的阴阳偏盛偏衰。徐灵胎总结说:"凡药之用,或取其气,或取其味……或取其所生之时,或取其所生之地,各以其所偏胜而即资之疗疾,故能补偏救弊,调和脏腑,深求其理,可自得之。"

治则与药性密切联系,根据机体对药物的反应,即用药前后症状、体征的变化,通过审证求因、辨证论治的方法推理得出药性。因此,中药药性的形成,与中医治则有着密不可分的关系。

第三章 药物的相互作用

从中药的发展历史来看,在医药萌芽时代,人们治疗疾病,一般都是采取单味药的形式,后来由于药物品种日趋增多,临床用药经验不断丰富,对疾病认识的逐步深化,由于疾病发展的复杂多变,或表里同病,或寒热错杂,或虚实互现,或数病相兼,因而临床用药也由简到繁,出现了多种药物配合应用的方法,逐步积累了配伍用药的经验,不断总结出配伍用药的规律,从而达到了既能照顾复杂病情,又能增进疗效,降低或消除毒副作用,确保安全有效的用药目的。故掌握中药配伍用药规律,对临床遣药组方,有着十分重要的意义。

中药的临床应用由简到繁,由单味用药到采用多味药配伍复方用药形式,经历了漫长的历史进程。早在春秋战国时期《黄帝内经》不仅论述了配伍用药原则,而且还为后世留下了配伍用药的范例,如《素问·腹中论》四乌鲗骨一藘茹丸,治血枯经闭证;《素问·病能论》泽泻饮,用泽泻配白术、鹿衔草治风湿内蕴,筋缓身重的酒风证;《灵枢·邪客》篇半夏秫米汤,用半夏配秫米,治阴阳失调失眠证,同时期长沙马王堆出土的《五十二病方》可辨认的复方283首,不乏配伍用药的范例。至汉代我国第一部本草学专著《神农本草经》全面总结了秦汉以来配伍用药经验,在卷一序录云:"药有阴阳配合,子母兄弟,根茎花实,草石骨肉。有单行者,有相须者,有相使者,有相畏者,有相恶者,有相反者,有相杀者。凡此七情,合和视之。当用相须相使者良,勿用相恶、相反者。若有毒宜制,可用相畏相杀者,不尔勿合用也。"全面揭示中药配伍应用的基本规律,奠定了中药配伍应用的理论基础。汉代张仲景著《伤寒论》创六经辨证,共397法,113方,治外感伤寒证,又著《金匮要略》立脏腑辨证,撰方262首,治内伤杂病,全面总结了汉代以前丰富的临床经验,提供了辨证论治及方药配伍的重要原则,从临床角度对七情配伍用药理论进行了全面印证,创立了法度谨严,疗效突出,启迪后人的成功配伍用药方例,被后人奉为经方鼻祖。两晋南北朝时陶弘景著《本草经集注》,全面总结汉魏以来用药经验的同时,对《神农本草经》七情配伍含义多有阐发,谓相须、相使为"各有所宜,共相宣发",相畏、相杀为"取其所畏,以相制耳",相恶、相反为"理性不和,更以成患",同时又对此提出质疑,"旧方用药,亦有相恶、相反者,服之不为怜",认为"或有持制者",但考虑到用药安全,陶氏最终还是认为"虽尔,恐不及用。"陶氏还对"七情药例"进行了整理,多为后世本草继承。五代韩保昇《蜀本草》系统整理了《神农本草经》七情配伍用药分类数目,被宋代唐慎微《证类本草》及明代李时珍《本草纲目》所载录,即"凡三百六十五种,单行者七十一种,相须者十二种,相使者九十种,相畏十八种,相恶者六十种,相反者十八种,相杀者三十六种,凡此七情合和视之。"其中所言"相反者十八种"可能是金元时期十八反歌括"本草明言十八反"的本源。宋代寇宗奭《本草衍义》对七情中相反相恶又做了进一步分析:"相反为害,深于相恶者,谓彼虽恶我,我无忿心,犹如牛黄恶龙骨,而牛黄得龙骨更良,此有以制伏故也。相反则彼我交仇,必不和合。"至此,配伍用药从理论到实践均已逐步自成体系。

金元时期,医家对七情含义又多有讨论,常把相畏与相恶、相反相混淆，张子和《儒门事亲》首载十八反歌括，明代刘纯《医经小学》载十九畏歌括，对防止反药同用起到了推广的作用。明代陈嘉谟《本草蒙筌》对七情含义综合前人论述进行了系统整理，总论七情云："有单行者，不与诸药共剂，而独能攻补也，如方书所载独参汤、独桔汤之类是尔。有相须者，二药相宜，可兼用之也。有相使者，能为使卒，引达诸经也，此二者不必同类，如和羹调食，鱼肉葱豉各有宜，合共相宜发足尔。有相恶者，彼有毒而我恶之也，有相畏者，我有能而彼畏之也，此二者不深为害，盖我虽恶彼，彼无忿心，彼之畏我，我能制伏，如牛黄恶龙骨，而龙骨得牛黄更良；黄芪畏防风，而黄芪得防风其功愈大之类是尔。有相反者，两相仇隙，必不可使和合也。如画家用雌黄胡粉相近便自黯，妬（妒）粉则雌则黑，黄雌得粉亦变之类是尔。有相杀者，中彼药毒，用此即能杀除也，如中蛇兀毒，必用雄黄；中雄黄毒，必用防己之类是尔。凡此七情共剂可否，一览即暸然也。"内容翔实，不言而喻。明代李时珍《本草纲目·序例》对七情配伍规律进行了更为详尽的阐述："药有七情，独行者，单方不用辅也；相须者，同类不可离也，如人参、甘草、黄柏、知母之类；相使者，我之佐使也；相恶者，夺我之能也；相畏者，受彼之制也；相反者，两不相合也；相杀者，制彼之毒也。古方多有相恶、相反者，盖相须相使同用者，帝道也；相畏、相杀同用者，王道也；相恶、相反同用者，霸道也；有经有权，在用者识悟尔。"《本草纲目》还总结了历代本草中七情配伍的药例，列出"相须、相使、相畏、相恶诸药"药例共 285 条，促进了七情配伍理论及应用的全面发展，清代严西亭《得配本草》选用《本草纲目》中药物 476 种，除论明各药主治外，还详述各种不同药物之间的配合应用，拟定得、配、佐、和配伍规律，为临床配伍用药的发展做出了贡献，诚如自序所言："得一药而配数药，一药而收数药之功，配数药而治数病，数病乃一药之效，以正为配，故倡而随，以反为配，亦克而生，运用之妙,殆无过此。"今人丁光迪《中药的配伍运用》、梁嵌五《中药配伍应用》、吕景山《施今墨对药临床经验集》从临床实践不同角度介绍了常用配伍用药"药对""对药"范例。近代学者从配伍理论、临床、实验、化学成分变化,广泛开展了中药配伍研究,使"七情"研究向更加科学化、客观化发展。

一、七情

药物配合应用,相互之间必然产生一定的作用,有的可增进原有的疗效,有的可相互抵消或削弱原有的功效,有的可降低或消除毒副作用,也有的合用可产生毒副作用。因此,《神农本草经·序例》将各种药物的配伍关系归纳为"有单行者,有相须者,有相使者,有相畏者,有相恶者,有相反者,有相杀者,凡此七情,合和视之"。这"七情"之中除单行者外,都是谈药物配伍关系,分述如下。

1. 单行 即单用一味药来治疗某种病情单一的疾病。对那病情比较单纯的病证,往往选择一种针对性较强的药物即可达到治疗目的。如古方独参汤,即单用一味人参,治疗大失血所引起元气虚脱的危重病证;清金散,即单用一味黄芩,治疗肺热出血的病证;再如马齿苋治疗痢疾;夏枯草膏消瘿瘤;益母草膏调经止痛;鹤草根芽驱除绦虫;柴胡针剂发汗解热;丹参片剂治疗胸痹心绞痛等,都是行之有效的治疗方法。

2. 相须 即两种功效类似的药物配合应用,可增强原有药物的功效。如麻黄配桂枝,能增强发汗解表、祛风散寒的作用;知母配贝母,可增强养阴润肺、化痰止咳的功效;又附子、干姜配合应用,可增强温阳守中、回阳救逆的功效;陈皮配半夏以加强燥湿化痰、理气和中之功;全蝎、蜈蚣同用能明显增强平肝息风,止痉定搐的作用。像这类同类相须配伍应用的例证,历代文献有不少记载,它构成了复方用药的配伍核心,是中药配伍应用的主要形式之一。

3. 相使 即以一种药物为主，另一种药物为辅，两药合用，辅药可提高主药的功效。如黄芪配茯苓治脾虚水肿，黄芪为健脾益气、利尿消肿的主药，茯苓淡渗利湿，可增强黄芪益气利尿的作用；枸杞子配菊花治目暗昏花，枸杞子为补肾益精、养肝明目的主药，菊花清肝泻火，兼能益阴明目，可增强枸杞子的补虚明目的作用，这是功效相近药物相使配伍的例证。又石膏配牛膝治胃火牙痛，石膏为清胃降火，消肿止痛的主药，牛膝引火下行，可增强石膏清火止痛的作用；白芍配甘草治血虚失养，筋挛作痛，白芍为滋阴养血，柔筋止痛的主药，甘草缓急止痛，可增强白芍荣筋止痛的作用；黄连配木香治湿热泻痢，腹痛里急，黄连为清热燥湿，解毒止痢的主药，木香调中宣滞，行气上痛，可增强黄连清热燥湿，行气化滞的功效。这是功效不同相使配伍的例证，可见相使配伍药不必同类。一主一辅，相辅相成。辅药能提高主药的疗效，即是相使的配伍。

4. 相畏 即一种药物的毒副作用能被另一种药物所抑制。如半夏畏生姜，即生姜可以抑制半夏的毒副作用，生半夏可"戟人咽喉"令人咽痛音哑，用生姜炮制后成姜半夏，其毒副作用大为缓和了；甘遂畏大枣，大枣可抑制甘遂峻下逐水，减伤正气的毒副作用；熟地黄畏砂仁，砂仁可以减轻熟地黄滋腻碍胃，影响消化的副作用；常山畏陈皮，陈皮可以缓和常山截疟而引起恶心呕吐的胃肠反应，这都相畏配伍的范例。

5. 相杀 即一种药物能消除另一种药物的毒副作用。如羊血杀钩吻毒；金钱草杀雷公藤毒；麝香杀杏仁毒；绿豆杀巴豆毒；生白蜜杀乌头毒；防风杀砒霜毒等。可见相畏和相杀没有质的区别，是从自身的毒副作用受到对方的抑制和自身能消除对方毒副作用的不同角度提出的配伍方法，也即同一配伍关系的两种不同提法。

6. 相恶 即一种药物能破坏另一种药物的功效。如人参恶莱菔子,莱菔子能削弱人参的补气作用;生姜恶黄芩,黄芩能削弱生姜的温胃止呕的作用;近代研究吴茱萸有降压作用,但与甘草同用时,这种作用即消失,也可以说吴茱萸恶甘草。

7. 相反 即两种药物同用能产生剧烈的毒副作用。如甘草反甘遂;贝母反乌头等,详见用药禁忌"十八反""十九畏"中若干药物。

上述七情除单行外,相须、相使可以起到协同作用,能提高药效,是临床常用的配伍方法;相畏、相杀可以减轻或消除毒副作用,以保证安全用药,是使用毒副作用较强药物的配伍方法,也可用于有毒中药的炮制及中毒解救;相恶则是因为药物的拮抗作用,抵消或消弱其中一种药物的功效;相反则是药物相互作用,能产生毒性反应或强烈的副作用,故相恶、相反则是配伍用药的禁忌。

历代医家都十分重视药物配伍的研究,除七情所总结的用药规律外,两药合用,能产生与原有药物均不相同的功效,如桂枝配芍药以调和营卫,解肌发表;柴胡配黄芩以和解少阳,消退寒热;枳实配白术以寓消于补,消补兼施;干姜配五味子以开合并用,宣降肺气;晚蚕沙配皂角子以升清降浊,滑肠通便;黄连配干姜以寒热并调,降阳和阴;肉桂配黄连以交通心肾,水火互济;黄芪配当归以阳生阴长,补气生血。熟地黄配附子以阴中求阳,阴阳并调等,都是前人配伍用药的经验总结,是七情用药的发展。人们习惯把两药合用能起到协同作用,增强药效;或消除毒副作用,抑其所短,专取所长;或产生与原药各不相同的新作用等经验配伍,统称为"药对"或"对药"。这些药对往往又构成许多复方的主要组成部分。因此,深入研究药对配伍用药经验,不仅对提高药效,扩大药物应用范围,降低毒副作用,适应复杂病情,不断发展七情配伍用药理论有着重要意义,同时对开展复方研究,解析它的主体结构,掌握遣药组方规律也是十分必要的。

药物的配伍应用是中医用药的主要形式,药物按一定法度加以组合,并确定一定的分量比例,制成适当的剂型,即是方剂。方剂是药物配伍的发展,也是药物配伍应用更为普遍更为高级的形式。

二、十八反、十九畏

《神农本草经》所谓:"勿用相恶、相反者。"据《蜀本草》谓《本经》载药365种,相反者18种,相恶者60种。《新修本草》承袭了18种反药的数目。《证类本草》载反药24种,金元时期将反药概括为"十八反""十九畏",累计37种反药,并编成歌诀,便于诵读。

十八反:甘草反甘遂、大戟、海藻、芫花;乌头反贝母、瓜蒌、半夏、白蔹、白及;藜芦反人参、沙参、丹参、玄参、苦参、细辛、芍药。

十九畏:硫黄畏朴硝,水银畏砒霜,狼毒畏密陀僧,巴豆畏牵牛,丁香畏郁金,川乌、草乌畏犀角,牙硝畏三棱,官桂畏石脂,人参畏五灵脂。

1. 十八反的沿革　"十八反"的相反之义,最早源于《神农本草经》:"勿用相恶、相反者。"五代后蜀韩保昇《蜀本草》谓"《本经》三百六十五种……相反者十八反。"今人所谓"十八反"之名,盖源于此。但后世《神农本草经》重辑本并没有相反药的具体记载。敦煌出土的《本草经集注》序录残卷有一节畏恶相反的内容,它是陶弘景承袭《神农本草经》并参照《药对》而来,其中相反药有"甘草反甘遂、大戟、芫花、海藻……乌头、乌喙反半夏、栝楼、贝母、白蔹、白及……藜芦反细辛、芍药、五参。"其五参为"人参、丹参、玄参、沙参、苦参",共计19种相反药(若以乌头、乌喙分开计,则有20种)。唐代孙思邈《备急千金要方》所载反药数目与《本草经集注》序录残卷相反。北宋王怀隐等所著《太平圣惠方·卷第二·药相反》首先集中列举了相反诸药18种,"药相反,乌头反半夏、栝楼、贝母、白蔹；甘草反大戟、芫花、甘遂、海藻；藜芦反五参、细辛、芍药。"其后南宋陈衍在《宝庆本草折衷》中转载了十九反歌："经验方云，贝母半夏并瓜蒌，白蔹白及反乌头，细辛芍药（有白有赤，一作狼毒——原注，下同。）五参辈（人参、丹参、沙参、玄参、苦参），偏与藜芦结冤仇，大戟芫花并海藻，甘遂以上反甘草。记取歌中十九反，莫使同行真个好。"所载药物与《本草经集注》同。歌诀后并释云："十九药各药之首已注，取此简而易记。"可见创制该歌诀的目的是为了使医者牢记心中。他还在歌诀后进一步说明相反药不能同用："夫用药固不欲相恶相畏相反也，然三等中则有别焉。"

古人以相畏、相恶之物混而制方亦多矣，惟相反者彼我交仇，岂能共成其效？今画家用雌黄、胡粉相近，必致黯妒，亦相反而然也。"同时批评《和剂局方》相反药同用，谓："《局方》或以相反者并用，殆难依据。"由于该歌诀冗长难记，故金代张子和《儒门事亲》也作十八反歌诀："本草名言十八反，半蒌贝蔹及攻乌，藻戟遂芫俱战草，诸参辛芍叛藜芦。"该歌诀便于传诵、记忆，故广为流传至今。也正由于十八反歌诀的盛行，使得后世医家临证之际将此作为配伍禁忌而加以避用，沿用至今。

除上述歌诀外，金代张元素《珍珠囊》中明确记载药相反者（除去重复者外）达55种之多，这些相反药中除了没有藜芦反沙参、丹参、玄参、苦参之外，十八反中的其他药物均包括在内，且增加41种药物。可见反药并非18种，十八反仅是相反药的代名词或同义词而已，这一点可从金元以来历代本草记载相反药中看出，它们各有增删，变化较大，互有出入。如《本草蒙筌》中"川芎反藜芦"，"大戟反海藻、芫花"，"巴豆反牵牛"。《景岳全书》"土贝母反乌头"（卷四八，《本草正》）。《本草纲目》保留十八反全部基本药物及配伍，另有增加，共36种药名，29对配伍。《得配本草》所增相反配伍，几乎全部都是药食相反，相反药数37味，30对配伍。高晓山《中药药性论》初步统计,历代主要本草(部分方书)所记具有相反药性的药名有88种,相反药配伍97对。《中华人民共和国药典》1963年版有27种,1977年版有28种,1985年版有31种,1995年版的具体内容如下：川乌、制川乌、草乌、制草乌、附子反半夏、法半夏、瓜蒌、瓜蒌子、瓜蒌皮、天花粉、平贝母、伊贝母、浙贝母、白蔹、白及；甘草、炙甘草反海藻、京大戟、甘遂、芫花；藜芦反人参、人参叶、党参、丹参、玄参、南沙参、北沙参、苦参、细辛、赤芍、白芍,共计34种药物。

2. 十九畏的沿革　在"七情"配伍中已经提到,对于"相畏"而言,宋代以前主要指毒性受制约。金元以后,对"相畏"的认识发生了质的变化,多从药物功效受制约而论,与"相恶"概念混淆,即两药配伍使用,可以降低原有疗效。但后世医家每将"十八反""十九畏"并提,且从十九畏歌诀中可以看到：相争、莫与见、最怕、不顺情、难合、相欺、莫相依等描述,含有"相反"之义,多作为配伍禁忌看待。

从现存文献考证,明代刘纯《医经小学》首载"十九畏"歌诀。歌诀中记载了19个药名,10对配伍："硫黄原是火中精,朴硝一见便相争。水银莫与砒霜见,狼毒最怕密佗僧。巴豆性烈最为上,偏与牵牛不顺情。丁香莫与郁金见,牙硝难合京三棱。川乌、草乌不顺犀,人参最怕五灵脂。官桂善能调冷气,若逢石脂便相欺。大凡修合看顺逆,炮爁炙煿莫相依。"此后,《珍珠囊补遗药性赋》《本草纲目》《药鉴》《炮炙大法》等对此记载,文字略有出入,但后世均以上述歌诀广为流传。

《中华人民共和国药典》收载的十九畏组对,1963年版与相畏混称。自1977年版起,与相当十八反的组对同称"不宜同月",不再称畏,则是同作配伍禁忌对待。1985年版的药典中保留有十九畏的部分：川乌、制川乌、草乌、制草乌不宜与犀角同用；巴豆霜不宜与牵牛子同用;牵牛子不宜与巴豆同用;肉桂不宜与赤石脂同用。高等中医药院校规划教材(统编六版教材)《中药学》(雷载权主编)在解释药物七情中"相反"的含义时,称"相反即两种药合用,能产生或增强毒性反应或副作用。如'十八反''十九畏'中的若干药物(见'用药禁忌')。"也将十九畏与十八反并列,作为配伍禁忌的内容。

3. 如何正确对待十八反、十九畏

(1)"十八反"的药对在临床到底能否同用,历代众说不一:《神农本草经》最早提出"勿用相恶相反者"。《本草经集注》亦云:"相反则彼我交仇,必不宜合。"《证类本草》卷二引陶弘景语"先圣既明有所说,何可不详而避之……若旧方已有……择而除之,伤寒赤散吾常不用藜芦,断下黄连丸亦去其干姜而施之,无不效,何忽强以相憎,苟令共事。"《备急千金要方》则谓:"草石相反,使人迷乱,力甚刀剑。"南宋张果在其所著《医说》一书中还记载了相反药中毒的症状及解救方法"诸药相反中毒,用蚕退烧灰,细研一钱,冷水调下,频服取效。虽面青脉绝,腹胀吐血,服之即活。"均强调反药不可用。

今人凌煦之报道,曾用川、草乌各 4.5 g,象贝 9 g,内服中毒 1 例,认为系与"十八反"中贝母与乌头有关。窦昌贵将甘遂、大戟、芫花、海藻及甘草的醇浸液分别单用和与甘草合用,给小白鼠进行腹腔注射,观察其半数致死量(LD_{50}),结果表明,与甘草合用其毒性增强。金恩波等的报道结论相同。张作舟等实验观察制乌头与姜半夏合用对小鼠死亡率的影响,结果表明制乌头与姜半夏二药单煎后混合或混合后煎煮,浓度均为各 50%,其死亡率均较 100% 的单味煎剂显著提高,毒力超过两倍量的乌头煎剂。类似的临床、实验报道有不少,均支持反药同用产生或增强毒性的观点。

但古今对此持不同意见者也不乏其人,他们认为反药同用,没有相反作用,不会产生或增强毒副作用。如宋代陈无择《三因极一病证方论》云:"甘草反甘遂,似不当同用之,却效,非人情所可测也。"清代张志聪也谓"相反者，彼此相忌，能各立其功，圆机之士，又何必胶执于时袭之固陋乎?"并指出"聿考《伤寒论》《金匮》《千金》诸方，相畏、相反者多并用。(《侣山堂类辨》卷上畏恶反辨)。近人钟铁指出，引起中毒未必一定是川乌、草乌配伍象贝之故。日本学者鹤冲元逸云:"相畏相反之说甚无畏也，古人制方全不拘于此。如甘草、芫花未见其害也，其他可以知已。"

有的医者则认为反药同用，不仅没有毒副作用，反而可以增强疗效，起到相反相成的作用。如《金匮要略》甘遂半夏汤中甘遂、甘草同用治留饮;赤丸以乌头、半夏合用治寒气厥逆;《千金翼方》肾沥散中乌头、白蔹同用;《儒门事亲》通气丸中海藻、甘草同用等。宋代张锐在《鸡峰普济方》中认为"近世医者，用药治病多出新意，不用古方，不知古人方意有今人所不到者甚多。如诸寒食散、五石泽兰元、三石泽兰元、登仙酒之类，其治疗有意外不测之效，观其所用药则皆寻常所用之物也。但以相反、相恶者并用之、激之，使为功效。详其妙意，盖出于今人之表。"明确指出相反药可以同用，它们通过配伍使药物发生了质的变化而达到意想不到的作用。《汤液本草》认为甘草可配伍甘遂、大戟、芫花治痰癖、饮癖，乃"以相反主之，欲其大吐也"，从而达到治病之目的。有人统计宋代几本大型方书中记载有许多相反药同用的内服处方，较之《备急千金要方》《外台秘要》所载更多。

近代郭长贵用海藻玉壶汤随证加减，配合外用药治愈瘰疬、腋疽、乳疬、血瘤、流痰等病症各1例。谢辉涛以海藻、甘草同用，治疗骨结核、骨瘤、肺结核等，未见不良反应。林通国以含甘遂、大戟、甘草等的宽胸逐饮去瘀汤及膈下攻积汤治结核性胸膜炎、脓胸、食管癌等55例，未见毒副作用。有些实验研究也持相同观点，如李安域用藻、戟、遂、芫与甘草配伍对家兔进行试验，各单味药应用或与甘草合用，各组动物均无明显不良反应。凌一揆用川乌、半夏同用，未见"相反"作用出现。有些实验甚至认为相反药合用不仅不产生或增强毒性，反而缓和毒性，增强疗效。如刘愚生等观察到海藻与甘草同煎液，可使小鼠胸腺系数、脾系数较单味甘草煎液、生理盐水或芫花、甘草共煎液显著增大。认为海藻与甘草合用，不但未见任何毒性反应，相反却使免疫功能明显增强。

（2）古今医家对十九畏也存颇多疑义，认为并不是所有十九畏中的药对配伍都是绝对的配伍禁忌： 如《医学正传》云："古方感应丸，用巴豆、牵牛同剂，以为攻坚积药。四物汤加人参、五灵脂辈，以治血块。"丹波元坚《药治通义》引张隐庵语"考伤寒、金匮、千金诸方，相畏、相反者多并用。"陈馥馨收集、整理《普济方》及《全国中成药处方集》中含有十八反、十九畏的内服成方多达 782 个。姜春华以人参、五灵脂共伍用于癥瘕之病（肝脾肿大），未见不良反应。林森荣用以治疗冠心病、疳积、胃溃疡，认为疗效不错。从而指出，两药同用会产生毒性或互抵药效的说法，恐系古代个别人用药经验之偶得，将个别人的经验当成了普遍规律。姜国峰以丁香、郁金同用，加理气健脾等品，治疗呃逆、噎膈 18 例，呕吐反胃 25 例，均有较好疗效。上海治疗门静脉肝硬化腹水所用逐水方"牵江丸"即以巴豆霜、黑牵牛为主药，辅以理气、健脾之品，每每获效"。王天益等用家兔 81 只，试验前后自身对照，认为人参配五灵脂，官桂配赤石脂，丁香配郁金，用大剂量对家兔无明显的不良反应；巴豆配牵牛对马属动物应慎重，对草食动物是安全的。而硫黄配朴硝，三棱配朴硝，大剂量对家兔是危险的，对牛、羊等反应如何值得进一步探讨。有人以小鼠灌胃、腹腔注射给药，观察人参配五灵脂对耐疲劳试验的影响，以及十九畏八个组对（缺水银配砒霜组）的一般反应和死亡率。以人的用量 104 倍剂量，灌胃、腹腔注射均未引起急性中毒死亡。有人参配五灵脂、官桂配赤石脂、狼毒配密陀僧；犀角配川乌、丁香配郁金组则在超过人剂量 104 倍时，两种给药途径无死亡,腹腔注射分别死亡 8/8、6/6;硫黄配朴硝、三棱配马牙硝、牵牛配巴豆,都有较大的死亡率,腹腔注射死亡率大于灌胃给药死亡率。

（3）从以上可以看出,"十八反""十九畏"都不是绝对的配伍禁忌,甚至有些文献记载或临床实验报道表明相反之药同用对于某些疾病,尤其是沉疴痼疾显示了一定的疗效:由此可见,无论文献资料、临床观察及实验研究目前尚无统一的结论,说明对十八反、十九畏的科学研究还要做长期艰苦、深入、细致的工作,去伪存真,才能得出准确的结论。目前在尚未搞清反药是否能同用的情况下,临床用药应当采取慎重的态度,凡属十八反、十九畏的药对,若无充分根据和应用经验,最好不使用,以免发生意外。

三、妊娠用药禁忌

妊娠用药禁忌是指妇女妊娠期治疗用药的禁忌。某些药物具有损害胎元以致堕胎的副作用,所以应作为妊娠禁忌的药物。根据药物对于胎元损害程度的不同,一般可分为慎用与禁用二大类。慎用的药物包括通经去瘀,行气破滞及辛热滑利之品,如桃仁、红花、牛膝、大黄、枳实、附子、肉桂、干姜、木通、冬葵子、瞿麦等;而禁用的药物是指毒性较强或药性猛烈的药物,如巴豆、牵牛、大戟、商陆、麝香、三棱、莪术、水蛭、斑蝥、雄黄、砒霜等。

凡禁用的药物绝对不能使用,慎用的药物可以根据病情的需要,斟酌使用。如《金匮要略》以桂枝茯苓丸治妊娠瘀病;吴又可用承气汤治孕妇时疫见阳明腑实证。此即《黄帝内经》所谓"有故无殒亦无殒也"的道理。但是,必须强调指出,除非必用时,一般应尽量避免使用,以防发生事故。

1. 沿革　人们对妊娠期间用药宜忌的认识,在很早以前就已有记载,其源头可以追溯到春秋战国时代。《山海经》曰:"蟖众之山……有草焉，名曰蓇蓉，食之使人无子。""蓇蓉"即为妊娠禁忌药，但当时还没有这个明确概念。第一部医学专著《黄帝内经》曰："妇人重身，毒之如何？……大积大聚，其可犯也，衰其大半而止，过者死。"记载了妇人妊娠期间的用药法则。

秦汉南北朝时期，对妊娠禁忌药的认识有了突破性的进展。《史记》载有妊娠服药伤胎堕胎或催生下胎的病案。《神农本草经》中也有妊娠禁忌药的提法，并明确提出了 6 种堕胎药。《名医别录》中堕胎药物有所增加。《本草经集注》又将其扩展为 42 种，成为基础的妊娠禁忌药。后世本草著作多有补充。

隋唐时期，妊娠禁忌药这一概念初步形成。据载，隋代《产经》中载有妊妇不可服药 82 种，应是最早记载的妊娠禁忌药。《诸病源候论》曰：儿在胎，日月未满，阴阳未备，脏腑骨节皆未成足，故自初讫于将产，饮食居处，皆有禁忌。"从病机角度阐述了妊娠禁忌药的作用机制和注意宜忌的重要性，使妊娠禁忌这一概念在理论、实践两方面都初步确立。

宋金元时期，妊娠禁忌药的种类有所增加。《卫生家宝产科备要》收录的卢医周鼎的《产前所忌药物歌》，是最早的妊娠禁忌药歌诀。该书还从脏腑病机的角度讨论了妊娠禁忌药的作用机制，为妊娠禁忌药理论的进一步形成奠定了很好的基础。但其内容庞杂，而且包含了一些罕用药，不利于记忆。故元代以后，又出现了一些简化歌诀，其中影响最大、流传最广的是《珍珠囊补遗药性赋》中记载的歌诀。至此，医家对妊娠禁忌药的认识已比较全面，形成了"用药禁忌"中的一个分支。

明清以来，妊娠禁忌药的种类、内容极为丰富。《本草纲目》除专列"妊娠禁忌"药外，"诸病通用药"中，关系妊娠禁忌者即有 247 种，并有较科学的分类，较前有了进一步发展。这一时期"妊娠禁忌药"的发展，还表现在"医案""医话"中记载的许多临床妊娠期用药的实验经验和教训；对妊娠禁忌药的认识着重从药性解释药效；特别强调某些性味平和的药物在妊娠期亦有属禁忌者，提醒人们注意。

明清本草中，妊娠用药除分禁忌外，偶有慎用之说。近年来，慎用药较多。《中华人民共和国药典》亦有禁、忌、慎之区别。禁，程度最重，可以理解为"严格不允许"；忌，程度较"禁"次，包括畏忌、顾忌等含义，可以理解为"有所畏"；慎，程度最轻，包括谨慎、慎重等含义，可以理解为"小心思考"（高晓山. 中药药性论. 人民卫生出版社，1992）。目前对于禁忌的界限不明确，故统称为"妊娠禁忌药"，慎用之品亦包括在内。

2. 分类

(1) 据药性分：妊娠禁忌大毒、辛热、大寒之品。大毒者如水银、地胆、铅粉、狼毒、砒石等；辛热者如附子、乌头、肉桂、蜀椒等；大寒者如龙胆草、羚羊角等。

(2) 据药效分：凡功可活血通经、破气行滞、软坚散结、攻逐峻下、滑利重坠、走窜开窍者皆为妊娠禁忌药。活血通经者如三棱、莪术、乳香、红花等；破气行滞者青皮、枳实、槟榔、檀香等；软坚散结者如鳖甲、贝母、夏枯草、半夏、天南星等；攻逐峻下者如商陆、葶苈子、甘遂、芫花、牵牛子、大黄等；滑利重坠者如蓖麻子、冬葵子、榆白皮、滑石、车前子、木通、磁石、礞石等；走窜开窍者如麝香、冰片、苏合香等。

(3) 据作用对象分：因母体和胎元的不同，妊娠禁忌药又分为如下两类：作用于母体，使其受到损害，不能继续妊养胎儿，从而终止妊娠的，如红花、薏苡仁、芫花、三棱、通草，常山、滑石、瓜蒌根、大黄等；作用于胎元，可直接损伤胎元，使其发育障碍，如半夏损胎，巴豆烂胎，吴茱萸毒胎，犀角消胎气等。大部分妊娠禁忌药属作用于母体者。

(4) 据作用结果分：妊娠禁忌药又有杀胎（烂胎）、堕胎（下胎、落胎)、滑胎(动胎)、毒胎(损胎、妨胎、碍胎)之不同。杀胎者如巴豆、硇砂、水银等;堕胎者如芫花、甘遂、大戟、牵牛、王不留行、穿山甲、补骨脂、川芎、硫黄、桃仁等;滑胎者如车前子、冬葵子、槐实、泽泻、枳实等;毒胎者如郁李仁、青蒿、细辛、槟榔等。

(5) **据作用强度分**:大致分禁用与慎用。禁用者多毒性较强,或药性猛烈,可引起母体或胎元的严重损伤,导致胎死或胎堕,如水银、砒霜、巴豆、大戟、商陆、藜芦、乌头、锡粉等。慎用药毒性较低,药性较缓,活血行气、攻下利水、软坚散结、走窜重坠之品多属此类,如红花、桃仁、槟榔、青皮、大黄、泽泻、牡蛎、苦参、细辛等。

3. 现代研究　关于妊娠禁忌药的临床与实验研究早在 20 世纪 40 年代就已经开始,70 多年来取得了不少成绩。如前所述,所谓妊娠禁忌药,简言之即是指对妊娠母体或胎元具有某些不良作用,干扰正常妊娠的药物。从保护正常妊娠而言,本章所述药物即为妊娠禁忌药;若从药物如何终止妊娠或避孕而言,本类药物即为抗妊娠药。随着我国计划生育、优生优育基本国策的落实,科学工作者努力挖掘我国历代本草记载的妊娠禁忌药和古代避孕方,广泛运用多学科的现代科学研究手段,使往日的"妊娠禁忌药"为今日的计划生育工作服务。

临床研究主要是对历代医籍中记载的抗生育药或方剂进行观察印证。实验研究主要从胚胎学、药理学、药化学、遗传学、毒理学等方面,观察抗妊娠药的主要作用环节。实验证明,历代所载大部分妊娠禁忌药的主要作用环节,与国际计划生育联合会确定的生殖过程易受干扰点,是基本吻合的。这些药物分别具有对抗垂体促性腺素、抑制排卵、延缓卵运、破坏受精、抗着床和终止早、中、晚妊娠的作用。药物的胚胎致畸研究,也有一些报道。从结论来看,妊娠禁忌药的临床与实验研究有互为矛盾之处,现代研究与传统记载也有不符。孰是孰非,需进一步探讨。

四、服药时的饮食禁忌

服药时的饮食禁忌是指服药期间对某些食物的禁忌，又简称食忌，也就是通常所说的忌口。《本草经集注》说："服药不可多食生葫荽及蒜、鸡、生菜，又不可诸滑物果实等，又不可多食肥猪、犬肉、油腻肥羹、鱼鲙、腥臊等物。"指出了在服药期间，一般应忌食生冷、油腻、腥膻、有刺激性的食物。此外，根据病情的不同，饮食禁忌也有区别。如热性病，应忌食辛辣、油腻、煎炸性食物；寒性病，应忌食生冷食物、清凉饮料等；胸痹患者应忌食肥肉、脂肪、动物内脏及烟、酒等；肝阳上亢头晕目眩、烦躁易怒等应忌食胡椒、辣椒、大蒜、白酒等辛热助阳之品；黄疸胁痛应忌食动物脂肪及辛辣烟酒刺激物品；脾胃虚弱者应忌食油炸黏腻、寒冷固硬、不易消化的食物；肾病水肿应忌食盐、碱过多的和酸辣太过的刺激食品；疮疡、皮肤病患者，应忌食鱼、虾、蟹等腥膻发物及辛辣刺激性食品。此外，古代文献记载：甘草、黄连、桔梗、乌梅忌猪肉；鳖甲忌苋菜；常山忌葱；地黄、何首乌忌葱、蒜、萝卜；丹参、茯苓、茯神忌醋；土茯苓、使君子忌茶；薄荷忌蟹肉以及蜜反生葱、柿反蟹等，也应作为服药禁忌的参考。

服药时的饮食禁忌包括病证食忌、服药食忌两方面的内容。

1. 病证食忌 病证食忌是指治疗疾病时，应根据病情的性质忌食某些食物，以利于疾病的早日痊愈。因药有药性，食有食性，药与证符，食亦应与证符。也就是说，温热病应忌食辛辣油腻煎炸性食物，寒凉证应忌食瓜果生冷，清凉饮料，虚性病证应忌食清泄食物，实性病证应忌食温补之品等。这是饮食禁忌的基本原则。正如《黄帝内经》所言："心病忌温食，肺病忌寒食。"《灵枢·五味》："肝病禁辛，心病禁咸，脾病禁酸，肾病禁甘，肺病禁苦。"皆指出了某脏腑疾病忌食某性质的食物，从上可以看出食物禁忌同于药物禁忌,皆以中医理论为基础而形成的。临床可以以中医基础理论为指导辨证施膳;有些病证亦需结合现代医学的原理,辨病施膳,并针对性地搞好饮食禁忌。如热性病者应忌食胡椒、辣椒、大蒜、白酒、煎炸食品等;寒性病者应忌食生冷瓜果,冰镇饮品;脾虚患者应忌油炸黏腻、寒冷固硬、不易消化的食物;黄疸性肝炎、胆囊炎、泄泻、痢疾患者应忌食油腻、生冷;冠心病、高血压、动脉粥样硬化、高血脂、糖尿病、肾炎、心力衰竭等患者应少食或忌食盐;荨麻疹、过敏性结肠炎、支气管哮喘、过敏性紫癜等患者,一般不宜食鱼虾、蟹、猪头肉、猪蹄、韭菜、香菜、鸡、鹅、羊等食物;痔疮、肛裂患者不宜食辛辣酒炙之品;皮肤病及疮疡肿毒,忌食鱼、虾、蟹、猪头肉、猪蹄、鹅肉、鸡肉、南瓜、芥菜等一切荤腥发物等,可供参考。

2. 服药食忌　服药食忌是指服某些药时不可同时吃某些食物,以免降低药物的疗效,或加剧病情,或变生他证。《本草经集注》说:"服药不可多食生葫荽及蒜、鸡、生菜,又不可诸滑物果实等,又不可多食肥猪、犬肉、油腻肥羹、鱼鲙、腥臊等物。"指出了在服药期间,一般应忌食生冷、油腻、腥膻、有刺激性的食物。概而言之,食忌大体可分为 3 类:① 降低疗效。如服人参或人参制剂时应忌食萝卜,因萝卜顺气,能加速肠胃蠕动,使排泄加快,不利于人参的吸收,二者一补一泄,抵消了人参的补益作用;又如服用中药时,尤其是含铁质的补血药不宜饮茶,因茶叶中含有大量的鞣酸,能和药物中的铁离子反应生成鞣酸亚铁,不利于铁的吸收;再如服各种含生物碱的中药,不可饮用牛奶,因牛奶中含有大量的蛋白质可与生物碱生成沉淀,从而影响药物的疗效。② 加剧病情。如患过敏性疾病的人,若治疗期间食用鱼虾、蟹等发物,容易引起疾病复发或加重。③ 变生他病。如《东医宝鉴》"服地黄、何首乌人食萝卜则能耗诸血,令人髭发早白"。《范汪方》注有"藜芦,勿食狸肉"称"食之使人水道逆上,成腹胀"。

第四章　中药药理学

第一节　解表药

麻　黄

性味归经：辛、微苦，温。归肺、膀胱经。

功效：发汗解表，宣肺平喘，利水消肿。

用法用量：煎服，3～10 g。发汗解表宜生用，止咳平喘多炙用。

使用注意：本品发散力强，凡表虚自汗、阴虚盗汗及虚喘均当慎用。

备注：风寒表证。

药理作用：麻黄挥发油有发汗作用，麻黄碱能使处于高温环境中的人汗腺分泌增多、增快。麻黄挥发油乳剂有解热作用。麻黄碱和伪麻黄碱均有缓解支气管平滑肌痉挛的作用。伪麻黄碱有明显的利尿作用。麻黄碱能兴奋心脏，收缩血管，升高血压；对中枢神经系统有明显的兴奋作用，可引起兴奋、失眠、不安。挥发油对流感病毒有抑制作用。其甲醇提取物有抗炎作用。其煎剂有抗病原微生物作用。

桂 枝

性味归经：辛、甘，温。归心、肺、膀胱经。

功效：发汗解肌，温通经脉，助阳化气。

用法用量：煎服，3～10 g。

使用注意：本品辛温助热，容易伤阴动血，凡外感热病、阴虚火旺、血热妄行等证，均当忌用。孕妇及月经过多者慎用。

备注：四肢寒凉、肢末病变。

药理作用：桂枝水煎剂及桂皮醛有降温、解热作用。桂枝煎剂及乙醇浸液对金黄色葡萄球菌、白色葡萄球菌、伤寒杆菌、常见致病皮肤真菌、痢疾杆菌、肠炎沙门菌、霍乱弧菌、流感病毒等均有抑制作用。桂皮油、桂皮醛对结核杆菌有抑制作用，桂皮油有健胃、缓解胃肠道痉挛及利尿、强心等作用。桂皮醛有镇痛、镇静、抗惊厥作用。挥发油有止咳、祛痰作用。

紫 苏

性味归经：辛，温。归肺、脾经。

功效：发汗解表，行气宽中。

用法用量：煎服，3～10 g，不宜久煎。

使用注意：阴虚内热患者慎用。

备注：饮食所伤表证，解鱼虾过敏。

药理作用：紫苏叶煎剂有缓和的解热作用；有促进消化液分泌，增进胃肠蠕动的作用；能减少支气管分泌，缓解支气管痉挛。本品水煎剂对大肠杆菌、痢疾杆菌、葡萄球菌均有抑制作用。紫苏能缩短血凝时间、血浆复钙时间和凝血活酶时间。紫苏油可使血糖上升。

生 姜

性味归经：辛，温。归肺、脾、胃经。

功效：发法解表，温中止呕，温肺止咳。

用法用量：煎服，3～10 g，或捣汁服。

使用注意：本品伤阴助火，故阴虚骨热者忌服。

备注：胃伤冷饮。

药理作用：生姜能促进消化液分泌，保护胃黏膜，具有抗溃疡、保肝、利胆、抗炎、解热、抗菌、镇痛、镇吐作用。其醇提物能兴奋血管运动中枢、呼吸中枢、心脏。正常人咀嚼生姜，可升高血压。生姜水浸液对伤寒杆菌、霍乱弧菌、堇色毛癣菌、阴道滴虫均有不同程度的抑杀作用，并有防止血吸虫卵孵化及杀灭血吸虫作用。

香 薷

性味归经：辛，微温。归肺、脾、胃经。

功效：发汗解表，化湿和中，利水消肿。

用法用量：煎服，3～10 g。利水退肿须浓煎。

使用注意：本品辛温发汗之力较强，表虚有汗及阳暑证当忌用。

备注：夏季感寒。

药理作用：挥发油有发汗解热作用，能刺激消化腺分泌及胃肠蠕动。挥发油对金黄色葡萄球菌、伤寒杆菌、脑膜炎双球菌等有较强的抑制作用。海州香薷的水煎剂有抗病毒作用。此外，香薷酊剂能刺激肾血管而使肾小球充血，滤过性增大而有利尿作用。

荆 芥

性味归经：辛，微温。归肺、肝经。

功效：发表散风,透疹消疮,炒炭止血。

用法用量：煎服,3～10 g。

使用注意：阴虚慎用。

备注：过敏性表证,解鱼虾蟹之毒。

药理作用：荆芥水煎剂可增强皮肤血液循环,增加汗腺分泌,有微弱解热作用;对金黄色葡萄球菌、白喉杆菌有较强的抑菌作用,对伤寒杆菌、痢疾杆菌、铜绿假单胞菌和人型结核杆菌均有一定抑制作用。生品不能明显缩短出血时间,而荆芥炭则能使出血时间缩短。荆芥甲醇及醋酸乙酯提取物均有一定的镇痛作用。荆芥对醋酸引起的炎症有明显的抗炎作用,荆芥穗有明显的抗补体作用。

防 风

性味归经：辛、甘,微温。归膀胱、肝、脾经。

功效：发表散风,胜湿止痛,止痉,止泻。

用法用量：煎服,3～10 g。

使用注意：阴虚火旺,血虚发痉者慎用。

备注：肩背冷发紧、内外风并有。

药理作用：本品有解热、抗炎、镇静、镇痛、抗惊厥、抗过敏作用。防风新鲜汁对铜绿假单胞菌和金黄色葡萄球菌有一定抗菌作用,煎剂对痢疾杆菌、溶血性链球菌等有不同程度的抑制作用。并有增强小鼠腹腔巨噬细胞吞噬功能的作用。

羌 活

性味归经：辛、苦,温。归膀胱、肾经。

功效：散寒祛风,胜湿止痛。

用法用量：煎服,3～10 g。

使用注意：本品气味浓烈，用量过多，易致呕吐，脾胃虚弱者不宜服。常用治虚痹痛证，但阴虚头痛者慎用。

备注：上半身外感风寒湿证。

药理作用：羌活注射液有镇痛及解热作用，并对皮肤真菌、布氏杆菌有抑制作用。羌活水溶部分可抗实验性心律失常。挥发油亦有抗炎、镇痛、解热作用，并能对抗脑垂体后叶素引起的心肌缺血和增加心肌营养性血流量。对小鼠迟发性过敏反应有抑制作用。

白　芷

性味归经：辛，温。归肺、胃经。

功效：解表散风，通窍，止痛，燥湿止带，消肿排脓。

用法用量：煎服，3～10 g。外用适量。

使用注意：阴血虚者忌服。

备注：驱浊，解蛇毒。

药理作用：小量白芷毒素有兴奋中枢神经、升高血压作用，并能引起流涎呕吐；大量能引起强直性痉挛，继以全身麻痹。白芷能对抗蛇毒所致的中枢神经系统抑制。白芷水煎剂对大肠杆菌、痢疾杆菌、伤寒杆菌、铜绿假单胞菌、变形杆菌有一定抑制作用；有解热、抗炎、镇痛、解痉、抗癌作用。异欧前胡素等成分可降血压。呋喃香豆素类化合物为"光活性物质"，可用以治疗白癜风及银屑病。水浸剂对奥杜盎小芽孢癣菌等致病真菌有一定抑制作用。

细　辛

性味归经：辛，温，有小毒。归肺、肾、心经。

功效：祛风散寒，通窍，止痛，温肺化饮。

用法用量：煎服，2～5 g；入丸散剂，用0.5～1 g。外用适量。

使用注意：阴虚阳亢头痛，肺燥伤阴干咳忌用。反藜芦。

备注：少阴中寒。

药理作用：细辛挥发油、水及醇提取物分别具有解热、抗炎、镇静、抗惊厥及局麻作用；大剂量挥发油可使中枢神经系统先兴奋后抑制，显示一定毒副作用。体外试验对溶血性链球菌、痢疾杆菌及黄曲霉素的产生，均有抑制作用。华细辛醇浸剂可对抗吗啡所致的呼吸抑制。所含消旋去甲乌药碱有强心、扩张血管、松弛平滑肌、增强脂代谢及升高血糖等作用。所含黄樟醚毒性较强，系致癌物质，高温易破坏。

藁　本

性味归经：辛，温。归膀胱、肝经。

功效：祛风散寒，胜湿止痛。

用法用量：煎服，3～10 g。

使用注意：血虚头痛忌服。

备注：引药致巅顶。

药理作用：藁本中性油有镇静、镇痛、解热及抗炎作用，并能抑制肠和子宫平滑肌，还能明显减慢耗氧速度，延长小鼠存活时间，增加组织耐缺氧能力，对抗由脑垂体后叶素所致的大鼠心肌缺血。醇提取物有降压作用，对常见致病性皮肤癣菌有抗菌作用。藁本内酯、苯酞及其衍生物能使实验动物气管平滑肌松弛，有较明显的平喘作用。

苍　耳　子

性味归经：辛、苦，温，有小毒。归肺经。

功效：散风除湿，通窍止痛。

用法用量：煎服，3～10 g。或入丸散。

使用注意：血虚头痛不宜服用。过量服用易致中毒。

备注：鼻炎。

药理作用：苍耳苷对正常大鼠、兔和犬有显著的降血糖作用。煎剂有镇咳作用。小剂量有呼吸兴奋作用，大剂量则抑制。本品对心脏有抑制作用，使心率减慢，收缩力减弱。对兔耳血管有扩张作用；静脉注射有短暂降压作用。对金黄色葡萄球菌、乙型链球菌、肺炎双球菌有一定抑制作用，并有抗真菌作用。

辛　夷

性味归经：辛、温。归肺、胃经。

功效：发散风寒，宣通鼻窍。

用法用量：煎服，3～9 g；本品有毛，刺激咽喉，内服时宜用纱布包煎。外用适量。

使用注意：阴虚火旺者忌服。

备注：鼻炎。

药理作用：辛夷有收缩鼻黏膜血管的作用，能保护鼻黏膜，并促进黏膜分泌物的吸收，减轻炎症，乃至鼻腔通畅。辛夷浸剂或煎剂对动物有局部麻醉作用。辛夷水或醇提取物有降压作用。水煎剂对横纹肌有乙酰胆碱样作用，并能兴奋子宫平滑肌，亢奋肠运动。对多种致病菌有抑制作用。挥发油有镇静、镇痛、抗过敏、降血压作用。

葱　白

性味归经：辛，温。归肺、胃经。

功效：发汗解表，散寒通阳。

用法用量：煎服，3～10 g。外用适量。

使用注意：目疾忌用。

备注：虚证外感。

药理作用：对白喉杆菌、结核杆菌、痢疾杆菌、链球菌有抑制作用，对皮肤真菌也有抑制作用。此外还有发汗解热、利尿、健胃、祛痰作用。25％的葱滤液在试管内接触时间大于60分钟者，能杀灭阴道滴虫。

胡　荽

性味归经：辛，温。归肺、胃经。

功效：发表透疹，开胃消食。

用法用量：煎服3～6g。外用适量。

使用注意：因热毒壅盛、疹出不透者忌服。

备注：香菜。

药理作用：胡荽有促进外周血液循环的作用。胡荽子能增进胃肠腺体分泌和胆汁分泌。挥发油有抗真菌作用。

柽　柳

性味归经：辛，平。归肺、胃、心经。

功效：发表透疹，祛风除湿。

用法用量：煎服，3～10g。外用适量。

使用注意：麻疹已透者不宜用，用量过大令人心烦。

备注：麻疹。

药理作用：柽柳煎剂对实验小鼠有明显的止咳作用，对肺炎球菌、甲型链球菌、白色葡萄球菌及流感杆菌有抑制作用。并有一定的解热、解毒、抗炎及减轻四氯化碳引起肝组织损害作用。

薄　荷

性味归经：辛，凉。归肺、肝经。

功效：疏散风热，清利头目，利咽，透疹，疏肝解郁。

用法用量：煎服，3～6 g；宜后下。其叶长于发汗，梗偏于理气。

使用注意：本品芳香辛散，发汗耗气，故体虚多汗者，不宜使用。

备注：郁热外感。

药理作用：薄荷油内服通过兴奋中枢神经系统，使皮肤毛细血管扩张，促进汗腺分泌，增加散热，而起到发汗解热作用。薄荷油能抑制胃肠平滑肌收缩，能对抗乙酰胆碱而呈现解痉作用。薄荷醇等多种成分有明显的利胆作用。薄荷脑有抗刺激作用，可使气管产生新的分泌物，而使稠厚的黏液易于排出，故有祛痰作用，并有良好的止咳作用。体外试验，薄荷煎剂对单纯性疱疹病毒、森林病毒、流行性腮腺炎病毒有抑制作用，对金黄色葡萄球菌、白色葡萄球菌、甲型链球菌、乙型链球菌、卡他球菌、肠炎球菌、福氏痢疾杆菌、炭疽杆菌、白喉杆菌、伤寒杆菌、铜绿假单胞菌、大肠杆菌等有抑菌作用。薄荷油外用，能刺激神经末梢的冷感受器而产生冷感，并反射性地造成深部组织血管的变化而起到消炎、止痛、止痒、局部麻醉和抗刺激作用。对癌肿放疗区域皮肤有保护作用。对小白鼠有抗着床和抗早孕作用。

牛　蒡　子

性味归经：辛、苦，寒。归肺、胃经。

功效：疏散风热，透疹利咽，解毒散肿。

用法用量：煎服，3～10 g。炒用寒性略减。

使用注意：本品性寒，滑肠通便，气虚便溏者慎用。

备注：咽干、大便秘。

药理作用：牛蒡子煎剂对肺炎双球菌有显著抗菌作用。水浸剂对多种致病性皮肤真菌有不同程度的抑制作用。牛蒡子有解热、利尿、降低血糖、抗肿瘤作用。牛蒡子苷有抗肾病变作用,对实验性肾病大鼠可抑制尿蛋白排泄增加,并能改善血清生化指标。

蝉　蜕

性味归经:甘,寒。归肺、肝经。

功效:疏散风热,透疹止痒,明目退翳,止痉。

用法用量:煎服,3~10 g。

使用注意:《名医别录》有"主妇人生子不下"的记载,故孕妇当慎用。

备注:抗过敏,透明与眼相通。

药理作用:蝉蜕具有抗惊厥作用,其酒剂能使实验性破伤风家兔的平均存活期延长,可减轻家兔已形成的破伤风惊厥,蝉蜕能对抗士的宁、可卡因、烟碱等中枢兴奋药引起的小鼠惊厥死亡,抗惊厥作用蝉蜕身较头足强。本品具有镇静作用,能显著减少正常小鼠的自发活动,延长戊巴比妥钠的睡眠时间,对抗咖啡因的兴奋作用。蝉蜕尚有解热作用,其中蝉蜕头足较身部的解热作用强。

桑　叶

性味归经:苦、甘,寒。归肺、肝经。

功效:疏散风热,清肺润燥,平肝明目。

用法用量:煎服,5~10 g;或入丸散。外用煎水洗眼。桑叶蜜制能增强润肺止咳的作用,故肺燥咳嗽多用蜜制桑叶。

使用注意:阳虚慎用。

备注:秋季外感,金生水。

药理作用:鲜桑叶煎剂体外试验对金黄色葡萄球菌、乙型溶血性链球菌等多种致病菌有抑制作用,煎剂有抑制钩端螺旋体的作用。对多种原因引起的动物高血糖症均有降糖作用,所含脱皮固酮能促进葡萄糖转化为糖原,但不影响正常动物的血糖水平,脱皮激素还能降低血脂水平。对人体能促进蛋白质合成,排除体内胆固醇,降低血脂。

菊　花

性味归经：辛、甘、苦,微寒。归肺、肝经。

功效：疏散风热,平肝明目,清热解毒。

用法用量：煎服,10～15 g。疏散风热多用黄菊花(滁菊花);平肝明目多用白菊花。

使用注意：胃寒慎用。

备注：郁热。

药理作用：菊花水浸剂或煎剂,对金黄色葡萄球菌、多种致病性杆菌及皮肤真菌均有一定抗菌作用。本品对流感病毒 PR_3 和钩端螺旋体也有抑制作用。菊花制剂有扩张冠状动脉,增加冠脉血流量,提高心肌耗氧量的作用。并具有降压、缩短凝血时间、解热、抗炎、镇静作用。

蔓　荆　子

性味归经：辛、苦,微寒。归膀胱、肝,胃经。

功效：疏散风热,清利头目。

用法用量：煎服,5～10 g。

使用注意：胃虚慎用。

备注：少阳风热,太阳胀痛。

柴　胡

性味归经：苦、辛,微寒。归肝、胆经。

功效：疏散退热,疏肝解郁,升阳举陷。

用法用量：煎服，3～10 g。和解退热宜生用，疏散肝郁宜醋炙，骨蒸劳热当用鳖血拌炒。

使用注意：柴胡性升散，古人有"柴胡劫肝阴"之说，若肝阳上亢，肝风内动，阴虚火旺及气机上逆者忌用或慎用。

备注：虚胖酌用。

药理作用：柴胡具有镇静、安定、镇痛、解热、镇咳等广泛的中枢抑制作用。柴胡及其有效成分柴胡皂苷有抗炎作用，其抗炎作用与促进肾上腺皮质系统功能等有关。柴胡皂苷又有降低血浆胆固醇作用。柴胡有较好的抗脂肪肝、抗肝损伤、利胆、降转氨酶、兴奋肠平滑肌、抑制胃酸分泌、抗溃疡、抑制胰蛋白酶等作用。柴胡煎剂对结核杆菌有抑制作用。此外，柴胡还有抗感冒病毒、增加蛋白质生物合成、抗肿瘤、抗辐射及增强免疫功能等作用。

升　麻

性味归经：辛、甘、微寒。归肺、脾、胃、大肠经。

功效：发表透疹，清热解毒，升举阳气。

用法用量：煎服，3～10 g。发表透疹解毒宜生用，升阳举陷固脱宜制用。

使用注意：本品麻疹已透，以及阴虚火旺，肝阳上亢，上盛下虚者，均当忌用。

备注：外透。

药理作用：升麻对结核杆菌、金黄色葡萄球菌和卡他球菌有中度抗菌作用。北升麻提取物具有解热、抗炎、镇痛、抗惊厥、升高白细胞、抑制血小板聚集及释放等作用。升麻对氯化乙酰胆碱、组胺和氯化钡所致的肠管痉挛均有一定的抑制作用，还具有抑制心脏、减慢心率、降低血压、抑制肠管和妊娠子宫痉挛等作用。其生药与炭药均能缩短凝血时间。

葛　根

性味归经：甘、辛,凉。归脾、胃经。

功效：解肌退热,透发麻疹,生津止渴,升阳止泻。

用法用量：煎服,10～15 g。退热生津宜生用,升阳止泻宜煨用。

使用注意：肾虚不宜久用。

备注：解酒毒,颈椎病。

药理作用：葛根煎剂、醇浸剂、总黄酮、大豆苷、葛根素均能对抗垂体后叶素引起的急性心肌缺血。葛根总黄酮能扩张冠脉血管和脑血管,增加冠脉血流量和脑血流量,降低心肌耗氧量,增加氧供应。葛根能直接扩张血管,使外周阻力下降,而有明显降压作用,能较好缓解高血压患者的"项紧"症状。葛根素能改善微循环,提高局部微血流量,抑制血小板凝集。葛根有广泛的 β-受体阻滞作用。对小鼠离体肠管有明显解痉作用,能对抗乙酰胆碱所致的肠管痉挛。葛根还具有明显解热作用,并有轻微降血糖作用。

淡　豆　豉

性味归经：辛、甘、微苦,寒(用青蒿、桑叶发酵)或辛,微温(用麻黄、紫苏叶发酵)。归肺、胃经。

功效：解表,除烦。

用法用量：煎服,10～15 g。本品以桑叶、青蒿发酵者多用治风热感冒,热病胸中烦闷之证;以麻黄、紫苏叶发酵者,多用治风寒感冒头痛。

备注：松毛虫毒。

药理作用：淡豆豉有微弱的发汗作用,并有健胃、助消化作用。

浮 萍

性味归经：辛，寒。归肺、膀胱经。

功效：发汗解表，透疹止痒，利水消肿。

用法用量：煎服，3～10 g。

使用注意：表虚而自汗者勿用。

备注：风疹。

药理作用：浮萍有利尿作用，其有效成分主要为醋酸钾及氯化钾。浮萍水浸膏有强心作用，并能收缩血管使血压上升。此外，尚有解热及抑菌作用。

木 贼

性味归经：甘、苦，平。归肺、肝经。

功效：疏散风热，明目退翳。

用法用量：煎服，3～10 g。

备注：肝火冲目。

药理作用：木贼醇提物有较明显的扩张血管、降压作用，并能增加冠状动脉血流量，使心率减慢。此外，还有抑制中枢神经、抗炎、收敛及利尿等作用。

第二节 清 热 药

石 膏

性味归经：辛、甘，大寒。归肺、胃经。

功效：清热泻火，除烦止渴，收敛生肌。

用法用量：煎服，15～60 g，宜打碎先煎。内服宜生用，外用宜火煅研末。

使用注意：脾胃虚寒及阴虚内热者忌用。

备注：热在胃气。

药理作用：生石膏退热的动物实验，结论不甚一致。白虎汤有明显的解热作用；石膏浸液对离体蟾蜍心及兔心小剂量时兴奋，大剂量时抑制；石膏有提高肌肉和外周神经兴奋性的作用；对家兔离体小肠和子宫，小剂量石膏使之振幅增大，大剂量则紧张度降低，振幅减小；石膏在 Hands 液中能明显增强兔肺泡巨噬细胞对白色葡萄球菌死菌及胶体金的吞噬能力，并能促进吞噬细胞的成熟；石膏液能使烧伤大鼠降低了的 T 细胞数、淋转百分率、淋转 CPM 值显著恢复；石膏有缩短血凝时间、利尿、增加胆汁排泄等作用。

寒　水　石

性味归经：辛、咸，寒。归心、胃、肾经。

功效：清热泻火。

用法用量：煎服，10～15 g。外用适量。

使用注意：脾胃虚寒者忌服。

备注：肺热。

药理作用：内服对内毒素引起发热的动物有解热作用，并可减轻其口渴状态。能增强家兔肺泡巨噬细胞对白色葡萄球菌及胶体金的吞噬能力，并能促进巨噬细胞成熟。能缩短凝血时间，促进胆汁排泄，并有利尿及降糖作用。能抑制神经应激能力，减轻骨骼肌兴奋。小剂量可使心率加快，冠状动脉血流量增加；大剂量则呈抑制状态，血流量反而减少。此外，还能加速骨缺损的愈合。

知　母

性味归经：苦、甘，寒。归肺、胃、肾经。

功效：清热泻火，滋阴润燥。

用法用量：煎服，6～12 g。清热泻火宜生用；滋阴降火宜盐水炙用。

使用注意：本品性寒质润，有滑肠之弊，故脾虚便溏者不宜用。

备注：降血糖，烦热常用。

药理作用：知母浸膏动物实验有防止和治疗大肠杆菌所致高热的作用；体外实验表明，知母煎剂对痢疾杆菌、伤寒杆菌、副伤寒杆菌、霍乱弧菌、大肠杆菌、变形杆菌、白喉杆菌、葡萄球菌、肺炎双球菌、β-溶血性链球菌、白色念珠菌及某些致病性皮肤癣菌等有不同程度的抑制作用；其所含知母聚糖 A、B、C、D 有降血糖作用，知母聚糖 B 的活性最强；知母皂苷有抗肿瘤作用。

芦　根

性味归经：甘，寒。归肺、胃经。

功效：清热生津，除烦止呕。

用法用量：煎服，干品 15～30 g，鲜品 30～60 g。鲜芦根清热生津、利尿之效佳，干芦根则次之。

使用注意：脾胃虚寒者忌服。

备注：润肺明目。

药理作用：本品有解热、镇静、镇痛、降血压、降血糖、抗氧化及雌性激素样作用，对 β-溶血性链球菌有抑制作用，所含薏苡素对骨骼肌有抑制作用，首蓿素对肠管有松弛作用。

天　花　粉

性味归经：甘、微苦，微寒。归肺、胃经。

功效：清热生津，清肺润燥，解毒消痈。

用法用量：煎服，10～15 g。

使用注意：孕妇忌服。

备注：排斥异己。

药理作用：皮下或肌肉注射天花粉蛋白，有引产和中止妊娠的作用；天花粉蛋白有免疫刺激和免疫抑制两种作用；体外实验证明，天花粉蛋白可抑制艾滋病病毒（HIV）在感染的免疫细胞内的复制繁衍，减少免疫细胞中受病毒感染的活细胞数，能抑制 HIV 的 DNA 复制和蛋白质合成；天花粉水提物的非渗透部位有降低血糖活性。天花粉煎剂对溶血性链球菌、肺炎双球菌、白喉杆菌有一定的抑制作用。

竹 叶

性味归经：甘、辛、淡，寒。归心、胃、小肠经。

功效：清热除烦，生津利尿。

用法用量：煎服，6～15 g，鲜品 15～30 g。

使用注意：阴虚火旺潮热骨蒸者忌用。

备注：余热心烦。

药理作用：本品煎剂对金黄色葡萄球菌、铜绿假单胞菌有抑制作用。

淡 竹 叶

性味归经：甘、淡，寒。归心、胃、小肠经。

功效：清热除烦，通利小便。

用法用量：煎服，10～15 g。

使用注意：胃寒慎用。

备注：心移热于小肠。

药理作用：本品水浸膏有退热作用；本品利尿作用较弱而增

加尿中氯化物的排出量则较强;其粗提物有抗肿瘤作用;其水煎剂对金黄色葡萄球菌、溶血性链球菌有抑制作用。此外,还有升高血糖作用。

鸭跖草

性味归经:甘、苦,寒。归肺、胃、膀胱经。

功效:清热解毒,利水消肿。

用法用量:煎服,15～30 g,鲜品 30～60 g。

使用注意:脾胃虚弱者,用量宜少。

备注:疔疖。

药理作用:本品煎剂对金黄色葡萄球菌等有抑制作用,有明显的解热作用。

栀 子

性味归经:苦,寒。归心、肝、肺、胃、三焦经。

功效:泻火除烦,清热利湿,凉血解毒,消肿止痛。

用法用量:煎服,3～10 g。栀子皮(果皮)偏于达表而去肌肤之热;栀子仁(种子)偏于走里清内热。生用走气分而泻火;炒黑则入血分而止血。

使用注意:本品苦寒伤胃,脾虚便溏者不宜用。

备注:三焦气热扰神。

药理作用:栀子提取物对结扎总胆管动物的 GOT 升高有明显的降低作用;栀子及其所含环烯醚萜有利胆作用;其提取物及藏红花苷、藏红花酸、格尼泊素等可使胆汁分泌量增加;栀子及其提取物有利胰及降胰酶作用,京尼平苷降低胰淀粉酶的作用最显著;栀子煎剂及醇提取物有降压作用,其所含成分藏红花酸有减少动脉硬化发生率的作用;栀子的醇提取物有镇静作用;本品对金黄色葡萄球菌、脑膜炎双球菌、卡他球菌等有抑制作用;其水浸液在体外对多种皮肤真菌有抑制作用。

夏　枯　草

性味归经：苦、辛,寒。归肝、胆经。

功效：清肝火,散郁结。

用法用量：煎服,10～15 g,或熬膏服。

使用注意：脾胃虚弱者慎用。

备注：郁火瘰疬。

药理作用：本品煎剂、水浸出液、乙醇-水浸出液及乙醇浸出液均可明显降低实验动物血压,茎、叶、穗及全草均有降压作用,但穗的作用较明显;本品水煎醇沉液小鼠腹腔注射,有明显的抗炎作用;本品煎剂在体外对痢疾杆菌、伤寒杆菌、霍乱弧菌、大肠杆菌、变形杆菌、葡萄球菌及人型结核杆菌均有一定的抑制作用。

决　明　子

性味归经：甘、苦、咸,微寒。归肝、肾、大肠经。

功效：清肝明目,润肠通便。

用法用量：煎服,10～15 g,用于通便不宜久煎。

使用注意：气虚便溏者不宜用。

备注：高血压,高血脂。

药理作用：本品的水浸出液、醇水浸出液及乙醇浸出液都有降低血压作用;本品有降低血浆总胆固醇和甘油三脂的作用;其注射液可使小鼠胸腺萎缩,对吞噬细胞吞噬功能有增强作用;其所含蒽醌类物质有缓和的泻下作用;其醇浸出液除去醇后,对金黄色葡萄球菌、白色葡萄球菌、橘色葡萄球菌、白喉杆菌、巨大芽孢杆菌、伤寒杆菌、副伤寒杆菌、乙型副伤寒杆菌及大肠杆菌均有抑制作用;其水浸液对皮肤真菌有不同程度的抑制作用。

谷 精 草

性味归经:甘,平。归肝、胃经。

功效:疏散风热,明目退翳

用法用量:煎服,6~15 g。

使用注意:阴虚血亏目疾者不宜用。

备注:视物不清。

药理作用:本品水浸剂体外试验对某些皮肤真菌有抑制作用;其煎剂对铜绿假单胞菌、肺炎双球菌、大肠杆菌有抑制作用。

密 蒙 花

性味归经:甘,微寒。归肝经。

功效:清热养肝,明目退翳。

用法用量:煎服,6~10 g。

使用注意:肝经风热目疾不宜用。

备注:视物发蒙。

青 葙 子

性味归经:苦,微寒。归肝经。

功效:清泄肝火,明目退翳。

用法用量:煎服,3~15 g。

使用注意:本品有扩散瞳孔的作用,故青光眼患者忌用。

备注:白内障。

药理作用:本品有降低血压作用,其所含油脂有扩瞳作用;其水煎液对铜绿假单胞菌有较强的抑制作用。

黄 芩

性味归经：苦,寒。归肺、胃、胆、大肠经。

功效：清热燥湿,泻火解毒,凉血止血,除热安胎。

用法用量：煎服,3~10 g。清热多生用,安胎多炒用,止血多炒炭用。清上焦热多酒炒用。本品又分枯芩即生长年久的宿根,善清肺火;条芩为生长年少的子根,善清大肠之火,泻下焦湿热。

使用注意：本品苦寒伤胃,脾胃虚寒者不宜使用。

备注：口苦常用,安胎,肺实热,皮入肺、色黄属母不伤金。

药理作用：黄芩煎剂在体外对痢疾杆菌、白喉杆菌、铜绿假单胞菌、伤寒杆菌、副伤寒杆菌、变形杆菌、金黄色葡萄球菌、溶血性链球菌、肺炎双球菌、脑膜炎球菌、霍乱弧菌等有不同程度的抑制作用;黄芩苷、黄芩苷元对豚鼠离体气管过敏性收缩及整体动物过敏性气喘,均有缓解作用,并与麻黄碱有协同作用,能降低小鼠耳毛细血管通透性;本品还有解热、降压、镇静、保肝、利胆、抑制肠管蠕动、降血脂、抗氧化、调节 cAMP 水平、抗肿瘤等作用;黄芩水提物对前列腺素生物合成有抑制作用。

黄 连

性味归经：苦,寒。归心、肝、胃、大肠经。

功效：清热燥湿,泻火解毒。

用法用量：煎服,2~10 g;研末吞服 1~1.5 g,日 3 次。外用适量。炒用能降低寒性,姜汁炙用清胃止呕,酒炙清上焦火,猪胆汁炒泻肝胆实火。

使用注意：本品大苦大寒,过服久服易伤脾胃,脾胃虚寒者忌用。苦燥伤津,阴虚津伤者慎用。

备注：心热神烦,胃有积热,清胎毒、胎黄。

药理作用：本品对葡萄球菌、链球菌、肺炎球菌、霍乱弧菌、炭疽杆菌及除宋氏以外的痢疾杆菌均有较强的抗菌作用;对肺炎杆菌、白喉杆菌、枯草杆菌、百日咳杆菌、鼠疫杆菌、布氏杆菌、结核杆菌也有抗菌作用;对大肠杆菌、变形杆菌、伤寒杆菌作用较差;所含小檗碱小剂量时能兴奋心脏,增强其收缩力,增加冠状动脉血流量,大剂量时抑制心脏,减弱其收缩;小檗碱可减慢蟾蜍心率,对兔、豚鼠、大鼠离体心房有兴奋作用并有抗心律失常的作用,有利胆、抑制胃液分泌、抗腹泻等作用,小剂量对小鼠大脑皮质的兴奋过程有加强作用,大剂量则对抑制过程有加强作用,有抗急性炎症、抗癌、抑制组织代谢等作用;小檗碱和四氢小檗碱能降低心肌的耗氧量;黄连及其提取成分有抗溃疡作用。

黄　柏

性味归经：苦,寒。归肾、膀胱、大肠经。

功效：清热燥湿,泻火解毒,退热除蒸。

用法用量：煎服,5～10 g 或入丸散。外用适量。清热燥湿解毒多生用;泻火除蒸退热多盐水炙用;止血多炒炭用。

使用注意：本品苦寒,容易损伤胃气,故脾胃虚寒者忌用。

备注：骨蒸潮热。

药理作用：本品具有与黄连相似的抗病原微生物作用,对痢疾杆菌、伤寒杆菌、结核杆菌、金黄色葡萄球菌、溶血性链球菌等多种致病细菌均有抑制作用;对某些皮肤真菌、钩端螺旋体、乙肝表面抗原也有抑制作用;所含药根碱具有与小檗碱相似的正性肌力和抗心律失常作用;黄柏提取物有降压、抗溃疡、镇静、肌松、降血糖及促进小鼠抗体生成等作用。

龙 胆 草

性味归经：苦,寒。归肝、胆、膀胱经。

功效：清热燥湿,泻肝胆火。

用法用量：煎服,3～6 g。外用适量。

使用注意：脾胃虚寒者不宜用。阴虚津伤者慎用。

备注：肝胆湿热下注。

药理作用：龙胆水浸剂对石膏样毛癣菌、星形奴卡菌等皮肤真菌有不同程度的抑制作用,对钩端螺旋体、铜绿假单胞菌、变形杆菌、伤寒杆菌也有抑制作用;所含龙胆苦苷有抗炎、保肝及抗疟原虫作用;龙胆碱有镇静、肌松作用,大剂量龙胆碱有降压作用,并能抑制心脏、减缓心率;龙胆有抑制抗体生成及健胃作用。

秦 皮

性味归经：苦、涩,寒。归大肠、肝、胆经。

功效：清热燥湿,解毒,止痢,止带,明目。

用法用量：煎服,3～12 g。外用适量。

使用注意：脾胃虚寒者忌用。

备注：大肠湿热。

药理作用：本品煎剂对金黄色葡萄球菌、大肠杆菌、福氏痢疾杆菌、宋氏痢疾杆菌均有抑制作用;七叶苷对金黄色葡萄球菌、卡他球菌、链球菌、奈瑟双球菌有抑制作用;秦皮乙素对卡他双球菌、金黄色葡萄球菌、大肠杆菌、福氏痢疾杆菌也有抑制作用;所含秦皮乙素、七叶苷及秦皮苷均有抗炎作用;秦皮乙素有镇静、镇咳、祛痰和平喘作用;秦皮苷有利尿、促进尿酸排泄等作用;七叶树苷亦有镇静、祛痰、促进尿酸排泄等作用。

苦 参

性味归经：苦，寒。归心、肝、胃、大肠、膀胱经。

功效：清热燥湿，杀虫利尿。

用法用量：煎服，3～10 g。外用适量。

使用注意：本品苦寒伤胃、伤阴，脾胃虚寒及阴虚津伤者忌用或慎用。反藜芦。

备注：又名牛参。

药理作用：本品对心脏有明显的抑制作用，可使心率减慢，心肌收缩力减弱，心输出量减少；苦参、苦参碱、苦参黄酮均有抗心律失常作用；苦参注射液对乌头碱所致心律失常，作用较快而持久，并有降压作用；其煎剂对结核杆菌、痢疾杆菌、金黄色葡萄球菌、大肠杆菌均有抑制作用，对多种皮肤真菌也有抑制作用。还有利尿、抗炎、抗过敏、镇静、平喘、祛痰、升高白细胞、抗肿瘤等作用。

白 鲜 皮

性味归经：苦，寒。归脾、胃经。

功效：清热燥湿，祛风解毒。

用法用量：煎服，6～10 g。外用适量。

使用注意：虚寒患者慎用。

备注：湿热之痒。

药理作用：本品水浸剂对堇色毛癣菌、同心性毛癣菌、许兰黄癣菌、奥杜盎小芽孢癣菌、铁锈色小芽孢癣菌、羊毛状小芽孢癣菌、腹股沟表皮癣菌、星形奴卡菌等多种致病性真菌有不同程度的抑制作用，并有解热作用；白鲜碱对家兔和豚鼠子宫平滑肌有强力的收缩作用，小剂量白鲜碱对离体蛙心有兴奋作用，对离体兔耳血管有明显的收缩作用；本品挥发油在体外有抗癌作用。

椿　皮

性味归经：苦、涩，寒。归大肠、肝经。

功效：清热燥湿，止带止泻，收敛止血。

用法用量：煎服，3～10 g。外用适量。

使用注意：脾胃虚寒者慎用。

备注：痢疾。

药理作用：椿皮有抗菌、抗原虫及抗肿瘤作用。椿皮煎剂在体外对福氏痢疾杆菌，宋氏痢疾杆菌和大肠杆菌有抑制作用，臭椿酮对阿米巴原虫有强烈的抑制作用，对淋巴细胞白血病 P 388显示一定的活性。苦木素对人体鼻咽癌 KB 细胞有细胞毒活性，同时能提高小鼠白血病 P388 的生命延长率。

金　银　花

性味归经：甘，寒。归肺、心、胃经。

功效：清热解毒，疏散风热。

用法用量：煎服，10～15 g。

使用注意：脾胃虚寒及气虚疮疡脓清者忌用。

备注：热、毒均可用。

药理作用：本品具有广谱抗菌作用，对金黄色葡萄球菌、痢疾杆菌等致病菌有较强的抑制作用，对钩端螺旋体、流感病毒及致病真菌等多种病原微生物亦有抑制作用；金银花煎剂能促进白细胞的吞噬作用；有明显的抗炎及解热作用。本品有一定降低胆固醇作用。其水及酒浸液对肉瘤 S180 及艾氏腹水瘤有明显的细胞毒作用。此外大量口服对实验性胃溃疡有预防作用。对中枢神经有一定的兴奋作用。

连 翘

性味归经：苦，微寒。归肺、心、胆经。

功效：清热解毒，消痈散结，疏散风热。

用法用量：煎服，6～15 g。

使用注意：脾胃虚寒及气虚脓清者不宜用。

备注：风热外感发热，退热快，亦可明目。

药理作用：连翘有广谱抗菌作用，抗菌主要成分为连翘酚及挥发油，对金黄色葡萄球菌、痢疾杆菌有很强的抑制作用，对其他致病菌、流感病毒以及钩端螺旋体也均有一定的抑制作用；本品有抗炎、解热作用。所含齐墩果酸有强心、利尿及降血压作用；所含维生素 P 可降低血管通透性及脆性，防止溶血。其煎剂有镇吐和抗肝损伤作用。

蒲 公 英

性味归经：苦、甘，寒。归肝、胃经。

功效：清热解毒，消痈散结，利湿通淋。

用法用量：煎服，10～30 g。外用适量。

使用注意：用量过大，可致缓泻。

备注：痈肿常用。

药理作用：本品煎剂或浸剂，对金黄色葡萄球菌、溶血性链球菌及卡他球菌有较强的抑制作用，对肺炎双球菌、脑膜炎双球菌、白喉杆菌、福氏痢疾杆菌、铜绿假单胞菌及钩端螺旋体等也有一定的抑制作用，和 TMP（磺胺增效剂）之间有增效作用。尚有利胆、保肝、抗内毒素及利尿作用，其利胆效果较茵陈煎剂更为显著。蒲公英地上部分水提取物能活化巨噬细胞，有抗肿瘤作用。体外试验提示本品能激发机体的免疫功能。

紫 花 地 丁

性味归经：苦、辛，寒。归心、肝经。

功效：清热解毒，消痈散结。

用法用量：煎服，15～30 g。外用适量。

使用注意：体质虚寒者忌服。

备注：急性肾炎。

药理作用：本品有明显的抗菌作用。对结核杆菌、痢疾杆菌、金黄色葡萄球菌、肺炎球菌、皮肤真菌及钩端螺旋体有抑制作用。有确切的抗病毒作用。实验证明，其提取液对内毒素有直接摧毁作用。本品尚有解热、消炎、消肿等作用。

野 菊 花

性味归经：苦、辛，微寒。归肺、肝经。

功效：清热解毒。

用法用量：煎服，10～18 g。外用适量。

备注：痈肿。

药理作用：有抗病原微生物作用，对金黄色葡萄球菌、白喉杆菌、痢疾杆菌、流感病毒、疱疹病毒以及钩端螺旋体均有抑制作用。研究表明野菊花有显著的抗炎作用，但其所含抗炎成分及机制不同，其挥发油对化学性致炎因子引起的炎症作用强，而其水提物则对异性蛋白致炎因子引起的炎症作用较好。此外尚有明显的降血压作用。

穿 心 莲

性味归经：苦，寒。归肺、胃、大肠、小肠经。

功效：清热解毒，燥湿消肿。

用法用量：煎服，3～6 g。多作丸、散、片剂。外用适量。

使用注意：煎剂易致呕吐。脾胃虚寒者不宜用。

备注：心火神烦。

药理作用：穿心莲煎剂对金黄色葡萄球菌、铜绿假单胞菌、变形杆菌、肺炎双球菌、溶血性链球菌、痢疾杆菌、伤寒杆菌均有不同程度的抑制作用；有增强人体白细胞对细菌的吞噬能力；有解热，抗炎，抗肿瘤，利胆保肝，抗蛇毒及毒蕈碱样作用；并有终止妊娠等作用。

大 青 叶

性味归经：苦、咸，大寒。归心、肺、胃经。

功效：清热解毒，凉血消斑。

用法用量：煎服，10～15 g，鲜品 30～60 g。外用适量。

使用注意：脾胃虚寒者忌用。

备注：流感。

药理作用：菘蓝叶对金黄色葡萄球菌、溶血性链球菌均有一定的抑制作用；大青叶对乙肝表面抗原以及流感病毒亚甲型均有抑制作用。靛玉红有显著的抗白血病作用。

板 蓝 根

性味归经：苦，寒。归心、胃经。

功效：清热解毒，凉血利咽。

用法用量：煎服，10～15 g。

使用注意：脾胃虚寒者忌用。

备注：热毒。

药理作用：本品对多种革兰阳性菌、革兰阴性菌及流感病毒、虫媒病毒、腮腺炎病毒均有抑制作用。可增强免疫功能；有明显的解热效果。本品所含靛玉红有显著的抗白血病作用；板蓝根多糖能降低实验动物血清胆固醇和甘油三酯的含量，并降低 MDA 含量，从而证明本品有抗氧化作用。

青　黛

性味归经：咸，寒。归肝、肺、胃经。

功效：清热解毒，凉血消斑，清肝泻火，定惊。

用法用量：内服 1.5～3 g，本品难溶于水，一般用散剂冲服，或入丸剂服用。外用适量。

使用注意：胃寒者慎用。

备注：木旺金囚。

药理作用：本品具有抗癌作用，其有效成分靛玉红，对动物移植性肿瘤有中等强度的抑制作用。对金黄色葡萄球菌、炭疽杆菌、志贺痢疾杆菌、霍乱弧菌均有抗菌作用。靛蓝尚有一定的保肝作用。

贯　众

性味归经：苦，微寒，有小毒。归肝、脾经。

功效：清热解毒，杀虫，凉血止血。

用法用量：煎服，10～15 g。杀虫及清热解毒宜生用；止血宜炒炭用。

使用注意：绵马贯众有毒，用量不宜过大。脾胃虚寒者慎用。

备注：真菌感染。

药理作用：本品所含绵马酸、黄绵马酸有较强的驱虫作用，对绦虫有强烈毒性，可使绦虫麻痹而排出，也有驱除绦虫、蛔虫等寄生虫的作用。实验证明本品可强烈抑制流感病毒，对腺病毒、脊髓灰质炎病毒、乙脑病毒等亦有较强的抗病毒作用。外用有止血、镇痛、消炎作用。其煎剂及提取物对家兔子宫有显著的兴奋作用。绵马素有毒，能麻痹随意肌、对胃肠道有刺激，引起视网膜血管痉挛及伤害视神经，中毒时引起中枢神经系统障碍，见震颤、惊厥乃至延髓麻痹。绵马素一般在肠道不吸收，但肠中有过多脂肪时，可促进吸收而致中毒。

鱼 腥 草

性味归经：辛，微寒。归肺经。

功效：清热解毒，消痈排脓，利尿通淋。

用法用量：煎服，15～30 g。外用适量。

使用注意：本品含挥发油，不宜久煎。

备注：暑热，解鱼虾过敏。

药理作用：鱼腥草素对金黄色葡萄球菌、肺炎双球菌、甲型链球菌、流感杆菌、卡他球菌、伤寒杆菌以及结核杆菌等多种革兰阳性及阴性细菌，均有不同程度的抑制作用；其用乙醚提取的非挥发物，还有抗病毒作用。本品能增强白细胞吞噬能力，提高机体免疫力，并有抗炎作用。所含槲皮素及钾盐能扩张肾动脉，增加肾动脉血流量，因而有较强的利尿作用。此外，还有镇痛、止血、促进组织再生和伤口愈合以及镇咳等作用。

金 荞 麦

性味归经：苦，平。归肺、脾、胃经。

功效：清热解毒，清肺化痰。

用法用量：煎服，15～30 g。

备注：肺痈专药。

药理作用：有祛痰、解热、抗炎、抗肿瘤等作用。体外实验虽无明显抗菌作用，但对金黄色葡萄球菌的凝固酶、溶血素及铜绿假单胞菌内毒素有对抗作用。

红　藤

性味归经：苦,平。归大肠经。

功效：清热解毒,活血止痛。

用法用量：煎服,15～30 g。

使用注意：孕妇不宜多服。

备注：肠痈。

药理作用：本品煎剂对金黄色葡萄球菌及乙型链球菌均有较强的抑制作用,对大肠杆菌、白色葡萄球菌、卡他球菌、甲型链球菌及铜绿假单胞菌,亦有一定的抑制作用。本品水溶提取物能抑制血小板聚集,增加冠脉流量,抑制血栓形成,提高血浆 cAMP 水平,提高实验动物耐缺氧能力,扩张冠状动脉,缩小心肌梗死范围。

败 酱 草

性味归经：辛、苦,微寒。归胃、大肠、肝经。

功效：清热解毒,消痈排脓,祛瘀止痛。

用法用量：煎服,6～15 g。外用适量。

使用注意：脾胃虚弱,食少泄泻者忌服。

备注：下焦湿热瘀毒。

药理作用：黄花败酱草对金黄色葡萄球菌、痢疾杆菌、伤寒杆菌、铜绿假单胞菌、大肠杆菌有抑制作用;并有抗肝炎病毒作用,能促进肝细胞再生,防止肝细胞变性,改善肝功能。尚有抗肿瘤作用。其乙醇浸膏或挥发油均有明显镇静作用。

射　干

性味归经：苦,寒。归肺经。

功效：清热解毒，祛痰利咽。

用法用量：煎服，6～10 g。

使用注意：孕妇忌用或慎用。

备注：咽肿。

药理作用：射干对常见致病性真菌有较强的抑制作用；对外感及咽喉疾患中的某些病毒（腺病毒、$ECHO_{11}$）也有抑制作用；有抗炎、解热及止痛作用；尚有明显的利尿作用。

山 豆 根

性味归经：苦，寒。归肺、胃经。

功效：清热解毒，利咽消肿。

用法用量：煎服，3～10 g。外用适量。

使用注意：本品大苦大寒，过量服用易引起呕吐、腹泻、胸闷、心悸等副作用，故用量不宜过大。脾胃虚寒者慎用。

备注：咽肿。

药理作用：本品有抗癌作用，所含苦参碱、氧化苦参碱对实验性肿瘤均呈抑制作用。有抗溃疡作用，能抑制胃酸分泌，对实验性溃疡有明显的修复作用；对金黄色葡萄球菌、痢疾杆菌、大肠杆菌、结核杆菌、霍乱弧菌、麻风杆菌、絮状表皮癣菌、白色念珠菌以及钩端螺旋体均有抑制作用；本品所含臭豆碱、金雀花碱能反射性地兴奋呼吸，氧化苦参碱和槐果碱有较强的平喘作用；此外，本品还有升高白细胞、抗心律失常作用、抗炎作用及保肝作用。

马 勃

性味归经：辛，平。归肺经。

功效：清热解毒，利咽，止血。

用法用量：煎服，3～6 g。外用适量。

使用注意：肺寒禁服。

备注：内毒外热。

药理作用：脱皮马勃有止血作用，对口腔及鼻出血有明显的止血效果。其煎剂对金黄色葡萄球菌、铜绿假单胞菌、变形杆菌及肺炎双球菌均有抑制作用，对少数致病真菌也有抑制作用。

白 头 翁

性味归经：苦，寒。归大肠经。

功效：清热解毒，凉血止痢。

用法用量：煎服，6～15 g。外用适量。

使用注意：虚寒泄痢忌服。

备注：疟疾，痢疾。

药理作用：白头翁鲜汁、煎剂、乙醇提取物在体外对金黄色葡萄球菌、铜绿假单胞菌、痢疾杆菌、枯草杆菌、伤寒杆菌、沙门杆菌以及一些皮肤真菌等，均具有明显的抑制作用。本品煎剂及所含皂苷有明显的抗阿米巴原虫作用。本品对阴道滴虫有明显的杀灭作用；对流感病毒也有轻度抑制作用。另外，尚具有一定的镇静、镇痛及抗惊厥作用，其地上部分具有强心作用。

马 齿 苋

性味归经：酸，寒。归大肠、肝经。

功效：清热解毒，凉血止痢。

用法用量：煎服，30～60 g，鲜品加倍。外用适量。

使用注意：脾胃虚寒，肠滑作泄者忌服。

备注：中暑，太阳毒。

药理作用：本品乙醇提取物及水煎液对痢疾杆菌有显著的抑制作用，对大肠杆菌、伤寒杆菌、金黄色葡萄球菌、杜盎小芽孢癣菌也均有一定抑制作用。本品鲜汁和沸水提取物可增加动物离体回肠的紧张度，增强肠蠕动，又可剂量依赖性地松弛结肠、十二指肠；口服或腹腔注射其水提物，可使骨胳肌松弛。本品提取液具有较明显的抗氧化、延缓衰老和润肤美容的功效。其注射液对子宫平滑肌有明显的兴奋作用。本品能升高血钾浓度；尚对心肌收缩力呈剂量依赖性的双向调节。此外，还有利尿和降低胆固醇等作用。

鸦 胆 子

性味归经：苦，寒，有小毒。归大肠、肝经。

功效：清热解毒，治痢截疟，腐蚀赘疣。

用法用量：内服，10～15 粒（治疟疾）或 10～30 粒（治痢疾），不宜入煎剂，以干龙眼肉或胶囊包裹吞服，亦压去油制成丸剂、片剂服。外用适量。

使用注意：本品对胃肠道及肝肾均有损害，不宜多用久服。胃肠出血及肝肾病患者，应忌用或慎用。

备注：休息痢。

药理作用：鸦胆子仁及其有效成分对阿米巴原虫有杀灭作用；对其他寄生虫如鞭虫、蛔虫、绦虫及阴道滴虫等也有驱杀作用；所含苦木苦味素有显著的抗疟作用；并具有抗肿瘤作用；本品对流感病毒有抑制作用；对赘疣细胞可使细胞核固缩，细胞坏死、脱落。

地 锦 草

性味归经：苦、辛，平。归肝、胃、大肠经。

功效：清热解毒。凉血止血。

用法用量：煎服，15～30 g。外用适量。

使用注意：脾胃虚寒慎用。

备注：牛皮癣。

　　药理作用：地锦草鲜汁、水煎剂以及水煎浓缩乙醇提取物等体外实验均有抗病原微生物作用，对金黄色葡萄球菌、溶血性链球菌、白喉杆菌、大肠杆菌、伤寒杆菌、痢疾杆菌、铜绿假单胞菌、肠炎杆菌等多种致病性球菌及杆菌有明显抑菌作用；同时具有中和毒素作用。本品尚有止血作用及抗炎、止泻作用；其制剂若与镇静剂、止痛剂或抗组胺剂合用时，可产生解痉、镇静或催眠作用。最新研究表明，斑地锦水提液对急性炎证有较强的抑制作用；能显著缩短小鼠眼血液凝血时间，止血作用明显。

蚤　休

　　性味归经：苦，微寒，有小毒。归肝经。

　　功效：清热解毒，消肿止痛，凉肝定惊。

　　用法用量：煎服，5～10 g。外用适量。

　　使用注意：体虚，无实火热毒，阴证外疡及孕妇均忌服。

　　备注：蛇毒。

　　药理作用：蚤休有广谱抗菌作用，对痢疾杆菌、伤寒杆菌、大肠杆菌、肠炎杆菌、铜绿假单胞菌、金黄色葡萄球菌、溶血性链球菌、脑膜炎双球菌等均有不同程度的抑制作用，尤其对化脓性球菌的抑制作用优于黄连；对亚洲甲型流感病毒有较强的抑制作用；所含甾体皂苷和氨基酸有抗蛇毒作用；蚤休苷有镇静、镇痛作用；本品的水煎剂或乙醇提取物有明显的镇咳、平喘作用；蚤休粉有明显的止血作用；此外，还有抗肿瘤作用。

拳　参

　　性味归经：苦，凉。归肝、大肠经。

　　功效：清热解毒，镇肝息风，凉血止痢。

　　用法用量：煎服，3～12 g。外用适量。

使用注意：阳虚忌用。

备注：疮疡。

药理作用：拳参提取物对金黄色葡萄球菌、铜绿假单胞菌、枯草杆菌、大肠杆菌、痢疾杆菌、脑膜炎双球菌、溶血性链球菌等均有抑制作用。并能抑制动物肿瘤的生长。外用有一定的止血作用。

半 边 莲

性味归经：甘、淡，寒。归心、小肠、肺经。

功效：清热解毒，利水消肿。

用法用量：煎服，干品 10～15 g，鲜品 30～60 g。外用适量。

使用注意：虚证水肿忌用。

备注：蛇毒。

药理作用：半边莲总生物碱及粉剂和浸剂，口服均有显著而持久的利尿作用，其尿量、氯化物和钠排出量均显著增加；其浸剂静脉注射，对麻醉犬有显著而持久的降血压作用；其煎剂及其生物碱制剂，对麻醉犬有显著的呼吸兴奋作用，同时伴有心率减慢，血压升高，大剂量时则心率加快，血压明显下降；半边莲碱吸入有扩张支气管作用，肌注有催吐作用，对神经系统有先兴奋后抑制的作用；本品煎剂有抗蛇毒作用，口服有轻泻作用，体外试验对金黄色葡萄球菌、大肠杆菌、痢疾杆菌及常见致病真菌均有抑制作用，腹腔注射对小鼠剪尾之出血有止血作用；其水煮醇沉制剂有利胆作用。

白花蛇舌草

性味归经：微苦、甘，寒。归胃、大肠、小肠经。

功效：清热解毒，利湿通淋。

用法用量：煎服,15～60 g。外用适量。

使用注意：阴疽及脾胃虚寒者忌用。

备注：肝炎。

药理作用：本品在体外对金黄色葡萄球菌和痢疾杆菌有微弱的抑制作用;在体内能刺激网状内皮系统增生,促进抗体形成,使网状细胞、白细胞的吞噬能力增强,从而达到抗菌、抗炎的目的;本品对兔实验性阑尾炎的治疗效果显著,可使体温及白细胞下降,炎症吸收;其粗制剂体外实验,在高浓度下对艾氏腹水癌、吉田肉瘤和多种白血病癌细胞均有抑制作用,但实验性治疗无明显抗癌作用;给小鼠腹腔注射白花蛇舌草液可以出现镇痛、镇静及催眠作用;尚有抑制生精能力和保肝利胆的作用。

山 慈 菇

性味归经：甘、微辛,寒,有小毒。归肝、胃经。

功效：清热解毒,消痈散结。

用法用量：煎服,3～6 g,入丸散剂减半。外用适量。

使用注意：正虚体弱者慎用。

备注：肿瘤。

药理作用：抗肿瘤;白细胞下降;皮下注射可引起胸腺、淋巴腺、骨髓、肾上腺和毛发的细胞有丝分裂,并可引起淋巴组织和胸腺组织退化,嗜伊红白细胞减少,肾上腺素释放;有增强或延长催眠药的作用,收缩血管并通过对血管运动中枢的兴奋作用引起高血压。

土 茯 苓

性味归经：甘、淡,平。归肝、胃经。

功效：解毒除湿,通利关节。

用法用量：煎服，15～60 g。

使用注意：孕妇及阴虚者忌服。

备注：汞中毒，自体免疫。

药理作用：本品所含落新妇苷有明显的利尿、镇痛作用；对金黄色葡萄球菌、溶血性链球菌、大肠杆菌、铜绿假单胞菌、伤寒杆菌、福氏痢疾杆菌、白喉杆菌和炭疽杆菌均有抑制作用；对大鼠肝癌及移植性肿瘤有一定的抑制作用；经动物试验推断：本品可通过影响 T 淋巴细胞释放淋巴因子的炎症过程而选择性地抑制细胞免疫反应；此外尚能缓解汞中毒；明显拮抗棉酚毒性。

熊　胆

性味归经：苦，寒。归肝、胆、心经。

功效：清热解毒，息风止痉，清肝明目。

用法用量：内服，1～2.5 g，多作丸、散，不入汤剂。外用适量。

使用注意：胃寒忌服。

备注：肝胆火旺。

药理作用：本品所含胆汁酸盐有利胆作用，可显著增加胆汁分泌量，对总胆管、括约肌有松弛作用；鹅去氧胆酸有溶解胆结石作用。其所含熊去氧胆酸能降低血中胆固醇和甘油三酯；并有很强的解痉作用；还可明显地降低糖尿病患者的血糖和尿糖，无论单独使用或与胰岛素合用均有效。本品所含的鹅去氧胆酸、胆酸及去氧胆酸有解毒、抑菌、抗炎的作用，尤其对金黄色葡萄球菌、链球菌、肺炎双球菌、流感嗜血杆菌等均有明显的抑制作用；同时还具有抗过敏、镇咳、祛痰、平喘、降血压等作用。所含的胆汁酸盐能促进脂肪、类脂质及脂溶性维生素的消化吸收，故有助消化作用。此外，本品尚能降低心肌耗氧量并具有一定的抗心律失常作用；其复方制剂又有促进角膜翳处的角膜上皮细胞的新陈代谢，加快其更新的作用。

漏　芦

性味归经：苦,寒。归胃经。

功效：清热解毒,消痈散结,通经下乳。

用法用量：煎服,3～12 g。

使用注意：气虚、疮疡平塌及孕妇忌服。

备注：痈肿。

药理作用：祁州漏芦水煎剂,在体内、外实验均能抑制动物血清及肝、脑等脏器过氧化脂质的生成,故有显著的抗氧化作用;并可降低血胆固醇和血浆过氧化脂质(LPO)含量,能恢复前列环素/血栓素 A_2 的平衡,减少白细胞在动脉壁的浸润,抑制平滑肌细胞增生,具有抗动脉粥样硬化的作用;其乙醇提取物及水提取物均能显著增强小鼠血浆中超氧化物歧化酶(SOD)的活性;能显著抑制单胺氧化酶(MAO-B)的活性,具有明显的抗衰老作用。漏芦蜕皮甾醇,能显著增强巨噬细胞的吞噬作用,提高细胞的免疫功能。

白　蔹

性味归经：苦、辛,微寒。归心、胃经。

功效：清热解毒,消痈散结,生肌止痛。

用法用量：煎服,3～10 g。外用适量。

使用注意：反乌头。

备注：疮口久不愈合。

药理作用：白蔹有很强的抑菌作用,并有很强的抗真菌效果。所含多种多酚化合物具有较强的抗肝毒素作用及很强的抗脂质过氧化活性。

四 季 青

性味归经：苦、涩，寒。归肺、心经。

功效：清热解毒，凉血止血，敛疮。

用法用量：煎服，15～30 g。外用适量。

使用注意：泄泻慎用。

备注：脉管炎。

药理作用：四季青煎剂、注射液、四季青钠及分离出的原儿茶酸、原儿茶醛等均具有广谱抗菌作用，尤其对金黄色葡萄球菌的抑菌作用最强；对控制烧伤创面感染有一定作用，对实验性烫伤用四季青涂布后形成的痂膜较为牢固，有一定抗感染能力和吸附能力，且有一定的通透性和不会增加创面深度等优点，明显减少创面渗出及水肿，并促进肿胀的消退。本品还能降低冠状血管阻力，增加冠脉流量；所含原儿茶酸能在轻度改善心脏功能的情况下增强心肌的耐缺氧能力。本品尚具有显著的抗炎及抗肿瘤作用。

绿 豆

性味归经：甘，寒。归心、胃经。

功效：清热解毒，消暑利尿。

用法用量：15～30 g。外用适量。

使用注意：脾胃虚寒、肠滑泄泻者忌用。

备注：解毒。

药理作用：本品提取液能降低正常及实验性高胆固醇血症家兔的血清胆固醇含量；可防治实验性动脉粥样硬化。

生 地 黄

性味归经：甘，寒。归心、肝、肺经。

功效：清热凉血，养阴生津。

用法用量：煎服，10～30 g，鲜品用量加倍，或以鲜品捣汁入药。鲜生地黄味甘苦性大寒，作用与干地黄相似，滋阴之力稍逊，但清热生津、凉血止血之力较强。

使用注意：本品性寒而滞，脾虚湿滞、腹满便溏者，不宜使用。

备注：新伤宜用。

药理作用：本品水提液有降压、镇静、抗炎、抗过敏作用；其流浸膏有强心、利尿作用；其乙醇提取物有缩短凝血时间的作用；以其为主药的六味地黄丸有降血压、改善肾功能、抗肿瘤作用；地黄有对抗连续服用地塞米松后血浆皮质酮浓度的下降，并能防止肾上腺皮质萎缩的作用，具有促进机体淋巴母细胞的转化、增加 T 淋巴细胞数量的作用，并能增强网状内皮细胞的吞噬功能，特别对免疫功能低下者作用更明显。

玄　参

性味归经：苦、甘、咸，寒。归肺、胃、肾经。

功效：清热凉血，滋阴解毒。

用法用量：煎服，10～15 g。

使用注意：本品性寒而滞，脾胃虚寒、食少便溏者不宜服用。反藜芦。

备注：营血中热毒。

药理作用：本品水浸剂、醇浸剂和煎剂均有降血压作用；其醇浸膏水溶液能增加小鼠心肌营养血流量，并可对抗垂体后叶素所致的冠脉收缩；本品对金黄色葡萄球菌、白喉杆菌、伤寒杆菌、乙型溶血性链球菌、铜绿假单胞菌、福氏痢疾杆菌、大肠杆菌、须发癣菌、絮状表皮癣菌、羊毛状小芽孢菌和星形奴卡菌均有抑制作用。此外，本品还有抗炎、镇静、抗惊厥作用。

牡 丹 皮

性味归经：苦、辛，微寒。归心、肝、肾经。

功效：清热凉血，活血散瘀。

用法用量：煎服，6～12 g。散热凉血生用，活血散瘀酒炒用，止血炒炭用。

使用注意：血虚有寒，月经过多及孕妇不宜用。

备注：肝热，肠痈，郁瘀。

药理作用：所含丹皮酚及其以外的糖苷类成分均有抗炎作用；牡丹皮的甲醇提取物有抑制血小板作用；丹皮酚有镇静、降温、解热、镇痛、解痉等中枢抑制作用及抗动脉粥样硬化、利尿、抗溃疡、促使动物子宫内膜充血等作用；牡丹皮能显著降低心输出量；其乙醇提取物、水煎液能增加冠脉血流量；牡丹皮水煎剂及丹皮酚和除去丹皮酚的水煎液均有降低血压的作用。所含丹皮酚及芍药苷、苯甲酰芍药苷、苯甲酰氧化芍药苷等，均有抗血小板凝聚作用；牡丹皮水煎剂对痢疾杆菌、伤寒杆菌等多种致病菌及致病性皮肤真菌均有抑制作用。

赤 芍

性味归经：苦，微寒。归肝经。

功效：清热凉血，散瘀止痛。

用法用量：煎服，6～15 g。

使用注意：血寒经闭不宜用。反藜芦。

备注：四肢瘀血。

药理作用：本品能扩张冠状动脉、增加冠脉血流量；赤芍水提液、赤芍苷、赤芍成分及其衍生物有抑制血小板聚集作用；其水煎剂能延长体外血栓形成时间，减轻血栓干重；所含芍药苷有镇静、抗炎止痛作用;芍药流浸膏、芍药苷有抗惊厥作用;赤芍、芍药苷有解痉作用;赤芍对肝细胞 DNA 的合成有明显的增强作用,对多种病原微生物有较强的抑制作用。

紫　草

性味归经:甘,寒。归心、肝经。

功效:凉血活血,解毒透疹。

用法用量:煎服,3～10 g。外用适量熬膏或用油浸液涂擦。

使用注意:本品性寒而滑,有轻泻作用,脾虚便溏者忌服。

药理作用:本品煎剂、紫草素、二甲基戊烯酰紫草素、二甲基丙烯酰紫草素对金黄色葡萄球菌、大肠杆菌、枯草杆菌等具有抑制作用;紫草素对大肠杆菌、伤寒杆菌、痢疾杆菌、铜绿假单胞菌及金黄色葡萄球菌均有明显抑制作用;其乙醚、水、乙醇提取物均有一定的抗炎作用;新疆产紫草根煎剂对心脏有明显的兴奋作用;新疆紫草中提取的紫草素及石油醚部分有抗肿瘤作用;本品有抗生育、解热等作用。

水　牛　角

性味归经:咸,寒。归心、肝、胃经。

功效:清热,凉血,解毒。

用法用量:煎服,6～15 g,锉碎先煎;亦可锉末冲服。

使用注意:脾胃虚寒者不宜用。

备注:代替犀角。

药理作用:本品提取物及水煎剂有强心作用;其注射液有降血压作用;本品有增加血小板计数、缩短凝血时间、降低毛细血管通透性、抗炎等作用;其煎剂有镇惊、解热作用;本品对被大肠杆菌、乙型溶血性链球菌攻击的小鼠有明显的保护作用,对垂体—肾上腺皮质系统有兴奋作用。

青　蒿

性味归经：苦、辛，寒。归肝、胆、肾经。

功效：清虚热，除骨蒸，解暑，截疟。

用法用量：煎服，3～10 g，不宜久煎；或鲜用绞汁。

使用注意：脾胃虚弱，肠滑泄泻者忌服。

备注：疟疾。

药理作用：本品乙醚提取中性部分和其稀醇浸膏有显著抗疟作用，青蒿素及衍生物具有抗动物血吸虫的作用。青蒿素、青蒿醚、青蒿琥酯均能促进机体细胞的免疫作用。青蒿素可减慢心率、抑制心肌收缩力、降低冠脉流量以及降低血压。青蒿对多种细菌、病毒具有杀伤作用。有较好的解热、镇痛作用，与金银花有协同作用，退热迅速而持久。蒿甲醚有辐射防护作用。青蒿素对实验性矽肺有明显疗效。研究表明青蒿琥酯在体外对人肝癌细胞有明显的细胞毒作用，口服体内实验对小鼠肝癌有抗肝肿瘤作用，并与5-氟尿嘧啶有协同抗癌作用。此外，青蒿的特殊毒性实验结果提示，青蒿素可能有遗传毒性，青蒿酯钠有明显的胚胎毒作用，妊娠早期给药，可致胚胎骨髓发育迟缓。

白　薇

性味归经：苦、咸，寒。归胃、肝经。

功效：清热凉血，利尿通淋，解毒疗疮。

用法用量：煎服，3～12 g。

使用注意：脾胃虚寒、食少便溏者不宜服用。

备注：肺痨、虚热、外疮。

药理作用：本品所含白薇苷有加强心肌收缩的作用，可使心率减慢。对肺炎球菌有抑制作用,并有解热、利尿等作用。

地 骨 皮

性味归经:甘、淡,寒。归肺、肝、肾经。

功效:凉血退蒸,清肺降火。

用法用量:煎服,6～15 g。

使用注意:外感风寒发热及脾虚便溏者不宜用。

备注:清虚热要药。

药理作用:地骨皮的乙醇提取物、水提取物及乙醚残渣水提取物、甜菜碱等均有较强的解热作用。地骨皮煎剂及浸膏具有降血糖和降血脂作用。地骨皮浸剂、煎剂、酊剂及注射剂均有明显降压作用且能伴有心率减慢。地骨皮水煎剂有免疫调节作用,又有抗微生物作用,其对伤寒杆菌、甲型副伤寒杆菌及福氏痢疾杆菌有较强的抑制作用,对流感亚洲甲型京科 68-1 病毒株有抑制其致细胞病变作用。此外,100％地骨皮注射液对离体子宫有显著兴奋作用。地骨皮的 70％乙醇浸出法提取物,可明显提高痛阈,对物理性、化学性疼痛有明显的抑制作用。

银 柴 胡

性味归经:甘,微寒。归肝、胃经。

功效:清虚热,除疳热。

用法用量:煎服,3～10 g。

使用注意:外感风寒,血虚无热者忌用。

备注:肝胃郁热。

药理作用:本品有解热作用;还能降低主动脉类脂质的含量,有抗动脉粥样硬化作用。此外,本品还有杀精子作用。

胡 黄 连

性味归经：苦，寒。归心、肝、胃、大肠经。

功效：退虚热，除疳热，清湿热。

用法用量：煎服，3～10 g。

使用注意：脾胃虚寒者慎用。

备注：心胃虚火。

药理作用：本品的根提取物有明显的利胆作用，能明显增加胆汁盐、胆酸和脱氧胆酸的排泌，具有抗肝损伤的作用。胡黄连中所含有的香荚兰乙酮对平滑肌有收缩作用，对各种痉挛剂引起的平滑肌痉挛又具有拮抗作用。胡黄连水浸剂在试管内对多种皮肤真菌有不同程度抑制作用。此外，胡黄连苷Ⅰ、Ⅱ，香草酸，香荚兰乙酮对酵母多糖引起的 PMN 白细胞的化学反应发生和自由基的产生有抑制作用。

第三节 泻 下 药

大 黄

性味归经：苦，寒。归脾、胃、大肠、肝、心包经。

功效：泻下攻积，清热泻火，止血，解毒，活血祛瘀。

用法用量：煎服，5～10 g。外用适量。生大黄泻下力较强，欲攻下者宜生用；入汤剂应后下，或用开水泡服，久煎则泻下力减弱。酒制大黄泻下较弱，活血作用较好，宜用于瘀血证。大黄炭则多用于出血证。

使用注意：本品苦寒，易伤胃气，脾胃虚弱者慎用，其性沉降，且善活血祛瘀，故妇女怀孕、月经期、哺乳期应忌用。

备注：新伤内外用均可。

药理作用：大黄能增加肠蠕动，抑制肠内水分吸收，促进排便；大黄有抗感染作用，对多种革兰阳性和阴性细菌均有抑制作用，其中最敏感的为葡萄球菌和链球菌，其次为白喉杆菌、伤寒和副伤寒杆菌、肺炎双球菌、痢疾杆菌等；对流感病毒也有抑制作用；由于鞣质所致，故泻后又有便秘现象；有利胆和健胃作用；此外，还有止血、保肝、降压、降低血清胆固醇等作用。

芒　硝

性味归经：咸、苦，寒。归胃、大肠经。

功效：泻下，软坚，清热。

用法用量：内服，10～15 g，冲入药汁内或开水溶化后服。外用适量。

使用注意：孕妇及哺乳期妇女忌用或慎用。

备注：阳明腑实。

药理作用：芒硝所含的主要成分硫酸钠，其硫酸根离子不易被肠壁吸收，存留肠内形成高渗溶液，阻止肠内水分的吸收，使肠内容积增大，引起机械刺激，促进肠蠕动而致泻。

番　泻　叶

性味归经：甘、苦，寒。归大肠经。

功效：泻下导滞。

用法用量：温开水泡服，1.5～3 g；煎服，5～9 g，宜后下。

使用注意：妇女哺乳期、月经期及孕妇忌用。剂量过大，有恶心、呕吐、腹痛等副作用。

备注：便秘。

药理作用：番泻叶中含蒽醌衍生物，其泻下作用及刺激性比含蒽醌类之其他泻药更强,因而泻下时可伴有腹痛。其有效成分主要为番泻苷 A、B,经胃、小肠吸收后,在肝中分解,分解产物经血行而兴奋骨盆神经节以收缩大肠,引起腹泻。蒽醌类对多种细菌(葡萄球菌、大肠杆菌等)及皮肤真菌有抑制作用。

芦　荟

性味归经:苦,寒。归肝、大肠经。

功效:泻下,清肝,杀虫。

用法用量:入丸散服,每次 1～2 g。外用适量。

使用注意:脾胃虚弱、食少便溏及孕妇忌用。

备注:美容。

药理作用:芦荟蒽醌衍生物具有刺激性泻下作用,伴有显著腹痛和盆腔充血,严重时可引起肾炎。其提取物有抑制 S 180肉瘤和艾氏腹水癌的生长,并对离体蟾蜍心脏有抑制作用。水浸剂对多种皮肤真菌和人型结核杆菌有抑制作用。

火　麻　仁

性味归经:甘,平。归脾、大肠经。

功效:润肠通便。

用法用量:煎服,10～15 g,打碎入煎。

备注:内燥便秘。

药理作用:有润滑通肠的作用,同时在肠中遇碱性肠液后产生脂肪酸,刺激肠壁,使蠕动增强,从而达到通便作用。本品还能降低血压以及阻止血脂上升。

郁　李　仁

性味归经:辛、苦、甘,平。归大肠、小肠经。

功效：润肠通便，利水消肿。

用法用量：煎服，6～12 g。

使用注意：孕妇慎用。

备注：消痔。

药理作用：具润滑性缓泻作用。并对实验动物有显著降压作用。

甘　遂

性味归经：苦，寒，有毒。归肺、肾、大肠经。

功效：泻水逐饮，消肿散结。

用法用量：入丸散服，每次 0.5～1 g。外用适量，生用。内服醋制用，以减低毒性。

使用注意：虚弱者及孕妇忌用。反甘草。

备注：胸水。

药理作用：甘遂能刺激肠管，增加肠蠕动，造成峻泻。生甘遂作用较强，毒性亦较大，醋制后其泻下作用和毒性均有减轻。甘遂萜酯 A、B 有镇痛作用。甘遂的乙醇提取物给妊娠豚鼠腹腔或肌肉注射，均有引产作用。甘遂的粗制剂对小鼠免疫系统的功能表现为明显的抑制作用。所含甘遂素 A、B 有抗白血病的作用。

京　大　戟

性味归经：苦、辛，寒。归肺、肾、大肠经。

功效：泻水逐饮，消肿散结。

用法用量：煎服，1.5～3 g；入丸散服，每次 1 g。外用适量，生用。内服醋制用，以减低毒性。

使用注意：虚弱者及孕妇忌用。反甘草。

备注：腹水。

药理作用：本品乙醚和热水提取物有刺激肠管而导泻的作用；对妊娠离体子宫有兴奋作用；能扩张毛细血管，对抗肾上腺素的升压作用。

芫　花

性味归经：辛、苦，温，有毒。归肺、肾、大肠经。

功效：泻水逐饮，祛痰止咳，杀虫疗疮。

用法用量：煎服，1.5～3 g；入散剂服，每次 0.6 g。外用适量。内服醋制用，以减低毒性。

使用注意：虚弱者及孕妇忌用。反甘草。

备注：腹水。

药理作用：芫花素能刺激肠黏膜引起剧烈的水泻和腹痛。口服芫花煎剂可引起尿量增加，排钠量亦有增加。醋制芫花的醇水提取物，对肺炎杆菌、溶血性链球菌、流行性感冒杆菌有抑制作用，水浸液对黄癣菌、大芽孢菌、铁锈色小芽孢菌、星状皮癣菌等皮肤真菌有抑制作用，芫花素能引起狗的子宫收缩；芫花还有镇静、镇咳、祛痰作用。

商　陆

性味归经：苦，寒，有毒。归肺、肾、大肠经。

功效：泻下利水，消肿散结。

用法用量：煎服，5～10 g。外用适量。

使用注意：孕妇忌用。

备注：腹水。

药理作用：本品有明显的祛痰作用；生物碱部分有镇咳作用；其根提取物有利尿作用，有研究表明，本品的利尿作用与其剂量有关，小剂量利尿，而大剂量反使尿量减少；对痢疾杆菌、流感杆菌、肺炎双球菌及部分皮肤真菌有不同程度的抑制作用。

牵 牛 子

性味归经：苦，寒，有毒。归肺、肾、大肠经。

功效：泻下，逐水，去积，杀虫。

用法用量：煎服，3～9 g。入丸散服，每次 1.5～3 g。本品炒用药性减缓。

使用注意：孕妇忌用。不宜与巴豆同用。

备注：睾丸受伤。

药理作用：牵牛子苷在肠内遇胆汁及肠液分解出牵牛子素，刺激肠道，增进蠕动，导致强烈的泻下；其黑丑、白丑泻下作用无区别。在体外实验，黑丑、白丑对猪蛔虫尚有一定驱虫效果。

巴 豆

性味归经：辛，热，有大毒。归胃、大肠、肺经。

功效：峻下冷积，逐水退肿，祛痰利咽，蚀疮。

用法用量：入丸散服，每次 0.1～0.3 g。大多数制成巴豆霜用，以减低毒性。外用适量。

使用注意：孕妇及体弱者忌用。畏牵牛。

备注：寒性便秘。

药理作用：巴豆油外用，对皮肤有强烈刺激作用。口服半滴至 1 滴，即能产生口腔、咽及胃黏膜的烧灼感及呕吐，短时期内可有多次大量水泻，伴有剧烈腹痛和里急后重；巴豆煎剂对金黄色葡萄球菌、白喉杆菌、流感杆菌、铜绿假单胞菌均有不同程度的抑制作用；巴豆油有镇痛及促血小板凝集作用。巴豆提取物对小鼠腹水型与艾氏腹水癌有明显抑制作用；巴豆油、巴豆树脂和巴豆醇脂类有弱致癌活性。

千 金 子

性味归经：辛，温，有毒。归肝、肾、大肠经。

功效：泻下逐水，破血消癥。

用法用量：内服制霜入丸散，0.5~1 g。外用适量。

使用注意：体弱者及孕妇忌用。

备注：水瘀互结。

药理作用：种子中的脂肪油，新鲜时无味，无色，但很快变恶臭而有强辛辣味，对胃肠有刺激，可产生峻泻，作用强度为蓖麻油的 3 倍，致泻成分为千金子甾醇。

第四节 祛风湿药

独 活

性味归经：辛、苦，微温。归肝、膀胱经。

功效：祛风湿，止痹痛，解表。

用法用量：煎服，5~15 g。

使用注意：阴虚忌用。

备注：下半身，外感。

药理作用：独活有抗炎、镇痛及镇静作用；对血小板聚集有抑制作用；并有降压作用，但不持久；所含香柑内酯、花椒毒素等有光敏及抗肿瘤作用。

威 灵 仙

性味归经：辛、咸，温。归膀胱经。

功效：祛风湿，通经络，消骨鲠。

用法用量：煎服，5～15 g。治骨鲠可用 30～50 g。

使用注意：阴虚慎用。

备注：通行十二经。

药理作用：威灵仙有镇痛、抗利尿、抗疟、降血糖、降血压、利胆等作用；原白头翁素对革兰阳性及阴性菌和真菌都有较强的抑制作用；煎剂可使食管蠕动节律增强，频率加快，幅度增大，能松弛肠平滑肌；醋浸液对鱼骨刺有一定软化作用，并使咽及食管平滑肌松弛，增强蠕动，促使骨刺松脱；其醇提取物有引产作用。

川 乌

性味归经：辛、苦，温，有大毒。归心、脾、肝、肾经。

功效：祛风除湿，散寒止痛。

用法用量：煎服，3～9 g。若作散剂或酒剂，应减为 1～2 g，入汤剂应先煎 0.5～1 小时，外用适量。一般制后用，生品内服宜慎。

使用注意：孕妇忌用，反半夏、瓜蒌、贝母、白及、白蔹。不宜久服，生品只供外用。

备注：止痛。

药理作用：川乌有明显的抗炎、镇痛作用，有强心作用，但剂量加大则引起心律失常，终致心脏抑制；乌头碱可引起心律不齐和血压升高，还可增强毒毛旋花子苷 G 对心肌的毒性作用，有明显的局部麻醉作用；乌头多糖有显著降低正常血糖作用；注射液对胃癌细胞有抑制作用。

蕲 蛇

性味归经：甘、咸，温，有毒。归肝经。

功效：祛风通络，定惊止痉。

用法用量：煎服，5～15 g；研末服，每次 1～1.5 g。

备注：风湿病。

药理作用：蕲蛇有镇静、催眠及镇痛作用；注射液有显著降压作用；水提物能激活纤溶系统；醇提物可增强巨噬细胞吞噬能力，显著增加炭粒廓清率。

乌 梢 蛇

性味归经：甘，平。归肝经。

功效：祛风通络，定惊止痉。

用法用量：煎服，5～10 g，散剂，每次 2～3 g。

备注：风湿病。

药理作用：乌梢蛇水煎液和醇提取液有抗炎、镇静、镇痛作用。其血清有对抗五步蛇毒作用。

雷 公 藤

性味归经：苦，寒，有大毒。归心、肝经。

功效：祛风除湿，活血通络，消肿止痛，杀虫解毒。

用法用量：本品大毒，内服宜慎。外用适量，捣烂或研末外敷、调擦。外敷不可超过半小时，否则起泡。

使用注意：孕妇、体虚弱者忌用。

备注：类风湿。

药理作用：雷公藤有抗炎、镇痛、抗肿瘤、抗生育作用；有降低血液黏滞性、抗凝、纠正纤溶障碍，改善微循环及降低外周血阻力的作用；对多种肾炎模型有预防和保护作用，有促进肾上腺合成皮质激素样作用；对免疫系统主要表现为抑制作用，可减少器官移植后的急性排异反应；雷公藤红素可有效地诱导肥大细胞白血病细胞的凋亡，雷公藤甲素能抑制白细胞介素、粒细胞/巨噬细胞集落刺激因子表达，诱导嗜酸性粒细胞凋亡；对金黄色葡萄球菌、革兰阴性细菌、真菌、枯草杆菌及 607 分枝杆菌等 48 种细菌均有抑制作用,对真菌特别是皮肤白色念珠菌抑菌效果最好;提取物对子宫、肠均有兴奋作用;雷公藤可引起视丘、中脑、延髓、小脑及脊髓严重营养不良性改变。

木　瓜

性味归经：酸,温。归肝、脾经。

功效：舒筋活络,除湿和胃。

用法用量：煎服,10～15 g。

使用注意：胃酸过多者不宜用。

备注：筋痹。

药理作用：木瓜混悬液有保肝作用;新鲜木瓜汁和木瓜煎剂对肠道菌和葡萄球菌有明显的抑菌作用;其提取物对小鼠艾氏腹水癌及腹腔巨噬细胞吞噬功能有抑制作用。

蚕　砂

性味归经：甘、辛,温。归肝、脾、胃经。

功效：祛风湿,和中化浊。

用法用量：煎服,5～15 g;宜布包入煎。外用适量。

使用注意：脾胃虚寒慎用。

备注：风湿热。

药理作用：蚕砂煎剂有抗炎、促生长作用,叶绿素衍生物对体外肝癌细胞有抑制作用。

伸　筋　草

性味归经：苦、辛,温。归肝经。

功效：祛风湿,舒筋活络。

用法用量：煎服,10～25 g。

使用注意：阴虚慎用。

备注：筋痹。

药理作用：伸筋草醇提取物有明显镇痛作用;水浸液有解热作用;其混悬液能显著延长戊巴比妥钠睡眠时间和增强可卡因的毒性反应;其透析液对实验性矽肺有良好的疗效;所含石松碱对小肠及子宫有兴奋作用。

寻 骨 风

性味归经：辛、苦,平。归肝经。

功效：祛风湿,通络止痛。

用法用量：煎服,10～15 g。

使用注意：盗汗忌用。

备注：骨痹。

药理作用：寻骨风所含生物碱对大鼠关节炎有明显消肿作用;注射液有镇痛、抗炎、解热作用;有抑制艾氏腹水癌及抗早孕作用;煎剂对风湿性关节炎、类风湿关节炎有较好的止痛、消肿、改善关节功能的作用。

松 节

性味归经：苦,温。归肝、肾经。

功效：祛风湿,活络止痛。

用法用量：煎服,10～15 g。

使用注意：热证慎用。

备注：松节油可外用。

药理作用：松节有一定的镇痛、抗炎作用;提取的酸性多糖显示抗肿瘤作用;提取的多糖类物质、热水提取物、酸性提取物都具有免疫活性。

海 风 藤

性味归经：辛、苦，微温。归肝经。

功效：祛风除湿，通经活络。

用法用量：煎服，5～15 g。

使用注意：阴虚慎用。

备注：风寒湿痹。

药理作用：海风藤能对抗内毒素性休克；能增加心肌营养血流量，降低心肌缺血区的侧枝血管阻力；可降低脑干缺血区兴奋性氨基酸含量，对脑干缺血损伤具有保护作用；能明显降低小鼠胚卵的着床率。酮类化合物有抗氧化作用，并拮抗血栓形成，延长凝血时间；酚类化合物、醇类化合物有抗血小板聚集作用。

老 鹳 草

性味归经：辛、苦，平。归肝、脾、大肠经。

功效：祛风湿，舒筋活络，止泻痢。

用法用量：煎服，10～30 g。

备注：面瘫。

药理作用：老鹳草总鞣质（HGT）有明显的抗炎、抑制免疫和镇痛作用，有抗癌、抑制诱变作用和抗氧化作用；牻牛儿苗煎剂有明显的抗流感病毒作用，对金黄色葡萄球菌等球菌及痢疾杆菌有较明显的抑制作用；醇提物有明显的镇咳作用；西伯利亚老鹳草对蛋清性关节炎有明显抑制作用；日本产尼泊尔老鹳草的煎剂或干燥提取物，均能抑制十二指肠和小肠的活动，并促进盲肠的逆蠕动，但剂量过大，则能促进大肠的蠕动而出现泻下作用；老鹳草可能具有黄体酮样作用或有升高体内黄体酮水平的作用。

路 路 通

性味归经：辛、苦，平。归肝、胃、膀胱经。

功效：祛风通络，利水，下乳。

用法用量：煎服，5～15 g。外用适量。

使用注意：阴虚血热慎用。

备注：中风。

药理作用：路路通对蛋清性关节炎肿胀有抑制作用；其甲醇提取物白桦脂酮酸有明显的抗肝细胞毒活性。

秦 艽

性味归经：苦、辛，微寒。归胃、肝、胆经。

功效：祛风湿，止痹痛，退虚热，清湿热。

用法用量：煎服，5～15 g。大剂量可用至 30 g。

备注：内热外感。

药理作用：秦艽具有镇静、镇痛、解热、抗炎作用；能抑制反射性肠液的分泌；能明显降低胸腺指数，有抗组胺作用；对病毒、细菌、真菌皆有一定的抑制作用。秦艽碱甲能降低血压、升高血糖；龙胆苦苷能抑制四氯化碳所致转氨酶升高，具有抗肝炎作用。

防 己

性味归经：苦、辛，寒。归膀胱、肾、脾经。

功效：祛风湿，止痛，利水消肿。

用法用量：煎服，5～10 g。祛风止痛宜木防己，利水退肿宜汉防己。

使用注意：本品大苦大寒，易伤胃气，体弱阴虚、胃纳不佳者慎用。

备注：自体免疫。

药理作用：粉防己能明显增加排尿量。总碱及流浸膏或煎剂有镇痛作用。粉防己碱有抗炎作用；对心肌有保护作用，能扩张冠状血管，增加冠脉流量，有显著降压作用，能对抗心律失常；能明显抑制血小板聚集，还能促进纤维蛋白溶解，抑制凝血酶引起的血液凝固过程；对实验性矽肺有预防治疗作用；对子宫收缩有明显的松弛作用；低浓度的粉防己碱可使肠张力增加，节律性收缩加强，高浓度则降低张力，减弱节律性收缩；有抗菌和抗阿米巴原虫的作用；可使正常大鼠血糖明显降低，血清胰岛素明显升高；有一定抗肿瘤作用；对免疫有抑制作用；有广泛的抗过敏作用。

桑　枝

性味归经：苦，平。归肝经。

功效：祛风通络，利关节。

用法用量：煎服，15～30 g。

使用注意：寒痹禁用。

备注：四肢风湿热痹。

药理作用：桑枝有较强的抗炎活性，可提高人体淋巴细胞转化率，具有增强免疫的作用。

豨　莶　草

性味归经：苦、辛，寒。归肝、肾经。

功效：祛风湿，通经活络，清热解毒。

用法用量：煎服，15～20 g。外用适量。一般治风湿痹证宜制用，温疮、湿疹宜生用。

备注：海风。

药理作用：豨莶草有抗炎和较好的镇痛作用；有降压作用；对

细胞免疫、体液免疫及非特异性免疫均有抑制作用;可增强 T 细胞的增殖功能,促进 IL-2 的活性,抑制 IL-1 的活性,可通过调整机体免疫功能,改善局部病理反应而达到抗风湿作用;有扩张血管作用;对血栓形成有明显抑制作用;对金黄色葡萄球菌有较强的抑制作用,对大肠杆菌、铜绿假单胞菌、宋氏痢疾杆菌、伤寒杆菌、白色葡萄球菌、卡他球菌、肠炎杆菌、鼠疟原虫等也有一定抑制作用,对单纯疱疹病毒有中等强度的抑制作用。豨莶苷有兴奋子宫和明显的抗早孕作用。

臭　梧　桐

性味归经:辛、苦、甘,凉。归肝经。

功效:祛风湿,活络。

用法用量:煎服,5～15 g;用于降压不宜高温久煎。外用适量。

备注:鹅掌风。

药理作用:臭梧桐煎剂及臭梧桐素 B 有镇痛作用,开花前较开花后的镇痛作用为强;煎剂及臭梧桐素 A 有镇静作用;其降血压作用以水浸剂与煎剂最强。

海　桐　皮

性味归经:苦、辛,平。归肝经。

功效:祛风湿,通络止痛,杀虫止痒。

用法用量:煎服,5～15 g。外用适量。

备注:痛痹。

药理作用:海桐皮有抗炎、镇痛、镇静作用;并能增强心肌收缩力;且有降压作用;对金黄色葡萄球菌有抑制作用,对堇色毛癣菌等皮肤真菌亦有不同程度的抑制作用。

络 石 藤

性味归经：苦，微寒。归心、肝经。

功效：祛风通络，凉血消肿。

用法用量：煎服，5～15 g。

使用注意：阴虚慎用。

备注：痛风。

药理作用：络石藤甲醇提取物对动物双足浮肿、扭体反应有抑制作用；所含黄酮苷对尿酸合成酶黄嘌呤氧化酶有显著抑制作用而能抗痛风；煎剂对金黄色葡萄球菌、福氏痢疾杆菌及伤寒杆菌有抑制作用；牛蒡苷可引起血管扩张、血压下降，对肠及子宫有抑制作用。

穿 山 龙

性味归经：苦，微寒。归肝、肺经。

功效：祛风湿，活血通络，清肺化痰。

用法用量：煎服，15～30 g。

备注：强直性脊柱炎。

药理作用：穿山龙有显著的平喘作用，总皂苷、水溶性或水不溶性皂苷有明显的镇咳、祛痰作用；水煎剂对细胞免疫和体液免疫功能均有抑制作用，而对巨噬细胞吞噬功能有增强作用；对金黄色葡萄球菌等多种球菌及流感病毒等有抑制作用；总皂苷能增强兔心肌收缩力，减慢心率，降低动脉压，改善冠脉血液循环，增加尿量，并能显著降低血清总胆固醇及 β 脂蛋白/α 脂蛋白比例。

丝 瓜 络

性味归经：甘，平。归肺、胃、肝经。

功效：祛风通络，解毒化痰。

用法用量：煎服，6～10 g。大剂量可用至 60 g。

备注：暑痫。

药理作用：丝瓜络水煎剂有明显的镇痛、镇静和抗炎作用。

五 加 皮

性味归经：辛、苦，温。归肝、肾经。

功效：祛风湿，强筋骨，利尿。

用法用量：煎服，5～15 g。

备注：风湿病，心痹。

药理作用：五加皮有抗炎、镇痛、镇静作用，能提高血清抗体的浓度，促进单核巨噬细胞的吞噬功能，有抗应激作用，能促进核酸的合成，降低血糖，有性激素样作用，并能抗肿瘤、抗诱变、抗溃疡，且有一定的抗排异作用。

桑 寄 生

性味归经：苦、甘，平。归肝、肾经。

功效：祛风湿，益肝肾，强筋骨，安胎。

用法用量：煎服，10～30 g。

备注：肝肾亏虚，腰腿疼痛。

药理作用：桑寄生有降压作用；注射液对冠状血管有扩张作用，并能减慢心率；煎剂或浸剂在体外对脊髓灰质炎病毒和多种肠道病毒均有明显抑制作用，能抑制伤寒杆菌及葡萄球菌的生长；提取物对乙型肝炎病毒表面抗原有抑制活性。

金 毛 狗 脊

性味归经：苦、甘，温。归肝、肾经。

功效：祛风湿，补肝肾，强腰膝。

用法用量：煎服，10～15 g。

备注：腰椎病。

药理作用：100％狗脊注射液 20 g/kg，可使心肌对^{86}Rb 的摄取率增加 54％；其绒毛有较好的止血作用。

千　年　健

性味归经：苦、辛，温。归肝、肾经。

功效：祛风湿，强筋骨，止痹痛。

用法用量：煎服，5～10 g。

使用注意：阴虚慎用。

备注：骨痹。

药理作用：千年健甲醇提取物有明显的抗炎、镇痛作用，醇提液有抗组胺作用，其水提液具有较强的抗凝血作用，所含挥发油对布氏杆菌、Ⅰ型单纯疱疹病毒有抑制作用。

第五节　化　湿　药

藿　香

性味归经：辛，微温。归脾、胃、肺经。

功效：化湿，解暑，止呕。

用法用量：煎服，5～10 g。鲜品加倍。

使用注意：阴虚慎用。

备注：驱浊气。

药理作用：挥发油能促进胃液分泌，增强消化力，对胃肠有解痉作用。有防腐和抗菌作用，此外，尚有收敛止泻、扩张微血管而略有发汗等作用。

佩 兰

性味归经：辛，平。归脾、胃、肺经。

功效：化湿，解暑。

用法用量：煎服，5～10 g。鲜品加倍。

备注：醒脾利水。

药理作用：佩兰水煎剂，对白喉杆菌、金黄色葡萄球菌、八叠球菌、变形杆菌、伤寒杆菌有抑制作用。其挥发油及油中所含的伞花烃、乙酸橙花酯对流感病毒有直接抑制作用。佩兰挥发油及其有效单体对伞花烃灌胃具有明显祛痰作用。

苍 术

性味归经：辛、苦，温。归脾、胃经。

功效：燥湿健脾，祛风湿。

用法用量：煎服，5～10 g。

使用注意：阴虚慎用。

备注：明目。

药理作用：其挥发油有明显的抗副交感神经递质乙酰胆碱引起的肠痉挛；对交感神经递质肾上腺素引起的肠肌松弛，苍术制剂能促进肾上腺抑制作用的振幅恢复。苍术醇有促进胃肠运动作用，对胃平滑肌也有微弱收缩作用。苍术挥发油对中枢神经系统，小剂量是镇静作用，同时使脊髓反射亢进；大剂量则呈抑制作用。苍术煎剂有降血糖作用，同时具排钠、排钾作用；其维生素 A 样物质可治疗夜盲及角膜软化症。

厚　朴

性味归经：苦、辛,温。归脾、胃、肺、大肠经。

功效：行气,燥湿,消积,平喘。

用法用量：煎服,3～10 g。

使用注意：虚证慎用。

备注：消胀除满。

药理作用：厚朴煎剂对肺炎球菌、白喉杆菌、溶血性链球菌、枯草杆菌、志贺及施氏痢疾杆菌、金黄色葡萄球菌、炭疽杆菌及若干皮肤真菌均有抑制作用。厚朴碱、异厚朴酚有明显的中枢性肌肉松弛作用。厚朴碱、木兰箭毒碱能松弛横纹肌。对肠管,小剂量出现兴奋,大剂量则为抑制。厚朴酚对实验性胃溃疡有防治作用。厚朴有降压作用,降压时反射性地引起呼吸兴奋,心率增加。

砂　仁

性味归经：辛,温。归脾、胃经。

功效：化湿行气,温中止呕止泻,安胎。

用法用量：煎服,5～10 g。

使用注意：阴虚慎用。

备注：醒脾化瘀。

药理作用：本品煎剂可增强胃的功能,促进消化液的分泌,可增进肠道运动,排出消化管内的积气。可起到帮助消化,消除肠胀气症状。砂仁能明显抑制因 ADP 所致家兔血小板聚集,对花生四烯酸诱发的小鼠急性死亡有明显保护作用,同时有明显的对抗由胶原和肾上腺素所诱发的小鼠急性死亡作用。

白豆蔻

性味归经：辛，温。归肺、脾、胃经。

功效：化湿行气，温中止呕。

用法用量：煎服，3～6 g。入散剂为好。入汤剂宜后下。

使用注意：阴虚慎用。

备注：夏天饮冷。

药理作用：能促进胃液分泌，增进胃肠蠕动，制止肠内异常发酵，祛除胃肠积气，故有良好的芳香健胃作用，并能止呕。挥发油对豚鼠实验性结核，能增强小剂量链霉素作用。

草豆蔻

性味归经：辛，温。归脾、胃经。

功效：燥湿行气，温中止呕。

用法用量：煎服，5～10 g。

使用注意：阴虚慎用。

备注：驱秽。

药理作用：草豆蔻煎剂在试管内对金黄色葡萄球菌、痢疾杆菌及大肠杆菌有抑制作用，对豚鼠离体肠管低浓度呈兴奋作用，高浓度则为抑制作用。挥发油对离体肠管为抑制作用。

草果

性味归经：辛，温。归脾、胃经。

功效：燥湿散寒，除痰截疟。

用法用量：煎服，3～6 g。去壳取仁捣碎用。

使用注意：阴虚慎用。

备注：寒湿。

药理作用：本品所含的 α-和 β-蒎烯有镇咳祛痰作用。1,8-桉油素有镇痛、解热、平喘等作用。β-蒎烯有较强的抗炎作用，并有抗真菌作用。大鼠口服香叶醇能抑制胃肠运动，小量口服有轻度利尿作用。

第六节 利水渗湿药

茯 苓

性味归经：甘、淡，平。归心、脾、肾经。

功效：利水渗湿，健脾安神。

用法用量：煎服，10～15 g。

备注：调节渗透压。

药理作用：茯苓煎剂、糖浆剂、醇提取物、乙醚提取物，分别具有利尿、镇静、抗肿瘤、降血糖、增加心肌收缩力的作用。茯苓多糖有增强免疫功能的作用。茯苓有护肝作用，能降低胃液分泌，对胃溃疡有抑制作用。

薏 苡 仁

性味归经：甘、淡，微寒。归脾、胃、肺经。

功效：利水渗湿，健脾，除痹，清热排脓。

用法用量：煎服。10～30 g。清利湿热宜生用，健脾止泻宜炒用。本品力缓，用量宜大。除入汤剂、丸散外，亦可作粥食用，为食疗佳品。

使用注意：脾胃虚寒慎用。

备注：湿热。

药理作用：薏苡仁煎剂、醇及丙酮提取物对癌细胞有明显抑制作用。薏苡仁内酯对小肠有抑制作用。其脂肪油能使血清钙、血糖量下降,并有解热、镇静、镇痛作用。

猪 苓

性味归经:甘、淡,平。归肾、膀胱经。

功效:利水渗湿。

用法用量:煎服,5～10 g。

使用注意:无水湿者忌用。

备注:肝损害。

药理作用:其利尿机制是抑制肾小管对水及电解质的重吸收所致。猪苓多糖有抗肿瘤、防治肝炎的作用。猪苓水及醇提取物分别有促进免疫及抗菌作用。

泽 泻

性味归经:甘、淡,寒。归肾、膀胱经。

功效:利水渗湿,泄热。

用法用量:煎服,5～10 g。

备注:降血脂。

药理作用:有利尿作用,能增加尿量,增加尿素与氯化物的排泄,对肾炎患者利尿作用更为明显。有降压、降血糖作用,还有抗脂肪肝作用。对金黄色葡萄球菌、肺炎双球菌、结核杆菌有抑制作用。

冬 瓜 皮

性味归经:甘,微寒。归肺、小肠经。

功效:利水消肿。

用法用量:煎服,15～30 g。

备注：水肿。

药理作用：本品煎剂内服，短期内可使尿量显著增加。

玉 米 须

性味归经：甘，平。归膀胱、肝、胆经。

功效：利水消肿，利湿退黄。

用法用量：煎服，30～60 g。

备注：蛋白尿。

药理作用：玉米须有较强的利尿作用，还能抑制蛋白质的排泄。玉米须制剂有促进胆汁分泌，降低其黏稠度及胆红质含量。有增加血中凝血酶原含量及血小板数，加速血液凝固的作用。另还有降压作用。

葫 芦

性味归经：甘，平。归肺、小肠经。

功效：利水消肿。

用法用量：煎服，15～30 g。

备注：脑积水。

药理作用：葫芦煎剂内服，有显著利尿作用。

香 加 皮

性味归经：甘、辛，微温，有毒。归肝、肾、心经。

功效：利尿消肿，祛风湿，止痛。

用法用量：煎服，3～10 g。浸酒或入丸散，酌量。

使用注意：本品有强心利尿作用，有毒，不宜多用、久用。

备注：类风湿。

药理作用：香加皮具有强心、升压、抗癌作用，所含的杠柳苷有增强呼吸系统功能作用。此外,香加皮尚有抗炎及杀虫作用。

泽 漆

性味归经:辛、苦,微寒,有毒。归大肠、小肠、肺经。

功效:利水消肿,化痰止咳,散结。

用法用量:煎服,5~10 g。外用适量。

使用注意:本品有毒,不宜过量或长期使用。脾胃虚寒者慎用。

备注:瘰疬。

药理作用:泽漆对结核杆菌、金黄色葡萄球菌、铜绿假单胞菌、伤寒杆菌有抑制作用。能抑制支气管腺体中酸性黏多糖合成和使痰量减少。

蝼 蛄

性味归经:咸,寒。归膀胱、大肠、小肠经。

功效:利水消肿。

用法用量:煎服,5~9 g,研末服,每次 3~5 g。外用适量。

使用注意:气虚体弱者及孕妇均忌服。

备注:疮疡。

药理作用:蝼蛄粉混悬液灌胃,对家兔不能证实其利尿作用。用蝼蛄粉末长期喂兔和小鼠,未见中毒现象。

荠 菜

性味归经:甘,凉。归肝、胃经。

功效:清热利水,凉血止血。

用法用量:煎服,15~30 g。鲜品加倍,外用适量。

备注:熬粥用。

药理作用：荠菜煎剂与流浸膏对子宫有显著兴奋作用，并能缩短出血时间。荠菜全草提取物有抗肿瘤作用。荠菜有解热作用。

车　前　子

性味归经：甘，寒。归肾、肝、肺经。

功效：利尿通淋，渗湿止泻，清肝明目，清肺化痰。

用法用量：煎服，10～15 g。宜布包。

备注：通利下窍，脚气。

药理作用：本品有显著利尿作用，还能促进呼吸道黏液分泌，稀释痰液，故有祛痰作用。对各种杆菌和葡萄球菌均有抑制作用。车前子提取液有预防肾结石形成的作用。

滑　　石

性味归经：甘、淡，寒。归胃、膀胱经。

功效：利水通淋，清解暑热，收湿敛疮。

用法用量：煎服，10～15 g。宜布包。外用适量。

使用注意：脾虚、热病伤津及孕妇忌用。

备注：结石，痱子粉。

药理作用：本品有吸附和收敛作用，内服能保护肠壁。滑石粉撒布创面形成被膜，有保护创面、吸收分泌物、促进结痂的作用。在体外，10％滑石粉对伤寒杆菌、甲型副伤寒杆菌有抑制作用。

木　　通

性味归经：苦，寒。归心、小肠、膀胱经。

功效：利尿通淋，通经下乳。

用法用量：煎服，5～9 g。

使用注意：据报道,关木通 60 g 水煎服,有致急性肾功衰竭者。故用量不宜大。

备注：淋证。

药理作用：本品有利尿和强心作用,对痢疾杆菌、伤寒杆菌及某些皮肤真菌有抑制作用。

通　草

性味归经：甘、淡,微寒。归肺、胃经。

功效：清热利湿,通气下乳。

用法用量：煎服,5～10 g。

备注：小便不利。

药理作用：通草有利尿作用,并能明显增加尿钾排出量,有促进乳汁分泌等作用。通草多糖具有一定调节免疫和抗氧化的作用。

瞿　麦

性味归经：苦,寒。归心、小肠、膀胱经。

功效：利尿通淋,活血通经。

用法用量：煎服,10～15 g。

使用注意：孕妇忌服。

备注：结石。

药理作用：瞿麦煎剂有利尿作用,其穗作用较茎强。还有兴奋肠管、抑制心脏、降低血压、影响肾血容积作用。对杆菌和葡萄球菌均有抑制作用。

萹　蓄

性味归经：苦,微寒。归膀胱经。

功效：利尿通淋，杀虫止痒。

用法用量：煎服，10～30 g，鲜品加倍。外用适量。

使用注意：多服泄精气。

备注：结石。

药理作用：萹蓄有显著的利尿作用。有驱蛔虫、蛲虫及缓下作用。对葡萄球菌、福氏痢疾杆菌、铜绿假单胞菌及多种皮肤真菌均有抑制作用。其水及乙醇提取物能促进血液凝固，增强子宫张力。静脉注射有降压作用。

地 肤 子

性味归经：苦，寒。归膀胱经。

功效：清热利湿，止痒。

用法用量：煎服，10～15 g。外用适量。

使用注意：虚寒慎用。

备注：肤痒。

药理作用：本品水浸剂对许兰黄癣菌、奥杜盎小芽孢癣菌、铁锈色小芽孢癣菌等多种皮肤真菌，均有不同程度的抑制作用。地肤子水提物有抑制单核巨噬系统的吞噬功能及迟发型超敏反应（DTH）。

海 金 沙

性味归经：甘，寒。归膀胱、小肠经。

功效：利尿通淋。

用法用量：煎服，6～12 g。宜布包。

使用注意：阴虚慎用。

备注：泌尿系感染尿频。

药理作用：本品煎剂对金黄色葡萄球菌、铜绿假单胞菌、福氏痢疾杆菌、伤寒杆菌等均有抑制作用。海金沙还有利胆作用。

石　韦

性味归经：苦、甘，微寒。归肺、膀胱经。

功效：利水通淋，清肺止咳。

用法用量：煎服，5～10 g。大剂量可用 30～60 g。

备注：结石。

药理作用：石韦煎剂对金黄色葡萄球菌、变形杆菌、大肠杆菌等有不同程度的抑制作用。有抗病毒、镇咳、祛痰作用。

冬　葵　子

性味归经：甘，寒。归大肠、小肠、膀胱经。

功效：利水通淋，下乳润肠。

用法用量：煎服，10～15 g。

使用注意：孕妇慎用。

备注：滑利结石。

药理作用：冬葵子中提取出的中性多糖 MVS-I 通过碳廓清试验，显示可明显增强网状内皮系统的吞噬活性。

灯　心　草

性味归经：甘、淡，微寒。归心、肺、小肠经。

功效：利尿通淋，清心除烦。

用法用量：煎服，1.5～2.5 g。或入丸散。

备注：小儿安神。

药理作用：本品有利尿、止血作用

萆　薢

性味归经：苦，微寒。归肝、胃经。

功效：利湿去浊，祛风除湿。

用法用量：煎服，10～15 g。

使用注意：肾阴亏虚、遗精滑泄者慎用。

备注：湿浊下注。

药理作用：萆薢含的薯蓣皂苷、克拉塞林苷均有抗真菌作用。

茵　陈　蒿

性味归经：苦，微寒。归脾、胃、肝、胆经。

功效：清利湿热，利胆退黄。

用法用量：煎服，10～30 g。外用适量。

使用注意：蓄血发黄及血虚萎黄者慎用。

备注：黄疸专药。

药理作用：茵陈蒿有显著利胆作用，并有解热、保肝、抗肿瘤和降压作用。其煎剂对人型结核菌有抑制作用。乙醇提取物对流感病毒有抑制作用。水煎剂对 ECHD11 病毒有抑制作用。

金　钱　草

性味归经：甘、淡，微寒。归肝、胆、肾、膀胱经。

功效：除湿退黄，利尿通淋，解毒消肿。

用法用量：煎服，30～60 g。鲜品加倍。外用适量。

使用注意：虚寒慎用。

备注：急性肾炎。

药理作用：金钱草水煎液能明显促进胆汁分泌，使胆管泥沙状结石易于排出，胆管阻塞和疼痛减轻，黄疸消退。本品有抑菌作用,还有抗炎作用。对体液免疫、细胞免疫均有抑制作用。其程度与环磷酰胺相似。金钱草与环磷酰胺合用抑制更明显。抑制皮肤移植排斥反应出现的时间。

虎　杖

性味归经：苦,寒。归肝、胆、肺经。

功效：利胆退黄,清热解毒,活血祛瘀,祛痰止咳。

用法用量：煎服,10～30 g。外用适量。

使用注意：孕妇忌服。

备注：胆道不利。

药理作用：本品有泻下、祛痰止咳、降压、止血、镇痛作用。煎液对金黄色葡萄球菌、铜绿假单胞菌等多种细菌均有抑制作用。对某些病毒亦有抑制作用。

地　耳　草

性味归经：苦,平。归肝、胆经。

功效：利湿退黄,清热解毒,活血消肿。

用法用量：煎服,15～30 g。鲜品加倍。外用适量。

备注：黄疸。

药理作用：地耳草低浓度流浸膏对肠管有兴奋作用,高浓度呈痉挛收缩。有保肝、抗癌、抗疟、抗菌作用。

垂　盆　草

性味归经：甘、淡、微酸,凉。归心、肝、胆、小肠经。

功效：利湿退黄,清热解毒。

用法用量：煎服,15～30 g。鲜品加倍。外用适量。

备注：肝炎。

药理作用: 垂盆草有保肝作用,对葡萄球菌、链球菌、伤寒杆菌、白色念珠菌等均有抑制作用。

第七节 温 里 药

附 子

性味归经: 辛、甘,热,有毒。归心、肾、脾经。

功效: 回阳救逆,助阳补火,散寒止痛。

用法用量: 煎服,3～15 g,宜先煎0.5～1小时,至口尝无麻辣感为度。

使用注意: 本品辛热燥烈,凡阴虚阳亢及孕妇忌用。反半夏、瓜蒌、贝母、白蔹、白及。

备注: 补命门火,通行十二经。

药理作用: 附子煎剂、水溶性部分等,对蛙、蟾蜍及温血动物心脏,不论是正常状态或处于衰竭状态均有明显的强心作用;其正丁醇提取物,乙醇提取物及水提物对氯仿所致小鼠室颤有预防作用;附子有显著的抗炎作用,能抑制蛋清、角叉菜胶、甲醛等所致大鼠足跖肿胀,抑制醋酸所致毛细血管通透性亢进,抑制肉芽肿形成及佐剂性关节炎;中乌头碱、乌头碱及次乌头碱均有镇痛作用。最近研究表明,附子能增强机体抗氧化能力,具有抗衰老作用。

干 姜

性味归经: 辛,热。归脾、胃、心、肺经。

功效: 温中散寒,回阳通脉,温肺化饮。

用法用量: 煎服,3～10 g。

使用注意: 阴虚慎用。

备注：胃寒呕逆。

药理作用：干姜甲醇或醚提取物有镇静，镇痛，抗炎，止呕及短暂升高血压的作用；水提取物或挥发油能明显延长大鼠实验性血栓形成时间；干姜醇提取物及其所含姜辣素和姜辣烯酮有显著灭螺和抗血吸虫作用。干姜醇提取物能明显增加大鼠肝脏胆汁分泌量，维持时间长达 3～4 小时。

肉　桂

性味归经：辛、甘，热。归脾、肾、心、肝经。

功效：补火助阳，散寒止痛，温经通脉。

用法用量：煎服，2～5 g。宜后下或焗服；研末冲服，每次 1～2 g。

使用注意：畏赤石脂。

备注：引火归元。

药理作用：肉桂有扩张血管、促进血液循环、增强冠脉及脑血流量、使血管阻力下降等作用；在体外，其甲醇提取物及桂皮醛有抗血小板凝集、抗凝血酶作用；桂皮油、桂皮醛、肉桂酸钠具有镇静、镇痛、解热、抗惊厥等作用；桂皮油能促进肠运动，使消化道分泌增力、增强消化功能，排除消化道积气、缓解胃肠痉挛性疼痛，并可引起子宫充血；其肉桂水提物、醚提物对动物实验性胃溃疡的形成有抑制作用。肉桂酸具有使人肺腺癌细胞逆转的作用。肇庆产肉桂降糖作用明显。桂皮油对革兰阴性菌及阳性菌有抑制作用。桂皮的乙醚、醇及水浸液对多种致病性真菌有一定的抑制作用。

吴茱萸

性味归经：辛、苦，热，有小毒。归肝、脾、胃、肾经。

功效：散寒止痛，温中止呕，助阳止泻。

用法用量：煎服，1.5～6 g。外用适量。

使用注意：本品辛热燥烈，易耗气动火，故不宜多用、久服。

备注：肝经中寒。

药理作用：本品甲醇提取物、水煎剂有抗动物实验性胃溃疡的作用；水煎剂对药物性导致动物胃肠痉挛有对抗作用，有明显的镇痛作用；本品注射液静注对麻醉大鼠和狗有明显升高血压的作用；其煎剂、蒸馏液和冲剂过滤后，分别给正常兔、犬和实验性肾型高血压犬进行静注，均有明显的降压作用；煎剂给犬灌胃，也呈明显降压作用，甘草煎剂可使吴茱萸的降压作用消失；能抑制血小板聚集，抑制血小板血栓及纤维蛋白血栓形成；其煎剂、吴茱萸次碱和脱氢吴茱萸碱对家兔离体及在体子宫有兴奋作用；在猫心肌缺血后，吴茱萸及吴茱萸汤能改善部分心电图，部分减少血中磷酸肌酸酶及乳酸脱氢酶的释放，明显增加血中一氧化氮的浓度，缩小心肌梗死面积，具有一定的保护心肌缺血的作用。

小 茴 香

性味归经：辛，温。归肝、肾、脾、胃经。

功效：散寒止痛，理气和中。

用法用量：煎服，3～6 g。外用适量。

使用注意：阴虚慎用。

备注：下腹气滞。

药理作用：本品对家兔在体肠蠕动有促进作用；十二指肠或口服给药对大鼠胃液分泌及 Shay 溃疡和应激性溃疡胃液分泌均有抑制作用；能促进胆汁分泌，并使胆汁固体成分增加；其挥发油对豚鼠气管平滑肌有松弛作用，并能促进肝组织再生；另有镇痛及己烯雌酚样作用等。

高　良　姜

性味归经：辛，热。归脾、胃经。

功效：散寒止痛，温中止呕。

用法用量：煎服，3～10 g；研末服，每次 3 g。

使用注意：阴虚慎用。

备注：胃寒。

药理作用：本品水提取物具有镇痛抗炎作用，醚提物只有镇痛作用，二者均能抗动物实验性胃溃疡的形成及蓖麻油引起的腹泻，还能延长断头小鼠张口动作持续时间和氰化钾中毒小鼠的存活时间；煎剂灌胃能升高犬胃液总酸排出量，兴奋兔离体肠管运动，对抗因阿托品所致小鼠胃肠抑制后的墨汁推进率；采用体内血栓形成法，给大鼠灌胃高良姜水提物或挥发油均有抗血栓形成的作用；100%煎液对炭疽杆菌、α-或β-溶血性链球菌、白喉及类白喉杆菌、肺炎球菌、金黄色葡萄球菌、白色葡萄球菌等革兰阳性嗜气菌皆有抗菌作用。

花　　椒

性味归经：辛，热。归脾、胃、肾经。

功效：温中止痛，杀虫，止痒。

用法用量：煎服，2～6 g。外用适量。

使用注意：肝阴虚忌用。

备注：胃寒。

药理作用：本品具有抗动物实验性胃溃疡形成的作用；对动物离体小肠有双向调节作用，小剂量时兴奋，大剂量时抑制；并有镇痛抗炎作用；其挥发油对 11 种皮肤癣菌和 4 种深部真菌均有一定的抑制和杀死作用，其中羊毛小孢子菌和红色毛癣菌最敏感，并能杀疥螨等。

丁　香

性味归经：辛，温。归脾、胃、肾经。

功效：温中降逆，散寒止痛，温肾助阳。

用法用量：煎服，1.5～6 g。

使用注意：畏郁金。

备注：呃逆。

药理作用：本品内服能促进胃液分泌，增强消化力，减轻恶心呕吐，缓解腹部气胀，为芳香健胃剂；其水提物、醚提物均有镇痛抗炎作用；丁香酚有抗惊厥作用；其煎剂对葡萄球菌、链球菌及白喉杆菌、变形杆菌、铜绿假单胞菌、大肠杆菌、痢疾杆菌、伤寒杆菌等杆菌均有抑制作用，并有较好的杀螨作用；另有抗血小板聚集、抗凝、抗血栓形成、抗腹泻、利胆和抗缺氧等作用。

荜　茇

性味归经：辛，热。归胃、大肠经。

功效：温中散寒。

用法用量：煎服，3～6 g。外用适量。

备注：胃寒。

药理作用：本品挥发油非皂化物能降低动物外源性及内源性总胆固醇；挥发油能对抗多种条件所致的缺氧及心肌缺血；纠正动物实验性心律失常；并有镇静、镇痛、解热等作用。

荜　澄　茄

性味归经：辛，温。归脾、胃、肾、膀胱经。

功效：温中散寒，行气止痛。

用法用量：煎服，2～5 g。

备注：胃寒疼痛。

药理作用：大鼠灌服荜澄茄醚提物、水提物有抗动物实验性胃溃疡及小鼠实验性腹泻的作用；挥发油有抗心律失常，改善兔心肌缺血的作用；并能松弛豚鼠气管平滑肌而有平喘作用等。

胡　椒

性味归经：辛，热。归胃、大肠经。

功效：温中止痛，下气消痰。

用法用量：煎服，2～4 g；研末服，每次 0.5～1 g。外用适量。

备注：寒凝气滞之胃痛。

药理作用：胡椒碱能延长给戊巴比妥的大鼠睡眠时间，抗电或戊四氮致动物惊厥的作用；口服本品能促进大鼠胆汁的分泌；并有抗炎作用。

第八节　理气药

橘　皮

性味归经：辛、苦，温。归脾、肺经。

功效：理气健脾，燥湿化痰。

用法用量：煎服，3～10 g。

备注：陈者良，其气能破气球。

药理作用：本品煎剂对家兔及小白鼠离体肠管，麻醉兔、犬胃及肠运动均有直接抑制作用；小量煎剂可增强心脏收缩力，使心输出量增加，冠脉扩张，使冠脉流量增加，大剂量时可抑制心脏；陈皮水溶性总生物碱具有升高血压作用；陈皮提取物有清除氧自由基和抗脂质过氧化作用;鲜橘皮煎剂有扩张气管的作用;挥发油有刺激性祛痰作用,主要有效成分为柠檬烯;陈皮煎剂对小鼠离体子宫有抑制作用,高浓度则使之呈完全松弛状态,用煎剂静脉注射,对麻醉兔在位子宫则使之呈强直性收缩;有利胆、降低血清胆固醇作用。

青　皮

性味归经:苦、辛,温。归肝、胆、胃经。

功效:疏肝理气,消积化滞。

用法用量:煎服,3～10 g。醋炙疏肝止痛力强。

使用注意:气虚慎用。

备注:破气。

药理作用:本品所含挥发油对胃肠道有温和的刺激作用,能促进消化液的分泌和排除肠内积气;其煎剂能抑制肠管平滑肌,呈解痉作用。此作用强于陈皮。本品对胆囊平滑肌有舒张作用,有利胆作用。其注射液静注有显着的升压作用,对心肌的兴奋性、收缩性、传导性和自律性均有明显的正性作用。其挥发油中的柠檬烯有祛痰、扩张支气管、平喘作用。

枳　实

性味归经:苦、辛,微寒。归脾、胃、大肠经。

功效:破气除痞,化痰消积。

用法用量:煎服,3～10 g,大剂量可用至 30 g。炒后性较平和。

使用注意:孕妇慎用。

备注:导滞下积。

药理作用:枳实能缓解乙酰胆碱或氯化钡所致的小肠痉挛,

可使胃肠收缩节律增加；枳实能使胆囊收缩、奥狄括约肌张力增加；枳实、枳壳有抑制血栓形成的作用；枳实与枳壳具有抗溃疡作用；枳实或枳壳煎剂对已孕、未孕小白鼠离体子宫有抑制作用，对已孕、未孕家兔离体、在位子宫均呈兴奋作用；枳实、枳壳煎剂或酊剂静脉注射对动物离体心脏有强心作用，枳实注射液静脉注射能增加冠脉、脑、肾血流量，降低脑、肾血管阻力，枳实煎剂及枳壳的乙醇提取液给麻醉犬、兔静脉注射有明显的升高血压作用。

木　香

性味归经：辛、苦，温。归脾、胃、大肠、胆、三焦经。

功效：行气止痛。

用法用量：煎服，3～10 g。生用行气力强，煨用行气力缓而多用于止泻。

备注：气滞。

药理作用：木香对胃肠道有兴奋或抑制的双向作用，能促进消化液分泌，木香单味药能通过胃肠蠕动加快、促进胃排空，明显拮抗大鼠急性胃黏膜损伤，溃疡抑制率达 100%；有明显的利胆作用；有松弛气管平滑肌作用；并能抑制链球菌、金黄色与白色葡萄球菌的生长；有利尿及促进纤维蛋白溶解等作用。

沉　香

性味归经：辛、苦，温。归脾、胃、肾经。

功效：行气止痛，温中止呕，纳气平喘。

用法用量：煎服，1～3 g，宜后下；或磨汁冲服；或入丸散剂，每次 0.5～1 g。

使用注意：肾阴虚慎用。

备注：温里纳气。

药理作用：本品对家兔离体小肠运动有抑制作用，使麻醉猫注射乙酰胆碱后肠管收缩幅度减少，蠕动减慢；所含挥发油有促进消化液分泌及胆汁分泌作用，以及麻醉、止痛、肌松等作用；沉香煎剂对结核杆菌、伤寒杆菌、福氏痢疾杆菌均有较强的抗菌作用。

檀　香

性味归经：辛，温。归脾、胃、肺经。

功效：行气止痛，散寒调中。

用法用量：煎服，1～3 g，宜后下。

使用注意：虚火上炎慎用。

备注：辟秽。

药理作用：檀香液给离体蛙心灌流，呈负性肌力作用，对四逆汤、五加皮中毒所致心律不齐有拮抗作用；檀香油有利尿作用；对痢疾杆菌、结核杆菌有抑制作用。

香　附

性味归经：辛、微苦、微甘，平。归肝、脾、三焦经。

功效：疏肝理气，调经止痛。

用法用量：煎服，6～12 g。醋炙止痛力增强。

备注：女性多用。

药理作用：5％香附浸膏对实验动物离体子宫均有抑制作用，能降低其收缩力和张力；其挥发油有轻度雌激素样作用；香附水煎剂可明显增加胆汁流量，并对肝细胞功能有保护作用；其水煎剂有降低肠管紧张性和拮抗乙酰胆碱的作用；其总生物碱、苷类、黄酮类及酚类化合物的水溶液有强心、减慢心率及降低血压的作用；香附油对金黄色葡萄球菌有抑制作用，其提取物对某些真菌有抑制作用。

川 楝 子

性味归经：苦，寒，有小毒。归肝、胃、小肠、膀胱经。

功效：行气止痛，杀虫疗癣。

用法用量：煎服，3～10 g。外用适量，炒用适量。炒用寒性减低。

使用注意：本品有毒，不宜过量或持续服用。

备注：阴虚胁痛。

药理作用：本品所含川楝素为驱虫有效成分，与山道年相比，作用缓慢而持久，对猪蛔虫、蚯蚓、水蛭等有明显的杀灭作用；川楝子有松弛奥狄括约肌，收缩胆囊，促进胆汁排泄的作用；能兴奋肠管平滑肌，使其张力和收缩力增加；川楝子对金黄色葡萄球菌、多种致病性真菌有抑制作用；尚有抗炎、抗癌作用。

乌 药

性味归经：辛，温。归肺、脾、肾、膀胱经。

功效：行气止痛，温肾散寒。

用法用量：煎服，3～10 g。

使用注意：气虚慎用。

备注：胁以下气滞。

药理作用：乌药对胃肠道平滑肌有兴奋和抑制的双向调节作用，能促进消化液的分泌，其挥发油内服能兴奋大脑皮质，促进呼吸，兴奋心肌，加速血液循环，升高血压及发汗；外涂能使局部血管扩张、血液循环加速，缓和肌肉痉挛疼痛；本品对小鼠肉瘤 S180 有抑制作用。

荔 枝 核

性味归经：辛、微苦，温。归肝、胃经。

功效：行气散结，散寒止痛。

用法用量：煎服，10～15 g；或入丸散剂。

备注：走肝经。

药理作用：本品所含 α-亚甲环丙基甘氨酸给小鼠皮下注射，有降血糖作用；荔枝核水或醇提取物、荔枝核油具有调血脂和抗氧化作用，能降低动物血清总胆固醇（TC）及甘油三酯（TG）；能对抗ALX 所致的自由基损伤，提高抗氧化酶 SOD 活性；有对抗鼠伤寒沙门菌的诱变作用；荔枝核水提取物对乙型肝炎病毒表面抗原有抑制作用。

佛 手

性味归经：辛、苦，温。归肝、脾、胃、肺经。

功效：疏肝解郁，理气和中，燥湿化痰。

用法用量：煎服，3～10 g。

备注：佛之手，解郁神药。

药理作用：佛手醇提取物对肠道平滑肌有明显的抑制作用；有扩张冠状血管，增加冠脉血流量的作用，高浓度时抑制心肌收缩力、减缓心率、降低血压、保护实验性心肌缺血；佛手有一定的平喘、祛痰作用；佛手多糖对多环节免疫功能有明显促进作用，可促进腹腔巨噬细胞的吞噬功能，明显对抗环磷酰胺所致的免疫功能低下。

香 橼 皮

性味归经：辛、微苦、酸，温。归肝、脾、胃、肺经。

功效：疏肝解郁,理气宽中,化痰止咳。

用法用量：煎服,3～10 g。

备注：心气不舒。

药理作用：香橼皮具有抗炎作用;能降低马血细胞之凝集;有抗病毒作用;有促进胃肠蠕动,健胃及祛痰作用。

玫 瑰 花

性味归经：甘、微苦,温。归肝、脾经。

功效：行气解郁,活血止痛。

用法用量：煎服,3～6 g。

备注：女子相思不解。

药理作用：玫瑰油对大鼠有促进胆汁分泌作用;玫瑰花对实验性动物心肌缺血有一定的保护作用。

绿 萼 梅

性味归经：微酸、涩,平。归肝、胃、肺经。

功效：疏肝和胃,理气化痰。

用法用量：煎服,3～6 g。

备注：郁火。

药理作用：花蕾含挥发油,主要为苯甲醛、异丁香油酚、苯甲酸,促进胃肠蠕动,增加食欲,帮助消化,具有一定的健胃作用;同时对多种病菌有抑制作用。

薤 白

性味归经：辛、苦,温。归肺、胃、大肠经。

功效：通阳散结,行气导滞。

用法用量：煎服,5～10 g。

备注：宽胸理气。

药理作用：薤白提取物能明显降低血清过氧化脂质，抗血小板凝集，降低动脉脂质斑块，具有预防实验性动脉粥样硬化作用；薤白提取物对动物（大鼠、小鼠）心肌缺氧、缺血及缺血再灌注心肌损伤有保护作用；薤白煎剂对痢疾杆菌、金黄色葡萄球菌、肺炎球菌有抑制作用。

青 木 香

性味归经：辛、苦，寒。归肝、胃经。

功效：行气止痛，解毒，辟秽，消肿。

用法用量：煎服，3～10 g。散剂每次 1.5～2 g，开水送服。外用适量。

使用注意：本品不宜多服，过量可引起恶心、呕吐等胃肠道反应。

备注：破气。

药理作用：青木香煎剂对多种原因引起的高血压有明显的降低血压作用，其所含木兰花碱对肾性高血压的降压作用明显；青木香总碱对金黄色葡萄球菌及铜绿假单胞菌、大肠杆菌、变形杆菌等杆菌有不同程度的抑制作用；马兜铃酸有提高机体免疫功能的作用，并能增强腹腔巨噬细胞的吞噬活性；研究证实，马兜铃酸有一定的致突变和致癌作用。

大 腹 皮

性味归经：辛，微温。归脾、胃、大肠、小肠经。

功效：行气导滞，利水消肿。

用法用量：煎服，5～10 g。

使用注意：虚证慎用。

备注：腹胀。

药理作用：本品有兴奋胃肠道平滑肌、促胃肠动力作用，并有促进纤维蛋白溶解等作用。

柿　蒂

性味归经：苦、涩，平。归胃经。

功效：降气止呃。

用法用量：煎服，6～10 g。

备注：呃逆。

药理作用：本品有抗心律失常作用，其提取物能对抗氯仿诱发的小鼠室颤、乌头碱和氯化钡所致大鼠心律失常、哇巴因引起豚鼠室性心律失常；本品有镇静作用；尚有一定抗生育作用。

刀　豆

性味归经：甘，温。归胃、肾经。

功效：降气止呃，温肾助阳。

用法用量：煎服，10～15 g。

备注：有小毒。

药理作用：刀豆中所含伴刀豆球蛋白 A 与核糖、腺嘌呤协同有促进缺血后心功能不全恢复的作用；伴刀豆球蛋白有抗肿瘤作用；左旋刀豆氨酸可抑制 Lee 流感病毒的繁殖，在组织培养中抑制作用更强。

甘　松

性味归经：辛、甘，温。归脾、胃经。

功效：行气止痛，开郁醒脾。

用法用量：煎服，3～6 g。外用适量。

备注：心律失常。

药理作用：甘松有镇静、安定作用；所含缬草酮有抗心律不齐作用；匙叶甘松能使支气管扩张，甘松提取物对离体平滑肌（大肠、小肠、子宫，支气管）有拮抗组胺、5-羟色胺、乙酰胆碱的作用；有降血压、抗心肌缺血、抗溃疡以及抑菌作用。

九 香 虫

性味归经：咸，温。归肝、脾、肾经。

功效：理气止痛，温肾助阳。

用法用量：煎服，3～10 g。

备注：疳积。

药理作用：九香虫对金黄色葡萄球菌、伤寒杆菌、副伤寒杆菌、福氏痢疾杆菌有较强的抗菌作用；并有促进机体新陈代谢作用。

第九节 消 食 药

山 楂

性味归经：酸、甘，微温。归脾、胃、肝经。

功效：消食化积，行气散瘀。

用法用量：煎服，10～30 g。生山楂用于消食散瘀，焦山楂用于止泻止痢。

使用注意：脾虚不宜久用。

备注：降血脂。

药理作用：所含脂肪酸能促进脂肪消化，并增加胃消化酶的分泌而促进消化，且对胃肠功能有一定调整作用。其提取物能扩张冠状动脉,增加冠脉流量,保护心肌缺血、缺氧;并可强心、降血压及抗心律失常;又降血脂,抗动脉粥样硬化,其降低血清胆固醇及甘油三酯,可能是通过提高血清中高密度胆固醇及其亚组分浓度,增加胆固醇的排泄而实现的。另外,山楂还能抗血小板聚集、抗氧化、增强免疫、利尿、镇静、收缩子宫、抑菌等。

神　曲

性味归经:甘、辛,温。归脾、胃经。

功效:消食和胃。

用法用量:煎服,6～15 g。

使用注意:阴虚慎用。

备注:外感伤食。

药理作用:神曲因含有多量酵母菌和复合维生素 B,故有增进食欲,维持正常消化功能等作用。

麦　芽

性味归经:甘,平。归脾、胃、肝经。

功效:消食健胃,回乳消胀。

用法用量:煎服,10～15 g,大剂量可用 30～120 g。生麦芽功偏消食健胃,炒用多用于回乳消胀。

使用注意:授乳期妇女不宜使用。

备注:肝郁,柔肝,调经。

药理作用:麦芽所含淀粉酶能将淀粉分解成麦芽糖和糊精,其煎剂对胃酸及胃蛋白酶的分泌有轻度促进作用;水煎剂中提出一种胰淀粉酶激活剂,亦可助消化;因淀粉酶不耐高温,麦芽炒焦及入煎剂将会降低其活力。麦芽浸剂口服可使家兔与正常人血糖降低;其注射液,可使血糖降低 40% 或更多。生麦芽可扩张母鼠乳腺泡及增加乳汁充盈度,炮制后则作用减弱;麦芽回乳和催乳的双向作用关键不在于生用或炒用,而在于剂量大小的差异,即小剂量催乳,大剂量回乳,如用于抑制乳汁分泌(回乳)用量应在 30 g 以上;麦芽有类似溴隐亭类物质,能抑制泌乳素分泌。大麦碱的药理作用类似麻黄碱,其中 A 和 B 还有抗真菌作用。

谷 芽

性味归经:甘,平。归脾、胃经。

功效:消食健胃。

用法用量:煎服,10～30 g。炒用长于和中,生用偏于消食。

备注:养胃气。

药理作用:本品所含的β-淀粉酶能将糖淀粉完全水解成麦芽糖,α淀粉酶则使之分解成短直链缩合葡萄糖,但本品所含的α-和β-淀粉酶量较少,其消化淀粉的功能不及麦芽。

莱 菔 子

性味归经:辛、甘,平。归脾、胃、肺经。

功效:消食除胀,降气化痰。

用法用量:煎服,6～10 g。生用吐风痰,炒用消食下气化痰。

使用注意:本品辛散耗气,故气虚及无食积、痰滞者慎用。又不宜与人参同用。

备注:下气。

药理作用:莱菔子提取液,实验有缓和而持续的降压作用,且效果稳定,重复性强,亦无明显毒副作用;其注射液的降压作用,与药物浓度有关。莱菔子能增强离体兔回肠节律性收缩和抑制小鼠胃排空。在体外对多种革兰阳性菌和阴性菌均有较强的抗菌活性;莱菔素 1 mg/mL 浓度能显著抑制葡萄球菌和大肠杆菌;其水浸剂(1∶3)在试管内对同心性毛癣菌等 6 种皮肤真菌有不同程度的抑制作用。莱菔子还有抗菌、祛痰、镇咳、平喘、改善排尿功能及降低胆固醇,防止动脉硬化等作用。莱菔子于体外能中和破伤风毒素与白喉毒素。

鸡 内 金

性味归经:甘,平。归脾、胃、小肠、膀胱经。

功效:消食健胃,涩精止遗。

用法用量:煎服,3~10 g;研末服,每次 1.5~3 g。研末用效果比煎剂好。

备注:消化结石。

药理作用:口服粉剂后,胃液分泌量、酸度和消化力均见提高,胃运动功能明显增强;体外实验能增强胃蛋白酶、胰脂肪酶活性。动物实验可加强膀胱括约肌收缩,减少尿量,提高醒觉。鸡内金的酸提取物可加速放射性锶的排泄。

鸡 矢 藤

性味归经:甘、苦,微寒。归脾、胃、肝、肺经。

功效:消食健胃,化痰止咳,清热解毒,止痛。

用法用量:煎服,15~60 g。外用适量,捣敷或煎水洗。

备注:疳积。

药理作用:本品水蒸馏液腹腔注射对小鼠有明显镇痛作用,与吗啡相比,镇痛作用出现较慢,但较持久。可抗惊厥、镇静及局部麻醉。鸡矢藤总生物碱能抑制离体肠肌收缩,而增强离体子宫收缩力。醇浸剂有降压作用。另外可解动物有机磷中毒,并有一定抗菌、抗病毒活性。

第十节　驱虫药

使　君　子

性味归经：甘,温。归脾、胃经。

功效：驱虫消积。

用法用量：煎服,10～15 g;炒香嚼服,6～9 g。小儿每岁,每日 1～1.5 粒,总量不超过 20 粒。空腹服用,每日 1 次,连用 3 天。

使用注意：大量服用可致呃逆、眩晕、呕吐、腹泻等反应。若与热茶同服,亦能引起呃逆、腹泻,故服用时当忌饮茶。

备注：健脾。

药理作用：10%使君子水浸膏可使蚯蚓麻痹或死亡;使君子仁提取物有较强的麻痹猪蛔头部的作用,麻痹前可见刺激现象,其有效成分为使君子氨酸钾;其所含吡啶类及油对人、动物均有明显的驱蛔效果;其粉有驱蛲虫作用。

苦　楝　皮

性味归经：苦,寒,有毒。归肝、脾、胃经。

功效：杀虫、疗癣。

用法用量：煎服,6～9 g。鲜品用 15～30 g。外用适量。

使用注意：本品有毒,不宜过量或持续服用。

备注：驱蛔。

药理作用：本品煎剂或醇提取物均对猪蛔虫有抑制以至于麻痹作用。主要成分为川楝素,能透过虫体表皮,直接作用于蛔虫肌肉,扰乱其能量代谢,导致收缩性疲劳而痉挛。本品对小鼠蛲虫有麻痹作用,并能抗血吸虫。川楝素对肉毒中毒动物有治疗作用,使兔肠肌肌张力及收缩力增加,抑制大鼠呼吸等。

槟　榔

性味归经:苦、辛,温。归胃、大肠经。

功效:驱虫消积,行气利水。

用法用量:煎服,6~15 g。单用驱绦虫、姜片虫时,可用60~120 g。

使用注意:脾虚便溏或气虚下陷者忌用。

备注:绦虫。

药理作用:槟榔能使绦虫虫体产生弛缓性麻痹,触之则虫体伸长而不易断,故能把全虫驱出;槟榔碱对猪肉绦虫有较强的麻痹作用,能使全虫各部都麻痹,对牛肉绦虫仅能使头节和未成熟节片麻痹;槟榔对蛲虫、蛔虫、钩虫、肝吸虫、血吸虫均有麻痹或驱杀作用;对皮肤真菌、流感病毒、幽门螺杆菌均有抑制作用;槟榔碱有拟胆碱作用,兴奋胆碱受体,促进唾液、汗腺分泌,增加肠蠕动,减慢心率,降低血压,滴眼可使瞳孔缩小。

南　瓜　子

性味归经:甘,平。归胃、大肠经。

功效:杀虫。

用法用量:研粉,60~120 g。冷开水调服。

备注:糖尿病。

药理作用:本品对牛肉绦虫或猪肉绦虫的中段和后段节片均有麻痹作用,并与槟榔有协同作用;对血吸虫幼虫有抑制和杀灭作用,使成虫虫体萎缩、生殖器退化、子宫内虫卵减少,但不能杀灭。

鹤　草　芽

性味归经：苦、涩，凉。归肝、小肠、大肠经。

功效：杀虫。

用法用量：研粉吞服，每次 30～45 g，小儿 0.7～0.8 g/kg。每日 1 次，早起空腹服用。

使用注意：不宜入煎剂，有效成分几乎不溶于水。

备注：驱虫。

药理作用：鹤草酚主要作用于绦虫头节，对颈节、体节亦有作用，能抑制虫体的糖原分解，对虫体细胞的无氧和有氧代谢及虫体细胞代谢产物琥珀酸的生成均有显著的抑制作用；鹤草酚有促进动物体内血吸虫转移，虫体萎缩，退化，甚至杀死成虫的作用；对蛔虫有持久的兴奋作用，对阴道滴虫、血吸虫、疟原虫、囊虫等，亦有抑制、杀灭作用。

雷　丸

性味归经：苦，寒，有小毒。归胃、大肠经。

功效：杀虫。

用法用量：入丸散，每次 6～15 g；驱绦虫每次 12～18 g。日服 3 次，冷开水调服，连用 3 天。

使用注意：不宜入煎剂。因本品含蛋白酶，加热 60℃左右即易于破坏而失效。

备注：驱虫。

药理作用：本品驱除绦虫是通过该蛋白酶的作用，使虫体蛋白质分解破坏、虫头不再附于肠壁而排出；50%雷丸乙醇提取物对猪蛔、蚯蚓及水蛭有杀灭作用；在 5%雷丸煎剂培养液中，经 5 分钟可使大部分阴道毛滴虫虫体颗粒变形；雷丸多糖 S－4002 有抗

炎及提高动物免疫功能的作用;雷丸素对小鼠肉瘤 S180 有一定的
抑制作用。

鹤 虱

性味归经：苦、辛,平,有小毒。归脾、胃经。

功效：杀虫消积。

用法用量：煎服,5～15 g。

备注：驱虫。

药理作用：4 种鹤虱均有驱蛔作用,南鹤虱强于北鹤虱;1‰天
名精子酊 5 滴加入生理盐水 25 mL 中,保温 37℃,放入犬绦虫,结
果 1～2 分钟即死亡。天名精内酯能使小鼠在短暂兴奋后即转入
抑制,四肢肌肉松弛,并呈麻醉状态;野胡萝卜种子的乙醇和水提
取物对雌性大鼠有抗生育作用;种子的挥发油对小鼠有抗着床、抗
早孕、中期引产和晚期引产等多种作用。

榧 子

性味归经：甘,平。归肺、胃、大肠。

功效：杀虫消积,通便,润肺。

用法用量：15～30 g。炒熟嚼服。

使用注意：入煎剂宜生用,大便溏薄者不宜用。

备注：驱虫。

药理作用：榧子有驱除猫绦虫的有效成分;浸膏体外对猪蛔、
蚯蚓、蚂蟥有毒性作用;5％煎剂 2 小时可杀死血吸虫尾蚴;榧实油有
驱钩虫作用;日本产榧子所含生物碱可使子宫收缩,民间用于坠胎。

芜 荑

性味归经：辛、苦,温。归脾、胃经。

功效：杀虫，消积。

用法用量：煎服，3～10 g。入丸散，每次 2～3 g。

使用注意：脾胃虚弱者慎用。

备注：驱虫。

药理作用：芜荑醇提取物在体外对猪蛔虫、蚯蚓、蚂蟥皆有显著杀灭效力；芜荑浸液对堇色毛癣菌、奥杜盎小芽孢癣菌等 12 种皮肤真菌有不同程度的抑制作用；本品具有抗疟作用。

第十一节　止　血　药

大　蓟

性味归经：苦、甘，凉。归心、肝经。

功效：凉血止血，散瘀解毒消痈。

用法用量：煎服，10～15 g；鲜品 30～60 g。外用适量，捣敷患处。

备注：痈肿。

药理作用：大蓟水煎剂能显著缩短凝血时间，其水浸剂、乙醇-水浸出液和乙醇浸出液均有降低血压作用，乙醇浸剂对人型结核杆菌有抑制作用，水提物对单纯疱疹病毒有明显的抑制作用。

小　蓟

性味归经：苦、甘，凉。归心、肝经。

功效：凉血止血，散瘀解毒消痈。

用法用量：同大蓟。

备注：淋证。

药理作用：本品能收缩血管，升高血小板数目，促进血小板聚集及增高凝血酶活性,抑制纤溶,从而加速止血。体外实验表明,小蓟煎剂对白喉杆菌、肺炎球菌、溶血性链球菌、金黄色葡萄球菌、铜绿假单胞菌、变形杆菌、大肠杆菌、伤寒杆菌等有一定的抑制作用。此外,本品尚能降脂、利胆、利尿、强心、升压等。

地　榆

性味归经:苦、酸,微寒。归肝、胃、大肠经。

功效:凉血止血,解毒敛疮。

用法用量:煎服,10～15 g。外用适量。

备注:痔疮。

药理作用:地榆煎剂可明显缩短出血和凝血时间,生地榆止血作用明显优于地榆炭;实验表明,地榆制剂对烧伤、烫伤及伤口的愈合有明显的作用,能降低毛细血管的通透性,减少渗出,减轻组织水肿,且药物在创面形成一层保护膜,有收敛作用,可减少皮肤擦伤,防止感染,有利于防止烧、烫伤早期休克和减少死亡发生率。体外实验表明,地榆水煎剂对伤寒杆菌、脑膜炎双球菌及钩端螺旋体等均有抑制作用,尤其对痢疾杆菌作用较强。

槐　花

性味归经:苦,微寒。归肝、大肠经。

功效:凉血止血,清肝火。

用法用量:煎服,10～15 g。止血炒炭用;清热泻火生用。

使用注意:脾胃虚寒慎用。

备注:解毒,痔疮。

药理作用:槐花水浸剂能够明显缩短出血和凝血时间,制炭后促进凝血作用更强;其煎液有减少心肌耗氧量,保护心功能的作用。另对堇色毛癣菌、许兰黄癣菌、奥杜盎小芽孢癣菌、羊毛状小芽孢癣菌、星状奴卡菌等皮肤真菌有不同程度的抑制作用。

侧 柏 叶

性味归经：苦、涩，微寒。归肺、肝、大肠经。

功效：凉血止血，化痰止咳。

用法用量：煎服，10～15 g。止血多炒炭用，化痰止咳生用；外用适量。

备注：生发。

药理作用：侧柏叶煎剂能明显缩短出血时间及凝血时间，其止血有效成分为槲皮素和鞣质。此外，尚有镇咳、祛痰、平喘、镇静等作用。体外实验表明，本品对金黄色葡萄球菌、卡他球菌、痢疾杆菌、伤寒杆菌、白喉杆菌等均有抑制作用。

白 茅 根

性味归经：甘，寒。归肺、胃、膀胱经。

功效：凉血止血，清热利尿。

用法用量：煎服，15～30 g，鲜品加倍，以鲜品为佳，可捣汁服。多生用，止血亦可炒炭用。

备注：尿血。

药理作用：本品能显著缩短出血和凝血时间，其水煎剂和水浸剂有利尿作用，以给药 5～10 天时作用明显；对肺炎球菌、卡他球菌、流感杆菌、金黄色葡萄球菌及福氏、宋氏痢疾杆菌等有抑制作用，有一定抗 HBV 病毒能力。

苎 麻 根

性味归经：甘，寒。归心、肝经。

功效：凉血止血，安胎，解毒。

用法用量：煎服，10～30 g。外用适量，捣敷。

备注：妊娠水肿。

药理作用：由苎麻根所含成分绿原酸生成的咖啡酸有明显止血作用。另对金黄色葡萄球菌有抑制作用。

羊　蹄

性味归经：苦、涩，寒。归心、肝、大肠经。

功效：凉血止血，解毒杀虫，泻下。

用法用量：煎服，10～15 g，鲜品 30～45 g。外用适量。

备注：癣疮。

药理作用：大黄酚能明显缩短血凝时间，酊剂对多种革兰阳性和阴性菌及致病真菌有一定抑制作用。所含酸模素对红色毛发癣菌及趾间发癣菌有抑制作用。此外，尚能降压、利胆。

三　七

性味归经：甘、微苦，温。归肝、胃经。

功效：化瘀止血，活血定痛。

用法用量：多研末服，每次 1～1.5 g；亦可入煎剂，3～10 g。外用适量，研末外掺或调敷。

使用注意：实热证慎用。

备注：补气。

药理作用：本品能够缩短出血和凝血时间，具有抗血小板聚集及溶栓作用；能够促进多功能造血干细胞的增殖，具有造血作用；能够降低血压，减慢心率，对各种药物诱发的心律失常均有保护作用；能够降低心肌耗氧量和氧利用率，扩张脑血管，增强脑血管流量；能够提高体液免疫功能，具有镇痛、抗炎、抗衰老等作用；能够有效地治疗大鼠胃黏膜的萎缩性病变，并能逆转腺上皮的不典型增生和肠上皮化生,具有预防肿瘤的作用。

茜 草

性味归经：苦,寒。归肝经。

功效：凉血化瘀止血,通经。

用法用量：煎服,10～15 g。止血炒炭用;活血通经生用或酒炒用。

备注：化瘀止血。

药理作用：有明显的促进血液凝固作用,表现为复钙时间、凝血酶原时间及白陶土部分凝血活酶时间缩短;茜草的粗提取物具有升高白细胞作用,其煎剂有明显的镇咳和祛痰作用,水提取液对金黄色葡萄球菌、肺炎双球菌、流感杆菌和部分皮肤真菌有一定抑制作用。另对碳酸钙结石的形成也有抑制作用。

蒲 黄

性味归经：甘,平。归肝、心经。

功效：化瘀止血,利尿。

用法用量：煎服,3～10 g,布包。外用适量。止血多炒用,散瘀多生用。

使用注意：孕妇忌服。

备注：郁热血结。

药理作用：本品水浸液、煎剂或50％乙醇浸液均有促进凝血作用,且作用显著而持久;蒲黄多种制剂能够降低血压、减轻心脏负荷,增加冠脉血流量,改善微循环,提高机体耐缺氧能力,减轻心肌缺血性病变;对离体子宫有兴奋性作用,可使离体肠蠕动增强;能够降低血液胆固醇和甘油三酯等脂质含量,改变血脂成分;此外,蒲黄还具有抗炎、利胆、利尿、镇痛、平喘及抗缺血再灌注损伤等作用。

花 蕊 石

性味归经：酸、涩,平。归肝经。

功效：化瘀止血。

用法用量：煎服,10～15 g,打碎先煎;研末服,每次 1～1.5 g。外用适量。

使用注意：内无瘀滞者慎用,孕妇忌服。

备注：吐血。

药理作用：本品能增强血中钙离子浓度,使血管致密,有防止血浆渗出和促进血液凝血的作用,并能抗惊厥。

降 香

性味归经：辛,温。归肝、脾经。

功效：化瘀止血,理气止痛。

用法用量：煎服,3～6 g,宜后下;研末服,每次 1～2 g。外用适量。

备注：心绞痛。

药理作用：降香挥发油及其芳香水有抗血栓作用,黄檀素有微弱的抗凝作用,能显著增加冠脉流量,减慢心率,轻度增加心跳振幅,不引起心律不齐。降香乙醇提取物有抗惊厥、镇痛作用。

白 及

性味归经：苦、甘、涩,寒。归肺、胃、肝经。

功效：收敛止血,消肿生肌。

用法用量：煎服,3～10 g;散剂,每次 2～5 g。外用适量。

使用注意：反乌头。

备注：肺结核。

药理作用：白及煎剂可明显缩短出血和凝血时间,其止血的作用与所含胶质有关。对胃黏膜损伤有明显保护作用,溃疡抑制率可达 94.8%;白及粉对实验性犬胃及十二指肠穿孔有明显治疗作用,可迅速堵塞穿孔,阻止胃及十二指肠内容物外漏并加大网膜的遮盖;对实验性烫伤、烧伤动物模型能促进肉芽生长,促进疮面愈合;对人型结核杆菌有显著抑制作用,对白色念珠菌 ATTC 248 和顺发癣菌 QM 240 均有抑制作用。

仙 鹤 草

性味归经：苦、涩,平。归肺、肝、脾经。

功效：收敛止血,补虚,消积,止痢,杀虫。

用法用量：煎服,10～15 g;大剂量可用 30～60 g。外用适量。

备注：妇科。

药理作用：仙鹤草醇浸膏能收缩周围血管,有明显的促凝血作用;仙鹤草素能加强心肌收缩,使心率减慢;仙鹤草中的主要成分鹤草酚对猪肉绦虫、囊尾蚴、幼虫、莫氏绦虫和短壳绦虫均有确切的抑杀作用,对疟原虫和阴道滴虫有抑制和杀灭作用;尚有抗菌消炎、抗肿瘤、镇痛等作用。

紫 珠

性味归经：苦、涩,凉。归肝、肺、胃经。

功效：收敛止血,清热解毒。

用法用量：煎服,10～15 g;研末服 1.5～3 g。外用适量。

备注：烧烫伤。

药理作用：本品可使局部血管收缩,缩短凝血时间及凝血酶原时间,对纤溶系统有显著的抑制作用;煎液对金黄色葡萄球菌、白色葡萄球菌、链球菌、大肠杆菌、福氏痢疾杆菌、伤寒杆菌、铜绿假单胞菌等均有抑制作用。

棕榈炭

性味归经：苦、涩，平。归肝、肺、大肠经。

功效：收敛止血。

用法用量：煎服，3～10 g；研末服，1～1.5 g。

使用注意：瘀滞之出血忌用。

备注：漏下。

药理作用：棕榈子粉的醇提取物能收缩子宫，并有一定的凝血作用。

血余炭

性味归经：苦、涩，平。归肝、胃、膀胱经。

功效：收敛止血，化瘀利尿。

用法用量：煎服，6～10 g；研末服，1.5～3 g。

备注：肾元亏虚。

药理作用：本品能明显缩短出、凝血时间及血浆复钙时间，血余炭煎剂对金黄色葡萄球菌、伤寒杆菌、甲型副伤寒杆菌及福氏痢疾杆菌有较强的抑制作用。

藕节

性味归经：甘、涩，平。归心、肝、胃经。

功效：收敛止血。

用法用量：煎服，10～15 g。

备注：热迫血溢。

药理作用：本品能缩短凝血时间。

刺 猬 皮

性味归经：苦,平。归胃、大肠、肾经。

功效：收敛止血,固精缩尿,化瘀止痛。

用法用量：煎服,3～10 g；研末服,1.5～3 g。

备注：汗证。

药理作用：具有收敛、止血作用。

炮 姜

性味归经：苦、涩,温。归脾、肝经。

功效：温经止血,温中止痛。

用法用量：煎服,3～6 g。炮姜未成炭者偏于温中散寒,主要用于虚寒腹痛、腹泻,炮姜炭则专于温经止血,宜于血证。

使用注意：阴虚血热慎用。

备注：痛经寒证。

药理作用：能显著地缩短出血和凝血时间,对应激性及幽门结扎型胃溃疡、醋酸诱发的胃溃疡均有抑制作用。

艾 叶

性味归经：苦、辛,温。归肝、脾、肾经。

功效：温经止血,散寒调经,安胎。

用法用量：煎服,3～6 g；外用适量。温经止血宜炒用；余则生用。治咳喘入煎剂宜后下。

使用注意：阴虚血热慎用。

备注：经期感寒。

药理作用：本品能明显缩短出血和凝血时间,艾叶油对多种过敏性哮喘有对抗作用,具有明显的平喘、镇咳、祛痰作用,其平喘作用与异丙肾上腺素相近。体外实验证明,艾叶油对肺炎球菌,甲、乙溶血型链球菌、奈瑟球菌有抑制作用,艾叶水浸剂或煎剂对炭疽杆菌、α-溶血性链球菌、β-溶血性链球菌、白喉杆菌、肺炎双球菌、金黄色葡萄球菌及多种致病真菌均有不同程度的抑制作用。另外,对腺病毒、鼻病毒、疱疹病毒、流感病毒、腮腺炎病毒等亦有抑制作用。对子宫平滑肌有兴奋作用。

灶 心 土

性味归经:辛,温。归脾、胃经。

功效:温中止血,止呕,止泻。

用法用量:煎服,15~30 g,布包先煎;或用 60~120 g,煎汤代水。

备注:水土不服。

药理作用:本品有缩短凝血时间,抑制纤维蛋白溶解酶及增加血小板第三因子活性等作用,能减轻洋地黄酊引起的呕吐,有止呕作用。

第十二节 活血化瘀药

川 芎

性味归经:辛,温。归肝、胆、心包经。

功效:活血行气,祛风止痛。

用法用量:煎服,3~10 g。

使用注意:凡阴虚火旺,多汗,以及月经过多者,应慎用。

备注:上达巅顶,下至少阴。

药理作用:川芎嗪能扩张冠状动脉,增加冠状动脉血流量,改善心肌的血氧供应,并降低心肌的耗氧量;川芎嗪可扩张脑血管,降低血管阻力,显著增加脑及肢体血流量,改善微循环;能降低血小板表面活性,抑制血小板凝集,预防血栓的形成;所含阿魏酸的中性成分小剂量促进,大剂量抑制子宫平滑肌;水煎剂对动物中枢神经系统有镇静作用,并有明显而持久的降压作用;可加速骨折局部血肿的吸收,促进骨痂形成;有抗维生素 E 缺乏作用;能抑制多种杆菌;有抗组胺和利胆作用。

延 胡 索

性味归经:辛、苦,温。归肝、脾、心经。

功效:活血,行气,止痛。

用法用量:煎服,3~10 g;研末服,1.5~3 g。多醋制后用。醋制后可使其有效成分的溶解度大大提高而加强止痛药效。

备注:心痛欲死,速觅玄胡。

药理作用:延胡索乙素有显著的镇痛、催眠、镇静与安定作用,延胡索甲素和延胡索丑素的镇痛作用也较为明显,并有一定的催眠、镇静与安定作用;醇提物能扩张冠脉、降低冠脉阻力、增加冠脉血流量,提高耐缺氧能力;总碱能对抗心律失常,抗心肌缺血,扩张外周血管,降低血压,减慢心率;全碱有抗溃疡、抑制胃分泌的作用;延胡索乙素和延胡索丑素有肌肉松弛的作用。

郁 金

性味归经:辛、苦,寒。归肝、胆、心经。

功效:活血行气止痛,解郁清心,利胆退黄,凉血。

用法用量:煎服,5~12 g;研末服,2~5 g。

使用注意:体寒慎用,畏丁香。

备注:肝郁伤金。

药理作用：郁金有保护肝细胞、促进肝细胞再生、去脂和抑制肝细胞纤维化的作用，能对抗肝脏毒性病变。姜黄素和挥发油能促进胆汁分泌和排泄，减少尿内尿胆原；煎剂能刺激胃酸及十二指肠液分泌。水煎剂能降低全血黏度，抑制血小板聚集，醇提物能降低血浆纤维蛋白含量。水煎剂、挥发油对多种皮肤真菌有抑制作用，郁金对多种细菌有抑制作用，尤其对革兰阴性菌的作用强于对革兰阳性菌。郁金也有一定的抗炎止痛作用。此外郁金还有抗早孕的作用。

姜　黄

性味归经：辛、苦，温。归肝、脾经。

功效：活血行气，通经止痛。

用法用量：煎服，3～10 g。外用适量。

备注：肩背冷痛。

药理作用：姜黄素能抑制血小板聚集，降低血浆黏度和全血黏度；水煎剂、姜黄粉石油醚、乙醇和水提物有抗早孕作用；姜黄素、水提物及有效成分有抗肿瘤作用；姜黄素、醇或醚提取物和挥发油能降血脂；姜黄素又有抗炎作用；姜黄素对细菌有抑制作用，而挥发油则对真菌有强力的抑制作用；姜黄提取物，如姜黄素、挥发油、姜黄酮以及姜烯、龙脑和倍半萜烯等都能利胆；姜黄素有短而强烈的降压作用，对离体豚鼠心脏有抑制作用；姜黄素能保护胃黏膜，保护肝细胞。

乳　香

性味归经：辛、苦，温。归肝、心、脾经。

功效：活血行气止痛，消肿生肌。

用法用量：煎服，3～10 g，宜炒去油用。外用适量，生用或炒用,研末外敷。

使用注意: 孕妇及无瘀滞者忌用,本品气浊味苦,易致恶心呕吐,故内服不宜多用,胃弱者慎用。

备注: 入里。

药理作用: 乳香有镇痛、消炎、升高白细胞的作用,并能加速炎症渗出排泄,促进伤口愈合;所含蒎烯有祛痰作用;乳香能明显减轻阿司匹林、保泰松、利舍平所致胃黏膜损伤及应激性黏膜损伤,减低幽门结扎型溃疡指数及胃液游离酸度。

没　药

性味归经: 苦、辛,平。归心、肝、脾经。

功效: 活血止痛,消肿生肌。

用法用量: 同乳香。

使用注意: 与乳香同。如与乳香同用,两药用量皆须相应减少。

备注: 外散。

药理作用: 没药对离体子宫先呈短暂的兴奋,后呈抑制现象;含油脂部分具有降脂、防止动脉内膜粥样斑块形成的作用;水浸剂对多种真菌有抑制作用,挥发油能轻度抑制真菌;有局部刺激作用,能兴奋肠蠕动。

五　灵　脂

性味归经: 苦、咸、甘,温。归肝经。

功效: 活血止痛,化瘀止血。

用法用量: 煎服,3～10 g,包煎,或入丸、散用。外用适量。

使用注意: 血虚无瘀及孕妇慎用。"十九畏"认为人参畏五灵脂,一般不宜同用。但临床上对血瘀日久,或癥积肿瘤等血瘀而见气虚明显之顽证,常配用之。

备注:郁瘀。

药理作用:可抑制血小板聚集,降低全血黏度、血浆黏度;降低心肌细胞耗氧量;提高耐缺氧、耐寒和耐高温能力;能缓解平滑肌痉挛;增强正常机体免疫功能,改善实验性微循环;对多种皮肤真菌有不同程度的抑制作用,并能抑制结核杆菌。

丹　参

性味归经:苦,微寒。归心、肝经。

功效:活血调经,凉血消痈,安神。

用法用量:煎服,5～15 g。活血化瘀宜酒炙用。

使用注意:反藜芦。

备注:心脑血管病。

药理作用:能扩张冠脉,增加冠脉血流量,改善心肌缺血,促进心肌缺血或损伤的恢复,缩小心肌梗死范围;能提高耐缺氧能力,对缺氧心肌有保护作用;能改善微循环,促进血液流速;能扩张血管,降低血压;能改善血液流变性,降低血液黏度,抑制血小板和凝血功能,激活纤溶,对抗血栓形成;能保护红细胞膜;能调节血脂,抑制动脉粥样硬化斑块的形成;能保护肝细胞损伤,促进肝细胞再生,有抗肝纤维化作用;能促进骨折和皮肤切口的愈合;能保护胃黏膜、抗胃溃疡;对中枢神经有镇静和镇痛作用;具有改善肾功能、保护缺血性肾损伤的作用;具有抗炎、抗过敏的作用;对金黄色葡萄球菌、多种杆菌、某些癣菌以及钩端螺旋体等有不同程度的抑制作用。

红　花

性味归经:辛,温。归心、肝经。

功效：活血通经,祛瘀止痛。

用法用量：煎服,3～9 g。外用适量。

使用注意：孕妇忌服,有出血倾向者不宜多用。

备注：通行血分。

药理作用：有轻度兴奋心脏、降低冠脉阻力、增加冠脉流量和心肌营养性血流量的作用;保护和改善心肌缺血,缩小心肌梗死范围;红花黄色素分离物能对抗心律失常;煎剂、水提液、红花黄色素等能扩张周围血管、降低血压;能抑制血小板聚集,增强纤维蛋白溶解,降低全血黏度;注射液、醇提物、红花苷能显著提高耐缺氧能力,对缺血缺氧性脑病有保护作用;煎剂对子宫和肠道平滑肌有兴奋作用;红花黄色素对中枢神经系统有镇痛、镇静和抗惊厥作用。此外,红花醇提物和水提物有抗炎作用;红花黄色素有免疫抑制作用。

桃　仁

性味归经：苦、甘,平,有小毒。归心、肝、大肠经。

功效：活血祛瘀,润肠通便。

用法用量：煎服,5～10 g,宜捣碎入煎。

使用注意：孕妇忌服;便溏者慎用。有毒,不可过量,过量可出现头痛、目眩、心悸,甚至呼吸衰竭而死亡。

备注：破血。

药理作用：桃仁提取液能明显地增加脑血流量,增加犬股动脉的血流量,降低血管阻力,改善血流动力学状况。桃仁提取物能改善动物的肝脏表面微循环,并促进胆汁分泌。桃仁可以使小鼠的出血时间及凝血时间明显延长,桃仁煎剂对体外血栓有抑制作用。桃仁中含45%的脂肪油可润滑肠道,有利于排便。桃仁能促进初产妇子宫收缩以及出血。其水煎剂及提取物有镇痛、抗炎、抗菌、抗过敏作用。桃仁中的苦杏仁苷有镇咳平喘以及抗肝纤维化的作用。

益 母 草

性味归经：苦、辛，微寒。归肝、心、膀胱经。

功效：活血调经，利水消肿。

用法用量：煎服，10～30 g，或熬膏，入丸剂。外用适量捣或煎水外洗。

使用注意：孕妇忌服，血虚无瘀者慎用。

备注：坤草。

药理作用：煎剂、乙醇浸膏及所含益母草碱对多种动物的子宫有兴奋作用；对小鼠有一定的抗着床和抗早孕作用。益母草碱小剂量使离体肠管紧张性弛缓，振幅扩大；大剂量则振幅变小，而频率增加。益母草有强心、增加冠脉流量和心肌营养性血流量的作用，能减慢心率，对抗实验性心肌缺血和心律失常，缩小心肌梗死范围。粗提物能扩张血管，有短暂的降压作用。对血小板聚集、血栓形成以及红细胞的聚集性有抑制作用。益母草能改善肾功能，益母草碱有明显的利尿作用。

泽 兰

性味归经：苦、辛，微温。归肝、脾经。

功效：活血祛瘀，调经，利水消肿。

用法用量：煎服，10～15 g。外用适量。

使用注意：无瘀滞者慎服。

备注：瘀血水肿。

药理作用：水煎剂能对抗体外血栓形成，有轻度抑制凝血系统与增强纤溶活性的作用。全草制剂有强心作用。

牛　　膝

性味归经：苦、甘、酸，平。归肝、肾经。

功效：活血通经，补肝肾，强筋骨，利水通淋，引火（血）下行。

用法用量：煎服，6～15 g。活血通经、利水通淋、引火下行宜生用；补肝肾、强筋骨宜酒炙用。

使用注意：孕妇及月经过多者忌用。

备注：双脚不能移，牛膝五加皮。

药理作用：牛膝总皂苷对子宫平滑肌有明显的兴奋作用，怀牛膝苯提取物有明显的抗生育、抗着床及抗早孕的作用，抗生育的有效成分为蜕皮甾醇。牛膝醇提取物对实验小动物心脏有抑制作用，煎剂对麻醉犬心肌亦有抑制作用。煎剂和醇提液有短暂的降压和轻度利尿作用，并伴有呼吸兴奋。怀牛膝能降低大鼠全血黏度、红细胞压积、红细胞聚集指数，并有抗凝作用。蜕皮甾酮有降脂作用，并能明显降低血糖。牛膝具有抗炎、镇痛作用，能提高机体免疫功能。煎剂对小鼠离体肠管呈抑制，对豚鼠肠管有加强收缩作用。

鸡　血　藤

性味归经：苦、甘，温。归肝经。

功效：行气补血，调经，舒筋活络。

用法用量：煎服，10～15 g，大剂量可用 30 g，或浸酒服，或熬成膏服。

使用注意：血热慎用。

备注：血虚外感。

药理作用：水提醇沉制剂能增加实验动物股动脉血流量，降低血管阻力，对血小板聚集有明显抑制作用；水煎剂可降低动物胆固醇,明显对抗动脉粥样硬化病变;水提物及酊剂有明显的抗炎作用,并对免疫系统有双向调节功能;酊剂有一定的镇静催眠作用;注射液或灌胃对小鼠有明显的抗早孕作用;鸡血藤尚能促进小鼠肾总磷代谢,促进小鼠子宫 24 小时总磷代谢。

王 不 留 行

性味归经:苦,平。归肝、胃经。

功效:活血通经,下乳,消痈,利尿通淋。

用法用量:煎服,5～10 g。

使用注意:孕妇慎用。

备注:通窍。

药理作用:水煎剂对小鼠有抗着床、抗早孕作用,对子宫有兴奋作用,并能促进乳汁分泌。王不留行的水提液和乙醚萃取液具有抗肿瘤作用。

月 季 花

性味归经:甘、淡、微苦,平。归肝经。

功效:活血调经,解郁,消肿。

用法用量:煎服,2～5 g,不宜久煎,亦可泡服,或研末服。外用适量。

使用注意:用量不宜过大,过量可引起腹痛,多服、久服可引起便溏腹泻。孕妇亦当慎用。

备注:调经。

药理作用:所含没食子酸有很强的抗真菌作用。

凌 霄 花

性味归经:辛,微寒。归肝、心包经。

功效：破瘀通经,凉血祛风。

用法用量：煎服,3～10 g。外用适量。

使用注意：孕妇忌用。

备注：冠心病。

药理作用：煎剂对福氏痢疾杆菌、伤寒杆菌有不同程度的抑制作用;芹菜素对平滑肌有中度解痉作用,并能抗溃疡。β-谷甾醇有降血胆固醇、止咳、抗癌、抗炎等作用。

地 鳖 虫

性味归经：咸,寒,有小毒。归肝经。

功效：破血逐瘀,续筋接骨。

用法用量：煎服,3～10 g;研末服,1～1.5 g,以黄酒送服为佳。外用适量。

使用注意：孕妇忌服。

备注：陈伤要药。

药理作用：提取液及水提醇沉液分别有抗血栓形成和溶解血栓的作用;提取物可抑制血小板聚集和黏附率,减少聚集数;总生物碱可提高心肌和脑对缺血的耐受力,并降低心、脑组织的耗氧量;水煎液具有调脂作用,能延缓动脉粥样硬化的形成;提取物可抑制 D-半乳糖所致的肝损害而有保肝作用。

自 然 铜

性味归经：辛,平。归肝经。

功效：散瘀止痛,接骨疗伤。

用法用量：煎服,10～15 g,多入丸散,醋淬研末服每次0.3 g。

使用注意：不宜久服,凡阴虚火旺,血虚无瘀者应慎用。

备注：续筋骨。

药理作用：能促进骨折愈合，表现为骨痂生长快，量多且较成熟；对多种病原性真菌有不同程度的拮抗作用。

苏 木

性味归经：甘、咸、辛，平。归心、肝经。

功效：活血疗伤，祛瘀通经。

用法用量：煎服，3～10 g。外用适量，研末敷。

备注：行血气、止痛。

药理作用：煎剂能使离体蛙心收缩增强，水煎醇提液可增加冠脉流量，促进微循环；巴西苏木素和苏木精可抑制 ADP 诱发的血小板聚集。煎剂有镇静、催眠作用，并能对抗士的宁和可卡因的中枢兴奋作用。煎液和浸煎剂对白喉杆菌、金黄色葡萄球菌、伤寒杆菌等有抑制作用。此外苏木还有消炎、抗癌等作用。

骨 碎 补

性味归经：苦，温。归肝，肾经。

功效：活血续伤，补肾强骨。

用法用量：煎服，10～15 g。外用适量。

使用注意：阴虚内热或无瘀血慎服。

备注：骨折。

药理作用：水煎醇浸液有预防血清胆固醇、甘油三酯升高，并防止主动脉粥样硬化斑块形成的作用；骨碎补多糖和骨碎补双氢黄酮苷有降血脂和抗动脉硬化的作用。骨碎补能促进骨对钙的吸收，提高血钙和血磷水平，有利于骨折的愈合；改善软骨细胞，推迟骨细胞的退行性病变。此外，骨碎补双氢黄酮苷有明显的镇静、镇痛作用。

马　钱　子

性味归经：苦,寒,有大毒。归肝、脾经。

功效：散结消肿,通络止痛。

用法用量：内服宜制,多入丸散,日服 0.3～0.6 g。外用适量,研末调涂。

使用注意：内服不可多服、久服,且需砂烫至鼓起并呈棕褐色或深棕色方可入药。孕妇禁用。过量中毒可引起肢体颤动、惊厥、呼吸困难,甚至昏迷。

备注：脊柱伤。

药理作用：所含的士的宁首先兴奋脊髓的反射功能,其次兴奋延髓的呼吸中枢及血管运动中枢,并能提高大脑皮质的感觉中枢功能。马钱子碱有明显的镇痛作用和镇咳祛痰作用,其镇咳祛痰的作用强度超过可待因,但平喘作用较弱。士的宁具强烈苦味,可刺激味觉感受器,反射性增加胃液分泌,促进消化功能和食欲。水煎剂对流感嗜血杆菌、肺炎双球菌、甲型链球菌、卡他球菌以及许兰黄癣菌等有不同程度的抑制作用。

血　竭

性味归经：甘、咸,平。归心、肝经。

功效：活血疗伤,止血生肌。

用法用量：内服:多入丸散,研末服,每次 1～1.5 g。外用适量,研末撒敷。

备注：伤科要药。

药理作用：水煎醇浸液能明显降低红细胞压积,缩短血浆再钙化时间,抑制血小板聚集,防止血栓形成。水提液对金黄色葡萄球菌、白色葡萄球菌及多种致病真菌有不同程度的抑制作用。此外,还有一定的抗炎作用。

儿　茶

性味归经：苦、涩,凉。归心、肺经。

功效：活血疗伤,止血生肌敛疮。

用法用量：内服：入煎 1~3 g,宜布包;多入丸散服。外用适量,研末撒或调敷。

备注：跌打损伤。

药理作用：具有收敛、止泻、降压等作用;右旋儿茶精对离体心先抑制后兴奋;能抑制酪氨酸脱羧酶之活性,抑制透明质酸酶、胆碱乙酰化酶,能抑制链激酶对纤维蛋白的溶解作用;体外试验对多种皮肤真菌及金黄色葡萄球菌、多种杆菌等有一定的抑制作用;煎剂在体外能伤害腹水细胞。

刘　寄　奴

性味归经：苦,温。归心、肝、脾经。

功效：活血疗伤,通经,止痛,止血。

用法用量：煎服,3~10 g。外用适量,研末撒或调敷。

使用注意：孕妇慎服。

备注：络脉瘀滞。

药理作用：有加速血液循环,解除平滑肌痉挛,促进血凝作用;煎液能增加豚鼠冠脉流量,对小鼠缺氧模型有明显的抗缺氧作用。水煎液对宋氏痢疾杆菌、福氏痢疾杆菌等有抑制作用。

莪　术

性味归经：辛、苦,温。归肝、脾经。

功效：破血行气,消积止痛。

用法用量：煎服，3～15 g。醋制后可加强祛瘀止痛作用。外用适量。

使用注意：孕妇及月经过多者忌用。

备注：赘生物气。

药理作用：莪术挥发油制剂对多种癌细胞既有直接破坏作用，又能通过免疫系统使特异性免疫增强而获得明显的免疫保护效应，从而具有抗癌作用。温莪术挥发油能抑制多种致病菌的生长；1% 莪术油对动物醋酸性腹膜炎有抑制作用，对小鼠局部水肿、炎症有抑制作用。莪术油有明显的抗胃溃疡作用。水提液可抑制血小板聚集，促进微动脉血流恢复，完全阻止微动脉收缩，明显促进局部微循环恢复；莪术水提醇液对体内血栓形成有抑制作用。此外莪术对呼吸道合胞病毒有直接灭活作用，莪术油有明显的保肝和抗早孕作用。

三　棱

性味归经：苦、辛，平。归肝、脾经。

功效：破血行气，消积止痛。

用法用量：煎服，3～10 g。醋炙可加强止痛作用。

使用注意：同莪术。

备注：赘生物血。

药理作用：水提物能显著延长凝血酶对人纤维蛋白的凝聚时间；水煎剂能显著抑制血小板聚集，降低全血黏度；能明显延长血浆凝血酶时间和白陶土部分凝血时间；能抗体外血栓形成，并使血栓形成时间延长，血栓长度缩短，血栓重量减轻，能使优球蛋白时间缩短。水煎剂对离体家兔子宫有兴奋作用。

水　蛭

性味归经：咸、苦，平，有小毒。归肝经。

功效：破血逐瘀消癥。

用法用量：入煎剂 1.5～3 g；研末服，0.3～0.5 g。以入丸散或研末服为宜。或以鲜活者放置瘀肿局部吸血消瘀。

使用注意：孕妇忌服。

备注：宿瘀。

药理作用：水蛭水煎剂有强抗凝血作用，能显著延长纤维蛋白的凝聚时间，水蛭提取物、水蛭素对血小板聚集有明显的抑制作用，抑制大鼠体内血栓形成，对弥漫性血管内凝血有很好的治疗作用。水蛭煎剂能改善血液流变学。能降血脂，消退动脉粥样硬化斑块，增加心肌营养性血流量，对抗垂体后叶素引起的心律失常或明显的 T 波、ST 段的变化。促进脑血肿吸收，减轻周围脑组织炎症反应及水肿，缓解颅内压升高，改善局部血循环，保护脑组织免遭破坏。对皮下血肿也有明显的抑制作用。水蛭水煎剂对肾缺血有明显的保护作用，能降低血清尿素氮、肌酐水平，对升高的血清肿瘤坏死因子有明显的降低作用。水蛭素对肿瘤细胞也有抑制作用。此外，水蛭水煎剂尚有终止妊娠的作用。

虻　虫

性味归经：苦，微寒，有小毒。归肝经。

功效：破血逐瘀消癥。

用法用量：煎服，1～1.5 g；研末服，0.3 g。

使用注意：孕妇及体虚无瘀，腹泻者忌用。

备注：破瘀。

药理作用：水提物在体外有较弱的抗凝血酶作用，体外和体内均有活化纤溶系统的作用，能显著延长出血时间，减少血浆纤维蛋白原含量，明显抑制血小板聚集率，降低全血黏度比和血浆黏度比，降低红细胞压积，改善血液流变学。提取物具有抗炎、镇痛作用。虻虫对家兔离体子宫有兴奋作用。对内毒素所致肝出血坏死病灶的形成有显著抑制作用。虻虫醇提物有明显溶血作用。

斑　蝥

性味归经：辛，温，有大毒。归肝、肾、胃经。

功效：破血逐瘀消癥，攻毒散结。

用法用量：内服多入丸散，0.03～0.06 g。内服需以糯米同炒，或配青黛、丹参以缓其毒。外用适量，研末敷贴，或酒、醋浸涂，或作发泡用。

使用注意：本品有大毒，内服宜慎，应严格掌握剂量，体弱及孕妇忌服。外用可刺激皮肤发红发泡，甚至腐烂，不宜大面积使用。内服过量可引起恶心、呕吐、腹泻、尿血及肾功能损害。

备注：狂犬病。

药理作用：斑蝥素有抗癌作用，尤其对小鼠腹水型肝癌及网状细胞肉瘤有抑制作用，它能抑制癌细胞蛋白质的合成，从而抑制其生长分化。斑蝥素的各种衍生物能刺激骨髓而有升高白细胞的作用；斑蝥素还有免疫增强作用、抗病毒、抗菌作用以及促雌激素样作用。斑蝥丹灸对家兔实验踝关节炎有明显的消肿作用。此外，斑蝥素可刺激人和动物皮肤发红起泡。

穿　山　甲

性味归经：咸，微寒。归肝、胃经。

功效：活血消癥，通经，下乳，消肿排脓。

用法用量：煎服，3～10 g；研末服，1～1.5 g。

使用注意：孕妇及痈肿已溃者忌用。

备注：筋痹，类风湿。

药理作用：水煎液能明显延长小鼠和大鼠凝血时间，降低血液黏度;水提醇沉剂有直接扩张血管壁,降低外周阻力,显著增加股动脉血流量的作用;水提液和醇提液有抗炎作用,水提液尚有抗心肌缺氧、升高白细胞的作用。

第十三节　化痰止咳平喘药

半　夏

性味归经:辛,温,有毒。归脾、胃、肺经。

功效:燥湿化痰,降逆止呕,消痞散结;外用消肿止痛。

用法用量:煎服,3～10 g,一般宜制过用,制半夏、法半夏长于降逆止呕;法半夏长于燥湿且温性较弱。半夏曲则有化痰消食之功。至于竹沥半夏,药性由温变凉,能清化热痰,主治热痰、风痰之证。外用适量。

使用注意:反乌头。其性温燥,一般而言,阴虚燥咳、血证、热痰应慎用。然经过配伍热证亦可用之。

备注:引阳入阴,开降。

药理作用:可抑制呕吐中枢而止呕,各种炮制品对实验动物均有明显的止咳作用。半夏的稀醇和水浸液或其多糖组分、生物碱具有较广泛的抗肿瘤作用。水浸剂对实验性室性心律失常和室性早搏有明显的对抗作用;半夏有显著的抑制胃液分泌作用,水煎醇沉液对多原因所致的胃溃疡有显著的预防和治疗作用。此外,煎剂可降低兔眼内压,半夏蛋白有明显的抗早孕活性。

天　南　星

性味归经:苦、辛,温,有毒。归肺、肝、脾经。

功效:燥湿化痰,祛风解痉;外用消肿止痛。

用法用量：煎服，3～10 g，多制用。外用适量。

使用注意：阴虚燥痰及孕妇忌用。

备注：风痰。

药理作用：煎剂具有祛痰及抗惊厥、镇静、镇痛作用；水提取液对肉瘤 S 180、HCA（肝癌）实体型、子宫瘤 U14 有明显的抑制作用；生物碱氯仿部位能对抗乌头碱所致的实验性心律失常，并能延长心肌细胞动作电位的有效不应期。

禹　白　附

性味归经：辛、甘，温，有毒。归胃、肝经。

功效：祛风痰，燥湿痰，止痉，解毒散结。

用法用量：煎服，3～5 g；研末服，0.5～1 g。外用适量。

使用注意：本品辛温燥烈，阴虚血虚动风或热动肝风，以及孕妇，均不宜用。生品一般不内服。

备注：面瘫。

药理作用：有明显的镇静、抗惊厥及镇痛作用，注射液对结核杆菌有一定的抑制作用，煎剂或混悬液对实验动物关节肿均表现较强的抗炎作用。

白　芥　子

性味归经：辛，温。归肺、胃经。

功效：温肺化痰，利气散结。

用法用量：煎服，3～6 g。外用适量，研末调敷，或作发泡用。

使用注意：本品辛温走散，耗气伤阴，久咳肺虚及阴虚火旺者忌用；对皮肤黏膜有刺激，易发泡。有消化道溃疡、出血者及皮肤过敏者忌用。用量不宜过大，过量易致胃肠炎，产生腹痛、腹泻。

备注：皮里膜外。

药理作用：小剂量能引起反射性气管分泌增加，而有恶心性祛痰作用，白芥子苷水解后的产物白芥油有较强的刺激作用，可致皮肤充血、发泡。白芥子粉能使唾液分泌，淀粉酶活性增加，小量可刺激胃黏膜，增加胃液、胰液的分泌，大量催吐；水浸剂对皮肤真菌有抑制作用。

皂　荚

性味归经：辛、咸，温，有小毒。归肺、大肠经。

功效：祛顽痰，通窍开闭，祛风杀虫。

用法用量：多研末服，1～1.5 g；亦可入汤剂，1.5～5 g。外用适量。

使用注意：内服剂量不宜过大，大则引起呕吐、腹泻。本品辛散走窜之性极强，非顽痰实证体壮者不宜轻投。孕妇、气虚阴亏及有出血倾向者忌用。

备注：逐顽痰。

药理作用：皂苷能刺激胃黏膜而反射性地促进呼吸道黏液的分泌，从而产生祛痰作用；煎剂对离体大鼠子宫有兴奋作用；对堇色毛癣菌，星形奴卡菌有抑制作用。大量皂荚中所含之皂苷，不仅刺激胃肠黏膜，产生呕吐、腹泻，而且腐蚀胃黏膜，发生吸收中毒，甚至产生全身毒性，引起溶血，特别是影响中枢神经系统，先痉挛后麻痹，终因呼吸中枢麻痹而死亡。

旋　覆　花

性味归经：苦、辛、咸，微温。归肺、胃经。

功效：降气化痰，降逆止呕。

用法用量：煎服，3～10 g；宜布包。

使用注意：阴虚劳嗽，津伤燥咳者忌用；又因本品有绒毛，易刺激咽喉作痒而致呛咳呕吐,故须布包入煎。

　　备注:旋覆独降。

　　药理作用:旋覆花有明显的镇咳、祛痰作用,旋覆花黄酮类对组胺引起的豚鼠支气管痉挛性哮喘有明显的保护作用,对离体支气管痉挛亦有对抗作用,并有较弱的利尿作用。煎剂对金黄色葡萄球菌、炭疽杆菌和福氏痢疾杆菌Ⅱa株有明显的抑制作用,欧亚旋覆花内酯对阴道滴虫和溶组织内阿米巴原虫均有强大的杀原虫作用。此外,旋覆花对免疫性肝损伤有保护作用,天人菊内酯有抗癌作用。

白　前

　　性味归经:辛、苦,微温。归肺经。

　　功效:降气化痰。

　　用法用量:煎服,3～10 g。

　　备注:肺热气逆,入里。

　　药理作用:芫花叶白前各种提取物均有明显的镇咳作用,水、醇提取物又具有明显的祛痰作用。水提取物对乙酰胆碱和组胺混合液诱发的豚鼠哮喘有明显的预防作用。此外,水提取物还具有非常显著的抗炎作用。柳叶白前醇、醚提物有较明显的镇咳作用和祛痰作用,水提物有一定的祛痰作用和抗炎作用,还具有镇痛及抗血栓形成作用。

前　胡

　　性味归经:苦、辛,微寒。归肺经。

　　功效:降气化痰,宣散风热。

　　用法用量:煎服,6～10 g。

　　备注:肺热气逆,出表。晨咳。

药理作用：紫花前胡有较好的祛痰作用，作用时间长，其效力与桔梗相当；甲醇总提取物能抑制炎症初期血管通透性，对溃疡有明显的抑制作用，还有解痉作用；能延长巴比妥钠的睡眠时间，有镇静作用。白花前胡提取粗精和正丁醇提取物能增加冠脉血流量，但不影响心率及心肌收缩力；伞形花内酯能抑制鼻咽癌 KB 细胞的生长。

桔 梗

性味归经：苦、辛，平。归肺经。

功效：宣肺祛痰，利咽，排脓。

用法用量：煎服，3～10 g。

使用注意：本品性升散，凡气机上逆，呕吐、呃咳、眩晕；阴虚火旺咳血等，不宜用。用量过大易致恶心呕吐。

备注：引药上行，补魄。

药理作用：所含的桔梗皂苷对口腔、咽喉部位、胃黏膜的直接刺激，反射性地增加支气管黏膜分泌亢进从而使痰液稀释，易于排出；桔梗有镇咳作用，有增强抗炎和免疫作用，其抗炎强度与阿司匹林相似；水提物能增强巨噬细胞的吞噬功能，增强中性白细胞的杀菌力，提高溶菌酶活性；对应激性溃疡有预防作用。桔梗粗皂苷有镇静、镇痛、解热作用，又能降血糖、降胆固醇，松弛平滑肌。桔梗皂苷有很强的溶血作用，但口服能在消化道中被分解破坏而失去溶血作用。

川 贝 母

性味归经：苦、甘，微寒。归心经。

功效：清热化痰，润肺止咳，散结消肿。

用法用量：煎服，3～10 g；研末服，1～2 g。

使用注意：反乌头。

备注：补肺虚咳。

药理作用：贝母总生物碱及非生物碱部分,均有镇咳作用;川贝母流浸膏、川贝母碱均有不同程度的祛痰作用。此外,西贝母碱还有解痉作用;川贝碱、西贝碱有降压作用;贝母碱能增加子宫张力;贝母总碱有抗溃疡作用。

浙 贝 母

性味归经：苦,寒。归肺、心经。

功效：清热化痰,开郁散结。

用法用量：煎服,3～10 g。

使用注意：同川贝母。

备注：外感咳嗽。

药理作用：浙贝母碱在低浓度下对支气管平滑肌有明显扩张作用。浙贝母碱及去氢浙贝母碱有明显的镇咳作用,还有中枢抑制作用,能镇静、镇痛。此外,大剂量可使血压中等程度降低,呼吸抑制,小量可使血压微升。

瓜 蒌

性味归经：甘、微苦,寒。归肺、胃、大肠经。

功效：清热化痰,宽胸散结,润肠通便。

用法用量：煎服,全瓜蒌 10～20 g,瓜蒌皮 6～12 g,瓜蒌仁 10～15 g,打碎入煎。

使用注意：本品甘寒而滑,脾虚便溏及湿痰、寒痰者忌用。反乌头。

备注：痰热痹胸。

药理作用：所含皂苷及皮中总氨基酸有祛痰作用;瓜蒌注射

液对豚鼠离体心脏有扩冠作用；对垂体后叶素引起的大鼠急性心肌缺血有明显的保护作用；并有降血脂作用。对金黄色葡萄球菌、肺炎双球菌、铜绿假单胞菌、溶血性链球菌及流感杆菌等有抑制作用。瓜蒌仁有致泻作用。

竹 茹

性味归经：甘，微寒。归肺、胃经。

功效：清热化痰，除烦止呕。

用法用量：煎服，6～10 g。生用清化痰热，姜汁炙用止呕。

使用注意：胃寒慎用。

备注：胆热口苦。

药理作用：竹茹粉体外对白色葡萄球菌、枯草杆菌、大肠杆菌、伤寒杆菌均有较强的抑制作用。

竹 沥

性味归经：甘，寒。归心、肺、肝经。

功效：清热豁痰，定惊利窍。

用法用量：内服 30～50 g，冲服。本品不能久藏，但可熬膏瓶贮，称竹沥膏；近年用安瓿密封装置，可以久藏。

使用注意：本品性寒滑，对寒痰及便溏者忌用。

备注：热痰。

药理作用：竹沥具有明显的镇咳、祛痰作用。但无平喘解热作用，其止咳的主要成分为氨基酸。有增加尿中氯化物的作用，还有增高血糖的作用。

天 竺 黄

性味归经：甘，寒。归心、肝经。

功效：清热化痰，清心定惊。

用法用量：煎服，3～6 g；研粉冲服，每次 0.6～1 g。

备注：热痰。

药理作用：竹红菌乙素具有明显的镇痛抗炎作用，提高痛阈强度要优于消炎痛。竹红菌甲素对革兰阳性菌有很好的抑制作用，对培养的人癌细胞和小鼠移植性实体肿瘤有显著的光动力治疗作用。

海　藻

性味归经：咸，寒。归肝、肾经。

功效：消痰软坚，利水消肿。

用法用量：煎服，10～15 g。

使用注意：传统反甘草。但临床也有配伍同用者。

备注：甲亢。

药理作用：海藻因含碘化物，对缺碘引起的地方性甲状腺肿大有治疗作用，并对甲状腺功能亢进，基础代谢率增高有暂时抑制作用。褐藻酸硫酸酯有抗高脂血症作用，又可降低血清胆固醇及减轻动脉粥样硬化。水浸剂有降压作用。海藻中所含褐藻酸有类似肝素样作用，表现为抗凝血、抗血栓、降血黏度及改善微循环作用。羊栖菜对枯草杆菌有抑制作用，海藻多糖对Ⅰ型单纯疱疹病毒有抑制作用。

昆　布

性味归经：咸，寒。归肝、肾经。

功效：消痰软坚，利水消肿。

用法用量：煎服，6～12 g。

备注：甲亢。

药理作用：含碘和碘化物,有防治缺碘性甲状腺肿的作用;海带氨酸及钾盐有降压作用;藻胶酸和海带氨酸有降血清胆固醇的作用;热水提取物对于体外的人体 KB 癌细胞有明显的细胞毒作用,对 S180 肿瘤有明显的抑制作用,并能提高机体的体液免疫,促进机体的细胞免疫,昆布多糖能防治高血糖。

黄 药 子

性味归经：苦,平,有毒。归肺、肝经。

功效：消痰软坚散结,清热解毒。

用法用量：煎服,5～15 g;研末服,1～2 g。

使用注意：本品有毒,不宜过量。如多服、久服可引起吐泻腹痛等消化道反应,并对肝脏有一定损害,故脾胃虚弱及肝功能损害者慎用。

备注：外科。

药理作用：黄药子对缺碘所致的动物甲状腺肿有一定的治疗作用。水煎剂或醇浸物水液对离体肠管有抑制作用,而对未孕子宫则有兴奋作用,此外有止血作用。水浸剂体外对多种致病真菌有不同程度的抑制作用。能直接抑制心肌,醇浸物水液的抑制作用较水煎剂强。

海 蛤 壳

性味归经：咸,寒。归肺、胃经。

功效：清肺化痰,软坚散结。

用法用量：煎服,10～15 g;蛤粉宜包煎。

使用注意：阳虚忌用。

备注：顽痰。

药理作用：有抗衰老作用,对动物过氧化脂质能明显降低,对超氧化物歧化酶活性能明显提高。另有抗炎作用,其与昆布、海藻、牡蛎的组方能抑制大鼠肉芽组织增生,对小鼠冰醋酸致急性腹膜炎有显著的抑制效果。

海 浮 石

性味归经:咸,寒。归肺经。

功效:清肺化痰,软坚散结。

用法用量:煎服,10～15 g;打碎先煎。

备注:瘰疬。

药理作用:本品有促进尿液分泌及祛除支气管分泌物的作用。

瓦 楞 子

性味归经:咸,平。归肺、胃、肝经。

功效:消痰软坚,化痰散结。

用法用量:煎服,10～15 g,宜先煎。研末服,每次 1～3 g。生用消痰散结;煅用制酸止痛。

使用注意:胃寒不宜久用。

备注:制酸止痛。

药理作用:碳酸钙能中和胃酸,减轻胃溃疡之疼痛。

礞 石

性味归经:咸,平。归肺、肝经。

功效:坠痰下气,平肝镇惊。

用法用量:煎服,6～10 g,宜先打碎布包煎。入丸散,1.5～3 g。

使用注意:本品重坠性猛,非痰热内结不化之实证不宜使用。

脾虚胃弱,小儿慢惊风及孕妇忌用。

备注:顽痰癫狂。

药理作用:青礞石呈八面体配位的阳离子层夹在两个相同四面体单层间所组成,存在着静态电位差,故能促进阳离子交换,产生吸附作用,这是化痰利水作用机制之一。

胖 大 海

性味归经:甘,寒。归肺、大肠经。

功效:清肺化痰,利咽开音,润肠通便。

用法用量:2~4枚,沸水泡服或煎服。

备注:咽干。

药理作用:胖大海素对血管平滑肌有收缩作用;能改善黏膜炎症。减轻痉挛性疼痛。水浸液具有促进肠蠕动,有缓泻作用,以种仁作用最强。种仁溶液(去脂干粉制成),对猫有降压作用。

苦 杏 仁

性味归经:苦,微温,有小毒。归肺、大肠经。

功效:止咳平喘,润肠通便。

用法用量:煎服,3~10 g,宜打碎入煎。

使用注意:本品有毒,用量不宜过大;婴儿慎用。

备注:止咳要药,顺肺之性。

药理作用:所含苦杏仁苷口服后,在下消化道分解后产生少量氢氰酸,能抑制咳嗽中枢而起镇咳平喘作用。在生成氢氰酸的同时,也产生苯甲醛,后者可抑制胃蛋白酶的活性,从而影响消化功能。苦杏仁苷及其水解生成的氢氰酸和苯甲酸体外试验均证明有微弱抗癌作用。苦杏仁油对蛔虫、钩虫及伤寒杆菌、副伤寒杆菌有抑制作用,且有润滑性通便作用。此外,苦杏仁苷有抗突变作用,所含蛋白质成分还有明显的抗炎及镇痛作用。

紫　苏　子

性味归经:辛,温。归肺、大肠经。

功效:降气止痰,止咳平喘,润肠通便。

用法用量:煎服,5～10 g。

使用注意:阴虚喘咳及脾虚便溏者慎用。

备注:荤腥痰浊。

药理作用:紫苏油有明显的降血脂作用,给易于卒中的自发性高血压大鼠喂紫苏油可延长其存活率,使生存时间延长。紫苏油还可提高实验动物的学习能力。实验证实其有抗癌作用。

百　　部

性味归经:甘、苦,微温。归肺经。

功效:润肺止咳,杀虫。

用法用量:煎服,5～15 g;外用适量。久咳虚嗽宜蜜炙用。

备注:止痒,夜咳。

药理作用:百部所含生物碱能降低呼吸中枢兴奋性,抑制咳嗽反射,而奏止咳之效。对支气管痉挛有松弛作用,强度与氨茶碱相似。体外试验对人型结核杆菌、肺炎球菌、葡萄球菌、链球菌、白喉杆菌、痢疾杆菌、铜绿假单胞菌、伤寒杆菌、鼠疫杆菌、炭疽杆菌,霍乱弧菌均有抑制作用,对流行性感冒病毒和一切皮肤真菌也有抑制作用。水浸液和醇浸液对体虱、阴虱皆有杀灭作用。此外,尚有一定的镇静、镇痛作用。

紫　　菀

性味归经:辛、甘、苦,温。归肺经。

功效：润肺化痰止咳。

用法用量：煎服，5～10 g。外感暴咳生用，肺虚久咳蜜炙用。

备注：感寒咳嗽。

药理作用：水煎剂及苯、甲醇提取物均有显著的祛痰作用，目前，初步认为祛痰的有效成分为丁基-D-核酮糖苷；根与根茎的提取物中分离出的结晶之一有止咳作用。体外试验证明，紫菀对大肠杆菌、痢疾杆菌、伤寒杆菌、副伤寒杆菌、铜绿假单胞菌有一定的抑制作用；所含的表无羁萜醇对小鼠艾氏腹水癌有抗癌作用；槲皮素有利尿作用。

款 冬 花

性味归经：辛、微苦，温。归肺经。

功效：润肺止咳化痰。

用法用量：煎服，5～10 g。外感暴咳宜生用，内伤久咳宜炙用。

备注：感寒咳嗽喘。

药理作用：煎剂及乙醇提取物有镇咳作用，乙酸乙醇提取物有祛痰作用，醚提取物小量略有支气管扩张作用，醇、醚提取物有呼吸兴奋作用。醚提取物及煎剂有升血压作用；醚提取物能抑制胃肠平滑肌，有解痉作用；提取物及款冬花素有抗血小板激活因子作用。

马 兜 铃

性味归经：苦、微辛，寒。归肺、大肠经。

功效：清肺化痰，止咳平喘。

用法用量：煎服，3～10 g；外用适量，煎汤熏洗。一般生用，肺虚久咳炙用。

使用注意：用量不宜过大，以免引起呕吐。

备注：肺热失音。

药理作用：明显止咳作用，煎剂有微弱祛痰作用；舒张支气管，缓解支气管痉挛。对多种致病真菌有抑制作用。

枇　杷　叶

性味归经：苦，微寒。归肺、胃经。

功效：清肺化痰止咳，降逆止呕。

用法用量：煎服，5～10 g；止咳宜炙用，止呕宜生用。

备注：痰热咳嗽。

药理作用：本品有镇咳、平喘作用，祛痰作用较差；煎剂在体外对金黄色葡萄球菌有抑制作用，对白色葡萄球菌、肺炎双球菌及痢疾杆菌亦有抑制作用。乙醚冷浸提取物及所含熊果酸有抗炎作用。

桑　白　皮

性味归经：甘，寒。归肺经。

功效：泻肺平喘，利水消肿。

用法用量：煎服，5～15 g。泻肺利水平肝清火宜生用；肺虚咳嗽宜蜜炙用。

使用注意：肺虚忌用。

备注：肺实火。

药理作用：本品有轻度止咳作用，并能利尿，尿量及钠、钾、氯化物排出量均增加；煎剂及其乙醇、乙醚、甲醇的提取物，有不同程度的降压作用；对神经系统有镇静、安定、抗惊厥、镇痛、降温作用；对肠和子宫有兴奋作用。煎剂对金黄色葡萄球菌、伤寒杆菌、痢疾杆菌及抑制作用。本品对子宫颈癌 JTC 28肺癌细胞有抑制作用，近年研究还表明，还能抗艾滋病病毒。

葶 苈 子

性味归经：甘、辛，大寒。归肺、膀胱经。

功效：泻肺平喘，利水消肿。

用法用量：煎服，5～10 g；研末服，3～6 g。

使用注意：肺虚慎用。

备注：肺热。

药理作用：葶苈子提取物有强心作用，能使心肌收缩力增强，心率减慢，对衰弱的心脏可增加输出量，降低静脉压。尚有利尿作用。葶苈子的苄基芥子油具有广谱抗菌作用，对酵母菌等 20 种真菌及数十种其他菌株均有抗菌作用。葶苈子在很低剂量即可发挥显著的抗癌效果。

白 果

性味归经：甘、苦、涩，平，有毒。归肺经。

功效：敛肺定喘，止带，缩尿。

用法用量：煎服，5～10 g，捣碎。

使用注意：本品有毒，不可多用，小儿尤当注意。

备注：带下。

药理作用：能抑制结核杆菌的生长，体外对多种细菌及皮肤真菌有不同程度的抑制作用。乙醇提取物有一定的祛痰作用，对气管平滑肌有微弱的松弛作用。白果二酚有短暂降压作用，并引起血管渗透性增加。银杏外种皮水溶性成分能清除机体超氧化自由基，具有抗衰老作用，还具有免疫抑制及抗过敏作用。

矮 地 茶

性味归经：苦、辛，平。归肺、肝经。

功效：止咳平喘,清利湿热,活血化瘀。

用法用量：煎服,10～30 g。

备注：喘证。

药理作用：煎剂及所含岩白菜素均有明显的止咳作用;煎剂对小白鼠有明显的祛痰作用,其作用强度与等剂量的桔梗相当,祛痰的有效成分可能是杨梅苷及槲皮素。挥发油及紫金牛酚有抗结核作用。水煎剂对金黄色葡萄球菌、肺炎球菌有抑制作用,并对流感病毒有一定的抑制作用。

洋　金　花

性味归经：辛,温,有毒。归肺、肝经。

功效：平喘止咳,镇痛止痉。

用法用量：内服：多作散剂吞服 0.3～0.6 g;如作卷烟吸,每日不超过 1.5 g,麻醉用：煎服 20 g,现多以静脉点滴其总碱 0.08～0.1 mg/kg,或东莨菪碱 0.06～0.1 mg/kg,配合氯丙嗪、杜冷丁以及肌松剂等用之。治银屑病,以总碱 0.2～0.5 mg/kg 与乙酰丙嗪 20 mg,加入生理盐水 40 mL,静脉缓推。外用适量。煎汤洗或研末外敷。

使用注意：表证未解,痰多黏稠者忌用;青光眼患者忌用,高血压,心脏病以及孕妇、体弱者,均应慎用。

备注：麻痹。

药理作用：东莨菪碱对大脑皮质和皮质下某些部位主要是抑制作用,使意识丧失,产生麻醉。但对延髓和脊髓则有不同程度的兴奋作用;有一定的镇痛作用。对支气管及胃肠平滑肌有松弛作用。有阿托品样解除血管痉挛,改善微循环及组织器官的血流灌注而有抗休克作用。有散瞳,调节眼麻痹及抑制腺体分泌的作用。洋金花生物碱能明显提高血液和大脑皮质超氧化物歧化酶(SOD)

活性,降低丙二醛(MDA)含量。生物碱小剂量时,兴奋迷走神经中枢使心率减慢;剂量较大时,则阻滞心脏 M 胆碱受体,使心率加快。较高浓度的莨菪类具有抗心律失常作用和非特异性的钙通道阻滞作用。

第十四节 安 神 药

朱　砂

性味归经:甘,寒,有毒。归心经。

功效:镇心安神,清热解毒。

用法用量:入丸散或研末冲服,每次 0.3～1 g。外用适量。

使用注意:本品有毒,内服不可过量或持续服用,以防汞中毒;忌火煅,火煅则析出水银,有剧毒。

备注:避秽驱邪。

药理作用:朱砂能降低大脑中枢神经的兴奋性,有镇静催眠、抗惊厥、抗心律失常作用,外用有抑制和杀灭细菌、寄生虫作用。

磁　石

性味归经:咸,寒。归心、肝、肾经。

功效:镇惊安神,平肝潜阳,聪耳明目,纳气平喘。

用法用量:煎服,15～30 g,宜打碎先煎。入丸散,每次 1～3 g。镇惊安神、平肝潜阳宜生用,聪耳明目、纳气平喘宜醋淬后用。

使用注意:因吞服后不易消化,如入丸散,不可多服。脾胃虚弱者慎用。

备注:人体场。

药理作用：磁石具有抑制中枢神经系统，镇惊、抗惊厥作用。炮制后的磁石与异戊巴比妥钠有协同作用，能延长其对小鼠的睡眠时间，对士的宁引起的小鼠惊厥有对抗作用，使惊厥的潜伏期明显延长。

龙 骨

性味归经：甘、涩，平。归心、肝、肾经。

功效：镇惊安神，平肝潜阳，收敛固涩。

用法用量：煎服，15～30 g，入煎剂宜先煎。外用适量。收敛固涩宜煅用，余皆生用。

备注：神灵。

药理作用：龙骨水煎剂对小鼠的自主活动有明显的抑制作用，能明显增加巴比妥钠小鼠的入睡率；具有抗惊厥作用，其抗惊厥作用与铜、锰元素含量有关；所含钙离子，能促进血液凝固，降低血管壁通透性。并可减轻骨骼肌的兴奋性。

琥 珀

性味归经：甘，平。归心、肝、膀胱经。

功效：镇惊安神，活血散瘀，利尿通淋。

用法用量：研末冲服，每次 1.5～3 g，不入煎剂。

使用注意：外感慎用。

备注：血淋。

药理作用：琥珀酸具有中枢抑制作用，能明显减少小鼠自主活动，延长戊巴比妥钠的睡眠时间，而且对大白鼠听源性惊厥与小白鼠电休克反应有保护作用，对苦味毒、士的宁、氨基脲引起的惊厥可延长其出现时间。

酸 枣 仁

性味归经：甘、酸，平。归心、肝、胆经。

功效：养心益肝，安神，敛汗。

用法用量：煎服，10～20 g。研末吞服，每次 1.5～3 g。

使用注意：宜炒用。

备注：肝火扰神。

药理作用：酸枣仁皂苷、黄酮苷、水及醇提取物分别具有镇静催眠及抗心律失常作用，并能协同巴比妥类药物的中枢抑制作用；其水煎液及醇提取液还有抗惊厥、镇痛、降体温、降压作用；此外，酸枣仁还有降血脂、抗缺氧、抗肿瘤、抑制血小板聚集，增强免疫功能及兴奋子宫作用。

柏 子 仁

性味归经：甘，平。归心、肾、大肠经。

功效：养心安神，润肠通便。

用法用量：煎服，10～20 g。

使用注意：便溏及多痰者慎用。

备注：肾火扰神。

药理作用：柏子仁单方注射液可使猫的慢波睡眠深睡期明显延长，并具有显著的恢复体力作用。

远 志

性味归经：苦、辛，微温。归心、肾、肺经。

功效：宁心安神，祛痰开窍，消散痈肿。

用法用量：煎服，5～10 g。外用适量。

使用注意：有胃炎及胃溃疡者慎用。

备注：目光短浅。

药理作用：全远志有镇静、催眠及抗惊厥作用。远志皂苷有祛痰、镇咳、降压作用；煎剂对大鼠和小鼠离体之未孕及已孕子宫均有兴奋作用；乙醇浸液在体外对革兰阳性菌及痢疾杆菌、伤寒杆菌、人型结核杆菌均有明显的抑制作用；其煎剂及水溶性提取物分别具有抗衰老、抗突变、抗癌等作用；远志皂苷有溶血作用。

合 欢 皮

性味归经：甘，平。归心、肝经。

功效：安神解郁，活血消肿。

用法用量：煎服，10～30 g。

备注：夫妻不和。

药理作用：合欢皮水煎液及醇提取物均能延长小鼠戊巴比妥钠睡眠时间；对妊娠子宫能增强其节律性收缩，并有终止妊娠抗早孕效应；其水、醇提取物分别具有增强小鼠免疫功能及抗肿瘤作用。

夜 交 藤

性味归经：甘，平。归心、肝经。

功效：养心安神，祛风通络。

用法用量：煎服，15～30 g。

备注：外邪扰神。

药理作用：有镇静催眠作用，与戊巴比妥钠合用有明显的协同作用；夜交藤醇提取物能抑制实验性大鼠高脂血症；对实验性动脉粥样硬化有一定的防治作用；并能促进免疫功能。

第十五节　平肝息风药

石 决 明

性味归经：咸,寒。归肝经。

功效：平肝潜阳,清肝明目。

用法用量：煎服,15～30 g。应打碎先煎。平肝、清肝宜生用,外用点眼宜煅用、水飞。

使用注意：胃寒慎用。

备注：凉肝。

药理作用：九孔鲍提取液有抑菌作用,其贝壳内层水解液经小鼠抗四氯化碳急性中毒实验表明,有保肝作用;其酸性提取液对家兔体内外的凝血实验表明,有显著的抗凝作用。

珍 珠 母

性味归经：咸,寒。归肝、心经。

功效：平肝潜阳,清肝明目,镇心安神。

用法用量：煎服,15～30 g,宜打碎先煎。外用适量。

使用注意：胃寒慎用。

备注：冷肝。

药理作用：用珍珠粉给小鼠灌胃,可明显减少其自主活动,并对戊巴比妥钠的中枢抑制有明显的协同作用;珍珠母的硫酸盐水解产物,能增大离体心脏的心跳幅度;珍珠母注射液对四氯化碳引起的肝损伤有保护作用;用珍珠层粉灌胃,对大鼠应激性胃溃疡有明显的抑制作用。

牡　蛎

性味归经：咸、涩，微寒。归肝、肾经。

功效：平肝潜阳，软坚散结，收敛固涩。

用法用量：煎服，10～30 g。宜打碎先煎。除收敛固涩煅用外，余皆生用。

备注：降血脂，脂肪肝。

药理作用：牡蛎粉末动物实验有镇静、抗惊厥作用，并有明显的镇痛作用；煅牡蛎1号可明显提高抗实验性胃溃疡活性；牡蛎多糖具有降血脂、抗凝血、抗血栓等作用。

紫 贝 齿

性味归经：咸，平。归肝经。

功效：平肝潜阳，镇惊安神，清肝明目。

用法用量：煎服，10～15 g。宜打碎先煎。

备注：邪热扰神。

药理作用：紫贝齿的系统药理研究未见报道。

代　赭　石

性味归经：苦，寒。归肝、心经。

功效：平肝潜阳，重镇降逆，凉血止血。

用法用量：煎服，10～30 g，宜打碎先煎。入丸散，每次1～3 g。降逆、平肝生用，止血煅用。

使用注意：孕妇慎用。因含微量砷，故不宜长期服用。

备注：肝气犯胃。

药理作用：本品对肠管有兴奋作用，可使肠蠕动亢进；所含铁质能促进红细胞及血红蛋白的新生；对中枢神经系统有镇静作用。

刺 蒺 藜

性味归经：苦、辛,平。归肝经。

功效：平肝疏肝,祛风明目。

用法用量：煎服,6～15 g。

使用注意：孕妇慎用。

备注：肝风上扰。

药理作用：蒺藜水浸液及乙醇浸出液对麻醉动物有降压作用;其水溶性部分有利尿作用;蒺藜总皂苷有显著的强心作用,有提高机体免疫功能、强壮、抗衰老等作用;蒺藜水煎液有降低血糖作用;水提取物有抗过敏作用。

罗 布 麻

性味归经：甘、苦,凉。归肝经。

功效：平抑肝阳,清热,利尿。

用法用量：水煎服或开水泡服,3～15 g。肝阳眩晕宜用叶片,治疗水肿多用根。

使用注意：不宜过量和长期服用。

备注：肝阳上亢。

药理作用：罗布麻叶煎剂有降压作用;罗布麻根煎剂有强心作用;罗布麻叶浸膏有镇静、抗惊厥作用,并有较强的利尿、降低血脂、调节免疫、抗衰老及抑制流感病毒等作用。

羚 羊 角

性味归经：咸,寒。归肝、心经。

功效：平肝息风,清肝明目,清热解毒。

用法用量：煎服,1～3 g。单煎 2 小时以上,取汁服。磨汁或研粉服,每次 0.3～0.6 g。

　　使用注意:脾虚慢惊忌用。

　　备注:惊厥。

　　药理作用:羚羊角外皮浸出液对中枢神经系统有抑制作用,有镇痛作用,并能增强动物耐缺氧能力;煎剂有抗惊厥、解热作用;煎剂或醇提取液有降压作用,其小剂量可使离体蟾蜍心脏收缩加强,中等剂量或大剂量可抑制心脏。

牛　黄

　　性味归经:苦,凉。归肝、心经。

　　功效:息风止痉,化痰开窍,清热解毒。

　　用法用量:入丸散,每次 0.2～0.5 g。外用适量,研细末敷患处。

　　使用注意:孕妇慎用。

　　备注:热毒攻心。

　　药理作用:牛黄有镇静、抗惊厥及解热作用,可增强离体蛙心心肌收缩力;牛黄主要成分胆红素有降压及抑制心跳作用;牛黄水溶液成分 SMC 具有胆囊收缩作用,所含胆酸,尤其是脱氧胆酸,均能松弛胆道口括约肌,促进胆汁分泌而有利胆作用;牛磺酸对四氯化碳引起的急性及慢性大鼠肝损害有显著的保护作用;家兔静脉点滴牛黄,可使红细胞显著增加;牛黄还有抗炎、止血、降血脂等作用。

钩　藤

　　性味归经:甘,微寒。归肝、心包经。

　　功效:息风止痉,清热平肝。

　　用法用量:煎服,10～15 g。其有效成分钩藤碱加热后易被破坏,故不宜久煎,一般不超过 20 分钟。

备注:惊风。

药理作用:钩藤、钩藤总碱及钩藤碱,对各种动物的正常血压和高血压都具有降压作用;水煎剂对小鼠有明显的镇静作用;钩藤乙醇浸液能制止豚鼠实验性癫痫的发作,并有一定的抗戊四氮惊厥作用;麻醉大鼠静脉注射钩藤可对抗乌头碱、氯化钡、氯化钙诱导的心律失常;此外,钩藤还有抑制血小板聚集及抗血栓、降血脂等作用。

天　麻

性味归经:甘,平。归肝经。

功效:息风止痉,平抑肝阳,祛风通络。

用法用量:煎服,3～10 g。研末冲服,每次 1～1.5 g。

备注:内风。

药理作用:天麻水、醇提取物及不同制剂,均能使小鼠自发性活动明显减少,且能延长巴比妥钠、环己烯巴比妥钠引起的小鼠睡眠时间,可抑制或缩短实验性癫痫的发作时间,天麻还有降低外周血管、脑血管和冠状血管阻力,并有降压、减慢心率及镇痛抗炎作用,天麻多糖有免疫活性。

地　龙

性味归经:咸,寒。归肝、脾、膀胱经。

功效:清热息风,通络,平喘,利尿。

用法用量:煎服,5～15 g。鲜品 10～20 g。研末吞服,每次 1～2 g。

备注:解痉明目。

药理作用:蚯蚓水煎液及蚯蚓解热碱有良好的解热作用;热

浸液、醇提取物对小鼠和家兔均有镇静、抗惊厥作用；广地龙次黄嘌呤具有显著的舒张支气管作用；并能拮抗组胺及毛果芸香碱对支气管的收缩作用；广地龙酊剂、干粉混悬液、热浸液、煎剂等，均有缓慢而持久的降压作用；地龙提取物具有纤溶和抗凝作用。此外，地龙还具有增强免疫、抗肿瘤、抗菌、利尿、兴奋子宫及肠平滑肌作用。

全　蝎

性味归经：辛，平，有毒。归肝经。

功效：息风止痉，攻毒散结，通络止痛。

用法用量：煎服，2～5 g；研末吞服，每次 0.6～1 g。外用适量。

使用注意：本品有毒，用量不宜过大。孕妇慎用。

备注：解痉毒热。

药理作用：东亚钳蝎毒和从粗毒中纯化得到的抗癫痫肽（AEP）有明显的抗癫痫作用；全蝎对士的宁、烟碱、戊四氮等引起的惊厥有对抗作用；全蝎提取液有抑制动物血栓形成和抗凝作用；蝎身及蝎尾制剂对动物躯体痛或内脏痛均有明显的镇痛作用；蝎尾镇痛作用比蝎身强约 5 倍；全蝎水、醇提取物分别对人体肝癌和结肠癌细胞有抑制作用。

蜈　蚣

性味归经：辛，温，有毒。归肝经。

功效：息风止痉，攻毒散结，通络止痛。

用法用量：煎服，1～3 g。研末吞服，每次 0.6～1 g。外用适量。

使用注意：本品有毒，用量不宜过大，孕妇忌服。

备注：解痉毒寒，壮阳。

药理作用：蜈蚣水提液对士的宁引起的惊厥有明显的对抗作用；其水浸剂对结核杆菌及多种皮肤真菌有不同程度的抑制作用；蜈蚣煎剂能改善小鼠的微循环，延长凝血时间，降低血黏度，并有明显的镇痛、抗炎作用。

白 僵 蚕

性味归经：咸、辛，平。归肝、肺经。

功效：息风止痉，祛风止痛，化痰散结。

用法用量：煎服，3～10 g。研末吞服，每次 1～1.5 g。散风热宜生用，余多制用。

备注：肝肺热毒，糖尿病。

药理作用：白僵蚕醇水浸出液对小鼠、家兔均有催眠、抗惊厥作用；其提取液在体内、外均有较强的抗凝作用；白僵蚕粉有较好的降血糖作用；体外试验，对金黄色葡萄球菌、铜绿假单胞菌有轻度的抑菌作用，其醇提取物体外可抑制人体肝癌细胞的呼吸，可用于直肠瘤型息肉的治疗。白僵蚕粉有较好的降血糖作用。

第十六节 开 窍 药

麝 香

性味归经：辛，温。归心、脾经。

功效：开窍醒神，活血通经，止痛，催产。

用法用量：入丸散，每次 0.06～0.1 g。外用适量。不宜入煎剂。

使用注意：孕妇忌用。

备注：外伤危症急救药。

药理作用：麝香对中枢神经系统的作用是双向性的，小剂量兴奋，大剂量则抑制，增强中枢神经系统的耐缺氧能力，改善脑循环；麝香具有明显的强心作用，能兴奋心脏，增加心脏收缩振幅，增强心肌功能；麝香对由于血栓引起的缺血性心脏障碍有预防和治疗作用；麝香有一定的抗炎作用，其抗炎作用与氢化可的松相似；麝香对子宫有明显的兴奋、增强宫缩作用，尤对在体妊娠子宫更为敏感，对非妊娠子宫的兴奋发生较慢，但作用持久，麝香酮能明显增加子宫收缩频率和强度，并有抗着床和抗早孕作用，且随孕期延长，抗孕作用更趋显著；本品对人体肿瘤细胞有抑制作用，浓度大则作用强，对小鼠艾氏腹水癌细胞和肉瘤 S180 细胞有杀灭作用。

冰 片

性味归经：辛、苦，微寒。归心、脾、肺经。

功效：开窍醒神，清热止痛。

用法用量：入丸散，每次 0.03～0.1 g。外用适量。不宜入煎剂。

使用注意：孕妇慎用。

备注：力弱于麝香。

药理作用：冰片中的主要成分龙脑、异龙脑均有耐缺氧的作用；龙脑、异龙脑有镇静作用；冰片局部应用对感觉神经有轻微刺激，有一定的止痛及温和的防腐作用；经肠系膜吸收迅速，给药 5 分钟即可通过血脑屏障，且在脑蓄积时间长，量也相当高，此为冰片的芳香开窍作用提供了初步实验依据；较高浓度(0.5%)对葡萄球菌、链球菌、肺炎双球菌、大肠杆菌及部分致病性皮肤真菌等有抑制作用；对中、晚期妊娠小鼠有引产作用。

苏 合 香

性味归经：辛，温。归心、脾经。

功效：开窍醒神，辟秽止痛。

用法用量：入丸散，每次 0.3～1 g。不入煎剂。

使用注意：热闭忌用。

备注：寒浊。

药理作用：苏合香为刺激性祛痰药，并有较弱的抗菌作用，可用于各种呼吸道感染；又有温和的刺激作用，可缓解局部炎症，并能促进溃疡与创伤的愈合；有增强耐缺氧能力的作用，对狗实验性心肌梗死有减慢心率、改善冠脉流量和降低心肌耗氧的作用；对兔、大鼠血小板聚集有显著的抑制作用。

石 菖 蒲

性味归经：辛、苦，温。归心、胃经。

功效：开窍宁神，化湿和胃。

用法用量：煎服，5～10 g。鲜品加倍。外用适量。

备注：热闭神明。

药理作用：石菖蒲水煎剂、挥发油或细辛醚、β-细辛醚均有镇静作用和抗惊厥作用；对豚鼠离体气管和回肠有很强的解痉作用；石菖蒲挥发油静脉注射有肯定的平喘作用，与舒喘灵吸入后的即时疗效相似；石菖蒲挥发油对大鼠由乌头碱诱发的心律失常有一定的治疗作用，并能对抗由肾上腺素或氯化钡诱发的心律失常，挥发油治疗量时还有减慢心率作用；煎剂可促进消化液分泌，制止胃肠的异常发酵；高浓度浸出液对常见致病性皮肤真菌有抑制作用。

蟾　酥

性味归经：辛，温，有毒。归心经。

功效：开窍醒神，止痛，解毒。

用法用量：入丸散，每次 0.015～0.03 g。外用适量。

使用注意：本品有毒，内服切勿过量，外用不可入目。孕妇忌用。

备注：肿瘤。

药理作用：蟾毒配基类和蟾蜍毒素类均有强心作用，又有抗心肌缺血、抗凝血、升压、抗休克、兴奋大脑皮质及呼吸中枢、抗炎、镇痛及局部麻醉作用。蟾毒内酯类和华蟾素均有抗肿瘤作用，并能升高白细胞、抗放射线；还有镇咳、增加免疫力、抗疲劳、兴奋肠管和子宫平滑肌等作用。

樟　脑

性味归经：辛，热，有毒。归心、脾经。

功效：内服：开窍辟秽；外用：除湿杀虫，温散止痛。

用法用量：内服入散剂或用酒溶化服，每次 0.1～0.2 g。外用适量，研末撒或调敷。

使用注意：本品有毒，内服宜慎，并控制剂量，孕妇忌用。

备注：辟秽。

药理作用：樟脑涂擦皮肤有温和的刺激和防腐作用，可作发赤剂，并有局部麻醉作用，临床用樟脑擦剂有止痒和镇痛作用。口服有驱风和轻微祛痰作用；对高级中枢神经兴奋作用明显，大剂量可引起癫痫样惊厥。在体内水溶性代谢产物氧化樟脑，有明显的强心、升压和兴奋呼吸作用。

第十七节 补虚药

人 参

性味归经：甘、微苦，微温。归心、肺、脾经。

功效：大补元气，补脾益肺，生津，安神。

用法用量：入汤剂，5～10 g；用于急重证，剂量可酌增为15～30 g。宜文火另煎兑服。研末吞服，每次1.5～2 g。

使用注意：实证忌用。反藜芦，畏五灵脂。

备注：春冬宜用。

药理作用：人参具有抗休克作用，人参注射液对失血性休克和急性中毒性休克患者比其他原因引起的休克，效果尤为显著；可使心搏振辐及心率显著增加，在心功能衰竭时，强心作用更为显著；能兴奋垂体—肾上腺皮质系统，提高应激反应能力；对高级神经活动的兴奋和抑制过程均有增强作用；能增强神经活动过程的灵活性，提高脑力劳动功能；有抗疲劳，促进蛋白质、RNA、DNA的合成，促进造血系统功能，调节胆固醇代谢等作用；能增强机体免疫功能；能增强性腺功能，有促性腺激素样作用；能降低血糖。此外，尚有抗炎、抗过敏、抗利尿及抗肿瘤等多种作用。人参的药理活性常因机体功能状态不同而呈双向作用。

西 洋 参

性味归经：甘、微苦，寒。归心、肺、肾经。

功效：补气养阴，清火生津。

用法用量：另煎兑服，3～6 g。

备注：夏季，男性。

药理作用：西洋参有抗休克作用，能明显提高失血性休克大鼠存活率；对大脑有镇静作用，对生命中枢则有中度兴奋作用；还具抗缺氧、抗心肌缺血、抗心肌氧化、增加心肌收缩力、抗心律失常、抗疲劳、抗应激、抗惊厥、降血糖、止血和抗利尿作用。

党　参

性味归经：甘，平。归脾、肺经。

功效：益气，生津，养血。

用法用量：煎服，10～30 g。

使用注意：阴虚不宜久服。

备注：消化。

药理作用：党参能调节胃肠运动、抗溃疡、增强免疫功能；对兴奋和抑制两种神经过程都有影响；党参皂苷还能兴奋呼吸中枢；对动物有短暂的降压作用，但又能使晚期失血性休克家兔的血压回升；能显著升高兔血糖，其升血糖作用与所含糖分有关；能升高动物红细胞、血红蛋白、网织红细胞；还有延缓衰老、抗缺氧、抗辐射等作用。

太　子　参

性味归经：甘、微苦，平。归脾、肺经。

功效：补气生津。

用法用量：煎服，10～30 g。

备注：秋季，小儿。

药理作用：太子参对淋巴细胞有明显的刺激作用。

黄　芪

性味归经：甘，微温。归脾、肺经。

功效：补气升阳，益卫固表，利水消肿，托疮生肌。

用法用量：煎服，10～15 g，大剂量可用 30～60 g。益气补中宜炙用；其他方面多生用。

使用注意：凡表实邪盛，胃有积滞，阴虚阳亢，疮疡阳证实证等，均不宜用。

备注：类皮质激素。

药理作用：黄芪能促进机体代谢、抗疲劳、促进血清和肝脏蛋白质的更新；有明显的利尿作用，能消除实验性肾炎尿蛋白；能改善贫血动物现象；能升高低血糖，降低高血糖；能兴奋呼吸；能增强和调节机体免疫功能，对干扰素系统有促进作用，可提高机体的抗病力；对流感病毒等多种病毒所致细胞病变有轻度抑制作用，对流感病毒感染小鼠有保护作用；有较广泛的抗菌作用；黄芪在细胞培养中，可使细胞数明显增多，细胞生长旺盛，寿命延长；能增强心肌收缩力，保护心血管系统，抗心律失常，扩张冠状动脉和外周血管，降低血压，能降低血小板黏附力，减少血栓形成；还有降血脂、抗衰老、抗缺氧、抗辐射、保肝等作用。

白　术

性味归经：苦、甘，温。归脾、胃经。

功效：补气健脾，燥湿利水，止汗，安胎。

用法用量：煎服，10～15 g。燥湿利水宜生用，补气健脾宜炒用，健脾止泻宜炒焦用。

使用注意：外感及实证慎用。

备注：脾气虚。

药理作用：白术对肠管活动有双向调节作用，当肠管兴奋时呈抑制作用，而肠管抑制时则呈兴奋作用；有防治实验性胃溃疡的作用；有强壮作用；能促进小鼠体重增加；能明显促进小肠蛋白质的合成;能促进细胞免疫功能;有一定的提升白细胞作用;还能保肝、利胆、利尿、降血糖、抗血凝、抗菌、抗肿瘤。白术挥发油有镇静作用。

山 药

性味归经:甘,平。归脾、肺、肾经。

功效:益气养阴,补脾肺肾,固精止带。

用法用量:煎服,10～30 g,大剂量可用 60～250 g。研末吞服,每次 6～10 g。补阴生津宜生用;健脾止泻宜炒用。

备注:固本强健。

药理作用:山药对实验大鼠脾虚模型有预防和治疗作用,对离体肠管运动有双向调节作用,有助消化作用,对小鼠细胞免疫功能和体液免疫有较强的促进作用,并有降血糖、抗氧化等作用。

白 扁 豆

性味归经:甘,微温。归脾、胃经。

功效:健脾,化湿,消暑。

用法用量:煎服,10～30 g,健脾止泻宜炒用;消暑解毒宜生用。

备注:醒脾。

药理作用:白扁豆水煎剂对痢疾杆菌有抑制作用;其水提物有抗病毒作用,而且对食物中毒引起的呕吐、急性胃炎等有解毒作用;尚有解酒毒、河豚中毒的作用;血细胞凝集素 B 可溶于水,有抗胰蛋白酶活性;血细胞凝集素 A 不溶于水,可抑制实验动物生长,甚至引起肝区域性坏死,加热可使其毒性大减。

甘 草

性味归经:甘,平。归心、肺、脾、胃经。

功效：益气补中，清热解毒，祛痰止咳，缓急止痛，调和药性。

用法用量：煎服，3～10 g。清热解毒宜生用；补中缓急宜炙用。

使用注意：湿盛胀满、浮肿者不宜用。反大戟、芫花、甘遂、海藻。久服较大剂量的生甘草，可引起浮肿等。

备注：肾上腺皮质激素。

药理作用：甘草有抗心律失常作用；有抗溃疡，抑制胃酸分泌，缓解胃肠平滑肌痉挛及镇痛作用，并与芍药的有效成分芍药苷有协同作用；能促进胰液分泌；有明显的镇咳作用，祛痰作用也较显著，还有一定平喘作用；有抗菌、抗病毒、抗炎、抗过敏作用；能保护发炎的咽喉和气管黏膜；对某些毒物有类似葡萄糖醛酸的解毒作用；有类似肾上腺皮质激素样作用；还有抗利尿、降脂、保肝等作用。

大　枣

性味归经：甘，温。归脾、胃经。

功效：补中益气，养血安神，缓和药性。

用法用量：劈破煎服，10～30 g；亦可去皮核捣烂为丸服。

使用注意：胃热慎用。

备注：cAMP。

药理作用：大枣能增强肌力，增加体重；能增加胃肠黏液，纠正胃肠病损，保护肝脏；有增加白细胞内 cAMP 含量，抗变态反应作用；有镇静催眠作用；还有抑制癌细胞增殖、抗突变、镇痛及镇咳、祛痰等作用。

饴　糖

性味归经：甘，温。归脾、胃、肺经。

功效：补中缓急，润肺止咳。

用法用量：入汤剂须烊化冲服，每次 15～20 g；亦可熬膏或为丸服。

备注：5％GS。

药理作用：本品具有麦芽糖的一般作用，临床观察有滋养、止咳、止腹绞痛作用。

蜂　　蜜

性味归经：甘，平。归肺、脾、大肠经。

功效：补中缓急，润燥，解毒。

用法用量：煎服，或冲服，15～30 g。制丸剂、膏剂或栓剂等，随方适量。外敷疮疡不敛、水火烫伤等，宜适量。

使用注意：凡湿阻中满，湿热痰滞，便溏或泄泻者宜慎用。

备注：维生素。

药理作用：蜂蜜有促进实验动物小肠推进运动的作用，能显著缩短排便时间；能增强体液免疫功能；对多种细菌有抑杀作用；有解毒作用，以多种形式使用均可减弱乌头毒性，以加水同煎解毒效果最佳；能减轻化疗药物的毒副作用；有加速肉芽组织生长，促进创伤组织愈合作用；还有保肝、抗肿瘤等作用。

鹿　　茸

性味归经：甘、咸，温。归肾、肝经。

功效：壮肾阳，益精血，强筋骨，调冲任，托疮毒。

用法用量：研细末，一日 3 次分服，1～3 g。如入丸散，随方配制。

使用注意：服用本品宜从小量开始，缓缓增加，不宜骤用大量，以免阳升风动，头晕目赤，或助火动血，而致鼻衄。凡阴虚阳亢,血分有热,胃火盛或肺有痰热,以及外感热病者,均应忌服。

备注:产后忌服。

药理作用:大剂量鹿茸精使心缩幅度缩小,心率减慢,并使外周血管扩张,血压降低。中等剂量鹿茸精引起离体心脏活动明显增强,心缩幅度增大,心率加快,结果使心每搏输出量和百分输出量都增加。鹿茸具有明显的抗脂质过氧化作用及抗应激作用。

巴 戟 天

性味归经:甘、辛,微温。归肾、肝经。

功效:补肾阳,强筋骨,祛风湿。

用法用量:煎服,10～15 g。

使用注意:阴虚内热慎用。

备注:阳痿。

药理作用:能显著增加小鼠体重,延长小鼠游泳时间;乙醇提取物及水煎剂有明显的促肾上腺皮质激素样作用。

淫 羊 藿

性味归经:辛、甘,温。归肝、肾经。

功效:温肾壮阳,强筋骨,祛风湿。

用法用量:煎服,5～10 g。亦可浸酒、熬膏或入丸、散。

使用注意:阴虚内热慎用。

备注:雄激素。

药理作用:淫羊藿能增强下丘脑—垂体—性腺轴及肾上腺皮质轴、胸腺轴等内分泌系统的分泌功能,淫羊藿提取液能影响"阳痿"模型小鼠DNA合成,并促进蛋白质的合成,调节细胞代谢,明显增强动物体重及耐寒时间,淫羊藿醇浸出液能显著增强离体兔心冠脉流量,淫羊藿煎剂及水煎乙醇浸出液给兔、猫、大鼠静注,均呈降压作用。

仙　茅

性味归经：辛,热,有毒。归肾、肝、脾经。

功效：温肾壮阳,强筋骨,祛寒湿。

用法用量：煎服或浸酒服,3～10 g。

使用注意：阴虚火旺者忌服。

备注：脾肾阳虚。

药理作用：仙茅可延长实验动物的平均存活时间。仙茅醇浸剂可明显提高小鼠腹腔巨噬细胞吞噬百分数和吞噬指数;仙茅水煎液可明显增加大鼠垂体前叶、卵巢和子宫重量,卵巢 HCG/LH 受体特异结合力明显提高;仙茅醇浸剂可明显延长小鼠睡眠时间,对抗印防己毒素所致小鼠惊厥,具镇定、抗惊厥作用。

补　骨　脂

性味归经：辛、苦,温。归肾、脾经。

功效：补肾助阳,固精缩尿,暖脾止泻,纳气平喘。

用法用量：煎服,6～15 g。外用适量。

使用注意：阴虚慎用。

备注：命门火衰。

药理作用：复方补骨脂冲剂对垂体后叶素引起的小鼠急性心肌缺血有明显的保护作用,补骨脂对由组胺引起的气管收缩有明显的扩张作用,补骨脂酚有雌激素样作用,能增强阴道角化,增强子宫重量,补骨脂是通过调节神经和血液系统,促进骨髓造血,增强免疫和内分泌功能,从而发挥抗衰老作用。

益智仁

性味归经：辛，温。归肾、脾经。

功效：暖肾固精缩尿，温脾止泻摄唾。

用法用量：煎服，3～10 g。

使用注意：水肿慎用。

备注：脾肾两虚之痴呆。

药理作用：益智仁的甲醇提取物对豚鼠左心房收缩力有明显的增强作用。益智仁的水提取物对移植于小鼠腹腔中的腹水型肉瘤细胞的增长有中等强度的抑制作用。

海 狗 肾

性味归经：咸，热。归肾经。

功效：暖肾壮阳，益精补髓。

用法用量：研末服，每次 1～3 g，日服 2～3 次。入丸、散或浸酒服，则随方定量。

备注：阳痿。

药理作用：有雄性激素样作用。

海 马

性味归经：甘、咸，温。归肾、肝经。

功效：补肾壮阳，活血散结，消肿止痛。

用法用量：研末服，每次 1～1.5 g。外用适量，涂敷患处。

备注：脊柱伤。

药理作用：海马的乙醇提取物，可延长正常雌小鼠的动情期，并使子宫及卵巢（正常小鼠）重量增加。海马能延长小鼠缺氧下的存活时间，延长小鼠的游泳时间，显示了较好的抗应激能力。

肉 苁 蓉

性味归经：甘、咸，温。归肾、大肠经。

功效：补肾阳，益精血，润肠通便。

用法用量：煎服，10～15 g；单用大剂量煎服，可用至 30 g。

使用注意：实热不宜服用。

备注：阳虚便秘。

药理作用：肉苁蓉水提液小鼠灌胃，能显著增加脾脏和胸腺重量，增强腹腔巨噬细胞吞噬能力，提高淋巴细胞转化率和迟发性超敏反应指数。肉苁蓉对阳虚和阴虚动物的肝脾核酸含量下降和升高有调整作用。有激活肾上腺释放皮质激素的作用，可增强下丘脑-垂体-卵巢的促黄体功能，提高垂体对 LRH 的反应性及卵巢对 LH 的反应性，而不影响自然生殖周期的内分泌平衡。肉苁蓉乙醇提取物在体外温育体系中能显著抑制大鼠脑、肝、心、肾、睾丸组织匀浆过氧化脂质的生成，并呈良好的量效关系。

锁 阳

性味归经：甘，温。归肝、肾、大肠经。

功效：补肾阳，益精血，润肠通便。

用法用量：煎服，10～15 g。

备注：阳痿。

药理作用：灌胃锁阳醇提物，可使吞噬功能低下小鼠的巨噬细胞吞噬鸡红细胞能力有所恢复。静脉点滴锁阳醇提物可使幼年大鼠血浆睾酮含量显著提高，提示锁阳有促进动物性成熟作用。锁阳水浸液对实验动物有降低血压、促进唾液分泌作用，能使细胞内 DNA 和 RNA 合成率增加。

菟丝子

性味归经：甘，温。归肝、肾、脾经。

功效：补肾固精，养肝明目，止泻，安胎。

用法用量：煎服，10～15 g。外用适量。

备注：雌激素。

药理作用：菟丝子水煎剂能明显增强黑腹果蝇交配次数；菟丝子灌胃对大鼠半乳糖性白内障有治疗作用；菟丝子水煎剂连续灌胃 1 个月，能明显增强小鼠心肌组织匀浆乳酸脱氢酶的活性，对心肌过氧化氢酶及脑组织的乳酸脱氢酶和过氧化氢酶活性有增强趋势。

沙苑子

性味归经：甘，温。归肝、肾经。

功效：补肾固精，养肝明目。

用法用量：煎服，10～15 g。

备注：内寒。

药理作用：沙苑子能显著延长小鼠游泳时间，显示沙苑子有抗疲劳作用。沙苑子总黄酮有降压作用和明显降低血清胆固醇、甘油三酯及增加脑血流量的作用，并能改善血液流变学指标。

杜仲

性味归经：甘，温。归肝、肾经。

功效：补肝肾，强筋骨，安胎。

用法用量：煎服，10～15 g。炒用疗效较生用为佳。

备注：续筋，高血压。

药理作用：杜仲皮煎剂可显著减少小鼠活动次数。杜仲煎剂能延长戊巴比妥钠的睡眠时间,并能使实验动物反应迟钝,嗜睡等。杜仲皮能抑制 DNCB 所致小鼠迟发型超敏反应;能对抗氢化可的松的免疫抑制作用,具有调节细胞免疫平衡的功能,且能增强荷瘤小鼠肝糖原含量增加的作用,并能使血糖增高。生杜仲、炒杜仲和砂烫杜仲的水煎剂对家兔和狗都有明显的降压作用,但生杜仲降压作用较弱,炒杜仲和砂烫杜仲的作用几乎完全相同,其降压的绝对值相当于生杜仲的两倍。均能对抗垂体后叶素对离体子宫的作用,显著抑制大白鼠离体子宫自主收缩的抑制作用增强。

续　断

性味归经: 苦、甘、辛,微温。归肝、肾经。

功效: 补肝肾,强筋骨,止血安胎,疗伤续折。

用法用量: 煎服,10～15 g。外用适量。

使用注意: 实证不宜用。

备注: 名义。

药理作用: 续断有抗维生素 E 缺乏症的作用。对疮疡有排脓、止血、镇痛、促进组织再生作用。可促进去卵巢小鼠子宫的生长发育。

韭　子

性味归经: 辛、甘,温。归肾、肝经。

功效: 温补肝肾,壮阳固精。

用法用量: 煎服,5～10 g;亦可随方用丸、散。

使用注意: 阴虚内热忌用。

备注: 壮阳。

药理作用: 韭菜子中含皂苷,大量口服可引起红细胞溶解,且皂苷能刺激胃黏膜反射引起呼吸道黏膜纤毛运动,显示祛痰作用,本品所含大蒜氨酸受大蒜脂的作用转化成大蒜素后有强大的抗菌作用。

阳 起 石

性味归经：咸,温。归肾经。

功效：温肾壮阳。

用法用量：入丸、散服,3～6 g。

使用注意：阴虚内热忌用。

备注：壮阳。

药理作用：阳起石含硅酸镁、硅酸钙,还含少量锰、铝、铬、铜、钛、钒等 10 多种元素,所含之矿物质,有能兴奋生殖功能的作用。

胡 芦 巴

性味归经：苦,温。归肾经。

功效：温肾,祛寒,止痛。

用法用量：煎服,5～10 g;亦可入丸、散。

备注：宫寒。

药理作用：胡芦巴有降低血糖、利尿、抗炎等活性。可引起家兔血压下降。胡芦巴提取物有刺激毛发生长的作用。

胡 桃 肉

性味归经：甘,温。归肾、肺、大肠经。

功效：补肾,温肺,润肠。

用法用量：煎服,10～30 g。定喘嗽宜连皮用,润肠燥宜去皮用,排结石宜食油炸酥,捣如膏状服用。

备注：肾虚喘证。

药理作用：胡桃肉可能影响胆固醇的体内合成及其氧化排泄,动物实验还证明胡桃肉有镇咳作用。

蛤 蚧

性味归经：咸,平。归肺、肾经。

功效：助肾阳,益精血,补肺气,定喘嗽。

用法用量：研末服,每次 1～2 g;日服 3 次。亦可浸酒服,或入丸、散剂。

备注：虚喘。

药理作用：蛤蚧的水溶性部分能使雄性小鼠睾丸增重,表现出雄性激素样作用,可使动物阴道开放时间提前,认为具有双向性激素作用。提取物小鼠腹腔注射能明显增强脾重,能对抗强的松龙和环磷酰胺的免疫抑制作用,提取物对小鼠遭受低温、高温、缺氧等应激刺激有明显保护作用,认为有"适应原"样作用。

冬 虫 夏 草

性味归经：甘,平。归肺、肾经。

功效：益肾壮阳,补肺平喘,止血化痰。

用法用量：煎汤或炖服,5～10 g。

使用注意：内热不宜久服。

备注：阴阳双补。

药理作用：对中枢神经系统有镇静、抗惊厥、降温等作用,对体液免疫功能有增强作用,冬虫夏草的水或醇提取物可明显抑制小白鼠肉瘤等肿瘤的成长,冬虫夏草菌发酵液可对抗家兔心肌缺血的夏 ST - T 改变,冬虫夏草菌对大鼠应激性心肌梗死也有一定的保护作用,虫草水提液对大鼠急性肾衰有明显的保护作用。

紫 河 车

性味归经：甘、咸,温。归心、肺、肾经。

功效： 温肾补精，益气养血。

用法用量： 研末或装胶囊吞服，每次 1.5～3 g，每日 2～3 次。也可用鲜品煨食，每次半个或一个，一周 2～3 次。现已制成有片剂及注射液。

备注： 培元强身。

药理作用： 胎盘含绒毛膜促性腺激素，有促进乳腺和女性生殖器官发育的功能，尚含多种酶系统，参与甾体激素如雌激素及黄体酮的代谢，影响月经周期，胎盘球蛋白由胎儿胎盘及产后血液中提取而得，主要成分是丙种球蛋白，含有抗某些传染病的抗体，因此是一种免疫制剂，胎盘中含有多种酶系统，增强机体抵抗力，具调节免疫及抗过敏作用。

当　归

性味归经： 甘、辛，温。归肝、心、脾经。

功效： 补血活血，调经止痛，润肠。

用法用量： 煎服，5～15 g。一般生用，为加强活血酒炒用。又通常补血用当归身，活血用当归尾，和血（补血活血）用全当归。

使用注意： 便溏、阴虚血热慎用。

备注： 理血圣药，泄泻慎用。

药理作用： 当归挥发油能对抗肾上腺素-脑垂体后叶素或组胺对子宫的兴奋作用。当归水或醇溶性非挥发性物质对离体子宫有兴奋作用，使子宫收缩加强，大量或多次给药时，甚至可出现强直性收缩，醇溶性物质作用比水溶性物质作用强。离体蟾蜍心脏灌流实验，本品煎剂含挥发油可使收缩幅度及收缩频率皆明显抑制。当归浸膏有显著扩张离体豚鼠冠脉作用，增加冠脉血流量。麻醉犬静注本品心率无明显改变，冠脉阻力和总外周阻力下降，冠脉血流量显著增加，心肌氧耗量显著下降，心输出量和心搏指数有增加趋势。当归中性油对实验性心肌缺血亦有明显保护作用。当归及其阿魏酸钠有明显的抗血栓作用。当归水浸液给小鼠口服能显著促进血红蛋白及红细胞的生成。

熟　地　黄

性味归经：甘,微温。归肝、肾经。

功效：补血滋阴,益精填髓。

用法用量：煎服,10～30 g。

使用注意：泄泻慎用。

备注：肾精阴亏。

药理作用：地黄能对抗连续服用地塞米松后血浆皮质酮浓度的下降,并能防止肾上腺皮质萎缩。地黄煎剂灌胃能显著降低大白鼠肾上腺维生素 C 的含量。可见地黄具有对抗地塞米松对垂体-肾上腺皮质系统的抑制作用,并能促进肾上腺皮质激素的合成。六味地黄汤对大鼠实验性肾性高血压有明显的降血压、改善肾功能、降低病死率的作用。六味地黄汤明显对抗 N-亚硝基氨酸乙脂诱发小鼠前胃鳞状上皮细胞癌的作用。

白　芍

性味归经：苦、酸、甘,微寒。归肝、脾经。

功效：养血调经,平肝止痛,敛阴止汗。

用法用量：煎服,10～15 g;大量 15～30 g。欲其平肝、敛阴多生用;养血调经多炒用或酒炒用。

使用注意：反藜芦。

备注：柔肝。

药理作用：白芍水煎剂给小鼠喂饲腹腔巨噬细胞百分率和吞噬指数均较对照组有明显提高。白芍能促进小鼠腹腔巨噬细胞的吞噬功能。白芍水煎剂可拮抗环磷酰胺对小鼠外周T淋巴细胞的抑制作用,使之恢复正常水平,表明白芍可使处于低下状态的细胞免疫功能恢复正常。白芍提取物对大鼠蛋清性急性炎症水肿有明显的抑制作用,对棉球肉芽肿有抑制增生作用。白芍对醋酸引起的扭体反应有明显的镇痛效果,与甘草的甲醇复合物合用,二者对醋酸扭体反应有协同镇痛作用。芍药中的主要成分芍药苷具有较好的解痉作用。

何 首 乌

性味归经:制何首乌甘、涩,微温;归肝、肾经。生何首乌甘、苦,平;归心、肝、大肠经。

功效:制何首乌补益精血,固肾乌须;生何首乌截疟解毒,润肠通便。

用法用量:煎服,10～30 g。补益精血宜用制何首乌,截疟、润肠、解毒宜用生何首乌。

备注:血液病。

药理作用:用含有0.4％、2％何首乌粉的饲料给老年鹌鹑喂饲,能明显延长其平均生存时间,延长寿命。何首乌水煎液给老年小鼠和青年小鼠喂服,能显著增加脑和肝中蛋白质含量;对脑和肝组织中的B型单胺氧化酶活性有显著的抑制作用,并能使老年小鼠的胸腺不致萎缩,甚至保持年轻的水平。能显著增加小鼠胸腺、腹腔淋巴结、肾上腺的重量,使脾脏有增重趋势。同时还能增加正常白细胞总数、对抗强的松龙免疫抑制作用及所致白细胞下降作用。家兔急性高脂血症模型实验表明,何首乌能使其血中的高胆固醇较快下降至正常水平。何首乌中提出的大黄酚能促进肠管运动。

阿 胶

性味归经:甘,平。归肺、肝、肾经。

功效：补血止血,滋阴润燥。

用法用量：入汤剂,5～15 g;烊化兑服;止血常用阿胶珠,可以同煎。

使用注意：本品性滋腻,有碍消化,胃弱便溏者慎用。

备注：女科虚证要药。

药理作用：用放血法,使犬血红蛋白、红细胞下降,结果证明阿胶有强大的补血作用,疗效优于铁剂。服阿胶者血钙浓度有轻度增高,但凝血时间没有明显的变化。以 Vassili 改良法造成家兔慢性肾炎模型,服用阿胶后 2 周即获正氮平衡,而对照组仍为负平衡。

龙　眼　肉

性味归经：甘,温。归心、脾经。

功效：补益心脾,养血安神。

用法用量：煎汤,10～15 g,大剂量可用 30～60 g。

使用注意：实热证忌用。

备注：脾阳虚。

药理作用：龙眼肉和蛤蚧提取液可促进生长,增强体质。可明显延长小鼠常压耐缺氧存活时间,减少低温下死亡率。

北　沙　参

性味归经：甘、微苦,微寒。归肺、胃经。

功效：养阴清肺,益胃生津。

用法用量：煎服,10～15 g。

备注：皮嫩。

药理作用：北沙参的乙醇提取物有降低体温和镇痛作用;北沙参多糖对免疫功能有抑制作用,可用于体内免疫功能异常亢进的疾病;北沙参水浸液在低浓度时,能加强离体蟾蜍心脏收缩,浓度增高,则出现抑制直至心室停跳,但可以恢复;静脉注射北沙参可使麻醉兔的血压略升,呼吸加强。

南 沙 参

性味归经:甘,微寒。归肺、胃经。

功效:养阴清肺,化痰,益气。

用法用量:煎服,10～15 g。

备注:肺虚咳嗽,外邪伤肺。

药理作用:杏叶沙参可提高细胞免疫和非特异性免疫,且可抑制体液免疫,具有调节免疫平衡的功能;轮叶沙参有祛痰作用,其祛痰作用较紫菀差;1%沙参浸剂对离体蟾蜍心脏有明显的强心作用;体外试验,沙参水浸剂(1∶2)有抗真菌作用。

百 合

性味归经:甘,微寒。归肺、心经。

功效:养阴润肺止咳,清心安神。

用法用量:煎服,10～30 g。清心宜生用,润肺蜜炙用。

备注:治节。

药理作用:百合水提液对实验动物有止咳、祛痰作用;可对抗组胺引起的蟾蜍哮喘;百合水提液还有强壮、镇静、抗过敏作用;百合水煎醇沉液有耐缺氧作用;还可防止环磷酰胺所致白细胞减少症。

麦 冬

性味归经:甘、微苦,微寒。归心、肺、胃经。

功效:养阴润肺,益胃生津,清心除烦。

用法用量：煎服，10~15 g。

使用注意：外感慎用。

备注：心阴虚。

药理作用：家兔用麦冬煎剂肌肉注射，能升高血糖；正常兔口服麦冬的水、醇提取物则有降血糖作用；麦冬能增强网状内皮系统吞噬能力，升高外周白细胞，提高免疫功能；能增强垂体肾上腺皮质系统作用，提高机体适应性；能显著提高实验动物耐缺氧能力，增加冠脉流量，对心肌缺血有明显保护作用，并能抗心律失常及改善心肌收缩力；有改善左心室功能与抗休克作用；还有一定镇静和抗菌作用。

天　　冬

性味归经：甘、苦，寒。归肺、肾经。

功效：养阴润燥，清火，生津。

用法用量：煎服，10~15 g。

备注：肝肺热痰。

药理作用：天冬酰胺有一定平喘镇咳祛痰作用；可使外周血管扩张、血压下降、心收缩力增强、心率减慢和尿量增加；煎剂体外试验对甲型及乙型溶血性链球菌、白喉杆菌、肺炎双球菌、金黄色葡萄球菌等均有不同程度的抑制作用；天冬具有升高外周白细胞，增强网状内皮系统吞噬能力及体液免疫功能的作用；煎剂或醇提取液可促进抗体生成，延长抗体生存时间；对实验动物有非常显著的抗细胞突变作用，可升高肿瘤细胞 cAMP 水平，抑制肿瘤细胞增殖。

石　　斛

性味归经：甘，微寒。归胃、肾经。

功效：养阴清热，益胃生津。

用法用量：煎服，10～15 g，鲜用 15～30 g。

备注：肝脾阴虚。

药理作用：石斛能促进胃液的分泌而助消化，使其蠕动亢进而通便；但若用量增大，反使肠肌麻痹。有一定镇痛解热作用，其作用与非那西丁相似而较弱；可提高小鼠巨噬细胞吞噬作用，用氢化可的松抑制小鼠的免疫功能之后，石斛多糖能恢复小鼠免疫功能；石斛水煎对晶状体中的异化变化有阻止及纠正作用；对半乳糖性白内障不仅有延缓作用，而且有一定的治疗作用。

玉　竹

性味归经：甘，微寒。归肺、胃经。

功效：养阴润燥，生津止渴。

用法用量：煎服，10～15 g。

备注：心胃阴虚。

药理作用：本品具有促进实验动物抗体生成，提高巨噬细胞的吞噬百分数和吞噬指数，促进干扰素合成，抑制结核杆菌生长，降血糖，降血脂，缓解动脉粥样斑块形成，使外周血管和冠脉扩张，延长耐缺氧时间，强心，抗氧化，抗衰老等作用。还有类似肾上腺皮质激素样作用。

黄　精

性味归经：甘，平。归脾、肺、肾经。

功效：滋肾润肺，补脾益气。

用法用量：煎服，10～30 g。

使用注意：宜炙用。

备注：黄之精，养年，至刚至柔。

药理作用：黄精能提高机体免疫功能和促进 DNA、RNA 及蛋白质的合成，促进淋巴细胞转化作用；具有显著的抗结核杆菌作用；对多种致病性真菌有抑制作用；对伤寒杆菌、金黄色葡萄球菌也有抑制作用；有增加冠脉流量及降压作用，并能降血脂及减轻冠状动脉粥样硬化程度；对肾上腺素引起的血糖过高呈显著抑制作用；还有抑制肾上腺皮质的作用和抗衰老作用。

枸 杞 子

性味归经：甘，平。归肝、肾经。

功效：补肝肾，明目。

用法用量：煎服，10～15 g。

备注：阴阳气血均补。

药理作用：枸杞子对免疫有促进作用，同时具有免疫调节作用；可提高血睾酮水平，起强壮作用；对造血功能有促进作用；对正常健康人也有显著升白细胞作用；还有抗衰老、抗突变、抗肿瘤、降血脂、保肝及抗脂肪肝、降血糖、降血压作用。

旱 莲 草

性味归经：甘、酸，寒。归肝、肾经。

功效：补肝肾阴，凉血止血。

用法用量：内服，10～15 g。外用适量。

备注：血热离经。

药理作用：本品具有提高机体非特异性免疫功能，消除氧自由基以抑制 5-脂氧酶，保护染色体，保肝，促进肝细胞的再生，增加冠状动脉流量，延长小鼠在常压缺氧下的生命，提高在减压缺氧情况下小鼠的存活率，并有镇静、镇痛、促进毛发生长、使头发变黑、止血、抗菌、抗阿米巴原虫、抗癌等作用。

女 贞 子

性味归经：甘、苦，凉。归肝、肾经。

功效：补肝肾阴，乌须明目。

用法用量：煎服，10～15 g。

备注：水不涵木。

药理作用：女贞子可增强非特异性免疫功能，对异常的免疫功能具有双向调节作用；对化疗和放疗所致的白细胞减少有升高作用；可降低实验动物的血清胆固醇，有预防和消减动脉粥样硬化斑块和减轻斑块厚度的作用，能减少冠状动脉粥样硬化病变数并减轻其阻塞程度；能明显降低高龄鼠脑、肝中丙二醛含量，提高超氧化物歧化酶（SOD）活性，具一定抗衰老应用价值；有强心、利尿、降血糖及保肝作用；并有止咳、缓泻、抗菌、抗肿瘤作用。

桑 椹

性味归经：甘，寒。归肝、肾经。

功效：滋阴补血，生津，润肠。

用法用量：煎服，10～15 g。

备注：肾热水亏。

药理作用：桑椹有中度促进淋巴细胞转化的作用；能促进 T 细胞成熟，从而使衰老的 T 细胞功能得到恢复；对青年小鼠体液免疫功能有促进作用；对粒系细胞的生长有促进作用；其降低红细胞膜 Na^+-K^+-ATP 酶的活性，可能是其滋阴的作用原理之一；其有防止环磷酰胺所致白细胞减少的作用。

黑 芝 麻

性味归经：甘，平。归肝、肾、大肠经。

功效：补肝肾，益精血，润肠燥。

用法用量：煎服，10～30 g，或炒熟入丸、膏剂。

备注：养颜生发。

药理作用：黑芝麻有抗衰老作用，可使实验动物的衰老现象推迟发生；所含亚油酸可降低血中胆固醇含量，有防治动脉硬化作用；可使实验动物的肾上腺皮质功能受到某种程度的抑制；可降低血糖，并增加肝脏及肌肉中糖原含量，但大剂量下可使糖原含量下降；所含脂肪油能滑肠通便。

龟 甲

性味归经：甘、咸，寒。归肝、肾、心经。

功效：滋阴潜阳，益肾健骨，固经止血，养血补心。

用法用量：煎服，15～30 g；宜先煎。

备注：肾骨延年。

药理作用：龟甲能改善动物"阴虚"证病理动物功能状态，使之恢复正常；能增强免疫功能；具有双向调节 DNA 合成率的效应；对离体和在体子宫均有兴奋作用；有解热、补血、镇静作用；尚有抗凝血、增加冠脉流量和提高耐缺氧能力等作用；龟甲胶有一定提升白细胞数的作用。

鳖 甲

性味归经：咸，寒。归肝、肾经。

功效：滋阴潜阳，软坚散结。

用法用量：煎服，15～30 g；宜先煎。

备注：肝硬化阴虚。

药理作用：鳖甲能降低实验性甲亢动物血浆 cAMP 含量；能提高淋巴母细胞转化率，延长抗体存在时间，增强免疫功能；能保护肾上腺皮质功能;能促进造血功能,提高血红蛋白含量;能抑制结缔组织增生,故可消散肿块;有防止细胞突变作用;还有一定的镇静作用。

第十八节 收 涩 药

麻 黄 根

性味归经:甘,平。归肺经。

功效:敛肺止汗。

用法用量:煎服,3~9 g。外用适量。

使用注意:有表邪者忌用。

备注:腰骶外感。

药理作用:麻黄根甲醇提取物能降低血压,但麻黄素有升压作用。麻黄根所含生物碱可使蛙心收缩减弱,对末梢血管有扩张作用,对肠管、子宫等平滑肌呈收缩作用;能抑制低热和烟碱所致的发汗。

浮 小 麦

性味归经:甘,凉。归心经。

功效:敛汗,益气,除热。

用法用量:煎服,15~30 g;研末服,3~5 g。

使用注意:表邪汗出者忌用。

备注:疏肝安神。

药理作用:本品主含淀粉及酶类蛋白质、脂肪、钙、磷、铁、维生素等。

糯 稻 根 须

性味归经：甘，平。归心、肝经。

功效：止虚汗，退虚热。

用法用量：煎服，15～30 g。

备注：谷气虚。

药理作用：糯稻根的水煎液经药理实验表明，对四氯化碳肝损伤有保护作用，并有明显的滋阴作用。

五 味 子

性味归经：酸、甘，温。归肺、心、肾经。

功效：敛肺滋肾，生津敛汗，涩精止泻，宁心安神。

用法用量：煎服，3～6 g；研末服，每次 1～3 g。

使用注意：凡表邪未解，内有实热，咳嗽初起，麻疹初期，均不宜用。

备注：五味入五脏，心神不宁。

药理作用：本品对神经系统各级中枢均有兴奋作用，对大脑皮质的兴奋和抑制过程均有影响，使之趋于平衡。对呼吸系统有兴奋作用，有镇咳和祛痰作用。能降低血压，能利胆，降低血清转氨酶，对肝细胞有保护作用。有与人参相似的适应原样作用，能增强机体对非特异性刺激的防御能力。能增加细胞免疫功能，使脑、肝、脾脏SOD 活性明显增强，故具有提高免疫，抗氧化，抗衰老作用。对金黄色葡萄球菌、肺炎杆菌、肠道沙门菌、铜绿假单胞菌等均有抑制作用。

乌 梅

性味归经：酸、涩，平。归肝、脾、肺、大肠经。

功效：敛肺止咳，涩肠止泻，安蛔止痛，生津止渴。

用法用量：煎服，3～10 g，大剂量可用至 30 g。外用适量，捣烂或炒炭研末外敷。止泻止血宜炒炭用。

使用注意：外有表邪或内有实热积滞者均不宜服。

备注：酸入肝。

药理作用：本品水煎剂在体外对多种致病性细菌及皮肤真菌有抑制作用；能抑制离体兔肠管的运动；有轻度收缩胆囊作用能促进胆汁分泌；在体外对蛔虫的活动有抑制作用；对豚鼠的蛋白质过敏性休克及组胺性休克有对抗作用，但对组胺性哮喘无对抗作用；能增强机体免疫功能。

五 倍 子

性味归经：酸、涩，寒。归肺、大肠、肾经。

功效：敛肺降火，涩肠止泻，固精止遗，敛汗止血。

用法用量：煎服，3～9 g；入丸散服，每次 1～1.5 g。外用适量。研末外敷或煎汤熏洗。

使用注意：湿热泻痢者忌用。

备注：自汗。

药理作用：没食子酸对蛋白质有沉淀作用，与皮肤、黏膜的溃疡面接触后，其组织蛋白质即被凝固，造成一层被膜而呈收敛作用；腺细胞的蛋白质被凝固引起分泌抑制，产生黏膜干燥；神经末梢蛋白质的沉淀，可呈微弱的局部麻醉现象。与若干金属、生物碱苷类形成不溶解化合物，因而用作解毒剂。对小肠有收敛作用，可减轻肠道炎症，制止腹泻。此外，对金黄色葡萄球菌、链球菌、肺炎球菌、伤寒杆菌、副伤寒杆菌、痢疾杆菌、炭疽杆菌、白喉杆菌、铜绿假单胞菌等均有抑制作用。

罂 粟 壳

性味归经：酸、涩，平，有毒。归肺、大肠、肾经。

功效：涩肠止泻,敛肺止咳,止痛。

用法用量：煎服,3～6 g。止咳蜜炙用,止泻止痛醋炒用。

使用注意：本品易成瘾,不宜常用。咳嗽、泻痢初起者忌用。

备注：久虚滑脱。

药理作用：其所含的吗啡、可待因等有显著的镇痛、镇咳作用,能使胃肠道及其括约肌的张力提高,消化液分泌减少,便意迟钝而起止泻作用。

诃 子

性味归经：苦、酸,平。归肺、大肠经。

功效：涩肠止泻,敛肺止咳,利咽开音。

用法用量：煎服,3～10 g。涩肠止泻宜煨用,敛肺清热、利咽开音宜生用。

使用注意：凡外有表邪、内有湿热积滞者忌用。

备注：无邪用之。

药理作用：诃子所含鞣质有收敛、止泻作用,除鞣质外,还含有致泻成分,故与大黄相似,先致泻而后收敛。诃子水煎剂(100％)除对各种痢疾杆菌有效外,且对铜绿假单胞菌、白喉杆菌作用较强,对金黄色葡萄球菌、大肠杆菌、肺炎球菌、溶血性链球菌、变形杆菌、鼠伤寒杆菌均有抑制作用。用盐酸、乙醚提取的乙醇提取物具有更强的抗菌及抗真菌作用。乙酸乙酯、丁酮、正丁醇和水的提取物、大剂量诃子苯和氯仿提取物具有强心作用。从干果中用 80％乙醇提得的诃子素,对平滑肌有罂粟碱样的解痉作用。

石 榴 皮

性味归经：酸、涩,温。归大肠经。

功效：涩肠止泻，杀虫。

用法用量：煎服，3～10 g。入汤剂生用，入丸散多炒用，止血多炒炭用。

使用注意：脾虚慎用。

备注：久痢。

药理作用：石榴皮所含鞣质，具有收敛作用。果皮煎剂对金黄色葡萄球菌、史氏及福氏痢疾杆菌、白喉杆菌均有杀灭作用；对霍乱弧菌、伤寒杆菌、铜绿假单胞菌及结核杆菌等有明显的抑制作用；对堇色毛癣菌、红色表皮癣菌、奥杜益小孢子菌及星形奴卡菌等皮癣真菌有抑制作用。对病毒亦有抑制作用。雌性大鼠或豚鼠服石榴果皮粉，可减少受孕率。盐酸石榴碱对绦虫有杀灭作用。

肉 豆 蔻

性味归经：辛，温。归脾、胃、大肠经。

功效：涩肠止泻，温中行气。

用法用量：煎服，3～9 g；入丸散服，每次 0.5～1 g。内服须煨熟去油用。

使用注意：湿热泻痢者忌用。

备注：脾寒。

药理作用：肉豆蔻所含挥发油，少量能促进胃液的分泌及胃肠蠕动，而有开胃和促进食欲，消胀止痛的功效；但大量服用则有抑制作用，且有较显著的麻醉作用；挥发油中的萜类成分对细菌和真菌均有抑制作用。肉豆蔻醚对正常人有致幻、抗炎作用；肉豆蔻及肉豆蔻醚能增强色胺的作用，体内外试验均对单胺氧化酶有中度的抑制作用。肉豆蔻对 MCA 和 DMBA 诱发的小鼠子宫癌及皮肤乳头状瘤有抑制作用。

赤 石 脂

性味归经：甘、涩，温。归大肠、胃经。

功效：涩肠止泻，收敛止血，敛疮生肌。

用法用量：煎服，10～20 g。外用适量。研细末撒患处或调敷。

使用注意：湿热积滞泻痢者忌服。孕妇慎用。畏官桂。

备注：久泻。

药理作用：有吸附作用。能吸附消化道内的有毒物质、细菌毒素及代谢产物，减少对肠道黏膜的刺激，而呈止泻作用。对胃肠黏膜有保护作用。能制止胃肠道出血，显著缩短家兔血浆再钙化时间。

禹 余 粮

性味归经：甘、涩，平。归胃、大肠经。

功效：涩肠止泻，收敛止血，止带。

用法用量：煎汤，10～20 g。

使用注意：孕妇慎用。

备注：久泻。

药理作用：100％禹余粮的生品、煅品、醋品水煎液能抑制小鼠肠蠕动。生品禹余粮能明显缩短凝血时间和出血时间，而煅品则出现延长作用。据报道禹余粮能促进胸腺增生，提高细胞免疫功能作用。

山 茱 萸

性味归经：酸、涩，微温。归肝、肾经。

功效：补益肝肾，收敛固涩。

用法用量：煎服，5～10 g；急救固脱 20～30 g。

使用注意：素有湿热，小便淋涩者，不宜应用。

备注：培元固脱，肝阴虚慎用。

药理作用：果实煎剂在体外对痢疾杆菌、金黄色葡萄球菌及堇毛癣菌、流感病毒等有不同程度抑制作用。山茱萸注射液能强心、升压，并能抑制血小板聚集，抗血栓形成。山茱萸醇提取物对四氧嘧啶、肾上腺素性及链脲佐菌素（STZ）所形成的大鼠糖尿病，有明显的降血糖作用。山茱萸流浸膏对麻醉犬有利尿作用。山茱萸对非特异性免疫功能有增强作用，体外试验能抑制腹水癌细胞。有抗实验性肝损害作用。对于因化学疗法及放射疗法引起的白细胞下降，有使其升高的作用。且有抗氧化作用。有较弱的兴奋副交感神经作用。所含鞣质有收敛作用。

覆 盆 子

性味归经：甘、酸，微温。归肝、肾经。

功效：益肾，固精，缩尿。

用法用量：煎服，5～10 g。

备注：下汲肾水。

药理作用：覆盆子对葡萄球菌、霍乱弧菌有抑制作用。同时有雌激素样作用。

桑 螵 蛸

性味归经：甘、咸，平。归肝、肾经。

功效：固精缩尿，补肾助阳。

用法用量：煎服，6～10 g。

使用注意：本品助阳固涩，故阴虚多火、膀胱有热而小便频数者忌用。

备注：肾虚不固。

药理作用：经药理试验证明，本药具有轻微抗利尿及敛汗作用,其作用机制有待进一步研究。另有报道,本药还具有促进消化液分泌;降低血糖、血脂及抑制癌症作用。

海 螵 蛸

性味归经:咸、涩,微温。归肝、肾经。

功效:固精止带,收敛止血,制酸止痛,收湿敛疮。

用法用量:煎服,6～12 g,散剂酌减。外用适量。

备注:湿疹。

药理作用:海螵蛸具有抗消化性溃疡、抗肿瘤、抗放射及接骨作用。海螵蛸中所含的碳酸钙能中和胃酸,改变胃内容物 pH 值,降低胃蛋白酶活性,促进溃疡面愈合。另外,其所含胶质与胃中有机质和胃液作用后,可在溃疡面上形成保护膜,使出血趋于凝固。通过动物实验,海螵蛸有明显促进骨缺损修复作用。海螵蛸依地酸提取液对 S 180 肉瘤及腹水型肉瘤均有抑制作用。海螵蛸水提液灌胃可明显提高^{60}Co 射线辐射大鼠的存活率及血中 5-羟色胺含量。

金 樱 子

性味归经:酸、涩,平。归肾、膀胱、大肠经。

功效:固精缩尿,涩肠止泻。

用法用量:煎服,6～12 g。

备注:肾亏。

药理作用:金樱子所含鞣质具有收敛、止泻作用。煎液对金黄色葡萄球菌、大肠杆菌、铜绿假单胞菌、破伤风杆菌、钩端螺旋体及流感病毒均有抑制作用;金樱子煎剂具有抗动脉粥样硬化作用。

莲 子

性味归经:甘、涩,平。归脾、肾、心经。

功效：益肾固精，补脾止泻，止带，养心。

用法用量：煎服，10~15 g，去心打碎用。

备注：清暑宁神。

药理作用：从莲子心提出莲心碱结晶，有短暂降压之效，改变为季铵盐，则出现强而持久的降压作用。氧位甲基-莲心碱硫酸甲酯季铵盐对迷走神经节阻滞作用强而持久，但并不是通过迷走神经而致持久降压；脊髓猫和狗头交叉循环试验都指出其降压机制主要是外周作用。莲子心非结晶生物碱 Nn-9，具有较强降压作用。麻醉猫静脉注射 1~2 mg/kg，可降低原血压水平约 50%，维持 2~3 小时；狗血压于半小时即恢复；兔子不降压。有快速耐受性。经进一步实验，证明此生物碱降压机制主要是释放组胺，使外周血管扩张，其次与神经因素也有关。

芡　实

性味归经：甘、涩，平。归脾、肾经。

功效：益肾固精，健脾止泻，除湿止带。

用法用量：煎服，10~15 g。

备注：湿热滑脱，白带。

药理作用：本品具有收敛、滋养作用。

第十九节　涌吐药

常　山

性味归经：苦、辛，寒，有毒。归肺、胃、肝经。

功效：涌吐痰涎，截疟。

用法用量：煎服，4.5~9 g；入丸散酌减。涌吐可生用，截疟宜酒制用。治疗疟疾宜在寒热发用前半天或 2 小时服用。

使用注意：因能催吐，用量不宜过大，体虚及孕妇不宜用。

备注：疟疾。

药理作用：常山的水煎剂及醇提液对疟疾有显著的疗效，其中常山碱甲的疗效相当于奎宁，常山碱丙抗疟作用最强，约为奎宁的 100 倍，常山碱乙次之；常山碱甲、乙、丙还能通过刺激胃肠的迷走与交感神经末梢而反射性地引起呕吐；此外，本品尚能降压、兴奋子宫、抗肿瘤、抗流感病毒、抗阿米巴原虫等。

瓜　蒂

性味归经：苦，寒，有毒。归胃经。

功效：涌吐痰食，祛湿退黄。

用法用量：煎服，2.5～5 g；入丸散服，每次 0.3～1 g。外用适量。研末熏鼻，待鼻中流出黄水即停药。

使用注意：体虚、吐血、咯血及上部无实邪者忌服。若剧烈呕吐不上，用麝香 0.01～0.015 g，开水冲服以解之。

备注：催吐。

药理作用：甜瓜素能刺激胃感觉神经，反射地兴奋呕吐中枢而致吐；能明显降低血清 ALT，对肝脏的病理损害有一定的保护作用，能增强细胞免疫功能；尚能抗肿瘤、降压、抑制心肌收缩力、减慢心率等。

胆　矾

性味归经：酸、涩、辛，寒，有毒。归肝、胆经。

功效：涌吐痰涎，解毒收湿，祛腐蚀疮。

用法用量：温水化服，0.3～0.6 g。外用适量。研末散或调敷，或以水溶化后外洗。

使用注意：体虚忌服。

备注：疮疡。

药理作用：本品内服后能刺激胃壁神经，引起反射性呕吐，并能促进胆汁分泌；外用与蛋白质结合，生成不溶性蛋白质化合物而沉淀，故对胆矾浓溶液对局部黏膜具有腐蚀，可退翳。另外对化脓性球菌、肠道伤寒杆菌、副伤寒杆菌、痢疾杆菌和沙门杆菌等均有较强的抑制作用。

第二十节　解毒杀虫燥湿止痒药

雄　黄

性味归经：辛，温，有毒。归心、肝、胃经。

功效：解毒，杀虫。

用法用量：外用适量，研末撒敷，或香油调敷。入丸散，每次 0.15～0.3 g。

使用注意：本品毒性较强，内服宜慎，不宜过量久服。孕妇忌用。本品亦能从皮肤吸收，外用时不宜大面积涂擦及长期持续使用。切忌火煅，烧煅后即分解为三氧化二坤（As_2O_3），即砒霜，有剧毒。

备注：蛇毒，辟秽。

药理作用：0.12 g％雄黄体外对金黄色葡萄球菌有 100％ 的杀灭作用，提高浓度也能杀灭大肠杆菌，以及抑制结核杆菌与耻垢杆菌；其水浸剂（1：2）在试管内对堇色毛癣菌等多种致病性皮肤真菌有不同程度抑制作用。雄黄可通过诱导肿瘤细胞凋亡，抑制细胞 DNA 合成，增强机体的细胞免疫功能等多种因素发挥其抗肿瘤作用。此外，可抗血吸虫及疟原虫。

硫 黄

性味归经：酸，温，有毒。归肾、大肠经。

功效：解毒杀虫止痒，补火助阳通便。

用法用量：外用适量，研末撒敷或香油调涂。入丸散服，1～3 g。

使用注意：孕妇忌用。畏朴硝。

备注：疥疮。

药理作用：硫与皮肤接触，产生硫化氢及五硫黄酸，从而有溶解角质、杀疥虫、细菌、真菌作用；对动物实验性炎症有治疗作用，能使支气管慢性炎症细胞浸润减轻，并可促进支气管分泌增加而祛痰；一部分硫黄在肠内形成硫化氢，刺激肠壁增加蠕动，而起缓泻作用。

白 矾

性味归经：酸、涩，寒。归肺、肝、脾、大肠经。

功效：外用解毒、杀虫、止痒；内服化痰、止血、止泻。

用法用量：外用适量，研末外敷，或化水熏洗。入丸散服，1～3 g。

使用注意：胃虚慎用。

备注：湿疹。

药理作用：白矾能强力凝固蛋白质，临床用又可以消炎、止血、止汗、止泻和用作硬化剂。可广谱抗菌，对多种革兰阳性球菌和阴性杆菌、某些厌氧菌、皮肤癣菌、白色念珠菌均有不同程度抑菌作用，对铜绿假单胞菌、大肠杆菌、金黄色葡萄球菌抑制作用明显；在体外有明显抗阴道滴虫作用。白矾经尿道灌注有止血作用；还能促进溃疡愈合；净化混浊生水。

蛇 床 子

性味归经：辛、苦，温。归肾经。

功效：杀虫止痒，温肾壮阳。

用法用量：外用15～30 g，煎汤外洗；或适量研末外掺；或制成油膏、软膏、栓剂外用。煎服，3～10 g。

使用注意：阴虚火旺或下焦有湿热者不宜内服。

备注：寒湿痒疹。

药理作用：蛇床子能延长小鼠交尾期，增加子宫及卵巢重量；其提取物也有雄激素样作用，可增加小鼠前列腺、精囊、肛提肌重量。对耐药性金黄色葡萄球菌、铜绿假单胞菌及皮肤癣菌有抑制作用；可延长新城鸡瘟病毒鸡胚的生命；杀灭阴道滴虫。所含的花椒毒酚有较强的抗炎和镇痛作用。另外，还有抗心律失常、降低血压、祛痰平喘、延缓衰老、促进记忆、局麻、抗诱变、抗骨质疏松、杀精子等作用。

大 风 子

性味归经：辛，热，有毒。归肝、脾、肾经。

功效：攻毒杀虫，祛风燥湿。

用法用量：外用适量，捣敷或烧煅存性研末调敷。入丸散，每次0.3～1 g。

使用注意：本品有毒性烈，内服宜慎，不可过量或持续服用，以免中毒。中毒症状有头晕头痛、发热、腹痛呕吐甚至产生蛋白尿及管型。凡孕妇、体虚及肝功能不全者忌用。

备注：癣。

药理作用：抗菌作用。大风子水浸剂用平板稀释法1：5对奥杜盎小孢子菌有抑制作用（大风子油不易穿透细胞壁，故对抗酸杆菌作用较弱），比酚强 100 倍以上。并对感染结核杆菌的鼠有保护作用。大风子油可用于治疗麻风病，但毒性大，疗效又不显著，现较少用。

土 荆 皮

性味归经：辛，温，有毒。归肺、脾经。

功效：杀虫止痒。

用法用量：外用适量，浸酒涂擦，或研末醋调患处，或制成酊剂涂擦患处。

使用注意：脾胃虚弱慎用。

备注：癣。

药理作用：其有机酸、乙醇浸膏及苯浸膏，对我国常见的 10 种致病性皮肤真菌和白色念珠菌均有一定的抗菌作用；其水浸液，体外无抗真菌作用。土荆皮酸能抗癌细胞，还能抗早孕，抑制卵子受精；尚可抗中期妊娠，但抗着床作用不明显。其提取物和制成的止血粉，实验均有良好止血作用。

露 蜂 房

性味归经：甘，平。归胃经。

功效：攻毒杀虫，祛风止痛。

用法用量：外用适量，研末油调敷；或煎水漱、洗患处。煎服，6～12 g。

备注：肺癌。

药理作用：实验证明，露蜂房水提取液对急性和慢性炎症均能抑制，镇痛作用则主要对慢性疼痛有效。其丙醇和醇、醚提取物均有显著的促凝血作用；水提取物能明显促进大鼠体外血栓形成，并能增加血小板的黏附率。露蜂房油可驱蛔虫、绦虫。提取物有降压、扩张血管及强心作用,并可抗癌、抗菌和降温。

大　蒜

性味归经:辛,温。归脾、胃、肺经。

功效:解毒杀虫,消肿,止痢。

用法用量:外用适量,捣烂外敷或切片擦。煎服或生食或制成糖浆服,5～10 g。

使用注意:大蒜外用,易引起皮肤红火、灼热、起泡,所以不可敷过久。灌肠法孕妇忌用。阴虚火旺及目疾、舌、喉、口齿诸疾均不宜服用。

备注:解毒杀虫。

药理作用:大蒜有较强的广谱抗菌作用,如对金黄色葡萄球菌、痢疾杆菌、幽门螺杆菌、多种致病性浅部真菌、白色念珠菌、恙虫热立克次体、流感病毒 B、疱疹病毒,以及阴道滴虫、阿米巴原虫等,均有不同程度的抑杀作用。抗菌作用紫皮蒜优于白皮蒜,鲜品强于干品。又可降低胆固醇和甘油三酯,防治动脉粥样硬化,降血脂可能与减少内源性胆固醇合成有关。大蒜油能抑制血小板聚集增加纤维蛋白的溶解活性。本品又可抗肿瘤,抗突变和阻断亚硝胺合成。另外,还有不同程度的抗炎、免疫增加、抗氧化、延缓衰老、降血压、护肝、降血糖、杀精子、兴奋子宫、驱铅等作用。

第二十一节　拔毒化痰生肌药

升　药

性味归经:辛,热,有大毒。归肺、脾经。

功效:拔毒化腐。

用法用量：外用适量。不用纯品，多与煅石膏配伍研末外用。

使用注意：本品有毒，只可外用，不可内服。外用亦不可大量持续使用。本品拔毒化腐作用强烈，故外疡腐肉已去或脓水已尽者，不宜用。

备注：外科。

药理作用：升药在体外对金黄色葡萄球菌、乙型溶血性链球菌、铜绿假单胞菌、大肠杆菌等有很强的杀菌作用，效力比石碳酸大 100 倍以上；但因升药的组方配伍和炼制方法不尽相同，致使其成分、杀菌力和疗效也有差别；实验表明，升丹制剂可促进和改善创面微循环，减少微血栓，增加创面营养和血供，有利于创面愈合。

轻　粉

性味归经：辛，寒，有大毒。归大肠、小肠经。

功效：攻毒，杀虫，敛疮。

用法用量：外用适量。研末调涂，或制膏外贴。入丸散服，每次 0.1～0.2 g。

使用注意：本品有毒，以外用为主，外用亦不可过量和久用；内服宜慎用，以防中毒。服后要及时漱口，以免口腔糜烂，以及损伤牙齿。孕妇忌服。

备注：外科。

药理作用：轻粉有广谱抑菌作用，对多种革兰阳性与阴性菌及致病性皮肤真菌均有良好抑菌效果。口服有一定泻下和利尿作用。

砒　石

性味归经：辛，大热，有大毒。归肺、肝经。

功效：外用蚀疮去腐；内服劫痰平喘。

用法用量： 外用适量。研末撒敷或入膏药中贴之。入丸散服，每次 0.002～0.004 g。

使用注意： 本品剧毒，内服宜慎用，须掌握好用法用量，不可持续服用，不能做酒剂服。孕妇忌服。外用也不宜过量，以防局部吸收中毒。

备注： 急性白血病。

药理作用： 砒石有杀灭微生物、疟原虫及阿米巴原虫作用。对癌细胞有特定的毒性，主要通过诱导细胞凋亡杀伤白血病细胞，对急性早幼粒性白血病细胞有诱导分化作用，三氧化二砷还能诱导人肝癌细胞凋亡和明显抑制肝癌细胞增殖，也可诱导多发性骨髓癌细胞凋亡。小量砒石可促进蛋白质合成，活跃骨髓造血功能，促使红细胞及血色素新生。另外，还有抗组胺及平喘作用。

铅　丹

性味归经： 辛，微寒，有毒。归心、肝经。

功效： 拔毒生肌，杀虫止痒。

用法用量： 外用适量。研末撒或熬膏用。入丸散服，每次 0.3～0.6 g。

使用注意： 本品有毒不可持续服用，以防蓄积中毒。

备注： 疮疡溃烂。

药理作用： 能直接杀灭细菌、寄生虫，并有抑制黏膜分泌作用。

炉　甘　石

性味归经： 甘，平。归肝、胃经。

功效： 解毒明目退翳，收湿生肌敛疮。

用法用量： 外用适量。水飞点眼，研末撒或调敷。

使用注意：本品宜炮制后使用，专作外用，不用内服。

备注：目赤翳障。

药理作用：本品所含的碳酸锌不溶于水，外用能部分吸收创面的分泌液，有防腐、收敛、消炎、止痒及保护创面作用，并能抑制局部葡萄球菌的生长。

硼　砂

性味归经：甘、咸，凉。归肺、胃经。

功效：外用清热解毒，内服清肺化痰。

用法用量：外用适量。研细末撒布或调敷患处，或配制眼剂外用。入丸散服，每次 1.5～3 g。

使用注意：多作外用，内服宜慎。化痰可生用，外敷宜煅用。

备注：汗脚。

药理作用：硼砂对多种革兰阳性与阴性菌、浅部皮肤真菌及白色念珠菌有不同程度抑制作用，并略有防腐作用。对皮肤和黏膜还有收敛和保护作用。实验表明，硼砂能抗电惊厥和戊四氮阵挛性惊厥；减轻机体氟负荷，调整体内微量元素平衡，增加尿氟排出，但不能动员骨氟的移出。

中篇　用药思路

第一章　引经药和引药

一、引经药

归经是指药物对机体某脏腑经络的选择性作用；而引经是指改变其他药物的作用方向或部位，或使其作用侧重或集中于特定的方向和部位。

手太阴肺经：桔梗、葱白、白芷；

手阳明大肠经：升麻、石膏、葛根；

足阳明胃经：白芷、石膏、葛根；

足太阴脾经：苍术、升麻、葛根；

手少阴心经：黄连、细辛；

手太阳小肠经：藁本、黄柏；

足太阳膀胱经：羌活、桂枝；

足少阴肾经：独活、细辛；

手厥阴心包经：柴胡、牡丹皮；

手少阳三焦经：连翘、柴胡；

足少阳胆经：柴胡、青皮、川芎；

足厥阴肝经：青皮、吴茱萸、柴胡、藁本；

督脉：鹿角类、蜈蚣；

任脉：龟甲、王不留行；

冲脉：木香；

带脉：续断；

阴维脉：丹参；

阳维脉：秦艽；

阴跷脉：柏子仁、远志；

阳跷脉：龙骨。

二、引药

有的中药具有引导其他药物趋向于某一部位的作用。

引药上行：桔梗、升麻；

引药(血)下行：牛膝；

左引：秦艽；

右引：当归；

走胸前：瓜蒌皮；

走胸后：薤白；

走上身：羌活；

走下身：独活；

走脊柱：鹿角；

走表：生黄芪。

第二章 部位选药、脏腑选药、性能选药、时间选药和病症选药

第一节 部位选药

有些中药对某一部位具有特殊的趋向作用。

巅顶：藁本；前额：白芷；偏头：川芎（左）、蔓荆子（右）；枕部：羌活；面部：白附子；咽部：紫荆皮、马勃；颈部：葛根；肩部：姜黄；上肢：桂枝、桑枝；手：升麻；胸部：瓜蒌皮、郁金；背部：防风；胁部：佛手；腹部：厚朴、枳壳；少腹：小茴香；尿道：甘草梢；腰部：杜仲、桑寄生；命门：补骨脂；尾骨：金毛狗脊；下肢：牛膝；膝部：牛膝、五加皮、木瓜；踝部：薏苡仁、槟榔；足跟：桑寄生；足底：钩藤。

第二节 脏腑选药

一、根据脏腑的特性选药

肝：柴胡、地龙；胆：青皮；心：石菖蒲、灯心草；小肠：赤小豆；脾：茯苓；胃：石膏；肺：桔梗、杏仁；大肠：槐花；肾：蒺藜、鬼箭羽；膀胱：滑石；心包：钩藤；三焦：栀子。

二、根据脏腑的虚实选药

1. 心部药队

（1）**补心猛将**：北五味子、酸枣仁、柏子仁、远志、龙眼肉、麦冬、当归、丹参；

（2）**补心次将**：白芍、茯神、合欢皮、琥珀、淮小麦；

（3）**泻心猛将**：牛黄、犀角、石菖蒲、黄连、木通、辰砂；

（4）**泻心次将**：山栀子、灯心草、珍珠、连翘、莲子心、山豆根、赤小豆、通草、天竺黄、郁金、淡竹叶。

2. 肝部药队

（1）**补肝猛将**：枸杞子、乌梅、绿萼梅；

（2）**补肝次将**：山茱萸、菟丝子、何首乌、沙苑蒺藜、鳖甲、龙骨、龙齿、金毛狗脊、川续断、冬瓜子、五加皮、海螵蛸、桑寄生、紫石英；

（3）**泻肝猛将**：牡蛎、海蛤壳、木瓜、桃仁、青皮、莪术、沉香；

（4）**泻肝次将**：香附、木香、延胡索、柴胡、川芎、川楝子、芍药、瓜蒌、白蒺藜、佛手、钩藤、合欢皮、血竭、玫瑰花、木蝴蝶、铁落、铜绿、绿矾、泽兰、明天麻、花蕊石、青礞石、蜈蚣、全蝎、水蛭、虻虫、穿山甲、王不留行；

（5）**凉肝猛将**：龙胆草、胡黄连；

（6）**凉肝次将**：羚羊角、夏枯草、石决明、青蒿、菊花、青黛、芦荟、密蒙花；

（7）**温肝猛将**：肉桂、桂枝、骨碎补、吴茱萸、细辛；

（8）**温肝次将**：菟丝子、艾叶、山茱萸、茴香。

3. 脾部药队

（1）**补脾猛将**：白术、黄精；

（2）**补脾次将**：山药、白扁豆、薏苡仁、大枣、甘草、枳实、莱菔子；

（3）**泻脾次将**：六神曲、麦芽、山楂、枳壳、大腹皮、厚朴、使君子、白芷、鸡内金、橘皮、槟榔；

（4）**凉脾猛将**：大黄、黄芩、瓜蒌霜；

（5）**凉脾次将**：川黄柏、栀子、知母、金银花；

（6）**温脾猛将**：附子、干姜、巴豆霜、肉豆蔻、草果、草豆蔻、苍术；

（7）**温脾次将**：木香、煨姜、乌药、藿香、益智仁、砂仁、白豆蔻、焦谷芽。

4. 肺部药队

（1）**补肺猛将**：黄芪、人参；

（2）**补肺次将**：潞党参、西洋参、北沙参、百合、燕窝、阿胶、怀山药、诃子、麦冬、冰糖；

（3）**泻肺猛将**：葶苈子、麻黄、白芥子、桔梗、升麻、胆南星；

（4）**泻肺次将**：紫苏子、牛蒡子、杏仁、前胡、紫菀、桑白皮、白僵蚕、竹茹、川贝母；

（5）**凉肺猛将**：石膏、黄芩、竹沥、马兜铃、山慈菇；

（6）**凉肺次将**：西洋参、玄参、山栀子、天花粉、天冬、地骨皮、知母、麦冬、薄荷、海浮石；

（7）**温肺猛将**：麻黄、天南星、五味子；

（8）**温肺次将**：紫苏梗、款冬花、半夏、生姜。

5. 肾部药队

（1）**补肾猛将**：熟地黄、枸杞子、淫羊藿、五味子；

（2）**补肾次将**：干地黄、巴戟天、何首乌、杜仲、龟甲、女贞子、黑豆、海参；

（3）**泻肾猛将**：猪苓；

（4）**泻肾次将**：泽泻、知母、赤茯苓、生薏苡仁；

（5）凉肾猛将：朴硝、芒硝、苦参；

（6）凉肾次将：生地黄、牡丹皮、知母、滑石；

（7）温肾猛将：补骨脂、鹿茸、鹿角；

（8）温肾次将：山茱萸、菟丝子、大茴香、艾叶。

6. 胃部药队

（1）补胃猛将：白术、黄芪、大枣；

（2）补胃次将：白扁豆、怀山药、炙甘草、龙眼肉、大枣；

（3）泻胃猛将：石菖蒲、枳实、雷丸、白芥子、莱菔子、六神曲；

（4）泻胃次将：紫苏梗、枳壳、蔓荆子、麦芽；

（5）凉胃猛将：石膏、犀角；

（6）凉胃次将：天花粉、葛根、香薷、石斛、川萆薢、知母、芦根、竹叶；

（7）温胃猛将：高良姜、干姜、益智仁、肉豆蔻、草果、丁香、木香、辛夷；

（8）温胃次将：香薷、砂仁、白蔻仁、半夏、乌药、煨姜、厚朴。

7. 膀胱部药队

（1）泻膀胱猛将：羌活、独活、麻黄、汉防己、木通、葶苈子、猪苓；

（2）泻膀胱次将：独活、防风、蒲黄、川楝子、前胡、藁本、泽泻、葱白、甘遂；

（3）凉膀胱猛将：龙胆草；

（4）凉膀胱次将：车前草、茵陈蒿、海金沙、黄柏；

（5）温膀胱猛将：吴茱萸；

（6）温膀胱次将：乌药、茴香。

8. 胆部药队

（1）补胆猛将：乌梅；

（2）补胆次将：酸枣仁；

（3）泻胆猛将：桔梗、青皮、香附；

（4）泻胆次将：秦艽、川芎；

（5）凉胆猛将：龙胆草；

（6）凉胆次将：青蒿、槐角；

（7）温胆猛将：肉桂、细辛；

（8）温胆次将：吴茱萸。

9. 大肠部药队

（1）补大肠猛将：淫羊藿、罂粟壳；

（2）补大肠次将：诃子、百会；

（3）泻大肠猛将：大黄、桃仁、雷丸、火麻仁、升麻、紫草；

（4）泻大肠次将：秦艽、旋覆花、郁李仁、杏仁、大腹皮、白芷；

（5）凉大肠猛将：黄芩、黄柏；

（6）凉大肠次将：梨子、地榆炭、槐角、知母、连翘；

（7）温大肠猛将：补骨脂、枸杞子；

（8）温大肠次将：当归。

10. 小肠部药队

（1）补小肠猛将：生地黄；

（2）泻小肠猛将：木通；

（3）泻小肠次将：瞿麦、海金沙、川楝子、薏苡仁、赤芍、茯苓、灯心草。

11. 三焦部药队

（1）补三焦猛将：淫羊藿、黄芪；

（2）泻三焦猛将：青皮、木香；

（3）泻三焦次将：柴胡、香附；

（4）凉三焦次将：栀子、麦冬、黄柏、地骨皮、青蒿、连翘；

（5）温三焦次将：乌药、白豆蔻、胡桃肉。

第三节 性 能 选 药

依据中药的性能效应选药。

一、滋阴

心：麦冬； **肝**：白芍； **肾**：熟地黄； **脾**：白扁豆； **肺**：百部； **胃**：玉竹； **肝肾**：女贞子； **肝肺**：天冬； **肝胃**：生麦芽； **肝脾**：石斛； **心肝**：酸枣仁； **心肺**：百合； **心脾**：莲子肉； **心肾**：柏子仁； **心胃**：知母； **脾肾**：黄精； **脾肺**：山药； **肺肾**：地骨皮； **肺胃**：北沙参； **肾胃**：玄参。

二、补阳

心：桂枝； **肝**：吴茱萸； **脾**：肉豆蔻； **肺**：麻黄； **肾**：制附子、胡芦巴、肉苁蓉； **命门**：补骨脂； **心肺**：薤白； **心脾**：龙眼肉； **脾肾**：益智仁； **脾胃**：干姜； **肝肾**：沙苑子、杜仲； **肺肾**：胡桃肉、冬虫夏草。

三、补气

心：人参； **肝**：山茱萸； **脾**：白术； **肺**：黄芪； **肾**：甘草； **心肺**：五味子； **脾肺肾**：山药； **心脾**：炙甘草； **脾胃**：党参。

四、养血

心：肉桂； **肝**：当归； **脾**：大枣； **肾**：熟地黄； **心肝**：何首乌； **肝肾**：楮实子； **心脾**：龙眼肉； **肝肺肾**：枸杞子； **肺肝肾**：阿胶。

五、解表

风寒：麻黄、桂枝、荆芥、防风；　**风热**：连翘、薄荷、黄芩；
暑湿：藿香、苍术、香薷；　**阴虚**：秦艽、青蒿。

六、清热解毒

心：穿心莲、金银花；　**肝**：茵陈蒿、青黛；　**肺**：黄芩、鱼腥草；　**脾**：大黄；　**肾**：黄柏；　**胃**：石膏、马齿苋；　**胆**：黄芩、竹茹；　**心包**：钩藤；　**三焦**：栀子；　**大肠**：败酱草；　**小肠**：淡竹叶；　**膀胱**：海金沙；　**心胃**：黄连；　**肝胆**：虎杖；　**心脾**：莲子心。

七、理气

心：香橼皮；　**肝**：青皮、川楝子、绿萼梅、佛手、玫瑰花；　**肺**：马兜铃；　**脾**：木香；　**肾**：乌药；　**胃**：陈皮；　**心脾**：甘松。

八、活血化瘀

活血：川芎、红花；　**破血**：桃仁、三棱、莪术；　**化瘀**：水蛭、虻虫、血竭、五灵脂；　**宿血**：地鳖虫。

第四节　时间选药

因时制宜的治疗原则是中医的特色和优势，"时"，一指自然界时令气候；二指自然界的时间节律变化，不同的时令在一定程度上影响着人的生理活动和病理变化，治疗疾病时应充分考虑时令气候的影响，制定适宜的治法方药。

一、四季选药举隅

春季：柴胡、党参、葛根；　夏季：半夏、香薷、马齿苋、西洋参、藿香；　秋季：贝母、沙参、杏仁；　冬季：附子、熟地黄、山药、阿胶、枸杞子。

二、十二时辰选药

1. 春季

子：玄参；　丑：党参；　寅：党参；　卯：诃子；　辰：诃子；巳：川芎；　午：枸杞子；　未：川芎；　申：杏仁；　酉：皂角壳；戌：厚朴；　亥：盐铜。

2. 夏季

子：白芷；　丑：朱砂；　寅：沙参；　卯：细辛；　辰：厚朴；巳：川芎；　午：玄参；　未：延胡索；　申：党参；　酉：杜仲；戌：西洋参；　亥：象皮。

3. 秋季

子：西洋参；　丑：丁香；　寅：玄参；　卯：党参；　辰：川芎；　巳：杜仲；　午：知母；　未：生地黄；　申：白芷；　酉：枸杞子；　戌：沉香；　亥：沙参。

4. 冬季

子：白芷；　丑：厚朴；　寅：血竭；　卯：杏仁；　辰：胆南星；　巳：海马；　午：川芎；　未：乳香；　申：延胡索；　酉：党参；　戌：血竭；　亥：沙参。

（本节内容，仅供参考）

第五节 病症选药

某些病症的首选药物（依据笔者临床体会）：

头痛：川芎；　**目疾**：茺蔚子；　**鼻塞**：白芷；　**咽痛**：桔梗；　**耳鸣**：磁石；　**口苦**：黄芩、竹茹；　**口舌生疮**：金银花；　**面风**：地龙、全蝎；　**面瘫**：白附子；　**咳嗽**：杏仁；　**盗汗**：地骨皮、牡丹皮；　**低热**：青蒿；　**颈项痛**：葛根；　**肩痛**：片姜黄；　**背痛**：防风；　**胸闷憋气**：瓜蒌皮；　**真心痛**：延胡索；　**肺气肿**：枸杞子；　**胃痛**：荜澄茄；　**呃逆**：丁香；　**呕吐**：半夏；　**纳呆**：焦三仙；　**腰痛**：杜仲；　**胁痛**：佛手、柴胡、郁金；　**月经不调**：益母草；　**膝关节疼痛**：牛膝、五加皮；　**腰僵木痛**：穿山龙、石见穿；　**肺痈**：金荞麦、鱼腥草；　**腰骶部痛**：鹿角镑、金毛狗脊；　**两髋痛**：海风藤；　**足跟痛**：桑寄生；　**肌肉痛**：防风、党参；　**四肢关节痛**：桑枝、桂枝；　**安胎**：紫苏梗、黄芩；　**鱼蟹中毒**：紫苏、生姜、荆芥、甘草；　**梅毒**：土茯苓；　**结石**：鸡内金；　**脱发**：侧柏叶；　**肿瘤**：灵芝、山慈菇；　**类风湿**：香薷；　**痛风**：络石藤；　**通乳**：王不留行、穿山甲；　**乳痈**：蒲公英；　**肠痈**：红藤、败酱草、大黄；　**梅核气**：绿萼梅、半夏、紫苏梗；　**高脂血症**：泽泻；　**高血压病**：罗布麻；　**利尿**：车前子；　**心烦**：栀子；　**便秘**：火麻仁、芒硝；　**失眠**：夜交藤、酸枣仁；　**痢疾**：马齿苋。

第三章　中药现代化和
西药中药化

一、中药现代化

中药现代化实质上就是中药与现代科学技术和现代学术思想，以及现代文化的结合，实现能用现代科学技术阐明其药效物质和作用机制（现代化）。

举例：（参见《中医心阅·探索篇》）

升血色素：大枣、枸杞子、肉桂；　**中性粒细胞升高**：金银花、连翘；　**类乙酰胆碱药**：枳壳；　**类儿茶酚胺药**：制附子。

二、西药中药化

西药中药化，就是把西药放到中医药学理论体系内进行研究，将西药用中医药理论指导，以中药的特性和功效为内容，总结、归纳出它们的中医药理论体系术语所表示的中药特性、功效及使用规律，从而能按中医药理论体系来使用，西药就成了中药。

举例：可参见邓家刚主编的《中药新家族——化学中药》。

青霉素：清热解毒药；　**阿司匹林**：发汗解表药；　**乳酶生**：消食导滞药；　**土霉素**：清热燥湿药；　**氢化可的松**：补气药；　**肾上腺素**：补阳药；　含"酮基"分子：苦寒泻火药；　含"甲基"分子：理气药。

下篇　临床应用

第一章 感 冒

一、概述

感冒是感受触冒风邪，邪犯卫表而导致的常见外感病，临床表现以恶寒、发热、头痛、鼻塞、喷嚏、流涕、全身酸楚、咳嗽、脉浮为其特征。

四季都有发生，冬春多见，有传染性的称为时行感冒。

二、西医病名

1. 普通感冒　俗称"伤风"，又称急性鼻炎，以鼻咽部卡他症状为主要表现。成人多数由鼻病毒引起，也可由副流感病毒、呼吸道合胞病毒、埃可病毒、柯萨奇病毒等引起。

本病初起较急，初期有咽部干、痒或烧灼感，可有喷嚏、鼻塞、流清水样鼻涕等症状；2～3日后，鼻涕变稠，常伴咽痛，也可出现流泪、听力减退、味觉迟钝、咳嗽、声音嘶哑和呼吸不畅等，通常无全身症状和发热，有时可出现低热、轻度畏寒和头痛。体检时可见鼻黏膜充血、水肿、有分泌物、咽部轻度充血等。

2. 流行性感冒　由感冒病毒引起的急性传染病，潜伏期为1～2日，最短仅数小时，最长3日。起病急骤，以全身症状为主，呼吸道症状轻微。不同个体之间的临床表现和病情轻重程度不一。

(1) **单纯型**：最为常见。通常见有畏寒或寒战、发热，继之周身不适、腰脊和四肢酸痛、无力、头晕头痛。部分患者可出现食欲不振、恶心、便秘等消化道症状。体温可高达 39～40℃，一般持续 2～3 日渐降。部分患者有喷嚏、鼻塞、咽痛和咳嗽等症状。轻症患者类似于普通感冒，病程仅 1～2 日。

(2) **肺炎型**：常发于老年人，2 岁以下的儿童或原先有慢性基础疾病者。临床表现为高热、烦躁、呼吸困难、咳血痰和明显发绀，肺部呼吸音减低，可闻及湿啰音、哮鸣音。X 线胸片可见两肺广泛小结节性浸润，近肺门部较多。上述症状常进行性加重，抗感染药物治疗无效。病程常在 10 日至 1 个月以上。多数患者可逐渐恢复，少数病例因呼吸道和(或)循环衰竭死亡。

(3) **胃肠型**：以恶心、呕吐和腹泻等消化道症状为主。

(4) **中毒型**：少见。肺部体征不明显。往往高热不退，甚至昏迷。成人常有谵妄，儿童可发生抽搐，部分患者可出现循环衰竭。

三、病因病机

感冒是由于六淫、时行邪毒侵袭人体而致病。以风邪为主因，多兼夹四时当令之气相合伤人，而表现为不同证候。

重感冒多为感受非时之气，病情较重。

时行感冒当为非时之气夹时行疫毒即乖戾之气所致，则病情重而多变，往往相互传染，造成广泛流行，且不限于季节性。

感冒是因六淫、时行之邪，侵袭肺卫，以致卫表不和，肺失宣肃而为病。但外邪侵袭人体是否发病，关键在于卫气之强弱，同时与感邪的轻重有关。正如《灵枢·百病始生》曰："风雨寒热不得虚，邪不能独伤人。"所以要从正邪两方面去探讨发病机制。

六淫时邪猖獗，卫外之气失于调节应变，即见发病。

生活起居不当,寒温失调以及过度疲劳,以致腠理不密,营卫失和,外邪侵袭为病。

禀赋素质偏弱,卫表不固,稍有不慎,即易见体虚感邪。

肺经素有痰热,或痰湿内蕴,肺卫调节功能低下,即易感外邪而发病。

体质差异,最易内外相引而发病。素体阳虚者易受风寒,素体阴虚者易受风热、燥热,痰湿之体易受外湿。

感邪途径:或从口鼻而入,或从皮毛内侵。感邪后随即出现卫表不和及上焦肺系症状。

四、主症

卫表及鼻咽症状为主,可见恶风或恶寒,或有发热,鼻塞、流涕、咽痛、周身酸楚不适等。时行感冒多呈流行性,病证相似较重。病程一般 3～7 日。四季皆可发病,以冬春多见。

五、理化检查

血常规:部分患者可见白细胞总数及中性粒细胞升高或降低。有咳嗽、痰多等呼吸道症状者,胸片可见肺纹理增粗。

六、辨证论治

1. 风寒表证

症状:恶寒重,发热轻,无汗,头痛,肢节酸痛,鼻塞声重,或鼻痒喷嚏,时流清涕,咽痒,咳嗽,痰吐稀薄色白,口不渴或渴喜热饮,舌苔薄白而润,脉浮或浮紧。

治法:辛温解表。

方药:以荆防败毒散(《摄生众妙方》)为主。

荆芥 10 g　　　防风 15 g　　　白芷 15 g　　　羌活 10 g

紫苏叶 6 g　　　杏仁 10 g　　　生姜 6 g　　　细辛 3 g

甘草 3 g

2. 风热犯表

症状：身热较著，微恶风，汗出不畅，头胀痛，面赤，咳嗽，痰黏或黄，咽燥，或咽喉乳蛾红肿疼痛，鼻塞，流黄浊涕，口干喜饮，舌苔薄白微黄，舌边尖红，脉浮数。

治法：辛凉解表。

方药：以银翘散（《温病条辨》）为主。

金银花 15 g　　连翘 15 g　　　黄芩 12 g　　　前胡 15 g

桔梗 10 g　　　牛蒡子 12 g　　蔓荆子 10 g　　鱼腥草 15 g

甘草 3 g

3. 暑湿伤表

症状：身热，微恶风，汗少，肢体酸重或疼痛，头昏重胀痛，咳嗽痰黏，鼻流浊涕，心烦口渴，或口中黏腻，渴不多饮，胸闷脘痞，泛恶，腹胀，大便或溏，小便短赤，舌苔薄黄而腻，脉濡数。

治法：清暑祛湿解表。

方药：藿朴夏苓汤（《医原》）或三仁汤（《温病条辨》）为主。

藿香 10 g　　　厚朴 6 g　　　佩兰 10 g　　　薏苡仁 10 g

白豆蔻 6 g　　　杏仁 10 g　　　清半夏 6 g　　　滑石 15 g

竹叶 10 g　　　甘草 5 g

4. 寒湿外感

症状：发热恶寒，汗少或无汗，头痛身痛，呕吐下利，胸闷食少，苔白腻，脉浮滑。

治法：散寒疏表，燥湿和中。

方药：以羌活胜湿汤（《内外伤辨惑论》）为主。

羌活 10 g　　　藿香 10 g　　　防风 10 g　　　苍术 10 g

半夏 10 g　　　神曲 10 g　　　独活 6 g　　　生姜 6 g

甘草 5 g

5. 气虚外感

症状：恶寒较甚，发热，头痛身楚，咳嗽，痰白，咯痰无力，平素神疲体弱，气短懒言，反复易感，舌淡苔白，脉浮而无力。

治法：益气解表。

方药：玉屏风散(《丹溪心法》)为主。

防风 15 g	黄芪 10 g	白术 10 g	党参 15 g
大枣 10 g	升麻 6 g	白芷 6 g	紫苏叶 10 g
甘草 5 g			

6. 阴虚外感

症状：身热，微恶风寒，少汗，头昏，心烦，口干，干咳少痰，舌红少苔，脉细数。

治法：滋阴解表。

方药：以加减葳蕤汤(《通俗伤寒论》)为代表方。

玉竹 30 g	白薇 10 g	淡豆豉 10 g	栀子 10 g
桔梗 6 g	葱白 6 g	秦艽 15 g	黄芩 6 g
连翘 5 g	甘草 5 g		

7. 阳虚感冒

症状：身热较轻，恶寒微重，头痛、身痛，面色发白，四肢不温，语声低微。兼症：年老体弱或伴有长期五更泄泻，水肿，虚劳。舌淡胖，苔薄白，脉沉无力。

治法：助阳解表。

方药：从营卫不和的角度考虑，可选用桂枝汤(《伤寒论》)。后期可酌加细辛、附子。阳虚感冒应以细辛为主。

桂枝 10 g	芍药 5 g	附子 10 g	细辛 3 g
防风 6 g	柴胡 3 g	白芷 5 g	大枣 10 g
生姜 5 g	甘草 5 g		

8. 血虚感冒

症状：发热恶寒，微寒无汗，鼻塞喷嚏，头痛，无汗或少汗，面色不华，唇甲色淡，心悸头晕，舌淡苔薄，脉浮细无力等。

治法：养血解表。

方药：荆防四物汤（《张皆春眼科证治》）加减。

荆芥 6 g	防风 6 g	当归 15 g	川芎 10 g
鸡血藤 30 g	大枣 10 g	桂枝 10 g	枸杞子 15 g
白芍 6 g	甘草 5 g		

七、体会

1. 按四季论治（审因施治）

（1）春季感冒：偏于风寒。酌入小柴胡汤之意，柴胡、当归，荆防败毒散可考虑。

常用荆芥、防风、白芷、杏仁、神曲。荆芥、白芷开鼻窍作用好。桔梗、黄芩（以皮最好）、前胡入肺，治疗肺系症状效果好。

（2）夏天感冒：以风热为主，可方选银翘散加减，常用陈皮、鱼腥草。暑天参用藿香正气散，选藿香、佩兰、白豆蔻、滑石、竹叶。

（3）秋天感冒：以燥气为主。参用桑杏汤，选桑叶、北沙参、南沙参。偏热者，用桑杏汤；偏凉者，用杏苏散。秋天感冒时咳嗽症状较多，可酌加桑叶、薄荷、蝉蜕、枇杷叶、浙贝母、防风。薄荷夏秋天都可用。

（4）冬天感冒：参用麻黄汤。也可以九味羌活汤为主。若风寒袭肺，也可选用麻黄汤加减。

2. 按经络治疗

（1）太阳经：偏于风寒证，可参用《伤寒论》的桂枝汤、麻黄汤。

（2）少阳经：常见寒热往来，可参用小柴胡汤。

（3）阳明经：类似于胃肠型感冒，偏于气虚。可选用荆芥、白芷。

（4）**少阴经**：参用附子细辛汤。

（5）**厥阴经**：参用吴茱萸汤或温经汤。

（6）**太阴经**：参考补中益气汤。

3. 按症状治疗

（1）**鼻塞**：偏于风寒者，加用荆芥、白芷（鼻塞第一药）；偏于风热者，加用黄芩、连翘。

（2）**发热**：风寒者，不可物理降温，应加用发散之药，如荆芥、防风、麻黄。风热者，连翘退热作用好。

（3）**流涕**：荆芥效果较好。

（4）**头痛**

太阳经：头后连项，加用羌活、防风。

阳明经：前额眉棱，加用白芷、葛根、知母。

少阳经：两侧连耳，加用柴胡、黄芩、川芎。

厥阴经：巅顶目系，加用吴茱萸、藁本。

（5）**咳嗽**：加用杏仁（首选）、浙贝母。

（6）**周身疼痛**：偏于太阳经，加用麻黄。

4. 按部位治疗

（1）**身体上部不适**：加用羌活。

（2）**身体下部不适**：加用独活。

（3）**前胸不适**：加用川芎、牛蒡子、薄荷。

（4）**后背颈项不适**：加用羌活、防风。

5. 治疗后不守饮食禁忌，导致缠绵难愈　加用神曲、陈皮。

6. 补益用人参、黄芪太过　加用陈皮、黄芩。

7. 治疗感冒药力强、疗效显著的药物　如：羌活、防风、秦艽、连翘、黄芩、佩兰、柴胡、藿香、白芷。

8. 气虚者　以男性多见，可酌加苍术、白术。补气也可用甘草、党参。黄芪不宜重用,有恋邪之患。气虚外感者,多伴有过敏症状,酌加紫苏叶。

9. 夜间感冒 多由阴虚,常见于夜间盗汗后感受风邪所致。常用秦艽、鸡血藤、地骨皮、百部。参考方:秦艽 10 g、防风 6 g、鸡血藤 15 g、甘草 3 g、独活 3 g、细辛 1.5 g、当归 6 g、川芎 3 g、柴胡 3 g。

10. 风寒湿感冒 以南方多见。选用羌活胜湿汤,新加香薷饮也可考虑。

八、针灸参考方

以大椎(可单独拔罐,也可针刺后拔罐)、合谷、外关为主。

胃肠症状明显者,可加解溪;项背疼痛等太阳证明显者,可加昆仑;少阳证明显者,可加太阳;咳嗽,可取列缺(肺俞对于支气管痉挛者效果较好);三焦不通者,可选用外关透支沟;肩背疼痛者,加曲垣、秉风;痰湿盛者,加丰隆;阳虚易感者,灸关元;血虚感冒者,加膈俞;阴虚感冒者,加肾俞;夜间感冒者,加中封、复溜。

第二章 咳 嗽

一、概述

咳嗽是指肺失宣降,肺气上逆作声,咯吐痰液而言,分别而言,有声无痰为咳,有痰无声为嗽,一般痰声并见,难以分开,以咳嗽并称。

二、西医病名

类似于现代医学的急慢性支气管炎、部分支气管扩张症、慢性咽炎等。

三、病因病机

1. 病因 外感咳嗽为六淫之邪,从口鼻或皮毛而入,侵袭肺系,或因吸入烟尘、异味气体,肺气被郁,肺失宣降。多因起居不慎,寒温失宜,或过度疲劳,肺的卫外功能减退或失调,以致在天气冷热失常,气候突变的情况下,外邪入客于肺导致咳嗽。

内伤咳嗽总由脏腑功能失调、内邪干肺所致,可分其他脏腑病变涉及肺脏自病两端。他脏及肺由于饮食不调者,可因嗜烟好酒,烟酒辛温燥烈,熏灼肺胃;或因过食肥甘辛辣,酿湿生痰;或因平素脾运不健,饮食精微不归正化,变生痰浊,肺脉连胃,痰邪上干,乃生咳嗽；或因情志不遂，郁怒伤肝，肝失条达，气机不畅，日久气郁化火，因肝脉布胁而上注于肺，故气火循经犯肺，发为咳嗽。肺脏自病者，常因肺系疾病迁延不愈，阴伤气耗，肺的主气功能失常，以致肃降无权，肺气上逆作咳。

2. 病机 咳嗽的病变主脏在肺，与肝、脾有关，久则及肾。主要病机为邪犯于肺，肺气上逆。

外感咳嗽属于邪实，为六淫外邪犯肺，肺气壅遏不畅所致。内伤咳嗽的病理因素主要为痰与火。多由脏腑功能失调，内邪上干于肺所致。

3. 外感咳嗽与内伤咳嗽的关系 二者相互为病，互为因果。

四、主症

临床以咳嗽、咯痰为主要表现。

五、理化检查

周围血白细胞计数可正常。由细菌感染引起者，可伴白细胞总数和中性粒细胞百分比升高，血沉加快。痰培养可发现致病菌。X线胸片检查大多为肺纹理增强。少数无异常发现。

六、辨证论治

1. 外感咳嗽

（1）风寒袭肺

症状：咳嗽声重，气急，咽痒，咯痰稀白，鼻塞流清涕，头痛，肢体酸楚，或恶寒发热，无汗，舌苔薄白、脉浮或浮紧。

治法：疏风散寒，宣肺止咳。

方药：三拗汤（《太平惠民和剂局方》）合止嗽散（《医学心悟》）为主。

| 麻黄 10 g | 杏仁 10 g | 细辛 3 g | 半夏 10 g |
| 荆芥 6 g | 紫苏叶 6 g | 紫菀 10 g | 甘草 3 g |

(2) 风热犯肺

症状：咳嗽频剧,气粗或咳声嘶哑喉燥咽痛,咯痰不爽,痰黏稠或黄,咳时汗出,鼻流黄涕,口渴,头痛身楚,或恶风,身热,舌苔薄黄,脉浮数或浮滑。

治法：疏风清热,宣肺止咳。

方药：桑杏汤(《温病条辨》)或杏苏散(《温病条辨》)为主。

桑叶 10 g	黄芩 10 g	鱼腥草 15 g	杏仁 10 g
石膏 30 g	前胡 15 g	牛蒡子 10 g	枇杷叶 10 g
芦根 15 g	浙贝母 6 g	甘草 3 g	

(3) 风燥伤肺

症状：干咳,连声作呛,喉痒,咽喉干痛,唇鼻干燥,无痰或痰少而黏,不易咯出,痰中有血丝,口干鼻塞,头痛,微寒,身热,舌质红干少津,苔薄白或薄黄,脉浮数。

治法：疏风清肺,润燥止咳

方药：清燥救肺汤(《医门法律》)为主。

桑叶 10 g	杏仁 10 g	南沙参 15 g	浙贝母 8 g
天花粉 15 g	芦根 15 g	阿胶 10 g	薄荷 6 g
天冬 10 g	甘草 3 g		

2. 内伤咳嗽

(1) 痰湿蕴肺

症状：咳嗽反复发作,咳声重浊,痰多,痰出嗽平,痰黏稠或稠厚成块,色白或灰,清晨或食后加重,胸闷,脘痞,呕恶,食少,体倦,大便时溏,舌苔白腻,脉濡滑。

治法：燥湿化痰,理气止咳。

方药：二陈汤(《普济方》)为主。

| 半夏 10 g | 陈皮 6 g | 苍术 10 g | 杏仁 10 g |
| 神曲 15 g | 干姜 6 g | 茯苓 10 g | 甘草 3 g |

（2）痰热郁肺

症状：咳嗽，气息粗促，喉中有痰声，痰多黏厚或稠黄，咯吐不爽，或有热腥味，或咯血痰，胸胁胀满，咳时引痛，面赤，身热，口干而黏，欲饮水，舌质红，苔薄黄腻，脉滑数。

治法：清热肃肺，豁痰止咳。

方药：清金化痰汤（《医学统旨》）。

黄芩 10 g	瓜蒌皮 10 g	桑白皮 10 g	浙贝母 10 g
栀子 10 g	桔梗 6 g	前胡 15 g	橘红 6 g
鱼腥草 15 g	金荞麦根 10 g	冬瓜子 10 g	甘草 3 g

（3）肝火犯肺

症状：上气咳逆阵作，咳时面赤，咽干口苦，常感痰滞咽喉而咯之难出，量少质黏，胸胁胀痛，咳时引痛，随情绪波动而增减，舌红或舌边红，苔薄黄少津，脉弦数。

治法：清肺泻肝，顺气降火。

方药：黛蛤散（《中华人民共和国药典》）合泻白散（《小儿药证直诀》）为主。

| 青黛 10 g | 海蛤 30 g | 牡丹皮 10 g | 地骨皮 10 g |
| 天冬 15 g | 桑白皮 10 g | 竹茹 10 g | 北沙参 10 g |
| 天花粉 15 g |

（4）肺阴亏耗

症状：干咳，咳声短促，痰少黏白，痰中带血丝，声音逐渐嘶哑，口干咽燥，午后潮热，颧红，盗汗，日渐消瘦，神疲，舌质红少苔，脉细数。

治法：滋阴润肺，化痰止咳。

方药：沙参麦冬汤（《温病条辨》）为主。

沙参 15 g	麦冬 10 g	天花粉 15 g	玉竹 10 g
百合 15 g	川贝母 10 g	杏仁 6 g	百部 15 g
地骨皮 10 g	白前 10 g	甘草 5 g	

七、体会

1. 咳嗽常用药物 大抵治咳以宣肺为主，辅以化痰。外感以宣散清肺为主，内伤以化痰理肺为主，辅以养肺。

咳嗽最忌油腻荤腥等物，犯之则缠绵 1 周以上，以鱼腥草、六神曲、陈皮解之。

咳嗽主药为杏仁首选，此药能宣能降，镇咳化痰，诚合肺之用，无论何种咳嗽均可用，惟阴虚燥咳宜慎用，内伤少用。

风寒选杏仁、紫菀、荆芥、桔梗，甚则用麻黄。风热选黄芩、前胡、桔梗、瓜蒌、鱼腥草。

燥热选南沙参、桑叶、浙贝母。

痰湿咳嗽选半夏、陈皮。

肺阴虚选百部、北沙参、川贝母、天冬。

肺有蕴热，积久不去，可用马兜铃。

2. 按时选药 ① 晨起咳嗽重用前胡。② 白天咳嗽重用杏仁、浙贝母。③ 夜间咳嗽重用百部、川贝母。④ 入睡前咳嗽可用马兜铃。

3. 外感咳嗽效验方 俗话说："咳嗽，咳嗽，郎中的对头。"在多位名师的指点下，笔者经过 10 余年的临床验证，筛选出 12 味治疗外感咳嗽的效方。

处方：桔梗 10 g、甘草 5 g、前胡 15 g、浙贝母 10 g、鱼腥草 15 g、瓜蒌皮 10 g、神曲 10 g、杏仁 10 g、紫苏叶 6 g、防风 6 g、陈皮 10 g、南沙参 10 g。

用法：每日 1 剂，水煎服 2～3 次。餐后半小时服用。

适应证：外感咳嗽，无地域差别，一年四季均可应用。

疗效预期：1～3剂可愈。时间长者服用7日。

注意事项：① 肺结核、内伤等引起的咳嗽，不宜使用本方。② 若有其他特殊疾病，如传染病，需一并治疗。③ 禁忌：鸡蛋、鱼腥、油腻等食物。

八、针灸参考方

合谷、外关、肺俞、太渊、尺泽、列缺、三阴交、风门、膻中、丰隆。

第三章 喘 病

一、概述

喘即气喘、喘息，是由于感受外邪，痰浊内蕴，情志失调，而致肺气上逆，失于宣降，或久病气虚，肾失摄纳，以呼吸困难，甚则张口抬肩，鼻翼煽动，不能平卧为主要临床表现的疾病。

别称：喘息，上气，逆气，喘促，喘症。

二、西医病名

相当于现代医学中的慢性阻塞性肺疾病（COPD）、肺心病、呼衰、心衰、胸腔积液、心包积液等。

三、病因病机

喘病的病因很复杂，外邪侵袭、饮食不当、情志失调、劳欲久病等均可成为喘病的病因，引起肺失宣降，肺气上逆或气无所主，肾失摄纳便成为喘病。

1. 外邪侵袭 外感风寒或风热之邪，未能及时表散，邪蕴于肺，壅阻肺气，肺气不得宣降，因而上逆作喘。

2. 饮食不当 恣食生冷、肥甘，或嗜酒伤中，脾失健运，痰浊内生，致肺气受阻，气津失布，津凝痰生，痰浊内蕴，上阻肺气，肃降失常,发为喘促。

3. 情志失调 情志不遂,忧思气结,肝失调达,气失疏泄,肺气痹阻,或郁怒伤肝,肝气上逆于肺,肺气不得肃降,升多降少,气逆而喘。

4. 劳欲久病 肺系久病,咳伤肺气,或久病脾气虚弱,肺失充养,肺之气阴不足,以致气失所主而喘促。若久病迁延,由肺及肾,或劳欲伤肾,精气内夺,肺之气阴亏耗,不能下荫于肾,肾之真元伤损,根本不固,则气失摄纳,上出于肺,出多入少,逆气上奔为喘。

若肾阳衰弱,肾不主水,水邪上犯,干肺凌心,肺气上逆,心阳不振,亦可致喘,此属虚中夹实之候。

喘病的病位,主脏在肺和肾,与肝、脾、心有关。因肺为气之主,司呼吸,外合皮毛,为五脏之华盖,若外邪袭肺,或它脏病气上犯,皆可使肺气壅塞,肺失宣降,呼吸不利而致喘促,或使肺气虚衰,气失所主而喘促。肾为气之根,与肺同司气之出纳,故肾元不固,摄纳失常则气不归元,阴阳不相接续,亦可气逆于肺而为喘。若脾虚痰浊饮邪上扰,或肝气逆乘亦能致喘,则为肝脾之病影响于肺。心气喘满,则发生于喘脱之时。喘病的病理性质有虚实两类。实喘在肺,为外邪、痰浊、肝郁气逆,邪气壅肺而宣降不利;虚喘当责之肺、肾两脏,因精气不足,气阴亏耗而致肺不主气,肾不纳气。故喘病的基本病机是气机的升降出纳失常,"在肺为实,在肾为虚"。病情错杂者,每可下虚上实,虚实夹杂并见。但在病情发展的不同阶段,虚实之间有所侧重,或互相转化。若肺病及脾,子盗母气,则脾气亦虚,脾虚失运,聚湿生痰,上渍于肺,肺气壅塞,气津失布,血行不利,可形成痰浊血瘀,此时病机以邪实为主,或邪实正虚互见。若迁延不愈,累及于肾,其病机则呈现肾失摄纳,痰瘀伏肺之肾虚肺实之候。若阳气虚衰,水无所主,水邪泛溢,又可上凌心肺,病机则为因虚致实,虚实互见。

因心脉上通于肺,肺气治理调节心血的运行,宗气贯心肺,肾脉上络于心,心肾相互既济,又心阳根于命门之火,心脏阳气的盛衰,与先天肾气及后天呼吸之气皆有密切关系。故本病的严重阶段,肺肾虚极,孤阳欲脱,必致心气、心阳亦惫,心不主血脉,血行不畅而瘀滞,面色、唇舌、指甲青紫,甚则出现喘汗致脱,亡阳、亡阴,则病情危笃。

四、主症

肺气上逆失于宣降,或肾失摄纳所引起的喘病表现,如呼吸困难,甚至张口抬肩,鼻翼煽动,不能平卧等,为喘病的各种证候所共有,是喘病的证候特征。呼吸困难为喘病的特征性证候,临床表现轻重不一。轻者仅见呼吸急迫,呼气、吸气深长,一般尚能平卧。重者可见鼻翼煽动,张口抬肩,摇身撷肚,端坐呼吸,面唇发绀。急发者多表现呼吸深长费力,以呼出为快,胸满闷塞,甚则胸盈仰息,声高气涌,气喘与劳动及体位无关。缓发者多表现呼吸微弱而浅表无力,以深吸为快,声低息短,动则加重,气喘与劳动及体位明显相关。若病情危笃,喘促持续不已,可见肢冷汗出,体温、血压骤降,心悸、心慌,面青唇紫等喘脱危象。

五、理化检查

1. 急性期　周围血白细胞总数和中性粒细胞增高。

2. 听诊　可闻及两肺野呼吸音增粗,或伴散在干湿性啰音。

3. 肺部 X 线摄片　检查正常或肺纹理增粗。

六、辨证论治

(一)实喘

1. 风寒壅肺

症状:喘咳,白稀痰,恶寒,或有发热,无汗,头痛,苔薄白滑,

脉浮紧。

治法：散寒宣肺，止咳平喘。

方药：麻黄汤（《伤寒论》）为主。

麻黄 10 g	杏仁 10 g	半夏 10 g	紫苏子 10 g
防风 6 g	细辛 3 g	生姜 6 g	橘红 6 g
甘草 5 g			

2. 痰热郁肺

症状：喘咳，黄痰黏稠，或有痰中带血，渴喜冷饮，面赤，便秘，舌苔黄或腻，脉滑数。

治法：清热化痰，宣肺平喘。

方药：桑白皮汤（《景岳全书》）为主。

桑白皮 15 g	黄芩 15 g	浙贝母 10 g	前胡 15 g
鱼腥草 15 g	射干 10 g	瓜蒌皮 15 g	竹茹 15 g

3. 痰浊阻肺

症状：喘咳胸闷，痰多白黏，呕恶纳呆，舌苔白厚腻，脉滑。

治法：化痰健脾，降逆平喘。

方药：二陈汤（《普济方》）合三子养亲汤（《韩氏医通》）。

法半夏 10 g	陈皮 10 g	茯苓 10 g	紫苏子 10 g
白芥子 10 g	莱菔子 10 g	杏仁 10 g	紫菀 10 g
旋覆花 6 g			

4. 表寒肺热

症状：喘逆上气，胸胀或痛，息粗鼻煽，吐痰稠黏，形寒身热，身痛口渴，舌苔薄白或罩黄，舌边红，脉浮数或滑。

治法：解表清里，化痰平喘。

方药：麻杏石甘汤（《张氏医通》）为主。

麻黄 10 g	黄芩 10 g	桑白皮 10 g	石膏 30 g
紫苏子 10 g	杏仁 10 g	半夏 10 g	款冬花 10 g

5. 肺气郁痹

症状：遇情志刺激而诱发，突然呼吸短促，喘憋，胸闷，或有胸痛，失眠，心慌，苔薄，脉弦。

治法：疏肝开郁，理气平喘。

方药：五磨饮子(《医方考》)为主。

沉香 5 g	木香 10 g	厚朴 10 g	枳实 10 g
紫苏子 10 g	全瓜蒌 30 g	合欢皮 15 g	天竺黄 15 g
佛手 15 g			

(二) 虚喘

1. 肺气虚耗

症状：喘促，气短，少量白稀痰，自汗，乏力，恶风，易感冒，舌淡苔白，脉弱或呛咳痰少，质黏难出，烦热而渴，咽喉不利，面颧潮红，舌质红或有剥脱苔，脉细数。

治法：补肺益气养阴。

方药：补肺汤(《云岐子保命集》)合生脉散(《内外伤辨惑论》)。

党参 15 g	黄芪 15 g	五味子 10 g	太子参 30 g
南沙参 15 g	炙甘草 10 g	百合 10 g	胡桃仁 10 g

2. 肾虚不纳

症状：喘促日久，气息短促，动辄喘甚，气不得续，腰酸膝软，咳时小便失禁，舌淡，苔白，脉微细或沉弱。

治法：益气温阳，补肾纳气。

方药：金匮肾气丸(《金匮要略》)合参蛤散(《圣济总录》)。

附子 10 g	肉桂 10 g	山茱萸 10 g	怀山药 10 g
胡芦巴 10 g	紫河车 6 g	熟地黄 15 g	当归 10 g
人参 10 g	五味子 10 g	蛤蚧 5 g	甘草 5 g

3. 水凌心肺

症状：喘咳气逆，不能平卧，痰稀白沫，心悸发绀，浮肿尿少，恶寒肢冷,舌淡黯,苔白滑,脉沉细滑。

治法:温阳利水,泻肺平喘。

方药:真武汤(《伤寒论》)为主。

茯苓皮 10 g	桂枝 10 g	芍药 6 g	生姜 6 g
附子 30 g	麻黄 10 g	白术 10 g	香加皮 10 g

4. 正虚喘脱

症状:喘逆剧甚,张口抬肩,鼻翼煽动,不能平卧,动辄喘剧欲绝,心悸心慌,烦躁不安,面唇青紫,汗出如珠,脉浮大无根,或见促代。

治法:扶阳固脱,镇摄纳气。

方药:参附汤(《正体类要》)合黑锡丹(《太平惠民和剂局方》)加减。

人参 30 g　　炮附子 30 g　　黑锡丹 6 g(黑锡、硫黄、川楝子、胡芦巴、木香、制附子、肉豆蔻、补骨脂、沉香、小茴香、阳起石、肉桂)

七、体会

1. 喘证,其本在肾,其标在肺,治疗以小青龙汤为基础方加减。喘证的治疗应以病因为主,兼顾虚实。

2. 治疗喘证应重视宣肺,用杏仁效佳。

八、针灸参考方

合谷、列缺、经渠、丰隆、太渊,虚者可配以太溪、中脘、关元、气海。

第四章　肺　胀

一、概述

肺胀是多种慢性肺系疾患反复发作，迁延不愈，导致肺气胀满，不能敛降的一种病证。临床表现为胸部膨满，憋闷如塞，喘息上气，咳嗽痰多，烦躁，心悸，面色晦暗，或唇甲发绀，脘腹胀满，肢体浮肿等。病程缠绵，时轻时重，经久难愈，严重者可出现神昏、惊厥、出血、喘脱等危重证候。

二、西医病名

主要与现代医学的阻塞性肺气肿相关。

三、病因病机

1. 肺病迁延　肺胀多见于内伤久咳、久喘、久哮、肺痨等肺系慢性疾患，迁延失治，逐步发展所致，是慢性肺系疾患的一种归宿。因此，慢性肺系疾患也就成为肺胀的基本病因。

2. 六淫乘袭　六淫既可导致久咳、久喘、久哮、支饮等病证的发生，又可诱发加重这些病证，反复乘袭，使它们反复迁延难愈，导致病机的转化，逐渐演化成肺胀。故感受外邪应为肺胀的病因。

3. 年老体虚　肺胀患者虽可见于青少年，但终归少数，而以年老患者为多。年老体虚，肺肾俱不足，体虚不能卫外是六淫反复乘袭的基础，感邪后正不胜邪而病益重，反复罹病而正更虚，如是循环不已，促使肺胀形成。病变首先在肺，继则影响脾、肾，后期病及于心、肝。因肺主气，开窍于鼻，外合皮毛，主表卫外，故外邪从口鼻、皮毛入侵，每多首先犯肺，导致肺气宣降不利，上逆而为咳，升降失常则为喘，久则肺虚，主气功能失常。若肺病及脾，子盗母气，脾失健运，则可导致肺脾两虚。肺为气之主，肾为气之根，肺伤及肾，肾气衰惫，摄纳无权，则气短不续，动则益甚。且肾主水，肾阳衰微，则气不化水，水邪泛溢则肿，水凌心肺则喘咳心悸。肺与心脉相通，肺气辅佐心脏运行血脉，肺虚治节失职，则血行涩滞，循环不利，血瘀肺脉，肺气更加壅塞，造成气虚血滞，血滞气郁，由肺及心的恶性后果，临床可见心悸、发绀、水肿、舌质暗紫等症。心阳根于命门真火，肾阳不振，进一步导致心肾阳衰，可呈现喘脱危候。

病理因素有痰浊、水饮、瘀血、气虚、气滞，它们互为影响，兼见同病。痰饮的产生，初由肺气郁滞，脾失健运，津液不归正化而成，渐因肺虚不能布津，脾虚不能转输，肾虚不能蒸化，痰浊潴留益甚。痰、饮、湿（浊）同属津液停积而成。痰饮水浊潴留，其病理是滞塞气机，阻塞气道，肺不能吸清呼浊，清气不足而浊气有余，肺气胀满不能敛降，故胸部膨膨胀满，憋闷如塞。痰浊水饮亦可损伤正气和妨碍血脉运行。气虚气滞的形成，因气根于肾，主于肺，本已年老体虚，下元虚惫，加之喘咳日久，积年不愈，必伤肺气，反复发作，由肺及肾，必致肺肾俱虚。肺不主气而气滞，肾不纳气而气逆，气机当升不升，当降不降，肺肾之气不能交相贯通，以致清气难入，浊气难出，滞于胸中，壅埋于肺而成肺胀。瘀血的产生，与肺肾气虚，气不行血及痰浊壅阻，血涩不利有关。瘀血形成后，又因瘀而滞气，加重痰、气滞塞胸中，成为肺胀的重要病理环节。

由此可见，肺胀的病理性质多属标实本虚。标实为痰浊、水

饮、瘀血和气滞,痰有寒化与热化之分;本虚为肺、脾、肾气虚,晚期
则气虚及阳,或阴阳两虚。其基本病机是肺之体用俱损,呼吸功能
错乱,气壅于胸,滞留于肺,痰瘀阻结肺管气道,导致肺体胀满,张
缩无力,而成肺胀。如内有停饮,又复感风寒,则可成为外寒内饮
证。感受风热或痰郁化热,可表现为痰热证。痰浊壅盛,或痰热内
扰,蒙蔽心窍,心神失主,则意识朦胧、嗜睡甚至昏迷;痰热内闭,热
邪耗灼营阴,肝肾失养,阴虚火旺,肝火夹痰上扰,气逆痰升,肝风
内动则发生肢颤、抽搐;痰热迫血妄行,则动血而致出血。亦可因
气虚日甚,气不摄血而致出血。病情进一步发展可阴损及阳,阳虚
不能化气行水,成为阳虚水泛证;阳虚至极,出现肢冷、汗出、脉微
弱等元阳欲脱现象。

四、主症

胸部膨满,憋闷如塞,喘息上气,咳嗽痰多,烦躁,心悸,面色晦
暗,或唇甲发绀,脘腹胀满,肢体浮肿等。严重者可出现神昏、惊
厥、出血、喘脱等危重证候。

五、理化检查

1. X线检查 轻度多无异常表现,随着病情进一步加重,肺
脏过度充气,残气量增加;重度肺气肿时,胸廓扩张,肋间隙增宽,
肋骨平行,活动减弱,膈降低且变平,两肺透亮度增加,肺血管增
粗、紊乱,右下肺动脉干扩张,右心室增大。

2. 心电图 右心室肥大,电轴右偏,顺钟向转位,出现肺型
P波。

3. 血气分析 低氧血症或合并高碳酸血症,PaO_2↓,
$PaCO_2$↑;肺泡动脉氧分压[$P(A-a)O_2$]增大。

4. 肺功能测定 最大通气量等相关指标异常。

5. 其他 ① 血常规：红细胞、血红蛋白升高；白细胞、中性粒细胞增高。② 血液流变学检查：全血黏度和血浆黏度可增加。③ 血生化：肝、肾功能可异常，血清电解质紊乱。④ CT 可帮助了解肺气肿的部位和严重程度。

六、辨证论治

1. 痰浊壅肺

症状：胸膺满闷，短气喘息，稍劳即著，咳嗽痰多，色白黏腻或呈泡沫，畏风易汗，脘痞纳少，倦怠乏力，舌暗，苔薄腻或浊腻，脉小滑。

治法：化痰降气，健脾益肺。

方药：苏子降气汤（《太平惠民和剂局方》）为主。

紫苏子 10 g	半夏 10 g	白芥子 6 g	前胡 10 g
厚朴 6 g	党参 10 g	当归 10 g	陈皮 5 g
生姜 3 g	大枣 6 g	肉桂 3 g	甘草 5 g

2. 痰热郁肺

症状：咳逆，喘息气粗，胸满，烦躁，目胀睛突，痰黄或白，黏稠难咯，或伴身热，微恶寒，汗不多，口渴喜饮，溲赤，便干，舌边尖红，苔黄或黄腻，脉数或滑数。

治法：清肺化痰，降逆平喘。

方药：麻杏石甘汤（《伤寒论》）为主。

麻黄 6 g	杏仁 10 g	石膏 30 g	瓜蒌皮 15 g
黄芩 10 g	鱼腥草 30 g	桑白皮 15 g	甘草 3 g

3. 痰蒙神窍

症状：神志恍惚，表情淡漠，谵妄，烦躁不安，撮空理线，嗜睡，甚则昏迷，肢体抽动，抽搐，咳逆喘促，咯痰不爽，苔白腻或黄腻，舌质暗红或淡紫，脉细滑数。

治法：涤痰，开窍，息风。

方药：涤痰汤(《济生方》)为主。

制南星 10 g	半夏 10 g	枳实 24 g	茯苓 24 g
橘红 18 g	石菖蒲 12 g	党参 12 g	竹茹 8 g
甘草 6 g			

4. 阳虚水泛

症状：心悸，喘咳，咯痰清稀，面浮，下肢水肿，甚则一身悉肿，腹部胀满有水，脘痞，纳差，尿少，怕冷，面唇青紫，苔白滑，舌胖质黯，脉沉细。

治法：温肾健脾，化饮利水。

方药：真武汤(《伤寒论》)合五苓散(《伤寒论》)为主。

附子 20 g	干姜 10 g	细辛 3 g	五味子 5 g
猪苓 15 g	麻黄 10 g	茯苓皮 10 g	炒白术 10 g

5. 肺肾气虚

症状：呼吸浅短难续，声低气怯，甚则张口抬肩，倚息不能平卧，咳嗽，痰白如沫，咯吐不利，胸闷心慌，形寒汗出或腰膝酸软，小便清长或尿有余沥，舌淡或黯紫，脉沉细数无力或有结代。

治法：补肺纳肾，降气平喘。

方药：平喘固本汤(《验方》)合补肺汤(《永类钤方》)。

人参 10 g	五味子 10 g	黄芪 15 g	肉苁蓉 15 g
熟地黄 15 g	胡芦巴 10 g	沉香 3 g	紫菀 10 g
紫苏子 10 g	款冬花 10 g	枸杞子 15 g	法半夏 10 g
橘红 6 g	炙甘草 6 g		

七、体会

1. 肺胀多为各种肺系病症发展所致。如年轻体壮之人，给予正确治疗，有望获得较好的效果。

2. 治疗方面,痰浊壅盛者,应健脾化痰;肝火犯肺者,天冬的作用较好。劳累太过所致肺胀,酌加枸杞子可增强疗效,曾有一例肺气肿患者单用枸杞子一味,获得痊愈。如遇阴虚发热者,当选用地骨皮退虚热。

3. 此病总属本虚标实,不论何种证型,均需注重健脾补肾。

八、针灸参考方

合谷、列缺、经渠、丰隆、太渊,虚证者,可配以太溪、中脘、关元、气海。

第五章　肺　痈

一、概述

肺痈是肺叶生疮，形成脓疡的一种病证，属内痈之一。临床以咳嗽、胸痛、发热、咯吐腥臭浊痰，甚则脓血相兼为主要特点。

二、西医病名

相当于现代医学的肺脓肿。其他如化脓性肺炎、肺坏疽、支气管扩张、支气管囊肿、肺结核空洞等伴化脓感染者，可参照。

三、病因病机

本病由感受外邪，内犯于肺，或痰热素盛，蒸灼肺脏，以致热壅血瘀，蕴酿成痈，血败肉腐化脓。

1. 感受外邪　多为风热外邪自口鼻或皮毛侵犯于肺所致，正如《类证治裁·肺痿肺痈》所说："肺痈者，咽干吐脓，因风热客肺，蕴毒成痈。"或因风寒袭肺，未得及时表散，内蕴不解，郁而化热所为，《张氏医通·肺痈》曾说："肺痈者，由感受风寒，未经发越，停留胸中，蕴发为热。"肺脏受邪热熏灼，肺气失于清肃，血热壅聚而成。

2. 痰热素盛　平素嗜酒太过或嗜食辛辣炙煿厚味，酿湿蒸痰化热，熏灼于肺；或肺脏宿有痰热，或他脏痰浊瘀结日久，上干于肺,形成肺痈。若宿有痰热蕴肺,复加外感风热,内外合邪,则更易引发本病。《医宗金鉴·外科心法要诀·肺痈》曾指出:"此症系肺脏蓄热,复伤风邪,郁久成痈。"

3. 劳累过度 正气虚弱,则卫外不固,外邪易乘虚侵袭,是致病的重要内因。本病病位在肺,病理性质属实、属热。《杂病源流犀烛·肺病源流》谓:"肺痈,肺热极而成痈也。"因邪热郁肺,蒸液成痰,邪阻肺络,血滞为瘀,而致痰热与瘀血互结,蕴酿成痈,血败肉腐化脓,肺损络伤,脓疡溃破外泄,其成痈化脓的病理基础,主要在热壅血瘀。

四、主症

1. 临床表现 发热,胸痛,咳嗽,咯腥臭脓痰,甚则脓血相兼。

2. 验痰 其色黄,或为脓血痰;其质黏稠,其味腥臭,其量多。若将其痰置于透明容器中,可分为泡沫层、浆液层、坏死组织层。

3. 验指 病程长者可出现杵状指。

4. 验口味 嚼黄豆法或饮生豆浆法。

五、理化检查

1. 白细胞总数及分类 均可增加。

2. 病原学检查 痰培养可参考,可靠的方法是避开上呼吸道直接至肺脓肿部位或引流支气管内采样。怀疑血源性肺脓肿者做血培养;伴有脓胸或胸腔积液者做胸液病原学检查。

3. 影像学检查 X线检查可见肺野大片浓密阴影,其中有脓腔及液平面,或见两肺多发性小脓肿。也可做胸部 CT 扫描。

4. 纤维支气管镜检查 有助于发现病因、明确病原体,并可据之进行细菌药敏试验。若为支气管肿瘤,可摘取做活检。

六、辨证论治

1. 初期

症状：发热微恶寒，咳嗽，咯白色黏痰，痰量由少增多，胸痛，呼吸不利，口干鼻燥，舌红苔薄黄，脉浮数而滑。

治法：疏散风热，清肺化痰。

方药：银翘散（《温病条辨》）为主。

连翘 15 g	金银花 30 g	苦桔梗 15 g	薄荷 6 g
竹叶 10 g	生甘草 6 g	荆芥穗 10 g	淡豆豉 10 g
牛蒡子 30 g			

2. 成痈期

症状：咳吐黄绿色腥臭脓痰，壮热汗出，寒战，咳嗽气急，胸满作痛，烦躁不安，自觉喉中有腥味，口干咽燥，舌红，苔黄厚腻，脉滑数。

治法：清热解毒，化瘀散结。

方药：千金苇茎汤（《备急千金要方》）为主。

芦根 60 g	薏苡仁 30 g	全瓜蒌 30 g	桃仁 10 g

3. 溃脓期

症状：咳吐大量脓血痰，或如米粥，腥臭异常，有时咯血，胸中烦满而痛，喘不能卧，身热，面赤，烦渴喜饮，舌红或绛，苔黄腻，脉滑数。

治法：排脓，清热，解毒。

方药：加味桔梗汤（《医学心悟》）为主。

桔梗 15 g	白及 10 g	橘红 10 g	甜葶苈子 15 g
甘草 10 g	浙贝母 10 g	薏苡仁 30 g	金银花 30 g

4. 恢复期

症状：身热渐退，咳嗽减轻，咯吐脓血痰日少，臭味减轻，痰液变清稀,精神渐振,胃纳改善,或胸胁隐痛,难以久卧,气短乏力,自汗,盗汗,低热,午后潮热,心烦口干,舌红少苔,脉细数无力。

治法:养阴补肺。

方药:清燥救肺汤(《医门法律》)为主。

桑叶 30 g	石膏 60 g	甘草 10 g	党参 10 g
胡麻仁 15 g	真阿胶 20 g	麦冬 15 g	杏仁 10 g
枇杷叶 15 g			

七、体会

1. 肺痈的治疗以千金苇茎汤为基础方。

2. 野荞麦对肺痈有独特疗效。

3. 鱼腥草、冬瓜仁、天花粉、全瓜蒌为治疗肺痈的常用药。

八、针灸参考方

曲池、列缺、尺泽、天枢、丰隆、足三里、大椎。

第六章　肺　痨

一、概述

肺痨是具有传染性的慢性虚弱疾患，以咳嗽、咯血、潮热、盗汗以及身体逐渐消瘦为主要临床特征。

二、西医病名

根据本病临床表现及其传染特点，与西医学的肺结核基本相同。

三、病因病机

肺痨的致病因素，不外内外两端。外因系指痨虫传染，内因系指正气虚弱，两者往往互为因果。痨虫蚀肺，耗损肺阴，进而演变发展，可致阴虚火旺，或导致气阴两虚，甚则阴损及阳。

1. 病因

（1）感染"痨虫"：与患者直接接触，致痨虫侵入人体为害。举凡酒食、问病、看护，或与患者朝夕相处，都是导致感染的条件。宋代前即有"痨证有虫，患者相继，诚有是理"的说法。《仁斋直指方》（以下简称《直指方》）亦有"瘵虫食人骨髓"之论。《世医得效方》更指出"有骨肉亲属绵绵相传，以至于灭族"者。从互相感染的情况推断,本病有致病的特殊因子,在病原学说上,提出痨虫感染是形成本病的病因。

(2) 正气虚弱

禀赋不足:由于先天素质不强,小儿发育未充,痨虫入侵致病。

酒色劳倦:酒色过度,耗损精血,正虚受感。

病后失调:大病或久病后失于调治(如麻疹、哮喘等病);外感咳嗽,经久不愈;胎产之后失于调养(如产后劳)等,正虚受感。

营养不良:生活贫困,营养不充,体虚不能抗邪而致感受病虫。

2. 病机 从"痨虫"侵犯的病变部位而言,则主要在肺。由于肺主呼吸,受气于天,吸清呼浊,若肺脏本体虚弱,卫外功能不强,或因其他脏器病变耗伤肺气,导致肺虚,则"痨虫"极易犯肺,侵蚀肺体,而致发病。临床表现上,多见干咳、咽燥、痰中带血,以及喉疮声嘶等肺系症状。故痨疾中以肺痨为最常见。

由于脏腑之间有互相资生、制约的关系,因此在病理情况下,肺脏局部病变,也必然会影响到其他脏器和整体,故有"其邪辗转,乘于五脏"之说,其中与脾肾两脏的关系最为密切,同时也可涉及心肝。

肺肾相生,肾为肺之子,肺虚肾失滋生之源,或肾虚相火灼金,上耗母气,可致肺肾两虚。在肺阴亏损的基础上,伴见骨蒸、潮热、男子遗精、女子月经不调等肾虚症状。若肺虚不能制肝,肾虚不能养肝,肝火偏旺,上逆侮肺,可见性急善怒,胸胁掣痛等症。如肺虚心火乘之,肾虚水不济火,还可伴见虚烦不寐、盗汗等症。

脾为肺之母。《素问·经脉别论》云:"脾气散精,上归于肺。"肺虚子盗母气则脾亦虚,脾虚不能化水谷精微,上输以养肺,则肺亦虚,终致肺脾同病,土不生金,肺阴虚与脾气虚两候同时出现,伴见疲乏、食少、便溏等脾虚症状。

肺痨久延而病重者,因精血亏损可以发展到肺、脾、肾三脏交亏。或因肺病及肾,肾虚不能助肺纳气;或因脾病及肾,脾不能化精以资肾,由后天而损及先天;甚则肺虚不能佐心治节血脉之运行,而致气虚血瘀,出现气短、喘息、心慌、唇紫、浮肿、肢冷等重症。

四、主症

1. 有与肺痨患者长期密切接触史。

2. 以咳嗽、咯血、潮热、盗汗及形体明显消瘦为主要临床表现。

3. 初期患者仅感疲劳乏力、干咳、食欲不振、形体逐渐消瘦。

五、理化检查

1. 结核菌检查 痰中找到结核杆菌是确诊肺结核的主要依据,也是制定治疗方案、考核疗效、随访病情的主要治标。痰菌阳性提示病灶是开放性的,但阴性也不能否定结核及其传染性。

2. X 线检查 为早期诊断的主要方法,并能判断病变的性质、范围、部位、发展情况和治疗效果。X 线表现有浸润、干酪样变和空洞形成,均属于活动性病变。

3. 结核菌素试验 阳性结果提示受过结核菌感染,并不一定表示患病;强阳性可作为判断活动结核的参考条件。结核菌素试验年龄越小诊断意义越大,3 岁以下儿童呈阳性反应,应视为活动性结核病。阴性反应基本上可排除结核菌感染,但要排除假阴性反应。

4. 其他检查 ESR 可增快(为活动性结核,可作为判断疗效的参考);严重病例可见贫血,急性粟粒性结核可有 WBC 增高或类白血病反应;纤维支气管镜检查发现支气管内膜结核及排除其他肺部疾病。

六、辨证论治

1. 肺阴亏损

症状：干咳，咳声短促，或咯少量黏痰，或痰中带血丝，色鲜红，胸部隐隐闷痛，午后自觉手足心热，或少量盗汗，皮肤干灼，口干咽燥，疲倦乏力，纳食不香，苔薄白，边尖红，脉细数。

治法：滋阴润肺。

方药：月华丸(《医学心悟》)为主。

天冬 30 g	生地黄 15 g	麦冬 15 g	熟地黄 30 g
山药 30 g	百部 30 g	北沙参 15 g	川贝母 10 g
阿胶 20 g	茯苓 10 g	三七 6 g	

2. 虚火灼肺

症状：呛咳气急，痰少质黏，或吐痰黄稠量多，时时咯血，血色鲜红，混有泡沫痰涎，午后潮热，骨蒸，五心烦热，颧红，盗汗量多，口渴心烦，失眠，急躁易怒，或胸胁掣痛，男子遗精，女子月经不调，消瘦，舌干红，苔薄黄而剥，脉细数。

治法：滋阴降火。

方药：百合固金汤(《医方集解》)为主。

生地黄 15 g	熟地黄 20 g	天花粉 20 g	白薇 10 g
知母 15 g	百合 15 g	贝母 10 g	麦冬 10 g
桔梗 6 g	玄参 15 g	鳖甲 10 g	地骨皮 20 g
青蒿 10 g	甘草 6 g		

3. 气阴耗伤

症状：咳嗽无力，气短声低，咳痰清稀色白，量较多，偶或夹血，或咯血，血色淡红，午后潮热，伴有畏风，怕冷，自汗与盗汗并见，纳少神疲，便溏，面白无华，颧红，舌质光淡，边有齿痕，苔薄，脉细弱而数。

治法：益气养阴。

方药：保真汤(《十药神书》)为主。

白及 15 g	玉竹 30 g	南沙参 15 g	川贝母 10 g
五味子 5 g	百部 15 g	太子参 30 g	甘草 5 g
熟地黄 30 g	天冬 15 g	山药 30 g	白前 10 g
地骨皮 15 g			

4. 阴阳虚损

症状：咳逆喘息，少气，咯痰色白有沫，或夹血丝，血色暗淡，潮热，自汗，盗汗，声嘶或失音，面浮肢肿，心慌，唇紫，肢冷，形寒，或见五更泄泻，口舌生糜，大肉尽脱，男子遗精阳痿，女子经闭，苔黄而剥，舌质光淡隐紫，少津，脉微细而数，或虚大无力。

治法：滋阴补阳。

方药：仿补天大造丸(《医学心悟》)之意。

紫河车 10 g	大龟甲 30 g	熟地黄 30 g	山药 30 g
枸杞子 15 g	当归 10 g	党参 15 g	黄精 30 g
山茱萸 10 g	天冬 10 g	补骨脂 10 g	五味子 10 g
肉苁蓉 15 g	杜仲 15 g	甘草 6 g	

七、体会

1. 肺痨以阴虚证为核心，症见咳嗽、咯血、潮热、盗汗，治当补虚杀虫。

自拟肺结核方，供参考应用：

百部 15 g	白及 10 g	白薇 10 g	龟甲 10 g
青蒿 8 g	麦冬 10 g	川贝母 10 g	玄参 10 g
生地黄 10 g	北沙参 15 g	莲子 10 g	党参 10 g
天花粉 10 g	地骨皮 15 g	甘草 3 g	百合 15 g

研末，每服 6 g，温水冲服，日 3 次。

2. 应配以抗结核西药治疗,但需注意保护肝功能。

八、针灸参考方

灸大椎、肺俞、膏肓俞、百劳;针列缺、孔最、阴郄、中脘、丰隆、三阴交、太溪。

第七章　胸痹（冠心病）

一、概述

胸痹是指以胸部闷痛，甚则胸痛彻背，喘息不得卧为主症的一种疾病，轻者仅感胸闷如窒，呼吸欠畅，重者多有胸痛，严重者心痛彻背，背痛彻心。

二、西医病名

冠心病是一种由冠状动脉器质性（动脉粥样硬化或动力性血管痉挛）狭窄或阻塞引起的心肌缺血缺氧（心绞痛）或心肌坏死（心肌梗死）的心脏病，亦称缺血性心脏病。

三、病因病机

本病证的发生多与寒邪内侵、饮食失调、情志失节、劳倦内伤、年迈体虚等因素有关。其病机有虚实两方面，实为寒凝、血瘀、气滞、痰浊，痹阻胸阳，阻滞心脉；虚为气虚、阴伤、阳衰，肺、脾、肝、肾亏虚，心脉失养。在本病证的形成和发展过程中，大多先实而后致虚，亦有先虚而后致实者。

1. 病因

（1）**寒邪内侵**：寒主收引，既可抑遏阳气，所谓暴寒折阳，又可使血行瘀滞,发为本病。素体阳衰,胸阳不足,阴寒之邪乘虚侵袭,寒凝气滞,痹阻胸阳而成。

(2)**饮食失调**:饮食不节,以致脾胃损伤,运化失健,聚湿生痰,上犯心胸清旷之区,阻遏心阳,胸阳失展,气机不畅,心脉闭阻,而成胸痹。如痰浊留恋日久,痰阻血瘀,亦成本病症。

(3)**情志失节**:忧思伤脾,脾运失健,津液不布,遂聚为痰。郁怒伤肝,肝失疏泄,肝郁气滞,甚则气郁化火,灼津成痰。无论气滞或痰阻,均可使血行失畅,脉络不利,而致气血瘀滞,或痰瘀交阻,胸阳不运,心脉痹阻,不通则痛,而发胸痹。

(4)**劳倦内伤**:劳倦伤脾,脾虚转输失能,气血生化乏源,无以濡养心脉,拘急而痛。积劳伤阳,心肾阳微,鼓动无力,胸阳失展,阴寒内侵,血行涩滞,而发胸痹。

(5)**年迈体虚**:本病多见于中老年人,年过半百,肾气自半,精血渐衰。如肾阳虚衰,则不能鼓舞五脏之阳,可致心气不足和心阳不振,血脉失于温运,痹阻不畅,发为胸痹;肾阴亏虚,则不能濡养五脏之阴,水不涵木,又不能上济于心,因而心肝火旺,心阴耗伤,心脉失去濡养,而致胸痹;心阴不足,心火燔炽,下汲肾水,又可进一步耗伤肾阴;心肾阳虚,阴寒痰饮乘于阳位,阻滞心脉。凡此均可在本虚的基础上形成标实,导致寒凝、血瘀、气滞、痰浊,而使胸阳失运,心脉阻滞,发生胸痹。

2. 病机 胸痹的主要病机为心脉痹阻,病位在心,涉及肝、脾、肾等脏。心主血脉,肺主治节,两者相互协调,气血运行自畅。心病不能推动血脉,肺气治节失司,则血行瘀滞;肝病疏泄失职,气郁血滞;脾失健运,聚生痰浊,气血乏源;肾阴亏损,心血失荣,肾阳虚衰,君火失用,均可引致心脉痹阻,胸阳失宣而发胸痹。其临床主要表现为本虚标实,虚实夹杂。本虚有气虚、气阴两虚及阳气虚衰;标实有血瘀、寒凝、痰浊、气滞,且可相兼为病,如气滞血瘀、寒凝气滞、痰瘀交阻等。

四、主症

不同人的心绞痛发作表现不一。多数人形容其为"胸部压迫感""闷胀感""憋闷感",部分患者感觉向双侧肩部、背部、颈部、咽喉部放散,休息或者含服硝酸甘油缓解。

冠心病有 5 型,分别有如下临床症状。

1. 心绞痛型　表现为胸骨后的压榨感,闷胀感,伴随明显的焦虑,持续 3~5 分钟,常发散到左侧臂部、肩部、下颌、咽喉部、背部,也可放射到右臂。有时可累及这些部位而不影响胸骨后区。用力、情绪激动、受寒、饱餐等增加心肌耗氧情况下发作的称为劳力性心绞痛,休息和含化硝酸甘油缓解。有时候心绞痛不典型,可表现为气紧、晕厥、虚弱、嗳气,尤其在老年人。根据发作的频率和严重程度分为稳定型和不稳定型心绞痛。稳定型心绞痛指的是发作 1 个月以上的劳力性心绞痛,其发作部位、频率、严重程度、持续时间、诱使发作的劳力大小、能缓解疼痛的硝酸甘油用量基本稳定。不稳定型心绞痛指的是原来的稳定型心绞痛发作频率、持续时间、严重程度增加,或者新发作的劳力性心绞痛(发生 1 个月以内),或静息时发作的心绞痛。

2. 心肌梗死型　梗死发生前 1 周左右常有前驱症状,如静息和轻微体力活动时发作的心绞痛,伴有明显的不适和疲惫。梗死时表现为持续性剧烈压迫感、闷塞感、甚至刀割样疼痛,位于胸骨后,常波及整个前胸,以左侧为重。部分患者可延及左臂尺侧向下放射,引起左侧腕部,手掌和手指麻刺感,部分患者可放射至上肢、肩部、颈部、下颌,以左侧为主。疼痛部位与以前心绞痛部位一致,但持续更久,疼痛更重,休息和含化硝酸甘油不能缓解。有时候表现为上腹部疼痛,容易与腹部疾病混淆。伴有低热,烦躁不安,多汗和冷汗,恶心,呕吐,心悸,头晕,极度乏力,呼吸困难,濒死感,持续 30 分钟以上,常达数小时。

3. 无症状性心肌缺血型(隐性冠心病) 很多患者有广泛的冠状动脉阻塞却没有感到过心绞痛,甚至有些患者在心肌梗死时也没感到心绞痛。部分患者在发生了心脏性猝死,常规体检时发现心肌梗死后才被发现。部分患者由于心电图有缺血表现,发生了心律失常,或因为运动试验阳性而做冠脉造影才发现。

4. 心力衰竭和心律失常型 部分患者原有心绞痛发作,以后由于病变广泛,心肌广泛纤维化,心绞痛逐渐减少到消失,却出现心力衰竭的表现,如气紧、水肿、乏力等,还有各种心律失常,表现为心悸。还有部分患者从来没有心绞痛,而直接表现为心力衰竭和心律失常。

5. 猝死型 指由于冠心病引起的不可预测的突然死亡,在急性症状出现以后 6 小时内发生心脏骤停所致。主要是由于缺血造成心肌细胞电生理活动异常,而发生严重心律失常导致。

五、理化检查

1. 心电图 心电图是冠心病诊断中最早、最常用和最基本的诊断方法,心电图使用方便,易于普及,当患者病情变化时便可及时捕捉其变化情况,并能连续动态观察和进行各种负荷试验,以提高其诊断敏感性。无论是心绞痛或心肌梗死,都有其典型的心电图变化。

2. 核素心肌显像 根据病史,心电图检查不能排除心绞痛时可做此项检查。核素心肌显像可以显示缺血区、明确缺血的部位和范围大小。结合运动试验再显像,可提高检出率。

3. 冠状动脉造影 是目前冠心病诊断的“金标准”。可以明确冠状动脉有无狭窄、狭窄的部位、程度、范围等,并可据此指导进一步治疗所应采取的措施。结合左心室造影,可以对心功能进行评价。

4. 超声和血管内超声 心脏超声可对心脏形态、室壁运动以及左心室功能进行检查,是目前最常用的检查手段之一。血管内超声可以明确冠状动脉内的管壁形态及狭窄程度,是一项很有前景的新技术。尤其适用于对造影剂过敏,不能做冠状动脉造影者。

5. 心肌酶学检查 是急性心肌梗死的诊断和鉴别诊断的重要手段之一。临床上根据血清酶浓度的序列变化和特异性同工酶的升高等肯定性酶学改变可明确诊断为急性心肌梗死。

6. 心血池显像 可用于观察心室壁收缩和舒张的动态影像,对于确定室壁运动及心功能有重要参考价值。

六、辨证论治

1. 心血瘀阻

症状:心胸疼痛,如刺如绞,痛有定处,入夜为甚,甚则心痛彻背,背痛彻心,或痛引肩背,伴有胸闷,日久不愈,可因暴怒、劳累而加重,舌质紫暗,有瘀斑,苔薄,脉弦涩。

治法:活血化瘀,通脉止痛。

方药:血府逐瘀汤(《医林改错》)为主。

当归 10 g	生地黄 10 g	桃仁 10 g	红花 10 g
枳壳 10 g	赤芍 10 g	柴胡 6 g	丹参 15 g
桔梗 6 g	川芎 15 g	牛膝 10 g	甘草 5 g

2. 气滞心胸

症状:心胸满闷,隐痛阵发,痛有定处,时欲太息,遇情志不遂时容易诱发或加重,或兼有胀闷,得嗳气或矢气则舒,苔薄或薄腻,脉细弦。

治法:疏肝理气,活血通络。

方药：柴胡疏肝散（《景岳全书》）为主。

合欢皮 30 g	柴胡 6 g	香橼皮 15 g	芍药 10 g
香附 10 g	川芎 10 g	炙甘草 6 g	

3. 痰浊闭阻

症状：胸闷重而心痛微，痰多气短，肢体沉重，形体肥胖，遇阴雨天而易发作或加重，伴有倦怠乏力，纳呆便溏，咯吐痰涎，舌体胖大且边有齿痕，苔浊腻或白滑，脉滑。

治法：通阳泻浊，豁痰宣痹。

方药：栝楼薤白半夏汤（《金匮要略》）合涤痰汤（《济生方》）为主。

瓜蒌皮 15 g	薤白 10 g	半夏 10 g	白酒 50 毫升
石菖蒲 10 g	制南星 10 g	枳实 10 g	茯苓 15 g
生姜 6 g	人参 6 g	竹茹 10 g	远志 15 g
甘草 5 g			

4. 寒凝心脉

症状：猝然心痛如绞，心痛彻背，喘不得卧，多因气候骤冷或骤感风寒而发病或加重。伴形寒，甚则手足不温，冷汗自出，胸闷气短，心悸，面色苍白，苔薄白，脉沉细或沉紧。

治法：辛温散寒，宣通心阳。

方药：枳实薤白桂枝汤（《金匮要略》）合当归四逆汤（《金匮要略》）为主。

附子 30 g	厚朴 6 g	薤白 10 g	延胡索 10 g
桂枝 10 g	当归 10 g	芍药 6 g	细辛 6 g
大枣 10 g	通草 3 g	炙甘草 6 g	降香 6 g

5. 气阴两虚证

症状：心胸隐痛，时作时休，心悸气短，动则益甚，伴倦怠乏力，声息低微，面色㿠白，易汗出，舌质淡红，舌体胖且边有齿痕，苔薄白，脉虚细缓或结代。

治法：益气养阴，活血通脉。

方药：生脉散（《备急千金要方》）合人参养荣汤（《太平惠民和剂局方》）为主。

玉竹 30 g	人参 6 g	麦冬 10 g	五味子 5 g
当归 10 g	白芍 10 g	白术 10 g	茯苓 10 g
黄芪 15 g	陈皮 6 g	柏子仁 10 g	炒远志 10 g

6. 心肾阴虚

症状：心痛憋闷，心悸盗汗，虚烦不寐，腰酸膝软，头晕耳鸣，口干便秘，舌红少津，苔薄剥，脉细数或促代。

治法：滋阴清火，养心和络。

方药：天王补心丹（《校注妇人良方》）为主。

西洋参 10 g	玄参 10 g	鳖甲 30 g	茯苓 10 g
五味子 5 g	远志 15 g	桔梗 6 g	甘草 5 g
酸枣仁 10 g	麦冬 15 g	生地黄 10 g	柏子仁 10 g

7. 心肾阳虚

症状：心悸而痛，胸闷气短，动则更甚，自汗，面色㿠白，神倦怯寒，四肢欠温或肿胀，舌质淡胖，边有齿痕，苔白或腻，脉沉细迟。

治法：温补阳气，振奋心阳。

方药：参附汤（《校注妇人良方》）合右归饮（《景岳全书》）为主。

熟地黄 10 g	细辛 10 g	山茱萸 15 g	枸杞子 15 g
杜仲 10 g	附子 30 g	菟丝子 10 g	肉桂 10 g
当归 10 g	人参 10 g	鹿角胶 20 g	生姜 6 g
大枣 10 g	延胡索 10 g		

七、体会

冠心病的治疗可以瓜蒌薤白白酒汤为基础方，另外，丹参治疗的效果也是值得肯定的。此病在预防调护上,特别应注意忌食生冷之物。

八、针灸参考方

内关透郄门、中脘、公孙、丰隆、心俞、厥阴俞、膻中。

第八章 癫 狂

一、概述

"癫"和"狂"为临床常见的精神失常疾病。二者在临床症状上不能截然分开，又能相互转化，故以癫狂并称。癫病以精神抑郁，表情淡漠，沉默痴呆，语无伦次，静而多喜为特征。狂病以精神亢奋，狂躁不安，喧扰不宁，骂詈毁物，动而多怒为特征。"重阴者癫""重阳者狂"。

二、西医病名

相当于精神分裂症、躁狂抑郁症。

癫病——精神分裂症抑郁型、单纯型，及抑郁症。

狂病——精神分裂症的紧张性兴奋型、青春型及偏执型、躁狂抑郁症的躁狂型者，以及急性反应性精神病中的反应性兴奋状态大致相当于本病。

三、病因病机

癫狂的发生与七情内伤、饮食失节、禀赋不足相关，损及心、脾、肝、胆、肾，导致脏腑功能失调和阴阳失于平秘，进而产生气滞、痰结、郁火、瘀血等，蒙蔽心窍或心神被扰，神明逆乱，而引起神志异常。

1. 病因

（1）**七情内伤**：多因恼怒郁愤不解，肝失疏泄，胆气不平，心胆失调，心神扰乱而发病；或肝郁不解，气郁痰结，阻塞心窍而发病；或暴（恚）怒不止，引动肝胆木火，郁火上升，冲心犯脑，神明无主而发病；或肝气郁滞，气失畅达，血行凝滞，致气滞血瘀，或痰瘀互结，气血不能上荣脑髓，神机失用而发病。

（2）**饮食失节**：嗜食肥甘膏粱，脾胃运化失司，聚湿成痰，痰浊内盛，郁而化火，上扰心神；或痰与气结，阻蔽神明；或与瘀血相伍，痹阻心窍，均致神志失常而发病。

（3）**先天不足**：胎儿在母腹中因禀赋异常，脏气不平，生后一有所触，遭遇情志刺激，则气机逆乱，阴阳失调，神机失常而发病。

2. 病机　病变所属脏腑，主要在心肝，涉及脾胃，久而伤肾。病理因素以气、痰、火、瘀为主，四者有因果兼夹的关系，且多以气郁为先。肝气郁结，肝失条达，气郁生痰；或心脾气结，郁而生痰，痰气互结，则蒙蔽神机；如气郁化火，炼液为痰，或痰火蓄结阳明，则扰乱神明。病久气滞血瘀，凝滞脑气，又每兼瘀血为患。

区别言之，癫与狂的病机特点各有不同。癫为痰气郁结，蒙蔽神机；狂为痰火上扰，神明失主。但癫病痰气郁而化火，可转化为狂病；狂病日久，郁火宣泄而痰气留结，又可转化癫病，故两者不能截然分开。

四、主症

有癫狂的家族史，或脑外伤史。多发于青壮年女性，平素性格内向，近期情志不遂，或突遭变故，惊恐而心绪不宁。神情抑郁，表情淡漠，静而少动，沉默痴呆，或喃喃自语，语无伦次；或突然狂奔，喧扰不宁，呼号打骂，不避亲疏。排除药物中毒、热病原因所致。

五、理化检查

头颅 CT、MRI 及其他辅助检查无阳性发现。气脑造影及 CT 检查表明初次发病的早期精神分裂症患者或精神分裂症高发家庭子女发病前的青少年可有脑室扩大。MRI 发现,除了脑室扩大,且以前额角最为明显外,胼胝体有明显的发育异常。

六、辨证论治

1. 癫病

(1) 痰气郁结

症状：精神抑郁,表情淡漠,沉默痴呆,时时太息,言语无序,或喃喃自语,多疑多虑,喜怒无常,秽洁不分,不思饮食,舌红苔腻而白,脉弦滑。

治法：理气解郁,化痰醒神。

方药：逍遥散(《太平惠民和剂局方》)合顺气导痰汤(验方)。

柴胡 10 g	白芍 10 g	白术 10 g	当归 10 g
茯苓 10 g	生甘草 6 g	薄荷 6 g	煨姜 6 g
半夏 10 g	陈皮 6 g	制胆星 10 g	香附 10 g
枳实 10 g	木香 10 g		

(2) 心脾两虚

症状：神思恍惚,魂梦颠倒,心悸易惊,善悲欲哭,肢体困乏,饮食锐减,言语无序,舌淡,苔薄白,脉沉细无力。

治法：健脾益气,养心安神。

方药：养心汤(《证治准绳》)合越鞠丸(《丹溪心法》)。

黄芪 10 g	茯苓 10 g	当归 10 g	肉桂 6 g
川芎 10 g	炙甘草 10 g	半夏曲 10 g	柏子仁 10 g
远志 10 g	酸枣仁 15 g	五味子 10 g	人参 10 g

| 栀子 10 g | 苍术 6 g | 香附 10 g | 神曲 15 g |

2. 狂病

(1) 痰火扰神

症状：起病先有性情急躁,头痛失眠,两目怒视,面红目赤,突发狂乱无知,骂詈号叫,不避亲疏,逾垣上屋,或毁物伤人,气力逾常,不食不眠,舌质红绛,苔多黄腻或黄燥而垢,脉弦大滑数。

治法：清心泻火,涤痰醒神。

方药：生铁落饮(《医学心悟》)为主。

天冬 10 g	麦冬 10 g	贝母 10 g	胆南星 10 g
橘红 10 g	远志 10 g	石菖蒲 10 g	连翘 6 g
茯苓 15 g	丹参 15 g	玄参 10 g	钩藤 10 g
辰砂 1 g	生铁落 20 g		

(2) 痰热瘀结

症状：癫狂日久不愈,面色晦滞而秽,情绪躁扰不安,多言无序,恼怒不休,甚至登高而歌,弃衣而走,妄见妄闻,妄思离奇,头痛,心悸而烦,舌质紫暗,有瘀斑,少苔或薄黄苔干,脉弦细或细涩。

治法：豁痰化瘀,调畅气血。

方药：癫狂梦醒汤《医林改错》为主。

桃仁 10 g	柴胡 10 g	香附 10 g	木通 10 g
赤芍 10 g	半夏 10 g	大腹皮 10 g	青皮 10 g
陈皮 6 g	紫苏子 15 g	桑白皮 10 g	甘草 6 g

(3) 火盛阴伤

症状：癫狂久延,时作时止,势已较缓,妄言妄为,呼之已能自制,但有疲惫之象,寝不安寐,烦恼焦躁,形瘦,面红而秽,口干便难,舌尖红无苔,有剥裂,脉细数。

治法：育阴潜阳,交通心肾。

方药：二阴煎(《景岳全书》)合琥珀养心丹(《证治汇补》)。

生地黄 10 g	麦冬 10 g	酸枣仁 10 g	生甘草 6 g
玄参 10 g	茯苓 15 g	黄连 10 g	木通 10 g
灯心草 6 g	竹叶 6 g	琥珀 1 g	龙齿 30 g
远志 10 g	牛黄 1 g	石菖蒲 10 g	当归身 10 g
柏子仁 10 g	朱砂 1 g	金箔 0.1 g	

七、体会

1. 精神异常之症,因由纷纷,岂是易治。

2. 郁证尚须移情易性,癫狂为神志不清,如何移易,药石何效。

3. 根被耗竭,本被迷乱,滋其根,澄其源,乃其治。

4. 须注意规避风险。

八、针灸参考方

水沟、本神、内关、通里、足临泣、丰隆、蠡沟、照海、井穴。

第九章 痫 病

一、概述

痫病是一种反复发作性神志异常的病证,亦名"癫痫",俗称"羊痫风"。临床以突然意识丧失,甚则仆倒,不省人事,强直抽搐,口吐涎沫,两目上视或口中怪叫,移时苏醒,一如常人为特征。发作前可伴眩晕、胸闷等先兆,发作后常有疲倦乏力等症状。

二、西医病名

西医学的癫痫包括原发性癫痫和继发性癫痫,出现大发作、小发作、局限性发作、精神运动性发作等不同类型,可参考本节治疗。

三、病因病机

痫病的发生,大多由于七情失调,先天因素,脑部外伤,饮食不节,劳累过度,或患它病之后,造成脏腑失调,痰浊阻滞,气机逆乱,风阳内动所致,而尤以痰邪作祟最为重要。

1. 病因

(1)七情失调:主要责之于惊恐。《素问·举痛论》说:"恐则气下""惊则气乱"。历代医家持此论者颇多。由于突受大惊大恐,造成气机逆乱,进而损伤脏腑,肝肾受损,则易致阴不敛阳而生热生风。脾胃受损，则易致精微不布，痰浊内聚，经久失调，一遇诱因，痰浊或随气逆，或随火炎，或随风动，蒙闭心神清窍，是以病作矣。

小儿脏腑娇嫩，元气未充，神气怯弱，或素蕴风痰，更易因惊恐而发生本病，正如《景岳全书·癫狂痴呆》云："盖小儿神气尚弱，惊则肝胆夺气而神不守舍，舍空则正气不能主，而痰邪足以乱之。"

(2) 先天因素：痫病之始于幼年者多见，与先天因素有密切关系，所谓"病从胎气而得之"。前贤多责之于"在母腹中时，其母有所大惊"所致。若母体突受惊恐，一则导致气机逆乱，一则导致精伤而肾亏，所谓"恐则精却"。母体精气之耗伤，必使胎儿发育异常，出生后，遂易发病。而妊娠期间，母体多病，服药不当，损及胎儿，尤易成为发病的潜在因素。

(3) 脑部外伤：由于跌仆撞击，或出生时难产，均能导致脑窍受损，瘀血阻络，经脉不畅，脑神失养，使神志逆乱，昏不知人，遂发痫病。正如清代周学海《读医随笔·证治类》指出："癫痫之病，其伤在血……杂然凝滞于血脉，血脉通心，故发昏闷，而又有抽掣叫呼者，皆心肝气为血困之象。"

(4) 其他：或因六淫之邪所干，或因饮食失调，或因患它病后，脏腑受损，均可导致积痰内伏。一遇劳累过度，生活起居失于调摄，遂致气机逆乱，触动积痰，生热动风，壅塞经络，闭塞心窍，上扰脑神，发为痫病。

2. 病机　痫之为病，病理因素总以痰为主，每由风、火触动，痰瘀内阻，蒙蔽清窍而发病。以心脑神机失用为本，风、火、痰、瘀致病为标。其中痰浊内阻，脏气不平，阴阳偏胜，神机受累，元神失控是病机的关键所在。而痫病之痰，具有随风气而聚散和胶固难化两大特点，因而痫病之所以久发难愈，反复不止，正是由于胶固于心胸的"顽痰"所致。至于发作时间的久暂，间歇期的长短，则与气机顺逆和痰浊内聚程度有密切关系。

痫病与五脏均有关联，但主要责之于心肝，顽痰闭阻心窍，肝经风火内动是痫病的主要病机特点。久发耗伤精气，可致心肾亏虚，气血不足，可见心脾两虚。

四、主症

任何年龄、性别均可发病，但多在儿童期、青春期或青年期发病，可有家族史，每因惊恐、劳累、情志过极等诱发。典型发作时突然昏倒，不省人事，两目上视，四肢抽搐，口吐涎沫，或有异常叫声等，或仅有突然呆木，两眼瞪视，呼之不应，或头部下垂，肢软无力，面色苍白等。局限性发作可见多种形式，如口、眼、手等局部抽搐而无突然昏倒，或凝视，或语言障碍，或无意识动作等。多数在数秒至数分钟即止。发作前可有眩晕、胸闷等先兆症状。发作突然，醒后如常人，醒后对发作时情况不知，反复发作。

五、理化检查

脑电图检查有阳性表现，必要时做颅脑 CT、MRI 检查有助于诊断。

1. 脑电图　除了病史、神经系统检查外，脑电图检查被认为是迄今为止最重要的检查方法，常能帮助定位、定性。

2. 影像学检查　除了已查明的原发性癫痫和癫痫综合征无需神经影像学检查以外，均应做此项检查。应当指出：影像学检查本身并不能诊断癫痫，目的是为了搞清病因病位以及进行病因治疗和估计预后。

3. 血液化学检查　如血糖、血钙、血镁、药物成分等。血糖、血钙及血镁浓度的高低是引起发作的重要条件。一方面这些因素的异常可能是引起癫痫发作的重要因素，另一方面可以对一些伴有癫痫发作的疾病诊断提供依据,如甲状旁腺功能减退性癫痫、糖尿病癫痫等。而药物成分测定的主要目的在于指导临床用药。

4. 尿液检查　主要是针对一些遗传代谢性疾病,如苯丙酮尿症。

六、辨证论治

1. 风痰闭阻

症状:发病前常有眩晕,头昏,胸闷,乏力,痰多,心情不悦。发作呈多样性,或见突然跌倒,神志不清,抽搐吐涎,或伴尖叫与二便失禁,或短暂神志不清,双目发呆,茫然所失,谈话中断,持物落地,或精神恍惚而无抽搐,舌质红,苔白腻,脉多弦滑有力。

治法:涤痰息风,开窍定痫。

方药:定痫丸(《医学心悟》)为主。

天麻 10 g	川贝母 10 g	胆南星 10 g	姜半夏 10 g
陈皮 6 g	朱茯神 15 g	丹参 15 g	麦冬 10 g
石菖蒲 10 g	远志 15 g	全蝎 6 g	白僵蚕 10 g
琥珀 5 g	竹沥 10 g	甘草 5 g	

2. 痰火扰神

症状:发作时昏仆抽搐,吐涎,或有吼叫,平时急躁易怒,心烦失眠,咯痰不爽,口苦咽干,便秘溲黄,病发后,症情加重,彻夜难眠,目赤,舌红,苔黄腻,脉弦滑而数。

治法:清肝泻火,化痰开窍。

方药:龙胆泻肝汤(《兰室秘藏》)合涤痰汤(《济生方》)。

龙胆草 10 g	泽泻 10 g	车前子 10 g	木通 6 g
当归 10 g	柴胡 6 g	生地黄 10 g	黄芩 10 g
栀子 15 g	半夏 10 g	胆南星 15 g	陈皮 6 g
枳实 10 g	茯苓 10 g	党参 10 g	石菖蒲 10 g

竹茹 10 g   甘草 5 g

3. 瘀阻脑络

症状：平素头晕头痛，痛有定处，常伴单侧肢体抽搐，或一侧面部抽动，颜面口唇青紫，舌质暗红或有瘀斑，舌苔薄白，脉涩或弦。多继发于颅脑外伤、产伤、颅内感染性疾患后，或先天脑发育不全。

治法：活血化瘀，息风通络。

方药：通窍活血汤（《医林改错》）为主。

赤芍 10 g   川芎 15 g   桃仁 10 g   老葱 10 g

红花 10 g   地鳖虫 10 g   地龙 15 g   制乳香 10 g

4. 心脾两虚

症状：反复发作，神疲乏力，心悸气短，失眠多梦，面色苍白，体瘦纳呆，大便溏薄，舌质苔白腻，脉沉细而弱。

治法：补益气血，健脾宁心。

方药：六君子汤（《校注妇人良方》）合归脾汤（《济生方》）。

党参 30 g   白术 10 g   茯苓 15 g   黄芪 15 g

陈皮 6 g   半夏 10 g   木香 6 g   龙眼肉 10 g

当归 10 g   远志 15 g   生姜 10 g   酸枣仁 15 g

大枣 10 g   甘草 5 g

5. 心肾亏虚

症状：痫病频发，神思恍惚，心悸，健忘失眠，头晕目眩，两目干涩，面色晦暗，耳轮焦枯不泽，腰膝酸软，大便干燥，舌质淡红，脉沉细而数。

治法：补益心肾，潜阳安神。

方药：左归丸（《景岳全书》）合天王补心丹（《校注妇人良方》）。

熟地黄 30 g   山药 30 g   山茱萸 30 g   菟丝子 15 g

枸杞子 20 g	龟甲 30 g	川牛膝 10 g	鹿角胶 20 g
人参 10 g	丹参 15 g	玄参 10 g	五味子 10 g
茯苓 15 g	远志 15 g	桔梗 6 g	当归 10 g
天冬 10 g	麦冬 15 g	柏子仁 15 g	酸枣仁 15 g

七、体会

1. 本病首先要区分原发性和继发性,原发性癫痫需探求病因,继发性以治疗原发病为主。

2. 本病的治疗需分清标本缓急,一般情况不建议使用治标之药。

3. 若头部 CT 或 MRI 提示颅内有器质性改变,本病较难治愈。

4. 本病的根本原因,应以肾亏为主,而标则有风、火、痰、瘀等。

八、针灸参考方

大椎、腰奇为主,鸠尾、丰隆、通里、神门、申脉、照海、间使、太溪。

第十章　痞满(胃下垂)

一、概述

痞满是指以自觉心下痞塞,胸膈胀满,触之无形,按之柔软,压之无痛为主要症状的病证。

二、西医病名

胃下垂是指站立时,胃的下缘达盆腔,胃小弯弧线最低点降至髂嵴连线以下,称为胃下垂。慢性胃炎、功能性消化不良也可参考本章治疗。

三、病因病机

本病的发生多是由于膈肌悬吊力不足,肝胃、膈胃韧带功能减退而松弛,腹内压下降及腹肌松弛等因素,加上体形或体质等因素,使胃呈极度低张的鱼钩状,即为胃下垂所见的无张力型胃。

感受外邪、内伤饮食、情志失调等可引起中焦气机不利,脾胃升降失职而发生痞满。

1. 病因

(1) 感受外邪:外感六淫,表邪入里,或误下伤中,邪气乘虚内陷,结于胃脘,阻塞中焦气机,升降失司,遂成痞满。

（2）**内伤饮食**：暴饮暴食，或恣食生冷，或过食肥甘，或嗜酒无度，损伤脾胃，纳运无力，食滞内停，痰湿中阻，气机被阻，而生痞满。

（3）**情志失调**：抑郁恼怒，情志不遂，肝气郁滞，失于疏泄，横逆乘脾犯胃，脾胃升降失常，或忧思伤脾，脾气受损，运化不力，胃腑失和，气机不畅，发为痞满。

2. 病机　脾胃同居中焦，脾主运化，胃主受纳，共司饮食水谷的消化、吸收与输布。脾主升清，胃主降浊，清升浊降则气机调畅。肝主疏泄，调节脾胃气机。肝气条达，则脾升胃降，气机顺畅。上述病因均可影响到胃，并涉及脾、肝，使中焦气机不利，脾胃升降失职，而发痞满。

四、主症

轻度下垂者一般无症状，下垂明显者有上腹不适，饱胀，饭后明显，伴恶心、嗳气、厌食、便秘等，有时腹部有深部隐痛感，常于餐后、站立及劳累后加重。长期胃下垂者常有消瘦、乏力、站立性昏厥、低血压、心悸、失眠、头痛等症状。

五、理化检查

1. 上腹压痛不固定，可随体位改变，某些患者触诊时可听到脐下振水声，也有少数下垂明显者同时有肝、右肾及结肠下垂征象。

2. 超声波检查：饮水使胃腔充盈后，超声波测出胃下缘下移入盆腔。

3. X 线钡餐检查：为胃下垂最可靠诊断方法。胃下垂程度以胃小弯切迹低于髂嵴连线水平 1～5 厘米为轻度，6～10 厘米为中度，11 厘米以上为重度。

六、辨证论治

1. 饮食内停

症状：脘腹痞闷而胀，进食尤甚，拒按，嗳腐吞酸，恶心呕吐，或大便不调，矢气频作，味臭如败卵，舌苔厚腻，脉滑。

治法：消食和胃，行气消痞。

方药：保和丸（《丹溪心法》）为主。

焦山楂 15 g	六曲 20 g	半夏 10 g	茯苓 15 g
陈皮 6 g	连翘 6 g	党参 20 g	莱菔子 10 g

2. 痰湿中阻

症状：脘腹痞塞不舒，胸腹满闷，头晕目眩，身重困倦，呕恶纳呆，口淡不渴，小便不利，舌苔白厚腻，脉沉滑。

治法：除湿化痰，理气和中。

方药：二陈平胃汤（《太平惠民和剂局方》）为主。

半夏 15 g	茯苓 15 g	陈皮 6 g	甘草 5 g
苍术 10 g	厚朴 10 g	藿香 10 g	佩兰 10 g

3. 湿热阻胃

症状：脘腹痞闷，或嘈杂不舒，恶心呕吐，口干不欲饮，口苦，纳少，舌红苔黄腻，脉滑数。

治法：清热化湿，和胃消痞。

方药：泻心汤（《金匮要略》）合连朴饮（《霍乱论》）。

大黄 10 g	黄连 10 g	黄芩 10 g	厚朴 10 g
石菖蒲 10 g	制半夏 10 g	芦根 15 g	栀子 10 g
香豉 10 g	竹茹 15 g		

4. 肝胃不和

症状：脘腹痞闷，胸胁胀满，心烦易怒，善太息，呕恶嗳气，或吐苦水，大便不爽，舌质淡红，苔薄白，脉弦。

治法：疏肝解郁，和胃消痞。

方药：越鞠丸（《丹溪心法》）合枳术丸（《脾胃论》）。

川芎 6 g	苍术 6 g	香附 10 g	神曲 15 g
栀子 10 g	枳实 10 g	白术 10 g	荷叶 6 g

5. 脾胃虚弱

症状：脘腹满闷，时轻时重，喜温喜按，纳呆便溏，神疲乏力，少气懒言，语声低微，舌质淡，苔薄白，脉细弱。

治法：补气健脾，升清降浊。

方药：补中益气汤（《脾胃论》）为主。

党参 30 g	黄芪 30 g	白术 15 g	甘草 10 g
当归 10 g	陈皮 6 g	升麻 6 g	柴胡 6 g

6. 胃阴不足

症状：脘腹痞闷，嘈杂，饥不欲食，恶心嗳气，口燥咽干，大便秘结，舌红少苔或无苔，脉细数。

治法：养阴益胃，调中消痞。

方药：益胃汤（《温病条辨》）为主。

沙参 15 g	麦冬 10 g	生地黄 10 g	玉竹 30 g
扁豆 10 g	莲子 15 g		

七、体会

1. 胃下垂多因劳累太过、思虑过度、饮食不节，导致脾不升清降浊而成。治疗以补中益气醒脾，配合适当的消导。因饮食不节所致的胃下垂应采用攻补兼施，先行消导的方法治疗。

2. 在用药方面，肝郁不舒者柴胡效佳，气阴两虚者玉竹尤善。

3. 在调护方面，应强调少食，不可过饱。

八、针灸参考方

中脘、脾俞、胃俞、章门、百会、气海、冲阳。

第十一章　泄　泻

一、概述

泄泻是指大便次数增多,粪便稀薄,甚至泻出如水样的病证。大便溏薄而势缓者为泄,大便清稀如水而直下者为泻。

二、西医病名

急慢性肠炎、胃肠功能紊乱、肠结核等肠道疾病以泄泻为主要表现者,可按本章内容辨证治疗。其他疾病过程中伴见泄泻者,可参考本章内容辨治。

三、病因病机

1. 病因

（1）**感受外邪**：外感寒湿暑热之邪均可引起泄泻,其中以湿邪最为多见。湿邪易困脾土,寒邪和暑热之邪,既可侵袭皮毛肺卫,从表入里,使脾胃升降失司,亦能夹湿邪为患,直接损伤脾胃,导致运化失常,清浊不分,引起泄泻。

（2）**饮食所伤**：误食馊腐不洁之物,使脾胃受伤,或饮食过量,停滞不化,或恣食肥甘辛辣,致湿热内蕴,或恣啖生冷,寒气伤中,均能化生寒、湿、热、食滞之邪,使脾运失职,升降失调,清浊不分,发生泄泻。

（3）**情志失调**：忧郁恼怒，精神紧张，易致肝气郁结，木郁不达，横逆犯脾；忧思伤脾，土虚木乘，均可使脾失健运，气机升降失调，遂致本病。

（4）**病后体虚**：久病失治，脾胃受损，日久伤肾，脾失温煦，运化失职，水谷不化，积谷为滞，湿滞内生，遂成泄泻。

（5）**禀赋不足**：先天不足，禀赋虚弱，或素体脾胃虚弱，不能受纳运化某些食物，易致泄泻。

2. 病机　泄泻病因虽然复杂，但其基本病机变化为脾胃受损，湿困脾土，肠道功能失司，病位在肠，脾失健运为关键，同时与肝、肾关系密切。脾主运化，喜燥恶湿，大小肠司泌浊、传导；肝主疏泄，调节脾运；肾主命门之火，能暖脾助运，腐熟水谷。若脾运失司，小肠无以分清泌浊，大肠无法传化，水反为湿，谷反为滞，合污而下，则发生泄泻。病理因素与湿邪关系最大，湿为阴邪，易困脾阳，脾受湿困，则运化不健。但可夹寒、夹热、夹滞。

四、主症

1. 以大便粪质溏稀为诊断的主要依据，或完谷不化，或粪如水样，或大便次数增多，每日三五次以至十数次以上。

2. 常兼有腹胀腹痛、腹鸣、纳呆。

3. 起病或急或缓，暴泻者多有暴饮暴食或误食不洁之物的病史。迁延日久，时发时止者，常由外邪、饮食、情志等因素诱发。

五、理化检查

粪便检查比较重要，应认真观察病者新鲜粪便的量、质及颜色；显微镜下粪检包括观察血细胞数及病原体；粪便培养可找出病原菌等。慢性泄泻可行结肠内镜、小肠镜检查，可直接观察，同时采取渗出物、镜检或培养、活体组织协助诊断;同时可排除胃肠道肿瘤。关于X线检查,慢性腹泻可考虑做结肠钡剂灌肠及全消化道钡餐检查,以明确病变部位;腹部B超或CT检查有助于胰腺病变、腹腔淋巴瘤等疾病的诊断。此外,一些全身性疾病如甲亢、糖尿病、慢性肾功能不全等也可引起腹泻,可进行相关检查,有助于明确诊断。

六、辨证论治

1. 寒湿内盛

症状:泄泻清稀,甚则如水样。脘闷食少,腹痛肠鸣。若兼外感风寒,则恶寒发热头痛,肢体酸痛。舌质淡,苔白腻,脉濡缓,或苔薄白,脉浮。

治法:散寒化湿

方药:藿香正气散(《太平惠民和剂局方》)为主。

藿香10 g	白芷10 g	紫苏10 g	茯苓15 g
半夏曲10 g	白术10 g	陈皮6 g	厚朴6 g
苦桔梗6 g	大腹皮6 g	炙甘草5 g	

2. 湿热伤脾

症状:泄泻腹痛,泻下急迫,或泻而不爽,粪色黄褐,气味臭秽。肛门灼热,烦热口渴,小便短黄。舌质红,苔黄腻,脉滑数或濡数。

治法:清热利湿。

方药:葛根芩连汤(《伤寒论》)为主。

葛根30 g	黄芩15 g	黄连10 g	甘草5 g
车前草15 g	马齿苋20 g		

3. 食滞肠胃

症状:腹痛肠鸣,泻下粪便,臭如败卵,泻后痛减。脘腹胀满,

嗳腐酸臭,不思饮食。舌苔垢浊或厚腻,脉滑。

治法：消食导滞。

方药：保和丸(《格致余论》)为主。

| 焦山楂 10 g | 炒神曲 15 g | 制半夏 10 g | 茯苓 15 g |
| 陈皮 6 g | 连翘 6 g | 炒莱菔子 10 g | 炒麦芽 30 g |

4. 肝气乘脾

症状：素有胸胁胀闷,嗳气食少,每因抑郁恼怒,或情绪紧张之时,发生腹痛泄泻。腹中雷鸣,攻窜作痛,矢气频作。舌淡红,脉弦。

治法：抑肝扶脾。

方药：痛泻要方(《丹溪心法》)为主。

| 陈皮 10 g | 白术 15 g | 白芍 10 g | 防风 6 g |
| 佛手 15 g | 生麦芽 30 g |

5. 脾胃虚弱

症状：大便时溏时泻,迁延反复。食少,食后脘闷不舒,稍进油腻食物,则大便次数明显增加,面色萎黄,神疲倦怠。舌质淡,苔白,脉细弱。

治法：健脾益气,化湿止泻。

方药：参苓白术散(《太平惠民和剂局方》)为主。

白扁豆 15 g	白术 10 g	茯苓 15 g	甘草 5 g
桔梗 10 g	莲子 10 g	党参 15 g	砂仁 6 g
山药 15 g	薏苡仁 15 g

6. 肾阳虚衰

症状：黎明之前脐腹作痛,肠鸣即泻,泻下完谷,泻后则安。形寒肢冷,腰膝酸软。舌淡苔白,脉沉细。

治法：温肾健脾,固涩止泻。

方药：四神丸(《证治准绳》)为主。

补骨脂 10 g   肉豆蔻 10 g   吴茱萸 6 g   五味子 5 g
生姜 5 g   大枣 10 g

七、体会

1. 治疗泄泻当考虑有无饮食所伤,不宜补之过急,应注意消导。

2. 久病伤肾,还需酌加温肾助阳之品。

3. 与心情相关的泄泻,要关注精神调摄。

4. 胆道疾患所引发的泄泻,也要注意澄流清源。

八、针灸参考方

中脘、天枢、关元、支沟、内关、手三里、足三里、丰隆、解溪、三阴交、太白。

第十二章 痢 疾

一、概述

痢疾是因外感时行疫毒，内伤饮食而致邪蕴肠腑，气血壅滞，传导失司，以腹痛腹泻，里急后重，排赤白脓血便为主要临床表现的具有传染性的外感疾病。

二、西医病名

中医学的痢疾与西医学的痢疾病名相同，部分临床表现一致。包含了西医学中的细菌性痢疾、阿米巴痢疾，以及似痢非痢的疾病，如非特异性溃疡性结肠炎、局限性肠炎、结肠直肠恶性肿瘤等，均可参照本章辨证处理。

三、病因病机

1. 病因

（1）**时邪疫毒**：时邪，主要指感受暑湿热之邪，痢疾多发于夏秋之交，气候正值热郁湿蒸之际，湿热之邪内侵人体，蕴于肠腑，乃是本病发生的重要因素。《景岳全书·痢疾》说："痢疾之病，多病于夏秋之交，古法相传，皆谓炎暑大行，相火司令，酷热之毒蓄积为痢。"

（2）**饮食不节**：一是指平素饮食过于肥甘厚味或夏月恣食生冷瓜果，损伤脾胃；二是指食用馊腐不洁的食物，疫邪病毒从口而入，积滞腐败于肠间，发为痢疾。

2. 病机 痢疾为病，发于夏秋之交，这个季节暑、湿、热三气交蒸，互结而侵袭人体，加之饮食不节和不洁，邪从口入，滞于脾胃，积于肠腑。故痢疾的病理因素有湿、热（或寒）、毒、食等，湿热疫毒之邪为多，寒湿之邪较少。病位在肠腑，与脾胃有关，这是因邪从口而入，经胃脾而滞于肠之故。故《医碥·痢》说："不论何脏腑之湿热，皆得入肠胃，以胃为中土，主容受而传之肠也。"随着疾病的演化，疫毒太盛也可累及心、肝，病情迁延，也可穷及于肾，《景岳全书·痢疾》说："凡里急后重者，病在广肠最下之处，而其病本则不在广肠而在脾肾。"痢疾的病机，主要是时邪疫毒积滞于肠间，壅滞气血，妨碍传导，肠道脂膜血络受伤，腐败化为脓血而成痢。肠司传导之职，传送糟粕，又主津液的进一步吸收，湿、热、疫毒等病邪积滞于大肠，以致肠腑气机阻滞，津液再吸收障碍，肠道不能正常传导糟粕，因而产生腹痛、大便失常之症。邪滞于肠间，湿蒸热郁，气血凝滞腐败，肠间脂膜血络受损，化为脓血下痢，所谓"盖伤其脏腑之脂膏，动其肠胃之脉络，故或寒或热，皆有脓血"。肠腑传导失司，由于气机阻滞而不利，肠中有滞而不通，不通则痛，腹痛而欲大便则里急，大便次数增加，便又不爽则后重，这些都是由于大肠通降不利，传导功能失调之故。

四、主症

痢疾以腹痛腹泻、里急后重，便下赤白脓血为主要表现，但临床症状轻、重差异较大。轻者，腹痛不著，里急后重不明显，大便每日次数在 10 次以下，或被误诊为泄泻；重者，腹痛、里急后重均甚，下痢次数频繁，甚至在未出现泻痢之前即有高热、神疲、面青、肢冷以至昏迷惊厥。多数发病较急,急性起病者,以发热伴呕吐开始,继而阵发性腹痛、腹泻,里急后重,下痢赤白黏冻或脓血。也有缓慢发病者,缓慢发病则发热不甚或无发热,只有腹痛、里急后重、下痢赤白黏冻或脓血的主症,下痢的次数与量均少于急性发病者。急性发病者,病程较短,一般在 2 周左右;缓慢发病者,病程较长,多数迁延难愈,甚至病程可达数月、数年之久。痢疾可散在发生,也可在同一地区形成流行。

五、理化检查

大便中可见大量红细胞、脓细胞,并有巨噬细胞或新鲜大便中发现有阿米巴滋养体、阿米巴包囊;大便或病变部位分泌物培养可有痢疾杆菌生长,或阿米巴原虫培养阳性;钡剂灌肠 X 线检查及直肠、结肠镜检查,提示慢性痢疾、非特异性溃疡性结肠炎或结肠癌、直肠癌等改变。儿童在夏秋季节出现高热惊厥等症,而未排大便时,应清洁灌肠,取便送常规检查和细菌培养。

六、辨证论治

1. 湿热痢

症状:腹痛阵阵,痛而拒按,便后腹痛暂缓,痢下赤白脓血,黏稠如胶冻,腥臭,肛门灼热,小便短赤,舌苔黄腻,脉滑数。

治法:清肠化湿,解毒,调气行血。

方药:芍药汤(《素问病机气宜保命集》)为主。

芍药 30 g	当归 15 g	黄连 15 g	槟榔 6 g
木香 6 g	大黄 9 g	黄芩 15 g	肉桂 5 g
甘草 6 g			

2. 疫毒痢

症状:发病急骤,腹痛剧烈,里急后重频繁,痢下鲜紫脓血,呕

吐频繁,寒战壮热,头痛烦躁,精神极其委靡,甚至四肢厥冷,神志昏蒙,或神昏不清,惊厥抽搐,瞳仁大小不等,舌质红绛,苔黄腻或燥,脉滑数或微细欲绝。临床亦可下痢不重而全身症状重者,突然出现高热,神昏谵语,呕吐,喘逆,四肢厥冷,舌红苔干,脉弦数或微细欲绝。

治法:清热凉血,解毒清肠。

方药:白头翁汤(《伤寒论》)合芍药汤(《素问病机气宜保命集》)。

芍药 30 g	当归 15 g	黄连 15 g	槟榔 6 g
木香 6 g	大黄 9 g	黄芩 15 g	肉桂 5 g
白头翁 15 g	黄柏 12 g	秦皮 12 g	甘草 6 g

疫毒痢(或湿热痢)可用白头翁汤加大黄等,煎水保留灌肠配合治疗,以增强涤泻邪毒之功效。若厥脱、神昏、惊厥同时出现者,则最为险候,必须采用综合性抢救措施,中西医结合治疗,以挽其危急。

3. 寒湿痢

症状:腹痛拘急,痢下赤白黏冻,白多赤少,或纯为白冻,里急后重,脘胀腹满,头身困重,舌苔白腻,脉濡缓。

治法:温中燥湿,调气和血。

方药:不换金正气散(《太平惠民和剂局方》)。

厚朴 10 g	藿香 15 g	半夏 10 g	苍术 10 g
陈皮 6 g	生姜 6 g	甘草 3 g	大枣 6 g

4. 虚寒痢

症状:久痢缠绵不已,痢下赤白清稀或白色黏冻,无腥臭,甚则滑脱不禁,腹部隐痛,喜按喜温,肛门坠胀,或虚坐努责,便后更甚,食少神疲,形寒畏冷,四肢不温,腰膝酸软,舌淡苔薄白,脉沉细而弱。

治法：温补脾肾，收涩固脱。

方药：桃花汤(《伤寒论》)合真人养脏汤(《太平惠民和剂局方》)。

赤石脂 30 g	干姜 10 g	粳米 15 g	诃子 5 g
罂粟壳 3 g	肉豆蔻 10 g	白术 10 g	人参 6 g
木香 6 g	肉桂 5 g	芍药 6 g	当归 10 g
炙甘草 5 g			

5. 阴虚痢

症状：见于久痢津伤之患者。痢下脓血黏稠，虚坐努责，舌红绛少苔，脉细数。

治法：养阴清热，和血止痛。

方药：黄连阿胶汤(《伤寒论》)合驻车丸(《备急千金要方》)。

黄连 10 g	黄芩 15 g	芍药 15 g	阿胶 15 g
当归 10 g	炮姜 6 g	葛根 15 g	鸡子黄 1 个

6. 休息痢

症状：下痢时发时止，日久难愈，常因饮食不当、感受外邪或劳累而诱发。发作时，大便次数增多，便中带有赤白黏冻，腹痛，里急后重，症状一般不及初痢、暴痢程度重。休止时，常有腹胀食少，倦怠怯冷，舌质淡苔腻，脉濡软或虚数。

治法：温中清肠，佐以调气化滞。

方药：连理汤(《张氏医通》)为主。

党参 15 g	白术 10 g	干姜 6 g	炙甘草 5 g
黄连 10 g	茯苓 15 g		

休息痢多因寒热错杂，虚实互见，病情顽固者，也可用成药乌梅丸治疗。若大便呈果酱色而量多者，用鸦胆子仁治疗效果较好，成人每服 15 粒，每日 3 次，胶囊分装或用龙眼肉包裹，饭后服用，连服 7～10 日，可单独服用或配合上述方药使用。

休息痢中，若脾胃阳气不足，积滞未尽，遇寒即发，症见下痢白冻，倦怠少食，舌淡苔薄白，脉沉者，治宜温中导下，方用温脾汤加减。

临床上，还可见噤口痢，即下痢而不能进食，或下痢呕恶不能食者。朱丹溪说："噤口痢者，大虚大热。"基本病机是大实或大虚，致胃失和降，气机升降失常。属于实证者，多由湿热或疫毒，上犯于胃，胃失和降所致，症见下痢，胸闷，呕恶不食，口气秽臭，舌苔黄腻，脉滑数，治宜泄热和胃，苦辛通降，方用开噤散加减。属于虚证者，以脾胃素虚，或久痢伤胃，胃虚气弱，失于和降所致，病见下痢频频，呕恶不食，或食入即吐，神疲乏力，舌淡苔白，脉弱无力，治宜健脾和胃。方用六君子汤健脾和胃，再加石菖蒲、姜汁醒脾降逆。若下痢无度，饮食不进，肢冷脉微，当急用独参汤或参附汤以益气固脱。

七、体会

1. 痢疾主要由中焦湿热所致，治疗早期以芩连芍药汤为主，也可参考葛根芩连汤；后期，或因过用寒凉药物，或因应用抗生素导致菌群失调，多呈慢性，可加用健脾之品，以薏苡仁首选。

2. 部分胆囊摘除的患者，也可有痢疾的表现，治疗时可加竹茹、蒲公英。

3. 夏季的一些草药，可参考使用，有时能取得奇特疗效，如：铁苋菜、马齿苋、车前草、半边莲等。

八、针灸参考方

足三里、曲池、丰隆、天枢、手三里、支沟、委中（放血）。

第十三章 便 秘

一、概述

便秘是指粪便在肠内滞留过久，秘结不通，排便周期延长，或周期不长，但粪质干结，排出艰难，或粪质不硬，虽有便意，但便而不畅的病症。

二、西医病名

本章所论便秘，是以便秘为主要症状。类似于西医学的功能性便秘，同时肠道激惹综合征、肠炎恢复期肠蠕动减弱引起的便秘、直肠及肛门疾患引起的便秘、药物性便秘、内分泌及代谢性疾病的便秘，以及肌力减退所致的排便困难等，可参照本章内容辨证论治。

三、病因病机

便秘发病的原因归纳起来有饮食不节、情志失调、外邪犯胃、禀赋不足等。病机主要是热结、气滞、寒凝、气血阴阳亏虚引起肠道传导失司所致。

1. 病因

（1）**饮食不节**：饮酒过多，过食辛辣肥甘厚味，导致肠胃积热，大便干结；或恣食生冷，致阴寒凝滞，胃肠传导失司，造成便秘。

（2）**情志失调**：愁思过度，或久坐少动，每致气机郁滞，不能宣达，于是通降失常，传导失职，糟粕内停，不得下行，而致大便秘结。

（3）**年老体虚**：素体虚弱，或病后、产后及年老体虚之人，气血两亏，气虚则大肠传送无力，血虚则津枯肠道失润，甚则致阴阳俱虚，阴亏则肠道失荣，导致大便干结，便下困难，阳虚则肠道失于温煦，阴寒内结，导致便下无力，大便艰涩。

（4）**感受外邪**：外感寒邪可导致阴寒内盛，凝滞胃肠，失于传导，糟粕不行而成冷秘。若热病之后，肠胃燥热，耗伤津液，大肠失润，亦可致大便干燥，排便困难。

2. 病机 便秘的基本病变属大肠传导失常，同时与肺、脾、胃、肝、肾等脏腑的功能失调有关。如胃热过盛，津伤液耗，则肠失濡润；脾肺气虚，则大肠传送无力；肝气郁结，气机壅滞，或气郁化火伤津，则腑失通利；肾阴不足，则肠道失润；肾阳不足，则阴寒凝滞，津液不通，故皆可影响大肠的传导，而发为本病。

四、主症

1. 排便间隔时间超过自己的习惯 1 天以上，或两次排便时间间隔 3 天以上。

2. 大便粪质干结，排出艰难，或欲大便而艰涩不畅。

3. 常伴腹胀、腹痛、口臭、纳差及神疲乏力、头眩心悸等症。

4. 本病常有饮食不节、情志内伤、劳倦过度等病史。

五、理化检查

1. 常规检查 大便常规、潜血试验和直肠指检。

2. 腹部平片 可有助于确定肠梗阻的部位，对假性肠梗阻的诊断尤有价值。

3. 钡剂灌肠　适用于了解钡剂通过胃肠道的时间、小肠与结肠的功能状态,亦可明确器质性病变的性质、部位与范围。

4. 其他　用直肠镜、乙状直肠镜或纤维结肠镜进行检查。

六、辨证论治

1. 实秘

(1) 热秘

症状:大便干结,腹胀腹痛,口干口臭,面红心烦,或有身热,小便短赤,舌红,苔黄燥,脉滑数。

治法:泄热导滞,润肠通便。

方药:麻子仁丸(《伤寒论》)为主。

麻子仁 30 g	芍药 10 g	枳实 10 g	大黄 10 g
厚朴 10 g	杏仁 10 g		

(2) 气秘

症状:大便干结,或不甚干结,欲便不得出,或便而不爽,肠鸣矢气,腹中胀痛,嗳气频作,纳食减少,胸胁痞满,舌苔薄腻,脉弦。

治法:顺气导滞。

方药:六磨汤(《世医得效方》)为主。

槟榔 10 g	沉香 6 g	木香 6 g	乌药 10 g
大黄 10 g	枳壳 10 g		

(3) 冷秘

症状:大便艰涩,腹痛拘急,胀满拒按,胁下偏痛,手足不温,呃逆呕吐,舌苔白腻,脉弦紧。

治法:温里散寒,通便止痛。

方药:温脾汤(《备急千金要方》)合半硫丸(《太平惠民和剂局方》)。

大黄 10 g	当归 10 g	干姜 10 g	附子 15 g
党参 10 g	芒硝 6 g	甘草 5 g	半夏 10 g
硫黄 10 g			

2. 虚秘

(1) 气虚秘

症状：大便并不干硬，虽有便意，但排便困难，用力努挣则汗出短气，便后乏力，面白神疲，肢倦懒言，舌淡苔白，脉弱。

治法：益气润肠。

方药：黄芪汤（《金匮翼》）为主。

黄芪 30 g	白术 30 g	麻仁 15 g	白蜜 20 g
陈皮 10 g			

(2) 血虚秘

症状：大便干结，面色无华，头晕目眩，心悸气短，健忘，口唇色淡，舌淡苔白，脉细。

治法：养血润燥。

方药：润肠丸（《沈氏尊生书》）为主。

当归 60 g	生地黄 10 g	麻仁 20 g	桃仁 10 g
枳壳 6 g	枸杞子 30 g		

(3) 阴虚秘

症状：大便干结，如羊屎状，形体消瘦，头晕耳鸣，两颧红赤，心烦少眠，潮热盗汗，腰膝酸软，舌红少苔，脉细数。

治法：滋阴通便。

方药：增液汤（《温病条辨》）为主。

玄参 30 g	麦冬 20 g	生地黄 30 g	芒硝 10 g

(4) 阳虚秘

症状：大便干或不干，排出困难，小便清长，面色㿠白，四肢不温，腹中冷痛，或腰膝酸冷，舌淡苔白，脉沉迟。

治法：温阳通便。

方药：济川煎(《景岳全书》)为主。

当归 10 g　　　　牛膝 10 g　　　　肉苁蓉 30 g　　　白术 30 g

升麻 6 g　　　　枳壳 6 g

七、体会

1. 便秘十分多见,但以老年人虚证便秘较为难治,可适当加用白术。

2. 妇人便秘,应注意养血,可加用养血之品以增强疗效。

3. 服用吗丁啉或洛赛克等促进胃肠动力药的患者较为难治,当以温润为主,可选用肉苁蓉、白术。

八、针灸参考方

手三里、支沟、天枢,虚证加关元、气海、中脘。

第十四章　便　血

一、概述

便血系胃肠脉络受损，出现血液随大便而下，或大便呈柏油样为主要临床表现的病证。

二、西医病名

内科杂病的便血主要见于胃肠道的炎症、溃疡、肿瘤、息肉、憩室炎。

三、病因病机

可由感受外邪、情志过极、饮食不节、劳倦过度、久病或热病等多种原因所导致。

1. 感受外邪　外邪侵袭、损伤脉络而引起出血，其中以感受热邪所致者为多。热邪或湿热损伤下部脉络，则引起便血。

2. 情志过极　忧思恼怒过度，肝气郁结化火，火热之邪灼伤血络而引起便血。

3. 饮食不节　饮酒过多以及过食辛辣厚味，或滋生湿热，热伤脉络，引起便血；或损伤脾胃，脾胃虚衰，血失统摄，而引起便血。

4. 劳倦过度　心主神明，神劳伤心；脾主肌肉，体劳伤脾；肾主藏精,房劳伤肾。劳倦过度会导致心、脾、肾气阴的损伤。若损伤于气,则气虚不能摄血,以致血液外溢而形成便血。

5. 久病或热病之后　久病或热病使阴精伤耗,以致阴虚火旺,迫血妄行而致出血;久病或热病使正气亏损,气虚不摄,血溢脉外而致出血;久病入络,使血脉瘀阻,血行不畅,血不循经而致出血。

四、主症

大便色鲜红、暗红或紫暗,或黑如柏油样,次数增多。

五、理化检查

实验室检查　如大便潜血试验阳性

六、辨证论治

1. 肠道湿热

症状:便血色红,大便不畅或稀溏,或有腹痛,口苦,舌质红,苔黄腻,脉濡数。

治法:清化湿热,凉血止血。

方药:地榆散(验方)合槐角丸(《丹溪心法》)。

地榆 15 g	茜草根 10 g	黄芩 10 g	黄连 10 g
山栀子 10 g	茯苓 10 g	槐角 10 g	当归 10 g
红藤 15 g	败酱草 15 g	炒枳壳 6 g	

2. 气虚不摄

症状:便血色红或紫黯,食少,体倦,面色萎黄,心悸,少寐,舌质淡,脉细。

治法:益气摄血。

方药:归脾汤(《济生方》)为主。

白术 15 g	茯神 15 g	黄芪 30 g	龙眼肉 10 g
人参 10 g	木香 6 g	当归 10 g	酸枣仁 10 g
远志 10 g	生姜 6 g	大枣 10 g	甘草 5 g

3. 脾胃虚寒

症状：便血紫黯，甚则黑色，腹部隐痛，喜热饮，面色不华，神倦懒言，便溏，舌质淡，脉细。

治法：健脾温中，养血止血。

方药：黄土汤（《金匮要略》）为主。

| 甘草 10 g | 干地黄 10 g | 炒白术 30 g | 炮附子 15 g |
| 阿胶 15 g | 灶心土 30 g | 黄芩 6 g | |

七、体会

1. 对于疑难杂症的治疗　在寻找病因之时，可询问患者是否有过外伤史，部分疑难杂症是由于外伤导致气血不畅而成。

2. 对于伴有贫血的患者　加用养血之品，如大枣、枸杞子、阿胶，但以肉桂增加血色素的效果最显著。

八、针灸参考方

中脘、天枢、气海、关元、血海、太白、丰隆、郄穴。

第十五章 头 痛

一、概述

头痛即指由于外感或内伤，导致脉络绌急或失养，清窍不利所引起的以患者自觉头部疼痛为特征的一种常见病症。

头痛也可以是一个常见症状，发生在多种急慢性疾病中，若头痛属某一疾病过程中所出现的兼症，不属本节讨论范围。

头痛一证首载于《黄帝内经》，在《素问·风论》中称之为"首风""脑风"，描述了"首风"与"脑风"的临床特点，部分医著中还记载有"头风"一名。

《素问·风论》谓："新沐中风，则为首风"，"风气循风府而上，则为脑风"，指出外感与内伤是导致头痛发生的主要病因。

《素问·五脏生成》言："头痛巅疾，下实上虚，过在足少阴、巨阳，甚则入肾。"

《黄帝内经》认为，六经病变皆可导致头痛。

汉代张仲景在《伤寒论》中论及太阳、阳明、少阳、厥阴病头痛的见症，并列举了头痛的不同治疗方药，如厥阴头痛，"干呕，吐涎沫，头痛者，吴茱萸汤主之。"

李东垣《东垣十书》将头痛分为外感头痛和内伤头痛，包括伤寒头痛、湿热头痛、偏头痛、真头痛、气虚头痛、血虚头痛、气血俱虚头痛、厥逆头痛等,并补充了太阴头痛和少阴头痛。

《丹溪心法·头痛》还有痰厥头痛和气滞头痛的记载,并提出头痛"如不愈各加引经药,太阳川芎,阳明白芷,少阳柴胡,太阴细辛,厥阴吴茱萸。"

《普济方·头痛附论》云:"若人气血俱虚,风邪伤于阳经,入于脑中,则令人头痛也。"

《类证治裁·头痛》云:"头为天象,诸阳会焉,若六淫外侵,精华内痹,郁于空窍,清阳不运,其痛乃作。"

《医碥·头痛》云:"头为清阳之分,外而六淫之邪气相侵,内而六腑经脉之邪气上逆,皆能乱其清气,相搏击致痛,须分内外虚实。"

清代医家王清任大倡瘀血之说,《医林改错·头痛》论述血府逐瘀汤证时说:"查患头痛者无表证,无里证,无气虚,痰饮等证,忽犯忽好,百方不效,用此方一剂而愈。"另有通窍活血汤专治血瘀头痛。

二、西医病名

本章所讨论主要为内科常见的头痛,如血管性头痛、紧张性头痛(神经性头痛)、三叉神经痛、外伤后头痛、部分颅内疾病、神经症及某些感染性疾病、五官科疾病的头痛等。

三、病因病机

头为"诸阳之会""清阳之府",又为髓海之所在,居于人体之最高位,五脏精华之血,六腑清阳之气皆上注于头,手足三阳经亦上会于头。若六淫之邪上犯清空,阻遏清阳,或痰浊、瘀血痹阻经络,壅遏经气,或肝阴不足,肝阳偏亢,或气虚清阳不升,或血虚头窍失养,或肾精不足,髓海空虚,均可导致头痛的发生。

1. 病因 头痛之病因不外外感与内伤两类。外感多因六淫邪气侵袭，内伤多与情志不遂、饮食劳倦、跌仆损伤，体虚久病、禀赋不足、房劳过度等因素有关，分述如下。

（1）**感受外邪**：起居不慎，感受风、寒、湿、热之邪，邪气上犯巅顶，清阳之气受阻，气血凝滞，而发为头痛。因风为百病之长，故六淫之中，以风邪为主要病因，多夹寒、湿、热邪而发病。

（2）**情志失调**：忧郁恼怒，情志不遂，肝失条达，气郁阳亢，或肝郁化火，阳亢火生，上扰清窍，可发为头痛。若肝火郁久，耗伤阴血，肝肾亏虚，精血不承，亦可引发头痛。

（3）**先天不足或房事不节**：禀赋不足，或房劳过度，使肾精久亏。肾主骨生髓，髓上通于脑，脑髓有赖于肾精的不断化生。若肾精久亏，脑髓空虚，则会发生头痛。若阴损及阳，肾阳虚弱，清阳不展，亦可发为头痛。

（4）**饮食劳倦及体虚久病**：脾胃为后天之本，气血生化之源。若脾胃虚弱，气血化源不足，或病后正气受损，营血亏虚，不能上荣于脑髓脉络，可致头痛的发生。若因饮食不节，嗜酒太过，或过食辛辣肥甘，脾失健运，痰湿内生，阻遏清阳，上蒙清窍而为痰浊头痛。

（5）**头部外伤或久病入络**：跌仆闪挫，头部外伤，或久病入络，气血滞涩，瘀血阻于脑络，不通则痛，发为头痛。

2. 病机　头痛可分为外感和内伤两大类。外感头痛多为外邪上扰清空，壅滞经络，络脉不通。头为诸阳之会，手足三阳经皆上循头面，所谓"伤于风者，上先受之"，"高巅之上，唯风可到"，外感头痛以风邪为主，且多兼夹它邪，如寒、湿、热等。若风邪夹寒邪，凝滞血脉，络道不通，不通则痛。若风邪夹热，风热炎上，清空被扰，而发头痛。若风夹湿邪，阻遏阳气，蒙蔽清窍，可致头痛。

脑为髓海，依赖于肝肾精血和脾胃精微物质的充养，故内伤头痛之病机多与肝、脾、肾三脏的功能失调有关。肝主疏泄，性喜条达。头痛因于肝者,或因肝失疏泄,气郁化火,阳亢火升,上扰头窍而致;或因肝肾阴虚,肝阳偏亢而致。肾主骨生髓,脑为髓海。头痛因于肾者,多因房劳过度,或禀赋不足,使肾精久亏,无以生髓,髓海空虚,发为头痛。脾为后天之本,气血生化之源,头窍有赖于精微物质的滋养。头痛因于脾者,或因脾虚化源不足,气血亏虚,清阳不升,头窍失养而致头痛;或因脾失健运,痰浊内生,阻塞气机,浊阴不降,清窍被蒙而致头痛。若因头部外伤,或久病入络,气血凝滞,脉络不通,亦可发为瘀血头痛。

四、主症

以头部疼痛为主要临床表现。头痛部位可发生在前额、两颞、巅顶、枕项或全头部。疼痛性质可为跳痛、刺痛、胀痛、灼痛、重痛、空痛、昏痛、隐痛等。头痛发作形式可为突然发作,或缓慢起病,或反复发作,时痛时止。疼痛的持续时间可长可短,可数分钟、数小时或数天、数周,甚则长期疼痛不已。外感头痛者多有起居不慎,感受外邪的病史;内伤头痛者常有饮食、情志、劳倦、病后体虚等病史。

五、理化检查

对于急性突发性头痛,除了详细询问病史,细致和全面的体格检查外,有关的实验室检查也是必要的,应常规做血压、血常规等项检查,必要时可做经颅多普勒、脑电图、脑脊液、颅脑 CT 或 MRI 等项检查以明确头痛的病因。如疑为眼、耳、鼻、口腔疾病所导致者,可做五官科相应检查。

慢性头痛的病因十分复杂,必须认真对待。一般说来,慢性头痛患者常需要做如下检查:① 血压及眼底检查;② 血沉、C 反应性蛋白(CRP)、血常规;③ 颞动脉活检;④ CT 扫描;⑤ 脑血管造影;⑥ 脑电图;⑦ 颈椎 X 线摄片;⑧ 脑脊液检查;⑨ 耳鼻喉科及口腔科检查。

六、辨证论治

1. 风寒头痛

症状：头痛暴作，其痛如破，痛连项背，恶风畏寒，遇风加剧，口淡不渴。舌淡苔薄，脉多浮紧。

治法：疏风散寒。

方药：川芎茶调散（《太平惠民和剂局方》）为主。

| 川芎 10 g | 荆芥 15 g | 薄荷 6 g | 羌活 10 g |
| 细辛 6 g | 白芷 10 g | 甘草 6 g | 防风 10 g |

2. 风热头痛

症状：头痛且胀，甚则如裂，发热恶风，面红目赤，口渴欲饮，便秘溲黄。舌红苔黄，脉浮而数。

治法：疏风清热。

方药：芎芷石膏汤（《医宗金鉴》）为主。

| 川芎 6 g | 白芷 6 g | 石膏 30 g | 菊花 10 g |
| 藁本 6 g | 连翘 15 g | 黄芩 30 g | 金银花 30 g |

3. 风湿头痛

症状：头痛如裹，肢体困重，胸闷纳呆，便溏尿少。舌淡苔白腻，脉濡滑。

治法：祛风胜湿。

方药：羌活胜湿汤（《内外伤辨惑论》）为主。

| 羌活 10 g | 独活 6 g | 川芎 10 g | 蔓荆子 10 g |
| 防风 10 g | 藁本 10 g | 甘草 5 g | |

4. 肝阳头痛

症状：胀痛而眩，头胀目胀，烦躁易怒；面红目赤，口干口苦，手颤肢抖，头晕目眩。脉弦数，舌红苔黄。

治法：平肝息风，清热凉肝。

方药：天麻钩藤饮（《杂病证治新义》）为主。

天麻 10 g	钩藤 30 g	川牛膝 10 g	生石决明 30 g
杜仲 10 g	山栀子 15 g	桑寄生 15 g	益母草 10 g
黄芩 15 g	茯神 10 g	夜交藤 15 g	

清热凉肝可选用羚角钩藤汤：羚羊角、钩藤、贝母、甘草、竹茹、白芍、地黄。

平肝潜阳可选用镇肝熄风汤：龙骨、牡蛎、当归、牛膝、代赭石、天冬、玄参、白芍、甘草、茵陈蒿、川楝子、麦芽。

滋阴潜阳可选用滋生清阳汤《医醇賸义》：生地黄、白芍、牡丹皮、麦冬、石斛、天麻、菊花、石决明、柴胡、桑叶、磁石、薄荷。

滋阴息风可选用大定风珠：地黄、鸡子黄、鳖甲、龟甲、牡蛎、五味子、阿胶、麻子仁、麦冬、甘草、芍药。

若因肝郁化火，肝火上炎，而症见头痛剧烈，目赤口苦，急躁，便秘溲黄者，加夏枯草、龙胆草、大黄。

若兼肝肾亏虚，水不涵木，症见头晕目涩，视物不明，遇劳加重，腰膝酸软者，可选加枸杞子、白芍、山茱萸。

5. 气虚头痛

症状：头痛且晕，眼冒金星，心悸气短，神疲乏力，食少纳呆。舌淡胖，苔白，脉沉弱。

治法：益气升阳。

方药：补中益气汤（《脾胃论》）为主。

党参 30 g	黄芪 30 g	白术 15 g	甘草 5 g
当归 10 g	陈皮 6 g	升麻 10 g	柴胡 6 g

6. 血虚头痛

症状：头痛而晕，眼冒金星，心悸不宁，面色不华，失眠多梦。舌淡，苔白，脉细弱。

治法：养血荣脑。

方药：归脾汤(《济生方》)为主。

白术 10 g	茯神 15 g	黄芪 15 g	龙眼肉 10 g
人参 10 g	木香 6 g	当归 10 g	酸枣仁 10 g
远志 10 g	枸杞子 20 g	大枣 10 g	甘草 5 g

7. 肾虚头痛

症状：头痛且空，眩晕耳鸣，腰膝酸软，遗精带下，足跟疼痛。舌淡，苔白，脉沉细。

治法：滋阴益肾。

方药：大补元煎(《景岳全书》)为主。

黄精 15 g	炒山药 30 g	熟地黄 30 g	杜仲 15 g
当归 10 g	枸杞子 20 g	山茱萸 10 g	炙甘草 6 g
肉苁蓉 15 g	何首乌 20 g		

8. 气滞头痛

症状：头痛且胀，情绪诱发，两胁胀痛，寒热往来。舌淡，舌边尖红，苔白，脉弦。

治法：舒肝止痛。

方药：逍遥散(《太平惠民和剂局方》)为主。

柴胡 10 g	白术 10 g	白芍 15 g	当归 10 g
茯苓 10 g	薄荷 10 g	川楝子 15 g	黄芩 15 g
生甘草 6 g			

9. 痰浊头痛

症状：头痛昏蒙，胸脘满闷，呕吐痰涎，恶心纳呆。舌淡，苔白，脉滑或濡。

治法：化痰降浊。

方药：半夏白术天麻汤(《医学心悟》)为主。

半夏 15 g	白术 10 g	天麻 10 g	橘红 10 g

| 茯苓 15 g | 生姜 10 g | 大枣 6 g | 胆南星 10 g |
| 远志 10 g | 甘草 5 g | | |

10. 血瘀头痛

症状：头痛如刺,头痛日久,固定不移,入夜尤甚,有创伤史。舌暗有瘀斑,苔白,脉弦或涩。

治法：活血化瘀。

方药：通窍活血汤(《医林改错》)为主。

赤芍 10 g	川芎 30 g	桃仁 10 g	红花 10 g
血竭 6 g	水蛭 6 g	地鳖虫 10 g	生地黄 15 g
泽兰 10 g	白芷 10 g	郁金 10 g	延胡索 10 g

七、体会

1. 头痛的治疗首先应排除出血、颅内占位等器质性病变。

2. 治疗头痛应针对不同的经络选用相应的引经药。

《丹溪心法·头痛》:"如不愈各加引经药,太阳川芎,阳明白芷,少阳柴胡,太阴细辛,厥阴吴茱萸。"

太阳经:头后连项　引经药:羌活、蔓荆子、川芎

阳明经:前额眉棱　引经药:白芷、葛根、知母、藁本

少阳经:两侧连耳　引经药:柴胡、黄芩、川芎、蔓荆子

厥阴经:巅顶目系　引经药:吴茱萸、藁本

3. 冷饮、碳酸饮料也是导致头痛很重要的原因之一。

4. 外感头痛应禁忌鸡蛋、油炸食品。

八、针灸参考方

1. 外感头痛　合谷、列缺、解溪、大椎、太阳、风池为主。

2. 内伤头痛　四神聪、中脘、足临泣、蠡沟、水泉为主。

3. 配合辨经取穴。

第十六章　肝　炎

一、概述

1. 甲型病毒性肝炎　简称甲型肝炎,是一种由甲型肝炎病毒(HAV)引起的急性肠道传染病。是一种经粪口途径传播的疾病,发病以儿童和青少年为多见,临床特征为食欲减退、恶心、呕吐、疲乏、肝肿大及肝功能异常,部分病例有发热、黄疸,无症状感染者甚为常见。本病的病程呈自限性,无慢性化,引起急性重症肝炎者极为少见。

2. 乙型病毒性肝炎　简称乙型肝炎,是一种由乙型肝炎病毒(HBV)引起的、主要通过血液途径传播的肝脏疾病。

3. 丙型病毒性肝炎　简称丙型肝炎,是一种由丙型肝炎病毒(HCV)引起的肝脏疾病。主要通过血源性传播,临床症状较轻或无明显症状,病程进展较缓慢,易慢性化,可导致肝硬化和肝癌。

4. 丁型病毒性肝炎　简称丁型肝炎,是一种由丁型肝炎病毒(HDV)引起肝脏疾病。HDV 是一种亚病毒,只有在辅助病毒HBV 存在时才能形成病毒颗粒。合并感染 HDV 易导致慢性化,并可使乙型肝炎病情加重。

5. 戊型病毒性肝炎　简称戊型肝炎,是一种由戊型肝炎病毒(HEV)引起的肝脏疾病。戊型肝炎的临床表现类似于甲型肝炎,但老年人戊型肝炎的病死率较高。病程呈自限性。

二、病因

急性无黄疸型肝炎的发病原因：一是外感湿热之邪，阻滞气机，肝失疏泄，蕴结在里，困遏脾胃；二是饮食失节，损伤脾胃，湿热内生，郁蒸肝胆。以上是致病的主要外因，其内因是素日脾胃虚弱，气血不足，或肝气郁结或久病大病后正气耗伤，是导致外邪侵入的主要因素。

慢性肝炎的病因主要有两方面：一是祛邪不利：本病虽以湿热为因，但有湿重于热、热重于湿、湿热并重之不同。如热重于湿而利湿太过，则易伤阴助热而热邪愈深，如湿重热轻而清热太过，则易伤脾阳而湿更难化。其病位有偏于中上二焦，中下二焦，弥漫三焦之别，如果治疗时病重药轻，或未抓住重点，或未掌握好湿热泄利的途径，则致湿热未清，余邪残留。特别是临床见肝功能波动，即用大剂量苦寒或清热解毒之剂，殊不知"治肝当先实脾"，医者不知扶脾，反而伤脾。过用苦寒损伤脾阳，则湿邪更易停留，"湿郁则热郁"以致湿热缠绵羁留，病症反复不愈。二是忽视扶正：慢性肝炎的主要矛盾方面是以正气虚为主，治疗应注意扶正，即应充分调整脏腑功能失调和增强机体抗病能力。邪正交争，正气渐消，如攻伐太过，屡犯虚虚实实之戒，必然正不抗邪，外邪必然留恋深窜，造成迁延复发，以致长期不愈。

三、主症及预后转归

1. 甲型肝炎

（1）急性黄疸型：前驱期，多以发热起病，随后出现全身乏力、食欲不振、厌油、恶心、呕吐，可伴有上腹部不适、腹痛、腹泻。尿色逐渐加深，至本期末成浓茶色。到黄疸期，自觉症状可有所好转，发热减退,但尿色继续加深,巩膜、皮肤出现黄染,约2周内达到高峰。可见肝脏明显肿大。此期一般持续2~6周。在恢复期,黄疸逐渐减退,症状减轻直至消失,肝脾回缩,肝功能恢复正常。此期持续1~2个月。

(2) 急性无黄疸期:症状类似急性黄疸型肝炎的黄疸期,但多无发热,以乏力、消化道症状为主,无黄疸。血清转氨酶 ALT 明显升高。

(3) 亚临床型:较多见,症状较轻,仅有乏力、食欲减退等症状,无黄疸,可有肝肿大,血清转氨酶异常升高。

(4) 隐性感染:多见于儿童,一般无症状和体征,血清转氨酶正常,但有血清抗 HAV‐IgM 阳性,粪便中检出 HAV。

(5) 急性重型:比例极低,但病死率高,多见于40岁以上者,随年龄增加,病死率也相应增加。

(6) 急性淤胆型:为急性黄疸型肝炎的一种特殊形式,表现为肝内胆汁淤积,黄疸较深,持续时间较长,而消化道症状轻,肝实质损害不明显。

(7) 甲型肝炎复发:少数患者有复发现象,一般在首次发病后4~15周复发,症状、体征、生化学异常均比首次发作轻,复发可不止一次,一般不会转为慢性。

2. 乙型肝炎 乙型肝炎的潜伏期为30~180日。

(1) 急性乙型肝炎:起病较慢,常常不伴有发热。分为以下3期:① 黄疸前期:常表现为食欲不振、全身乏力、厌油腻食物、恶心、肝区痛等症状。② 黄疸期:自觉症状可略有好转。巩膜、皮肤出现黄染。肝脏可肿大,有充实感,伴有压痛、叩击痛。部分病例伴有脾脏肿大。③ 恢复期:黄疸消退,症状减轻直至消失。部分病例转变为慢性肝炎。

在 HBV 感染的基础上再感染 HDV,称为重叠感染,易转变为重型肝炎,恢复后约 70％转变为慢性。

（2）慢性乙型肝炎：① 慢性迁延性肝炎：急性肝炎迁延 6 个月以上,反复出现疲乏、消化道症状、肝区不适、肝脏肿大。肝功能检查显示血清转氨酶反复或持续升高。病情迁延反复可达数年。愈后较好,少数转为慢性活动性肝炎。② 慢性活动性肝炎：病程超过半年,厌食、恶心、腹胀等消化道症状及乏力、委靡、失眠、肝区痛等神经症状明显,肝脏肿大。可伴有肝掌、蜘蛛痣、毛细血管扩张或肝病面容。肝功能持续异常特别是血浆蛋白的改变。

（3）重症肝炎：占全部病例的 0.2％～0.5％,但病死率极高。① 急性重症肝炎：亦称暴发性肝炎。多由营养不良、嗜酒或服用损害肝脏药物等诱因所致。起病 10 日内出现黄疸迅速加深、肝脏缩小、有出血倾向、腹水增多,有肝臭、急性肾功能不全和不同程度的肝性脑病。肝性脑病早期表现为嗜睡,性格改变、烦躁、谵妄,后期表现为不同程度的昏迷、抽搐、锥体束损害体征、脑水肿和脑疝等。病程不超过 3 周。② 亚急性重型肝炎：多见于急性黄疸型肝炎患者。病程较长,可达数月。易发展为坏死后性肝硬化。③ 慢性重型肝炎：有慢性活动性肝炎或肝硬化病史、体征和肝功能损害。表现类似于亚急性重症肝炎。

（4）淤胆型肝炎：主要表现为较长时期的肝内梗阻性黄疸,表现有皮肤瘙痒、粪便颜色变浅、肝脏肿大及肝内梗阻性黄疸的实验室检查结果。

四、理化检查

1. 血象 白细胞总数正常或稍低,淋巴细胞相对增多,偶有异常淋巴细胞出现。重症肝炎患者的白细胞总数及中性粒细胞均可增高,血小板在部分慢性肝炎患者中可减少。

2. 肝功能试验 肝功能试验种类甚多,应根据具体情况选择进行。

（1）**黄疸指数、胆红素定量试验**：黄疸型肝炎上述指标均可升高。尿检查胆红素、尿胆原及尿胆素均增加。

（2）**血清酶测定**：常用者有谷丙转氨酶（ALT）及谷草转氨酶（AST），血清转氨酶在肝炎潜伏期、发病初期及隐性感染者均可升高，故有助于早期诊断。业已证实 AST 有两种，为 ASTs，存在于肝细胞质中，另一种为 ASTm，存在于肝细胞线粒体中。当肝细胞广泛坏死时，血清中 ASTm 增高，故在重症肝炎时以 ASTm 增加为主。由于 ASTm 的半衰期短于 ASTs，故恢复也较早，急性肝炎中 ASTm 持续升高时，有变为慢性肝炎的可能。慢性肝炎中 ASTm 持续增高者，应考虑为慢性活动性肝炎。血清转氨酶除在各型病毒性肝炎活动期可增高外，其他肝脏疾病（肝癌、肝脓肿、肝硬化等）、胆道疾病、胰腺炎、心肌病变、休克、心力衰竭等，均可有酶值的升高。某些生理条件的变化亦可引起转氨酶升高，如剧烈体育活动或妊娠期可有轻度 ALT 的一过性升高。谷胱甘肽－S－转移酶（GST）在重症肝炎时升高最早。在助于早期诊断。果糖1,6－二磷酸酶是糖原合成酶之一，各型慢性肝炎血清含量明显升高。血清鸟嘌呤酶（GDA）与 ALT 活性一致，并具有器官特异性。γ-谷氨酰转肽酶（γ-GT）在慢性肝炎时可轻度升高，在淤胆型肝炎酶活力可明显升高。血清碱性磷酸酶（AKP）在胆道梗阻，淤胆型肝炎中可升高。肝硬化时血清单胺氧化酶（MAO）同工酶可升高，而正常人、急慢性肝炎患者（MAO）区带不增高，对肝硬化的早期诊断有一定意义。

（3）**胆固醇、胆固醇酯、胆碱酯酶测定**：肝细胞损害时，血内总胆固醇减少。梗阻性黄疸时，胆固醇增加，重症肝炎患者胆固醇、胆固醇酯、胆碱酯酶均可明显下降，提示预后不良。

（4）**血清蛋白质及氨基酸测定**：慢性活动性肝炎时蛋白电泳

示 γ-球蛋白常＞26％,肝硬化时 γ-球蛋白可＞30％。但在血吸虫病肝硬化、自身免疫病、骨髓瘤、结节病等 γ-球蛋白百分比均可增高。

血清前白蛋白系由肝脏合成,又名甲状腺结合蛋白、维生素 A 转运蛋白,其分子量 60000,半衰期 1.9 日,pH 为 8.6,其电泳移动速度比血清白蛋白快,故称前白蛋白。肝实质细胞损害时,其浓度即下降,其下降幅度与肝细胞损害程度一致,重症肝炎时其值很低,甚至接近零,急性肝炎和慢性活动性肝炎患者血清前白蛋白值降低者分别可达 92％和 83.8％,随着病情的恢复而恢复正常。但肝癌、肝硬化、梗阻性黄疸等疾病中其值亦可降低,应予以注意。

检测血浆中支链氨基酸(BCAA)与芳香族氨基酸(AAA)的比值,如比值下降或倒置,则反映肝实质功能障碍,对判断重症肝炎的预后及考核支链氨基酸的疗效有参考意义。

(5) **血清前胶原Ⅲ(PⅢP)测定**:血清 PⅢP 值升高,提示肝内有纤维化将形成可能,文献报道其敏感性为 31.4％,特异性为 75.0％。PⅢP 正常值为＜175 μg/L。

3. 血清免疫学检查 测定抗 HAV - IgM 对甲型肝炎有早期诊断价值,HBV 标志(HBsAg、HBeAg、HBcAg 及抗- HBs、抗- HBe、抗- HBc)对判断有无乙型肝炎感染有重大意义。HBV - DNA、DNA - P 及 PHSA 受体测定,对确定乙型肝炎患者体内有无 HBV 复制有很大价值。高滴度抗 HBc - IgM 阳性有利于急性乙型肝炎的诊断。有人用基因工程方法获得 HBsAg 的前 S1(pre S1)和前 S2 基因。用组织化学及固相放射免疫测定可研究急慢性乙型肝炎患者血中前 S 抗原在肝细胞中的定位,在有 HBV 复制的肝细胞中常含有 HBsAg 的前 S1 和前 S2。血清中可测定抗-前 S1 和抗-前 S2,前者于潜伏期即出现,后者在病毒复制终止前出现。故抗-前 S1 阳性可作为急性乙型肝炎早期诊断指标,抗-前 S2 可为肝炎恢复的指标。

多聚酶链反应(polymerase chain reaction,PCR)是一种高特异性和高灵敏度检测病毒性肝炎的新方法。PCR 是试管内特异性 DNA 在引物(primer)作用下的多聚酶链反应,在几小时内能合成百万个同一种 DNA,大大增加试验的灵敏度和特异性。在病毒性肝炎时,因血清中病毒含量太少,目前检测方法尚不够灵敏,易造成漏诊。而 PCR 能检测血清中病毒含量 $10^4/mL$ 时亦能呈阳性反应,大大提高了检测的灵敏度。PCR 最初应用于乙型肝炎的诊断,目前对丙型肝炎亦可用此法检测而确诊。

免疫复合物(IC)、补体(C3、C4)、IgG、IgA、IgM、IgE 以及自身抗体(抗-LSP、抗-LMA 等)测定对慢性活动性肝炎诊断有参考意义。

4. 肝穿刺病理检查 对各型肝炎的诊断有很大价值,通过肝组织电镜、免疫组化检测以及以 Knodell HAI 计分系统观察,对慢性肝炎的病原、病因、炎症活动度以及纤维化程度等均得到正确数据,有利于临床诊断和鉴别诊断。

五、辨证论治

1. 黄疸型

(1)阳黄:传染性肝炎多属阳黄,且多为病的早期,其证为身热烦渴,或心中懊侬而热,或胸闷纳减、腹满,或痛,或大便秘结,但头汗出,小便不利,或小便赤涩,皮色黄呈橘子色,脉缓或洪滑有力,舌苔滑腻。

1)热重于湿

症状:发热、口渴、小便黄赤,有灼热感,大便秘结不通,或有灼烧,皮肤或巩膜黄色鲜明,脉象浮或数,舌苔黄或腻等。

治法：清热为主,利湿为辅。

方药：茵陈蒿汤(《伤寒论》)为主。

茵陈蒿 30 g	栀子 15 g	大黄 10 g	金钱草 15 g
车前子 10 g	猪苓 15 g	虎杖 10 g	甘草 6 g

2) 湿重于热

症状：身目俱黄,黄色不及前者鲜明,头重身困,胸脘痞满,食欲减退,恶心呕吐,腹胀或大便溏垢,舌苔厚腻微黄,脉象濡数或濡缓。

治法：利湿化浊运脾,佐以清热。

方药：茵陈五苓散(《金匮要略》)为主。

茵陈蒿 15 g	白术 10 g	茯苓 15 g	猪苓 15 g
藿香 10 g	泽泻 15 g	车前子 10 g	

3) 疫毒炽盛证(急黄)

症状：发病急骤,黄疸迅速加深,其色如金,皮肤瘙痒,高热口渴,胁痛腹满,神昏谵语,烦躁抽搐,或衄血、便血,或肌肤瘀斑,舌质红绛,苔黄而燥,脉弦滑或数。

治法：清热解毒,凉血开窍。

方药：《千金》犀角散(《备急千金要方》)为主。

犀角 3 g	黄连 10 g	升麻 3 g	山栀子 15 g
茵陈蒿 60 g			

(2) 阴黄

症状：皮肤黄晦暗,如烟熏,畏寒无热,食欲明显减退,肢软乏力,心悸气短,大便溏薄,舌质淡苔薄,脉濡细。

治法：温中化湿,健脾和胃。

方药：茵陈理中汤(《伤寒全生集》)为主。

茵陈蒿 10 g	白术 10 g	党参 15 g	干姜 6 g
茯苓 15 g	猪苓 15 g	柴胡 6 g	

2. 无黄疸型　无黄疸型肝炎之中医治疗，可以根据肝脾两病辨证论治的原则进行处方。一般病例症状为胸闷神倦，食欲不振，恶心或呕吐，右肋下隐痛，小便不利等湿热郁滞脾胃运化失常之证，可用和胃化湿或舒肝调气法治之，常用小陷胸汤合平胃散。若证现气血双亏者，则以逍遥散随证加减应用。

六、体会

1. 治疗甲型肝炎可以茵陈蒿汤为主，茵陈五苓散亦可根据病情可酌加党参、车前子，健脾利湿。

自拟方：

金钱草 20 g	泽泻 15 g	茵陈蒿 15 g	白术 6 g
车前子 10 g	党参 10 g	茯苓 10 g	鸡骨草 15 g
甘草 5 g			

2. 乙型肝炎大三阳转阴参考用药　可参考使用鸡骨草、冬虫夏草、秦艽、蝉蜕、薄荷、青蒿、螃蟹壳、路路通、透骨草、半边莲、垂盆草。

自拟方：

小金钱草 30 g	茵陈蒿 10 g	紫花地丁 15	土茯苓 15 g
路路通 10 g	党参 15 g	螃蟹壳 10 g	绣花针 15 g
银柴胡 10 g	青蒿 10 g	鸡骨草 15 g	土牛膝 15 g

3. 临证加减　神疲可加党参；腹胀加鸡内金、生麦芽。

4. 中医药预防传染性肝炎　所选方药类似治疗。

七、针灸参考方

内关、三阴交、丘墟透照海、中封、阳陵泉。

第十七章　鼓　胀

一、概述

鼓胀是指腹部胀大如鼓的一类病证,临床以腹大胀满,绷急如鼓,皮色苍黄,脉络显露为特征,故名鼓胀。又称"蛊胀""膨脝""蜘蛛蛊""单腹胀"。《灵枢·胀论》所列"五脏六腑胀",即寓有本病最早的分类意义。《金匮要略·水气病脉证并治》篇之肝水、脾水、肾水,均以腹大胀满为主要表现,亦与鼓胀类似。明代李中梓《医宗必读·水肿胀满》说:"在病名有鼓胀与蛊胀之殊,鼓胀者,中空无物,腹皮绷急,多属于气也。蛊胀者,中实有物,腹形充大,非虫即血也。"《证治要诀·蛊胀》篇说:"盖蛊与膨同,以言其急实如鼓……俗称之为膨脝,又谓之蜘蛛病。"《灵枢·水胀》篇载:"鼓胀何如? 岐伯曰:腹胀,身皆大,大与肤胀等也,色苍黄,腹筋起,此其候也。"《景岳全书·气分诸胀论治》篇说:"单腹胀者名为鼓胀,以外虽坚满而中空无物,其像如鼓,故名鼓胀。又或以血气结聚,不可解散,其毒如蛊,亦名蛊胀,且肢体无恙,胀惟在腹,故又名为单腹胀。"《景岳全书》提出治胀当辨虚实。明代李梴提出本病的治疗法则,《医学入门·鼓胀》说:"凡胀初起是气,久则成水……治胀必补中行湿,兼以消积,更断盐酱。"

二、西医病名

西医学所指的肝硬化腹水，包括病毒性肝炎、血吸虫病、胆汁性、营养不良性等多种原因导致的肝硬化腹水。

其他疾病出现的腹水，如结核性腹膜炎腹水、丝虫病乳糜腹水、腹腔内晚期恶性肿瘤、慢性缩窄性心包炎、肾病综合征等，符合鼓胀特征者，亦可参照本章内容辨证论治。

三、病因病机

1. 酒食不节　如嗜酒过度，或恣食肥甘厚味，酿湿生热，蕴聚中焦，清浊相混，壅阻气机，水谷精微失于输布，湿浊内聚，遂成鼓胀。

2. 情志刺激　忧思郁怒，伤及肝脾。肝失疏泄，气机滞涩，日久由气及血，络脉瘀阻。肝气横逆伐脾胃，脾运失健，则水湿内停，气、血、水壅结而成鼓胀。

3. 虫毒感染　多因血吸虫感染，虫毒阻塞经隧，脉道不通，久延失治，肝脾两伤，形成癥积；气滞络瘀，清浊相混，水液停聚，乃成鼓胀。此即《诸病源候论》所称的"水毒""水蛊"之类。

4. 病后续发　凡因它病损伤肝脾，导致肝失疏泄，脾失健运者，均有续发鼓胀的可能。如黄疸日久，湿邪（湿热或寒湿）蕴阻，肝脾受损，气滞血瘀；或癥积不愈，气滞血结，脉络壅塞，正气耗伤，痰瘀留着，水湿不化；或久泻久痢，气阴耗伤，肝脾受损，生化乏源，气血滞涩，水湿停留等，均可形成鼓胀。

四、主症

初起脘腹作胀，食后尤甚，继而腹部胀大如鼓，重者腹壁青筋显露，脐孔突起。

常伴乏力、纳差、尿少及齿衄、鼻衄、皮肤紫斑等出血现象,可见面色萎黄、黄疸、手掌殷红、面颈胸部红丝赤缕、血痣及蟹爪纹。本病常有酒食不节、情志内伤、虫毒感染或黄疸、胁痛、癥积等病史。

五、理化检查

鼓胀为腹内积水,可用超声波探测腹水,了解腹水量。腹腔穿刺液检查有助于区分漏出液和渗出液。腹水的恶性肿瘤细胞学检查、细菌培养、结核杆菌豚鼠接种及酶、化学物质测定,均为辅助诊断手段。

鼓胀与西医肝硬化失代偿期关系最为密切,常由病毒性肝炎所致,血清乙、丙、丁型肝炎病毒相关指标可显示感染依据。血吸虫性肝硬化患者粪检可见虫卵或孵化有毛蚴,皮内试验、环卵沉淀反应、血清学检查等可作为血吸虫感染依据。肝功能、B超、CT、MRI、腹腔镜、肝脏穿刺等检查有助于腹水原因的鉴别。

消化道钡餐造影可显示门静脉高压所致食管、胃底静脉曲张的情况。

六、辨证论治

1. 气滞湿阻证

症状:腹胀按之不坚,胁下胀满或疼痛。饮食减少,食后胀甚,得嗳气、矢气稍减,小便短。舌苔薄白腻,脉弦。

治法:疏肝理气,运脾利湿。

方药:柴胡疏肝散(《证治准绳》引《医学统旨》)合胃苓汤(《丹溪心法》)。

陈皮 5 g	柴胡 10 g	川芎 6 g	白芍 10 g
炙甘草 5 g	香附 10 g	炒苍术 5 g	白术 10 g

厚朴 10 g　　　桂枝 3 g　　　　泽泻 10 g　　　　猪苓 10 g

茯苓 10 g　　　神曲 10 g

2. 水湿困脾证

症状：腹大胀满，按之如囊裹水，甚则颜面微浮，下肢浮肿。脘腹痞胀，得热则舒，精神困倦，怯寒懒动，小便少，大便溏。舌苔白腻，脉缓。

治法：温中健脾，行气利水。

方药：实脾饮（《济生方》）为主。

白术 12 g　　　厚朴 6 g　　　木瓜 6 g　　　木香 3 g

草果 3 g　　　槟榔 6 g　　　茯苓 15 g　　　干姜 6 g

制附子 6 g　　　炙甘草 3 g　　　生姜 6 g　　　大枣 6 g

3. 水热蕴结证

症状：腹大坚满，脘腹胀急，烦热口苦，渴不欲饮，或有面、目、皮肤发黄，小便赤涩，大便秘结或溏垢。舌边尖红，苔黄腻或兼灰黑，脉象弦数。

治法：清热利湿，攻下逐水。

方药：中满分消丸（《兰室秘藏》）合茵陈蒿汤（《伤寒论》）。

白术 10 g　　　党参 10 g　　　炙甘草 5 g　　　猪苓 15 g

姜黄 6 g　　　白茯苓 15 g　　　炒枳实 6 g　　　干姜 6 g

砂仁 6 g　　　泽泻 10 g　　　橘皮 3 g　　　炒知母 10 g

炒黄芩 10 g　　　炒黄连 6 g　　　法半夏 6 g　　　姜厚朴 6 g

茵陈蒿 10 g　　　栀子 10 g　　　大黄 6 g

4. 瘀结水留证

症状：脘腹坚满，青筋显露，胁下癥结痛如针刺。面色晦暗黧黑，或见赤丝血缕，面、颈、胸、臂出现血痣或蟹爪纹，口干不欲饮水，或见大便色黑。舌质紫黯或有紫斑，脉细涩。

治法：活血化瘀，行气利水。

方药：调营饮（《证治准绳》）为主。

赤芍 15 g	川芎 6 g	当归 12 g	莪术 15 g
延胡索 10 g	槟榔 6 g	瞿麦 15 g	泽兰 15 g
车前子 10 g	丹参 20 g	大黄 6 g	

5. 阳虚水盛证

症状：腹大胀满，形似蛙腹，朝宽暮急。面色苍黄，或呈㿠白，脘闷纳呆，神倦怯寒，肢冷浮肿，小便短少不利，舌体胖，质紫。苔淡白，脉沉细无力。

治法：温补脾肾，化气利水。

方药：附子理苓汤（《内经拾遗》）为主。

附子 15 g	干姜 10 g	甘草 6 g	党参 15 g
白术 10 g	猪苓 15 g	泽泻 15 g	官桂 6 g
黄精 15 g	山药 15 g	茯苓 15 g	车前子 10 g

6. 阴虚水停证

症状：腹大胀满，或见青筋暴露。面色晦滞，唇紫，口干而燥，心烦失眠，时或鼻衄，牙龈出血，小便短少。舌质红绛，苔少，或光剥，脉弦细数。

治法：滋肾柔肝，养阴利水。

方药：六味地黄丸（《小儿药证直诀》）合一贯煎（《续名医类案》）加减。

黄精 30 g	鳖甲 30 g	山药 15 g	泽泻 10 g
牡丹皮 10 g	北沙参 15 g	茯苓 15 g	麦冬 10 g
玉竹 20 g	鸡内金 30 g	川楝子 5 g	

七、体会

1. 本章所讨论的鼓胀，多为肝硬化腹水所致，故对于肝炎、脂肪肝的患者，应加强预防。

2. 此类患者在调护方面应特别注意避免劳累,慎食辛辣、油腻之品,尤其不可食姜、花椒。

3. 治疗方面仿"治之以鸡矢醴"之意。

验方:

鸡内金 30 g	黄精 30 g	玉竹 15 g	谷麦芽^(各) 15 g
鳖甲 10 g	泽泻 10 g	白芍 10 g	车前草 20 g
茯苓 10 g	扁豆 20 g		

4. 治疗时,可加入健脾胃的药物,但应注意不宜过燥,以防伤阴。对于阴虚火旺者,不可用柴胡。

5. 关于逐水法的应用　可遵照《素问·阴阳应象大伦》"中满者,泻之于内"的原则,酌情使用逐水之法,以缓其苦急,主要适用于水湿蕴结、水湿困脾证。

常用逐水方药如牵牛子粉,每次吞服 1.5~3 g,每日 1~2 次。或舟车丸、控涎丹、十枣汤等选用一种。舟车丸每服 3~6 g,每日 1 次,清晨空腹温开水送下。控涎丹 3~5 g,清晨空腹顿服。十枣汤可改为药末,芫花、甘遂、大戟等份,装胶囊,每服 1.5~3 g,用大枣煎汤调服,每日 1 次,清晨空腹服。以上攻逐药物,一般以 2~3 日为一疗程,必要时停 3~5 日后再用。

注意事项:① 中病即止:在使用过程中,药物剂量不可过大,攻逐时间不可过久,遵循"衰其大半而止"的原则,以免损伤脾胃,引起昏迷、出血之变。② 严密观察:服药时必须严密观察病情,注意药后反应,加强调护。一旦发现有严重呕吐、腹痛、腹泻者,即应停药,做相应处理。③ 明确禁忌证:鼓胀日久,正虚体弱,或发热,黄疸日渐加深,或有消化道溃疡,曾并发消化道出血,或见出血倾向者,均不宜使用。

6. 鼓胀后期,肝、脾、肾受损,水湿瘀热互结,正虚邪盛,危机四伏。若药食不当,或复感外邪,病情可迅速恶化,导致大量出血、昏迷、虚脱多种危重证候。

（1）若大出血可适当选用三七、仙鹤草、地榆炭、大黄炭、血余炭等。

（2）若昏迷参考中西医抢救。

7.腹水消退后仍须调治　经过治疗,腹水可能消退,但肝脾肾正气未复,气滞血络不畅,腹水仍然可能再起,此时必须紧抓时机,疏肝健脾,活血利水,培补正气,进行善后调理,以巩固疗效。

八、针灸参考方

中脘、水分、关元、太白、内关、支沟、四渎、水泉、丘墟透照海、蠡沟、三阴交。

第十八章　水　肿

一、概述

水肿是指因感受外邪，饮食失调，或劳倦过度等，使肺失宣降通调，脾失健运，肾失开合，膀胱气化失常，导致体内水液潴留，泛滥肌肤，以头面、眼睑、四肢、腹背，甚至全身浮肿为临床特征的一类病证。

二、西医病名

西医学中的急慢性肾小球肾炎，肾病综合征，充血性心力衰竭，内分泌失调，以及营养障碍等疾病出现的水肿，可参考辨证论治。

三、病因病机

水肿一证，其病因有风邪袭表、疮毒内犯、外感水湿、饮食不节及禀赋不足、久病劳倦，形成本病的机制为肺失通调，脾失转输，肾失开阖，三焦气化不利。

1. 风邪袭表　风为六淫之首，每夹寒夹热，风寒或风热之邪，侵袭肺卫，肺失通调，风水相搏，发为水肿。

2. 疮毒内犯　肌肤患痈疡疮毒，火热内攻，损伤肺脾，致津液气化失常,发为水肿。

3. 外感水湿 久居湿地,冒雨涉水,湿衣裹身时间过久,水湿内侵,困遏脾阳,脾胃失其升清降浊之能,水无所制,发为水肿。正如《医宗金鉴·水气病脉证》曰:"皮水,外无表证,内有水湿。"

4. 饮食不节 过食肥甘,嗜食辛辣,久则湿热中阻,损伤脾胃;或因生活饥馑,营养不足,脾气失养,以致脾运不健,脾失转输,水湿壅滞,发为水肿。

5. 禀赋不足,久病劳倦 先天禀赋薄弱,肾气亏虚,膀胱开合不利,气化失常,水泛肌肤,发为水肿。或因劳倦纵欲无节,生育过多,久病产后,损伤脾肾,水湿输布失常,溢于肌肤,发为水肿。

水不自行,赖气以动,水肿一证,是全身气化功能障碍的一种表现。具体而言,水肿发病的基本病理变化为肺失通调,脾失转输,肾失开阖,三焦气化不利。其病位在肺、脾、肾,而关键在肾。病理因素为风邪、水湿、疮毒、瘀血。肺主一身之气,有主治节、通调水道、下输膀胱的作用。风邪犯肺,肺气失于宣畅,不能通调水道,风水相搏,发为水肿。脾主运化,有布散水精的功能。外感水湿,脾阳被困,或饮食劳倦等损及脾气,造成脾失转输,水湿内停,乃成水肿。肾主水,水液的输化有赖于肾阳的蒸化、开阖作用。久病劳欲,损及肾脏,则肾失蒸化,开阖不利,水液泛滥肌肤,则为水肿。诚如《景岳全书·肿胀》篇指出:"凡水肿等证,乃肺、脾、肾三脏相干之病。盖水为至阴,故其本在肾;水化于气,故其标在肺;水唯畏土,故其制在脾。今肺虚则气不化精而化水,脾虚则土不制水而反克,肾虚则水无所主而妄行。"

四、主症

水肿初起多从眼睑开始,继则延及头面、四肢、腹背,甚者肿遍全身,也有的水肿先从下肢足胫开始,然后及于全身。轻者仅眼睑或足胫浮肿,重者全身皆肿;甚则腹大胀满,气喘不能平卧;更严重者可见尿闭或尿少,恶心呕吐,口有秽味,鼻衄牙宣,头痛,抽搐神昏谵语等危象。可有乳蛾、心悸、疮毒、紫癜以及久病体虚病史。

五、理化检查

水肿患者一般可先检查血常规、尿常规、肾功能、肝功能(包括血浆蛋白),心电图,肝肾 B 超。如怀疑心性水肿可再查心脏超声,胸片,明确心功能级别。肾性水肿可再查 24 小时尿蛋白总量,蛋白电泳,血脂,补体 C3、C4 及免疫球蛋白,肾穿刺活检有助于明确病理类型,鉴别原发性或继发性肾脏疾病。女性患者尤须注意排除狼疮性肾炎所致水肿,须查抗核抗体、双链 DNA 抗体,必要时进行肾穿刺活检。此外可查 T_3、T_4 及 TSH 以排除黏液性水肿。

六、辨证论治

(一)阳水

1. 风水相搏

症状:眼睑浮肿,继则四肢及全身皆肿,来势迅速,多有恶寒,发热,肢节酸楚,小便不利等。偏于风热者,伴咽喉红肿疼痛,舌质红,脉浮滑数。偏于风寒者,兼恶寒,咳喘,舌苔薄白,脉浮滑或浮紧。

治法:疏风清热,宣肺行水。

方药:越婢加术汤(《金匮要略》)为主。

麻黄 15 g	石膏 30 g	甘草 5 g	大枣 5 g
白术 10 g	生姜 10 g		

2. 湿毒侵淫

症状:眼睑浮肿,延及全身,皮肤光亮,尿少色赤,身发疮痍,甚则溃烂,恶风发热,舌质红,苔薄黄,脉浮数或滑数。

治法:宣肺解毒,利湿消肿。

方药：麻黄连轺赤小豆汤(《伤寒论》)合五味消毒饮(《医宗金鉴》)为主。

麻黄 15 g	杏仁 10 g	生梓白皮 10 g	连翘 10 g
赤小豆 10 g	甘草 6 g	生姜 10 g	大枣 6 g
金银花 15 g	野菊花 15 g	紫花地丁 10 g	蒲公英 15 g
紫背天葵 10 g			

3. 水湿浸渍

症状：全身水肿，下肢明显，按之没指，小便短少，身体困重，胸闷，纳呆，泛恶，苔白腻脉沉缓，起病缓慢，病程较长。

治法：健脾化湿，通阳利水。

方药：五皮饮(《中藏经》)合胃苓汤(《丹溪心法》)为主。

桑白皮 10 g	陈皮 10 g	生姜皮 10 g	大腹皮 10 g
茯苓皮 10 g	甘草 6 g	茯苓 15 g	苍术 10 g
陈皮 10 g	白术 10 g	肉桂 6 g	泽泻 10 g
猪苓 10 g	厚朴 10 g	生姜 6 g	大枣 6 g

4. 湿热壅盛

症状：遍体浮肿，皮肤绷急光亮，胸脘痞闷，烦热口渴，小便短赤，或大便干结，舌红，苔黄腻，脉沉数或濡数。

治法：分利湿热。

方药：疏凿饮子(《济生方》)为主。

商陆 10 g	茯苓 15 g	椒目 10 g	木通 10 g
泽泻 10 g	赤小豆 10 g	大腹皮 10 g	槟榔 10 g
羌活 10 g	秦艽 10 g	生姜皮 10 g	

(二) 阴水

1. 脾阳虚衰

症状：身肿日久，腰以下为甚，按之凹陷不易恢复，脘腹胀闷，纳减便溏，面色不华，神疲乏力，四肢倦怠，小便短少，舌质淡，苔白腻或白滑,脉沉缓或沉弱。

　　治法:健脾温阳利水。

　　方药:实脾饮(《济生方》)为主。

厚朴 10 g	白术 15 g	木瓜 10 g	木香 10 g
草果仁 10 g	大腹皮 10 g	附子 10 g	白茯苓 15 g
干姜 6 g	甘草 6 g		

　　2. 肾阳衰微

　　症状:水肿反复消长不已,面浮身肿,腰以下甚,按之凹陷不起,尿量减少或反多,腰酸冷,四肢厥冷,怯寒神疲,面色㿠白,甚者心悸胸闷,喘促难卧,腹大胀满,舌质淡胖,苔白,脉沉细或沉迟无力。

　　治法:温肾助阳,化气行水。

　　方药:济生肾气丸(《济生方》)合真武汤(《伤寒论》)为主。

附子 10 g	车前子 10 g	山茱萸 15 g	山药 30 g
牛膝 10 g	牡丹皮 10 g	熟地黄 15 g	肉桂 10 g
茯苓 15 g	泽泻 10 g	白术 10 g	芍药 10 g
生姜 6 g			

　　3. 瘀水互结

　　症状:水肿延久不退,肿势轻重不一,四肢或全身浮肿或伴血尿,以下肢为主,皮肤瘀斑,腰部刺痛,舌紫暗,苔白,脉沉细涩。

　　治法:活血祛瘀,化气行水。

　　方药:桃红四物汤(《医宗金鉴》)合五苓散(《伤寒论》)。

桃仁 15 g	红花 15 g	当归 15 g	赤芍 10 g
熟地黄 10 g	川芎 10 g	桂枝 10 g	白术 10 g
茯苓 10 g	猪苓 10 g	泽泻 10 g	

七、体会

　　1. 水肿的病因病机　　应注意皮毛与肾的关系,尤其是风水水肿,要考虑到外感邪气的因素。

2. 治疗方面 偏于上者系阳气被遏,应予发汗;偏于下者系湿热下注,选用利水之法。

3. 常用方药

(1) **风水水肿**:越婢汤或麻黄连轺赤小豆汤,亦可参考防风汤或防己黄芪汤。

(2) **脾虚水肿**:包括因淋巴回流障碍所致的水肿,如乳腺癌术后、"象皮腿"等,当以健脾为主,选用实脾饮,常用太子参、黄芪、桔梗、前胡等。

(3) **过敏性水肿**:多系肺气虚,以宣肺为主,参考桑杏汤之意,也可选用玉屏风散或防风通圣丸。

(4) **因暑热伤阴而致水津代谢失常的水肿**:系气阴两伤,用清暑益气汤。

4. 常用药物

(1) **利水渗湿,兼有解表**:金钱草、车前子、紫花地丁、海金沙。

(2) **益气养阴**:首选玉竹,可用至 30～50 g。

(3) **活血化瘀,利水消肿**:首选泽兰。

(4) **利湿而不伤正**:萆薢、赤小豆、小蓟、白茅根、金樱子、芡实。

(5) **治疗低蛋白血症**:治以养阴为主,鳖甲(男)、阿胶(女)。

5. 邪盛或正虚时 邪气盛时,当注意是否是与药物的肾损害有关。正气虚时,益气当避免闭门留寇之虞。

6. 调护 应强调忌盐和避风寒。

八、针灸参考方

选用肾经的穴位为主,也可选取带有水字穴位,如水沟、水分、水道、水泉、支沟、四渎等。

第十九章　淋　证

一、概述

淋证是指小便频数短涩,淋沥刺痛,小腹拘急引痛为主症的病证。

二、西医病名

类似于西医学所指的急、慢性尿路感染,泌尿系结石,泌尿系结核,急、慢性前列腺炎,化学性膀胱炎,乳糜尿以及尿道综合征等病。

三、病因

1. 外感湿热　因下阴不洁,秽浊之邪侵入机体,上犯膀胱,或由于小肠邪热、心经火热、下肢丹毒等他脏外感之热邪传入膀胱,发为淋证。

2. 饮食失节　多食辛热肥甘之品,或嗜酒太过,脾胃运化失常,积湿生热,下注膀胱,乃成淋证。

3. 情志失调　情志不遂,肝气郁结,膀胱气滞,或气郁化火,气火郁于膀胱,导致淋证。

4. 禀赋不足或劳伤久病　禀赋不足,肾与膀胱先天畸形,或久病缠身,劳伤过度,房事不节,多产多育,或久淋不愈,耗伤正气,或妊娠、产后脾肾气虚,膀胱容易感受外邪,而致本病。

四、主症

小便频数,淋沥涩痛,小腹拘急引痛,为多种淋证的主症,是诊断淋证的主要依据。病久或反复发作,常伴有低热、腰痛、小腹坠痛、疲劳等。多见于已婚女性,每因疲劳、情志变化、不洁房事而诱发。

五、理化检查

一般先查尿常规。如尿中白细胞增多为主,多考虑泌尿系感染及炎症。怀疑尿路感染时,可做中段尿细菌培养、尿亚硝酸盐试验等。此外,尿 β_2 微球蛋白定量、静脉肾盂造影、X 线摄片等有助于上、下尿路感染的鉴别。怀疑泌尿系结核,应查尿沉渣找结核杆菌,做结核菌素试验等。考虑为前列腺炎可能者,可作为肛门指检前列腺及前列腺液常规检查。考虑为非感染性膀胱炎者,可查膀胱镜。尿中红细胞增多为主者,多见于泌尿系结石、膀胱癌,应查泌尿道 B 超,静脉肾盂造影,腹部平片,尿中找脱落细胞,做膀胱镜等。尿浑浊怀疑乳糜尿者应查尿乙醚试验,必要时淋巴管造影摄片检查。各项检查无异常者,多为尿道综合征。

六、辨证论治

1. 热淋

症状:小便频数短涩,灼热刺痛,溺色黄赤,少腹拘急胀痛,或有寒热,口苦,呕恶,或有腰痛拒按,或有大便秘结,苔黄腻,脉滑数。

治法:清热利湿通淋。

方药：八正散(《太平惠民和剂局方》)为主。

车前子 15 g	瞿麦 15 g	萹蓄 15 g	滑石 30 g
山栀子 10 g	木通 6 g	大黄 10 g	灯心草 5 g
海金沙 15 g	甘草梢 3 g		

2. 石淋

症状：尿中夹砂石，排尿涩痛，或排尿时突然中断，尿道窘迫疼痛，少腹拘急，往往突发一侧腰腹绞痛难忍，甚则牵及外阴，尿中带血，舌红，苔薄黄，脉弦或带数。若久病砂石不去，可伴见面色少华，精神委顿，少气乏力，舌淡边有齿印，脉细而弱；或腰腹隐痛，手足心热，舌红少苔，脉细数。

治法：清热利湿，排石通淋。

方药：石韦散(《外台秘要》)为主。

通草 5 g	石韦 15 g	滑石 20 g	王不留行 10 g
当归 10 g	白术 10 g	瞿麦 30 g	金钱草 30 g
海金沙 15 g	鸡内金 30 g	芍药 10 g	冬葵子 10 g
甘草梢 3 g			

3. 血淋

症状：小便热涩刺痛，尿色深红，或夹有血块，疼痛满急加剧，或见心烦，舌尖红，苔黄，脉滑数。

治法：清热通淋，凉血止血。

方药：小蓟饮子(《玉机微义》)为主。

生地黄 30 g	小蓟 15 g	滑石 30 g	木通 6 g
淡竹叶 10 g	蒲黄 10 g	藕节 15 g	当归 10 g
山栀子 10 g	甘草梢 3 g	赤小豆 30 g	白茅根 30 g

4. 气淋

症状：郁怒之后，小便涩滞，淋沥不畅，少腹胀满疼痛，苔薄白，脉弦。

治法：理气疏导，通淋利尿。

方药：沉香散（《金匮翼》）为主。

沉香 6 g	石韦 20 g	滑石 20 g	当归 10 g
陈皮 6 g	白芍 15 g	冬葵子 10 g	甘草 3 g
川楝子 10 g	香附 15 g	厚朴 10 g	王不留行 10 g

5. 膏淋

症状：小便浑浊，乳白色或如米泔水，上有浮油，置之沉淀，或伴有絮状凝块物，或混有血液、血块，尿道热涩疼痛，尿时阻塞不畅，口干，苔黄腻，舌红，脉濡数。

治法：清热利湿，分清泄浊。

方药：程氏萆薢分清饮（《医学心悟》）为主。

川萆薢 30 g	黄柏 10 g	石菖蒲 15 g	茯苓 15 g
白术 10 g	丹参 15 g	莲子 3 g	车前子 10 g
芡实 30 g			

6. 劳淋

症状：小便不甚赤涩，溺痛不甚，但淋沥不已，时作时止，遇劳即发，腰膝酸软，神疲乏力，病程缠绵，舌淡，脉细弱。

治法：补脾益肾。

方药：无比山药丸（《太平惠民和剂局方》）加减。

山药 30 g	肉苁蓉 20 g	熟地黄 30 g	山茱萸 10 g
茯神 15 g	菟丝子 15 g	五味子 5 g	赤石脂 15 g
泽泻 10 g	巴戟天 15 g	杜仲 20 g	牛膝 10 g
分心木 10 g	赤小豆 15 g	黄芪 20 g	

七、体会

1. 治疗淋证常用药物

（1）泌尿系症状明显者，通常选用金钱草、海金沙、石韦、瞿麦、车前子。

（2）为加强引药下行的作用，可加用通草、甘草梢、厚朴、冬葵子、牛膝。

（3）治疗顽固性的淋证，加用桃仁。

（4）治疗血淋常选用白茅根、藕节、蒲黄、生地黄、小蓟。

（5）诊断为泌尿系感染，系外感所致实证，八正散效果较好；因肾炎后遗留潜血者，选用赤小豆、琥珀、金樱子、黄芩，女性患者，可酌加阿胶。

（6）膏淋，系由丝虫病引起者，可加槟榔。

（7）治疗早期当以驱邪为主。若用药不当，尤其是进补过早而致反复发作，口苦者，加竹茹、黄芩、蒲公英；津亏口干者，加芦根。

2. 泌尿系结石验方　泌尿系结石包括肾结石、输尿管结石、膀胱结石，临床上如果结石不大，或在考虑手术、碎石前，不妨采用中医保守疗法排石。

药物组成：

鸡内金 30 g	滑石 15 g	金钱草 15 g	小蓟 15 g
车前子 10 g	瞿麦 10 g	海金沙 10 g	厚朴 8 g
冬葵子 10 g	石韦 15 g	甘草梢 3 g	

加减法：小便带血者加赤小豆 15 g，白茅根 15 g；体质偏热者加鸭内金 15 g，或去鸡内金改鸭内金 30 g；食欲差者加黄精 15 g，疼痛甚者加乳香 10 g，通草 5 g。

疗效：一般服用 1～15 剂就可排出结石，但肾结石排出较慢，须坚持服用。

注意事项：① 忌油炸及难消化食物。② 服药后半小时可适当做跳坠运动，以协助排石。③ 如用药时间较长，须注意身体状况。

八、针灸参考方

（1）**常用穴**：肾俞、关元、大赫、气冲、三阴交、中封、蠡沟、水道、归来。

（2）**输尿管结石疼痛**：取同侧阴谷、足三里。

第二十章 阳 痿

一、概述

阳痿是指成年男子性交时,由于阴茎痿软不举,或举而不坚,或坚而不久,无法进行正常性生活的病证。但对发热、过度劳累、情绪反常等因素造成的一时性阴茎勃起障碍,不能视为病态。

二、西医病名

西医学中的男子性功能障碍和某些慢性疾病表现以阳痿为主者,可参考辨证论治。

三、病因病机

本病的病因主要有劳伤久病,饮食不节,七情所伤,外邪侵袭。基本病机为肝脾受损,经脉空虚,或经络阻滞,导致宗筋失养而发为阳痿。

1. 病因

(1) **禀赋不足,劳伤久病**:先天不足或恣情纵欲,房事过度,或手淫,早婚,均可造成精气虚损,命门火衰而致阳事不举。此外久病劳伤,损及脾胃,气血化源不足,可致宗筋失养而成阳痿。诚如

《类证治裁·阳痿》所言:"阳之痿多由色欲竭精,或思虑劳神,或恐惧伤肾,或先天禀弱,或后天食少……而致阳痿者。"

（2）**七情失调**：情志不遂,思欲过度,忧思郁怒,则肝失疏泄,宗筋所聚无能,乃成阳痿。或过思多虑,损伤心脾,气血不足,宗筋失养;或大惊卒恐,伤于心肾,气机逆乱,气血不达宗筋,不能作强,则阳事不举。此即《景岳全书·阳痿》所云:"凡思虑焦劳,忧郁太过者,多致阳痿","凡惊恐不释者,亦致阳痿"。

（3）**饮食不节**：过食醇酒厚味,脾胃运化失常,聚湿生热,湿热下注肝肾,经络阻滞,气血不荣宗筋,乃成阳痿。

（4）**外邪侵袭**：久居湿地或湿热外侵,蕴结肝经,下注宗筋,或寒湿伤阳,阳为阴遏,发为阳痿。

2. 病机 阳痿的原因虽然众多,其基本病机为肝、肾、心、脾受损,气血阴阳亏虚,阴络失荣;或肝郁湿阻,经络失畅导致宗筋不用而成。肝主筋,足厥阴肝经绕阴器而行;肾藏精,主生殖,开窍于二阴;脾之经筋皆聚于阴器。宗筋作强有懒于肝、肾、脾精血之濡养。心乃君主之官,情欲萌动,阳事之举,必赖心火之先动。肾虚精亏,真阳衰微,则宗筋无以作强。肝失疏泄,气机阻滞,血不达宗筋,则宗筋不聚。脾失运化,气血生化乏源,宗筋失养。忧虑伤心,心血暗耗,则心难行君主之令,从而阴茎痿软而不举。故阳痿之病位在宗筋,病变脏腑主要在于肝、肾、心、脾。

四、主症

成年男子性交时,阴茎痿而不举,或举而不坚,或坚而不久,无法进行正常性生活。但须除外阴茎发育不良引起的性交不能。常有神疲乏力,腰酸膝软,畏寒肢冷,夜寐不安,精神苦闷,胆怯多疑,或小便不畅,滴沥不尽等症。本病常有房劳过度,手淫频繁,久病体弱,或有消渴、惊悸、郁证等病史。

五、理化检查

阳痿在西医学上有精神性和器质性的区别,除常规检查尿常规、前列腺液、血脂外,还可做夜间阴茎勃起试验,以鉴别精神性与器质性疾病。如属后者应查血糖、睾酮、促性腺激素等,检查有无内分泌疾病。还需做多普勒超声,阴茎动脉测压等,确定有否阴茎血流障碍。排除上述病证后,酌情可查肌电图、脑电图以了解是否属神经性疾患。

六、辨证论治

1. 命门火衰

症状:阳事不举,或举而不坚,精薄清冷,神疲倦怠,畏寒肢冷,面色㿠白,头晕耳鸣,腰膝酸软,夜尿清长,舌淡胖,苔薄白,脉沉细。

治法:温肾壮阳。

方药:赞育丸(《景岳全书》)为主。

熟地黄 30 g	当归 10 g	杜仲 15 g	巴戟天 15 g
肉苁蓉 30 g	淫羊藿 15 g	肉桂 10 g	蛇床子 10 g
枸杞子 20 g	白术 15 g	仙茅 10 g	山茱萸 15 g
韭子 10 g	附子 15 g	人参 10 g	鹿茸 6 g

2. 心脾亏虚

症状:阳痿不举,心悸,失眠多梦,神疲乏力,面色萎黄,食少纳呆,腹胀便溏,舌淡,苔薄白,脉细弱。

治法:补益心脾。

方药:归脾汤(《济生方》)为主。

白术 15 g	茯神 15 g	黄芪 30 g	龙眼肉 10 g
人参 10 g	木香 6 g	当归 10 g	酸枣仁 10 g

远志 10 g　　　生姜 6 g　　　大枣 10 g　　　甘草 5 g

3. 肝郁不舒

症状：阳事不起，或起而不坚，心情抑郁，胸胁胀痛，脘闷不适，食少便溏，苔薄白，脉弦。

治法：疏肝解郁。

方药：逍遥散（《太平惠民和剂局方》）为主。

香附 15 g　　　白术 10 g　　　白芍 10 g　　　当归 10 g
茯苓 10 g　　　小茴 5 g　　　煨姜 10 g　　　生甘草 6 g

4. 惊恐伤肾

症状：阳痿不振，心悸易惊，胆怯多疑，夜多噩梦，常有被惊吓史，苔薄白，脉弦细。

治法：益肾宁神。

方药：启阳欲心丹（《辨证录》）为主。

茯苓 15 g　　　石菖蒲 10 g　　甘草 10 g　　　人参 10 g
远志 15 g　　　橘红 6 g　　　砂仁 6 g　　　柴胡 5 g
白术 10 g　　　当归 10 g　　　山药 20 g　　　菟丝子 10 g
神曲 10 g　　　白芍 6 g　　　酸枣仁 10 g　　柏子仁 15 g
生煅龙骨^(各)15 g

5. 湿热下注

症状：阴茎痿软，阴囊潮湿，瘙痒腥臭，睾丸坠胀作痛，小便赤涩灼痛，胁胀腹闷，肢体困倦，泛恶口苦，舌红苔黄腻，脉滑数。

治法：清利湿热。

方药：八正散（《太平惠民和剂局方》）为主。

木通 6 g　　　萹蓄 15 g　　　瞿麦 15 g　　　车前子 15 g
滑石 20 g　　　大黄 10 g　　　栀子 15 g　　　灯心草 5 g
甘草 3 g　　　牵牛子 6 g　　　赤小豆 30 g

若症见梦中阳举，举则遗精，寐则盗汗，五心烦热，腰酸膝软，舌红,少苔,脉细数,为肝肾阴伤,虚火妄动,治宜滋阴降火,方用知柏地黄丸合大补阴丸加减。

七、体会

1. 阳痿的病因主要有劳累、饮食不节、工作压力大等,病机主要是肾虚、肝郁、湿热下注。

2. 治疗以滋阴潜阳调肝为主,常用药物如山药、肉苁蓉、阳起石、淫羊藿、韭子等;因情志所致者,应给予心理疏导,以增强疗效。

3. 阳痿的治疗应顺应生理周期调整。

4. 阳痿的调护注意忌油腻,尤其应忌酒、碳酸饮料。

八、针灸参考方

关元、气海、大赫、环跳、腰阳关、命门、肾俞、太溪。

第二十一章　不育症

一、概述

男性不育是指育龄夫妇同居2年以上,性生活正常,未采取任何避孕措施,女方有受孕能力,由于男方原因而致女方不能怀孕的一类疾病。据国外资料统计,已婚夫妇不能生育者约占10%,其中50%～60%为女方原因,20%～25%是男方原因,20%～25%为男女双方的原因所致。

二、西医病名

育龄夫妇同居1年以上,不采用任何避孕措施,因男方因素导致的不育。据不育症发生过程,分为原发性不育和继发性不育。原发性不育症是指夫妇婚后女方从未受孕生育者;继发性不育指夫妇婚后女方曾经受孕生育,但近3年未用避孕措施而不受孕者。

三、病因病机

不育症与肾、心、肝、脾等脏有关,而与肾脏关系最为密切。大多由于精少、精弱、死精、无精、精稠、阳痿及不射精等所引起。

1. 肾气虚弱　若禀赋不足,肾气虚弱,命门火衰,可致阳痿不举,甚至阳气内虚,无力射出精液;病久伤阴,精血耗散,则精少精弱;元阴不足,阴虚火旺,相火偏亢,精液黏稠不化,均可导致不育。

2. 肝郁气滞 情志不舒,郁怒伤肝,肝气郁结,疏泄无权,可致宗筋痿而不举,或气郁化火,肝火亢盛,灼伤肾水,肝木失养,宗筋拘急,精窍之道被阻,亦可影响生育。

3. 湿热下注 素嗜肥甘滋腻、辛辣炙煿之品,损伤脾胃,脾失健运,痰湿内生,郁久化热,阻遏命门之火,可致阳痿、死精等症而造成不育。

4. 气血两虚 思虑过度,劳倦伤心,而致心气不足,心血亏耗;大病久病之后,元气大伤,气血两虚,血虚不能化生精液而精少精弱,甚或无精,亦可引起不育。

西医学认为,男性不育可能是多种因素的综合作用,任何因素导致精子发生、精子输送、精子和卵子相结合的障碍,均可引起不育。

四、主症

1. 病史 详细了解个人生育史、性生活史、生活环境和工作状况及家族病史,其中性生活情况要详细询问,要排除性功能障碍造成的不育因素。在既往史中要特别强调了解生殖道感染的历史、生殖器官外伤手术史以及生活习惯和嗜好等,以便分析其可能的原因。

2. 体格检查 检查的重点是全身情况和外生殖器。如体型,发育营养状况,胡须、腋毛、阴毛分布,乳房发育等情况;阴茎的发育,睾丸位置及其大小、质地、有无肿物或压痛,附睾、输精管有无结节、压痛或缺如,精索静脉有无曲张等。

五、理化检查

检查内容主要包括精液常规分析、精液生化测定、精子穿透宫颈黏液试验、精子凝集试验、睾丸活组织检查、输精管道的 X 线检查、生殖内分泌测定、遗传学检查等。精液常规分析（WHO）规定标准为：2 mL≤精液量＜7 mL，液化时间＜60 分钟，黏液丝长度＜2 cm，pH 值 7.2～7.8，精子密度≥$20×10^6$/mL，精子总计数≥$40×10^6$，成活率≥70％，A 级精子（快速直线前进）≥25％，或 A 级精子＋B 级精子（缓慢直线前进）＞50％，正常形态精子≥50％，白细胞＜$1×10^6$/mL。

六、辨证论治

1. 肾阳虚衰

症状：性欲减退，阳痿早泄，精子数少、成活率低、活动力弱，或射精无力，伴腰酸腿软，疲乏无力，小便清长。舌质淡，苔薄白，脉沉细。

治法：温补肾阳，益肾填精。

方药：金匮肾气丸（《金匮要略》）合五子衍宗丸（《摄生众妙方》）加减。

熟地黄 15 g	山药 30 g	山茱萸 10 g	茯苓 10 g
肉苁蓉 30 g	附子 15 g	鹿角胶 30 g	肉桂 10 g
枸杞子 20 g	五味子 10 g	菟丝子 15 g	

2. 肾阴不足

症状：遗精滑泄，精液量少，精子数少，精子活动力弱或精液黏稠不化，畸形精子较多，头晕耳鸣，手足心热。舌质红，少苔，脉沉细。

治法：滋补肾阴，益精养血。

方药：左归丸（《景岳全书》）合五子衍宗丸（《摄生众妙方》）加减。

熟地黄 30 g	山药 20 g	山茱萸 10 g	怀牛膝 10 g

鹿角胶 10 g　　龟甲胶 30 g　　枸杞子 20 g　　五味子 5 g

菟丝子 30 g　　覆盆子 15 g

若阴虚火旺者,宜滋阴降火,用知柏地黄汤加减。

3. 肝郁气滞

症状:性欲低下,阳痿不举,或性交时不能射精,精子稀少、活力下降,精神抑郁,两胁胀痛,嗳气泛酸。舌质暗,苔薄,脉弦细。

治法:舒肝解郁,温肾益精。

方药:柴胡疏肝散(《证治准绳》)合五子衍宗丸(《摄生众妙方》)加减。

柴胡 10 g　　陈皮 6 g　　　川芎 10 g　　白芍 15 g

枳壳 6 g　　　甘草 6 g　　　香附 15 g　　枸杞子 20 g

五味子 5 g　　菟丝子 15 g　　覆盆子 15 g　　车前子 10 g

4. 湿热下注

症状:阳事不兴或勃起不坚,精子数少或死精子较多,小腹急满,小便短赤。舌苔薄黄,脉弦滑。

治法:清热利湿。

方药:程氏萆薢分清饮(《医学心悟》)为主。

川萆薢 30 g　　石菖蒲 15 g　　黄柏 10 g　　茯苓 10 g

车前子 15 g　　莲子心 6 g　　白术 10 g　　芡实 30 g

5. 气血两虚

症状:性欲减退,阳事不兴,或精子数少、成活率低、活动力弱,神疲力倦,面色无华。舌质淡,苔薄白,脉沉细无力。

治法:补益气血。

方药:十全大补汤(《医学发明》)为主。

当归 10 g　　白术 15 g　　茯苓 15 g　　甘草 6 g

熟地黄 30 g　　白芍 10 g　　人参 10 g　　川芎 10 g

黄芪 15 g　　肉桂 10 g　　党参 20 g　　大枣 10 g

除辨证论治外,还可根据精液检查情况"辨精用药",如精子成活率低、活动力差者,加淫羊藿、巴戟天、菟丝子、生黄芪;死精、畸形精子多者,加土茯苓、萹休;精液中有脓细胞者,加蒲公英、红藤、黄柏;精液不液化而呈团块状者,加泽泻、牡丹皮、麦冬、当归、生地黄等。

七、体会

1. 男性不育治疗四法

（1）填精法： 本法是通过补益肾精,而达到促进精子的生长发育,增加精子数量的方法。

适应证：主要适应于精子稀少及精液量少症。临床可见腰膝酸软,头发早白,齿枯,耳鸣咽干,精神委靡,记忆减退,步履无力,遗精阳痿,早泄,舌瘦淡,脉沉细。或可见畏寒肢冷,或五心烦热,潮热盗汗等。

辨证原理：肾为先天之本,主藏先天之精,同时又聚后天五脏六腑之精而藏之,是生殖之精生成的基础。正如《素问·上古天真论》记载：丈夫"二八,肾气盛,天癸至,精气溢泻,阴阳和,故能有子……八八天癸尽矣,而无子耳。"说明肾气的充盛是生育的根本。若肾精亏虚,势必导致不育。在男子主要体现在精子的化生无源,因此,必须通过调补肾之阴阳,填精补肾,才能促进精子的正常生长发育。

常用药物：鹿角霜、鹿茸、鹿角胶、阿胶、龟甲胶、巴戟天、海狗肾、肉苁蓉、菟丝子、制何首乌、附子、肉桂、熟地黄、枸杞子、龙眼肉、锁阳、补骨脂、旱莲草等。

常用方剂：左归丸、右归丸、二至丸、大补元煎、金匮肾气丸、菟丝子饮等。

（2）益气法： 本法是以补益中焦脾胃后天之气,促进精细胞生成,增强精子活动能力的方法。

适应证：主要适应于死精子过多症,其次为精子稀少症,临床可见神疲乏力或易疲劳，面苍白或萎黄，平时易感冒，动则易汗出，或见纳呆腹胀，大便稀薄，或有异嗜症，或射精无力，舌胖大淡红，脉细弱等症。

辨证原理：脾胃为后天之本，先天之肾气有赖于后天水谷精微的不断充养，才能充盛不衰。若脾胃虚弱，水谷精微化生失常，则肾之精气生化无源，日渐亏虚，再者"精血同源"，生血则能生精。《灵枢·决气》说："中焦受气取汁，变化而赤，是谓血。"主张补益脾胃，则血才可以化生，从而滋养肾精。因此，通过补益，中焦脾胃之气就能加强机体对水谷精微的吸收和运化，从而达到促进先天之精，即生殖之精的生成和发育的目的。

常用药物：人参、西洋参、黄芪、党参、黄精、白术、大枣、怀山药、五味子、茯苓、太子参、饴糖等。

常用方剂：补中益气汤、理中汤、黄芪建中汤、四君子汤等。

（3）**祛瘀法**：本法是通过运用活血祛瘀药，驱除脉道瘀血，确保气血顺利通达生精器官，促进精子生长，或使精道通畅。精子能顺利排出，并减少畸形精子。

适应证：主要适应于精液不液化和畸形精子过多症。或因精道阻塞导致的无精子症。临床可见少腹胀满或疼痛，或触诊少腹急结，或见肢体麻木，巩膜瘀斑，或射精不畅，口唇及睑下色暗，皮肤紫斑或有瘀点，舌暗或有瘀点、瘀斑，脉沉涩或迟紧。

辨证原理：任何营血和精髓物，都必须通过经脉和髓道运行，才能循环不止，营养周身，内濡脏腑，调节各脏腑间的内在关系，肾脏亦无例外。若经脉瘀阻，则易导致脏腑失和，诸疾乃重。再者，后天水谷之精微，五脏六腑之精亦赖经脉输送，汇于冲脉——"血海"与肾之大络相会以滋肾。如气血瘀阻，脉道不通，则肾脏得不到滋养，致使生殖之精——精子得不到后天精气的充养，产生精液成分比例改变，畸形精子增加。此亦所谓"瘀血不去，新血不生"，血不生则精不足矣,因此,驱除脉道之瘀滞,是促进精子正常生长的重要环节。

常用药物:当归、川芎、丹参、鸡血藤、桃仁、红花、田三七、牡丹皮、赤芍、陈皮、香附、王不留行、牛膝、益母草、穿山甲等。

常用方剂:血府逐瘀汤、补阳还五汤、桃核承气汤、桂枝茯苓丸、少腹逐瘀汤等。

(4) 解毒法:本法是运用解毒清热之品,清除热毒对精子的伤害及抑制生长,以利于精子的自然生长发育。

适应证:主要适应于由炎症引起的精子量少、死精数多及畸形精子比例过大等症。临床可见各种感染,如睾丸、附睾炎,精囊炎,前列腺炎,肝炎,阴囊脓肿及腮腺炎等。还可见于各种中毒。患者一般都有烦躁,发热,尿黄赤,舌红苔黄,脉数。精液化验白细胞数增多或见脓细胞等。

辨证原理:无论是内伤七情或外感六淫,郁久均可化热。火热之气最易伤精耗血。再者,邪毒(包括化学性、生物性、物理性)内陷,可直接影响精子的生长和发育。与现代医学中炎症引起的精子发育不良和"毒物"(如酒精、棉子油等)杀死精子的认识是一致的。因此,清解热毒亦是治疗和预防精液异常的重要方法。

常用药物:白花蛇舌草、虎杖、漏芦、蒲公英、紫花地丁、大黄、黄连、黄芩、黄柏、金银花、连翘、板蓝根、茵陈蒿、半枝莲、大青叶、紫草、车前草、苦参、生甘草、赤小豆等。

常用方剂:五味消毒饮、清瘟败毒饮、三黄石膏汤、茵陈蒿汤、仙方活命饮、黄连解毒汤、龙胆泻肝汤、导赤散等。

2. 饮食禁忌 碳酸饮料、冷饮、煎炸食物、转基因食品。

八、针灸参考方

百会、神门、关元、气海、大赫、太溪、三阴交、蠡沟。

第二十二章　糖尿病(消渴)

一、概述

消渴是以多尿、多饮、多食、乏力、消瘦,或尿有甜味为主要临床表现的一种疾病。

古代亦称"消瘅""肺消""膈消"和"消中"等。

二、西医病名

糖尿病是一组以慢性血葡萄糖(简称血糖)水平增高为特征的代谢病群。主要特点是血糖过高、糖尿、多尿、多饮、多食、消瘦、疲乏。

三、病因病机

消渴病的病因比较复杂,禀赋不足、饮食失节、情志失调、劳欲过度等原因均可导致消渴。消渴病变的脏腑主要在肺、胃、肾,其病机主要在于阴津亏损,燥热偏胜,而以阴虚为本,燥热为标,两者互为因果。

1. 病因

(1)**禀赋不足**:早在春秋战国时代,即已认识到先天禀赋不足,是引起消渴病的重要内在因素。《灵枢·五变》说:"五脏皆柔弱者,善病消瘅。"其中尤以阴虚体质最易罹患。

(2) **饮食不节**：长期过食肥甘、醇酒厚味、辛辣香燥,损伤脾胃,致脾胃运化失职,积热内蕴,化燥伤津,消谷耗液,发为消渴。早在《素问·奇病论》即说:"此肥美之所发也,此人必数食甘美而多肥也,肥者令人内热,甘者令人中满,故其气上溢,转为消渴。"

(3) **情志失调**：长期过度的精神刺激,如郁怒伤肝,肝气郁结,或劳心竭虑,营谋强思等,以致郁久化火,火热内燔,消灼肺胃阴津而发为消渴。正如《临证指南医案·三消》说:"心境愁郁,内火自燃,乃消证大病。"

(4) **劳欲过度**：房事不节,劳欲过度,肾精亏损,虚火内生,则火因水竭益烈,水因火烈而益干,终致肾虚肺燥胃热俱现,发为消渴。如《外台秘要·消渴消中》说:"房劳过度,致令肾气虚耗,下焦生热,热则肾燥,肾燥则渴。"

2. 病机 消渴的病机主要在于阴津亏损,燥热偏胜,而以阴虚为本,燥热为标。两者互为因果,阴愈虚则燥热愈盛,燥热愈盛则阴愈虚。病变的脏腑主要在肺、胃、肾,尤以肾为关键。三脏之中,虽有所偏重,但往往又互相影响。

肺主气,为水之上源,敷布津液。肺受燥热所伤,则津液不能敷布而直趋下行,随小便排出体外,故小便频数量多;肺不布津则口渴多饮。正如《医学纲目·消瘅门》说:"盖肺藏气,肺无病则气能管摄津液之精微,而津液之精微者收养筋骨血脉,余者为溲。肺病则津液无气管摄,而精微者亦随溲下,故饮一溲二。"

胃主腐熟水谷,脾主运化,为胃行其津液。脾胃受燥热所伤,胃火炽盛,口渴多饮,多食善饥;脾气虚不能转输水谷精微,则水谷精微下流注入小便;水谷精微不能濡养肌肉,故形体日渐消瘦。脾阴不足,则故小便味甘。

肾为先天之本,主藏精而寓元阴元阳。肾阴亏虚则虚火内生,上燔心肺则烦渴多饮,中灼脾胃则胃热消谷。肾失濡养,开阖固摄失权,则水谷精微直趋下泄,随小便而排出体外,故尿多味甜。

消渴病虽有在肺、胃、肾的不同,但常常互相影响。如肺燥津伤,津液失于敷布,则脾胃不得濡养,肾精不得滋助;脾胃燥热偏盛,上可灼伤肺津,下可耗伤肾阴;肾阴不足则阴虚火旺,亦可上灼肺胃,终致肺燥胃热肾虚,故"三多"之症常可相互并见。故《临证指南医案·三消》邹滋九按语说:"三消一证,虽有上、中、下之分,其实不越阴亏阳亢,津涸热淫而已。"

四、主症

口渴多饮、多食易饥、尿频量多、形体消瘦或尿有甜味等具有特征性的临床症状,是诊断消渴病的主要依据。有的患者初起时"三多"症状不著,但若于中年之后发病,且嗜食膏粱厚味、醇酒炙煿,以及病久并发眩晕、肺痨、胸痹心痛、中风、雀目、疮痈等病证者,应考虑消渴。由于本病的发生与禀赋不足有较为密切的关系,故消渴病的家族史可供诊断参考。

五、理化检查

查空腹、餐后 2 小时血糖和尿糖,尿比重,葡萄糖耐量试验等,有助于明确辨病诊断。

病情较重时,尚需查血尿素氮、肌酐,以了解肾功能情况;查血酮,以了解有无酮症酸中毒;查二氧化碳结合力及血钾、钠、钙、氯化物等,以了解酸碱平衡及电解质情况。

六、辨证论治

1. 上消——**肺热津伤**

症状:烦渴多饮,口干舌燥,尿频量多。舌边尖红,苔薄黄,脉洪数。

治法：清热润肺,生津止渴。

方药：消渴方(《丹溪心法》)为主。

黄连 10 g	天花粉 30 g	生地黄 30 g	藕节 20 g
芦根 30 g	黄芩 10 g	知母 15 g	桑叶 10 g

2. 中消

(1) 胃热炽盛

症状：多食易饥,口渴,尿多,形体消瘦,大便干燥。苔黄,脉滑实有力。

治法：清胃泻火,养阴增液。

方药：玉女煎(《景岳全书》)为主。

石膏 30 g	生地黄 15 g	麦冬 10 g	知母 30 g
牛膝 10 g	玉竹 15 g	大黄 10 g	

(2) 中气亏虚

症状：口渴引饮,能食与便溏并见,或饮食减少。精神不振,四肢乏力。舌质淡,苔白而干,脉弱。

治法：益气健脾,生津止渴。

方药：七味白术散(《小儿药证直诀》)为主。

人参 10 g	茯苓 15 g	白术 10 g	甘草 5 g
木香 5 g	葛根 30 g	莲子 15 g	藿香叶 10 g

3. 下消

(1) 肾阴亏虚

症状：尿频量多,混浊如脂膏,或尿甜。腰膝酸软,乏力,头晕耳鸣,口干唇燥,皮肤干燥,瘙痒。舌红苔少,脉细数。

治法：滋阴固肾。

方药：六味地黄丸(《小儿药证直诀》)为主。

熟地黄 30 g	山药 30 g	茯苓 10 g	牡丹皮 10 g

泽泻 10 g　　　山茱萸 10 g　　　桑椹 30 g

（2）阴阳两虚

症状：小便频数，混浊如膏，甚至饮一溲一。面容憔悴，耳轮干枯，腰膝酸软，四肢欠温，畏寒肢冷，阳痿或月经不调。舌苔淡白而干，脉沉细无力

治法：滋阴温阳，补肾固涩。

方药：金匮肾气丸（《金匮要略》）为主。

肉桂 5 g　　　附子 15 g　　　熟地黄 30 g　　　黄精 30 g

山药 30 g　　　茯苓 15 g　　　牡丹皮 10 g　　　泽泻 10 g

七、体会

1. 本病多系伤及脾（胰）脏，或因劳累，或因过食。病机主要是阴虚为本，燥热为标，或是痰湿壅盛。

2. 治疗分虚实，实者，以醒脾为主，可选用藿香、佩兰、陈皮、厚朴，亦可用保和丸或调胃承气汤之意；虚者，可以参苓白术散加减。

石膏和知母经药理试验证实有降糖作用，病证符合时可适当选用。也有人尝试以陈皮与知母同用，亦有一攻一补之意。

形体肥胖，舌苔厚腻者，多为痰浊壅盛，治以健脾化湿，可用厚朴以化湿，亦可酌加利湿之品，如泽泻、茯苓；夜尿频多者，加用山药、益智仁、芡实、金钱子。

3. 调护上应重视忌酒。此外，控制体重对糖尿病患者是十分有利的。

4. 甘缓可以和脾，笔者认为对于糖尿病患者不必绝对禁忌。

5. 因现代生活中体力劳动较少，笔者认为餐后 2 小时血糖不能完全反应患者代谢情况，必要时检查餐后 3 小时血糖，综合考虑。

八、针灸参考方

三阴交、太溪、曲池、中脘、关元、建里、气海、公孙、内关、足三里、丰隆。

第二十三章　郁　证

一、概述

郁证是由于情志不舒,气机郁滞所致,以心情抑郁,情绪不宁,胸部满闷,胁肋胀痛,或易怒喜哭,或咽中如有异物梗塞等症为主要临床表现的一类病证。

二、西医病名

根据郁证的临床表现及其以情志内伤为致病原因的特点,主要见于西医学的神经衰弱、癔病及焦虑症等。另外,也见于更年期综合征及反应性精神病。

三、病因病机

郁证的病因总属情志所伤,发病与肝的关系最为密切,其次涉及心、脾。肝失疏泄、脾失健运、心失所养,脏腑阴阳气血失调是郁证的主要病机。

1. 病因

(1) **情志失调**:七情过极,刺激过于持久,超过机体的调节能力,导致情志失调,尤以悲忧恼怒最易致病。若恼怒伤肝,肝失条达,气失疏泄,而致肝气郁结。气郁日久化火,则为火郁;气滞血瘀则为血郁；谋虑不遂或忧思过度，久郁伤脾，脾失健运，食滞不消而蕴湿、生痰、化热等，则又可成为食郁、湿郁、痰郁、热郁。

（2）体质因素：原本肝旺，或体质素弱，复加情志刺激，肝郁抑脾，饮食渐减，生化乏源，日久必气血不足，心脾失养，或郁火暗耗营血，阴虚火旺，心病及肾，而致心肾阴虚。

2. 病机 郁证成因主要为七情所伤，情志不遂，或郁怒伤肝，导致肝气郁结而为病，故病位主要在肝，但可涉及心、脾、肾。肝喜条达而主疏泄，长期肝郁不解，情怀不畅，肝失疏泄，可引起五脏气血失调。肝气郁结，横逆乘土，则出现肝脾失和之证。肝郁化火，可致心火偏亢。忧思伤脾，思则气结，既可导致气郁生痰，又可因生化无源，气血不足，而形成心脾两虚或心神失养之证。更有甚者，肝郁化火，火郁伤阴，心失所养，肾阴被耗，还可出现阴虚火旺或心肾阴虚之证。由于本病始于肝失条达，疏泄失常，故以气机郁滞不畅为先。气郁则湿不化，湿郁则生痰而致气郁结；气郁日久，由气及血而致血郁，又可进而化火等，但均以气机郁滞为病理基础。

四、主症

以忧郁不畅，情绪不宁，胸胁胀满疼痛为主要临床表现，或有易怒易哭，或有咽中如有炙脔，吞之不下，咯之不出的特殊症状。患者大多数有忧愁、焦虑、悲哀、恐惧、愤懑等情志内伤的病史。并且郁证病情的反复常与情志因素密切相关。多发于青中年女性。无其他病证的症状及体征。

五、理化检查

结合病情做相关的检查，常无异常发现。如以咽部症状为主要表现时，需作咽部的检查。有吞之不下，咯之不出的症状时，可作食管的 X 线及内镜检查。脏躁的临床表现与西医的癔症关系密切，主要需与精神分裂症相鉴别，后者具有思维障碍、知觉障碍和性格改变等症状，如被控制感、被洞悉感、幻听、原发性妄想等。

六、辨证论治

郁证一般病程较长，用药不宜峻猛。在实证的治疗中，应注意理气而不耗气，活血而不破血，清热而不败胃，祛痰而不伤正；在虚证的治疗中，应注意补益心脾而不过燥，滋养肝肾而不过腻。正如《临证指南医案·郁》指出，治疗郁证"不重在攻补，而在乎用苦泄热而不损胃，用辛理气而不破气，用滑润濡燥涩而不滋腻气机，用宣通而不揠苗助长"。

除药物治疗外，精神治疗对郁证有极为重要的作用。解除致病原因，使患者正确认识和对待自己的疾病，增强治愈疾病的信心，可以促进郁证好转、痊愈。

1. 肝气郁结

症状：精神抑郁，情绪不宁，胸部满闷，胁肋胀痛，痛无定处，脘闷嗳气，不思饮食，大便不调，苔薄腻，脉弦。

治法：疏肝解郁，理气畅中。

方药：柴胡疏肝散(《景岳全书》)为主。

陈皮 6 g	柴胡 10 g	枳壳 10 g	芍药 10 g
香附 15 g	川芎 10 g	炙甘草 6 g	

2. 气郁化火

症状：性情急躁易怒，胸胁胀满，口苦而干，或头痛、目赤、耳鸣，或嘈杂吞酸，大便秘结，舌质红，苔黄，脉弦数。

治法：疏肝解郁，清肝泻火。

方药：丹栀逍遥散(《医统》)为主。

牡丹皮 10 g	栀子 15 g	当归 10 g	白芍 15 g

| 柴胡 6 g | 茯苓 15 g | 白术 10 g | 甘草 6 g |
| 薄荷 10 g | 木贼 10 g | | |

3. 痰气郁结

症状：精神抑郁，胸胁胀满，咽中似有物梗塞，吞之不下，咯之不出，苔白腻，脉弦滑。

治法：气郁痰凝，阻滞胸咽。

方药：半夏厚朴汤（《金匮要略》）为主。

| 半夏 10 g | 厚朴 10 g | 茯苓 15 g | 生姜 10 g |
| 紫苏叶 10 g | | | |

4. 心神失养

症状：精神恍惚，心神不宁，多疑易惊，悲忧善哭，喜怒无常，或时时欠伸，或手舞足蹈，骂詈喊叫，舌质淡，脉弦。多见于女性，常因精神刺激而诱发。临床表现多种多样，但同一患者每次发作多为同样几种症状的重复。《金匮要略·妇人杂病脉证并治》将此种证候称为"脏躁"。

治法：甘润缓急，养心安神。

方药：甘麦大枣汤（《金匮要略》）为主。

| 甘草 10 g | 淮小麦 30 g | 大枣 15 g | 阿胶 20 g |
| 白芍 10 g | 合欢皮 30 g | 佛手 15 g | 玫瑰花 10 g |

5. 心脾两虚

症状：多思善疑，头晕神疲，心悸胆怯，失眠，健忘，纳差，面色不华，舌质淡，苔薄白，脉细。

治法：健脾养心，补益气血。

方药：归脾汤（《济生方》）加减。

白术 10 g	茯神 10 g	黄芪 10 g	龙眼肉 10 g
党参 10 g	木香 10 g	当归 10 g	酸枣仁 10 g
远志 10 g	生姜 10 g	大枣 10 g	

6. 心肾阴虚

症状：情绪不宁，心悸，健忘，失眠，多梦，五心烦热，盗汗，口咽干燥，舌红少津，脉细数。

治法：滋养心肾。

方药：天王补心丹（《校注妇人良方》）合六味地黄丸（《小儿药证直诀》）。

人参 10 g	玄参 10 g	丹参 10 g	朱茯苓 10 g
当归 10 g	远志 10 g	桔梗 10 g	五味子 10 g
天冬 10 g	麦冬 10 g	柏子仁 15 g	酸枣仁 10 g
生地黄 15 g	熟地黄 30 g	山茱萸 10 g	山药 15 g
牡丹皮 10 g	泽泻 10 g		

七、体会

1. 对于郁证的治疗，首先应加强心理疏导，使患者能够重新振作，以适应周围环境。其次是药物治疗，以行气活血、补肾益脑为主，可选越鞠丸为基础方加减变化，也可选用柴胡疏肝散、逍遥丸和小柴胡汤。

2. 针对不同病因，选用相应药物。

（1）情感伤害：男性选用石菖蒲、远志；女性选用玫瑰花。

（2）思虑过度：选用佛手。

（3）暴怒所致：选用合欢花。

（4）忧愁所致：选用萱草。

（5）久病伤血：选用郁金。

（6）其他：治疗郁证加用柴胡、绿萼梅（白梅花）可增强疗效。

3. 情志用药心得　萱草忘忧、合欢除忿、佛手解思、玫瑰留情、梅花舒郁、郁金解郁、栀子除烦、柴胡疏肝、瓜蒌宽胸、麦芽柔肝、白芍敛肝、紫苏宽中、薄荷条达、百合宁神、香橼解结、柏子定志、远志远见、当归归魂、朱砂避秽、龙骨纳神、五味容神。

4. 治疗郁证以移情易性为首务，"解铃还须系铃人"。在难以取得速效的时候，有时时间也是一剂良药。

八、针灸参考方

丘墟、蠡沟，体虚者可加百会、中脘、内关、气海、太渊、通里、关元、神门，为增强行气活血可加膈俞（女性）、肝俞（男性）拔罐。

第二十四章 汗 证

一、概述

自汗、盗汗是指由于阴阳失调,腠理不固,而致汗液外泄失常的病证。其中,不因外界环境因素的影响,而白昼时时汗出,动辄益甚者,称为自汗;寐中汗出,醒来自止者,称为盗汗,亦称为寝汗。《明医指掌·自汗盗汗心汗证》对自汗、盗汗的名称做了恰当的说明:"夫自汗者,朝夕汗自出也。盗汗者,睡而出,觉而收,如寇盗然,故以名之。"

二、西医病名

西医学中的甲状腺功能亢进、自主神经功能紊乱、风湿热、结核病等所致的自汗、盗汗可参考辨证论治。

三、病因病机

出汗为人体的生理现象。在天气炎热,穿衣过厚、饮用热汤、情绪激动、劳动奔走等情况下,出汗量增加,此属正常现象。外感病邪在表时,出汗又是祛邪的一个途径,需要发汗以解表。自汗、盗汗的病因主要有病后体虚、表虚受风、思虑烦劳过度、情志不舒、嗜食辛辣五方面。其病机主要是阴阳失调,腠理不固,以致汗液外泄失常。

1. 病因

（1）**病后体虚**：素体薄弱，病后体虚，或久患咳喘，耗伤肺气，肺与皮毛相表里，肺气不足之人，肌表疏松，表虚不固，腠理开泄而致自汗。或因表虚卫弱，复加微受风邪，导致营卫不和，卫外失司，而致汗出。

（2）**情志不调**：思虑烦劳过度，损伤心脾，血不养心，心不敛营，则汗液外泄。或因耗伤阴精，虚火内生，阴津被扰，不能自藏而汗泄。亦有因忿郁恼怒，气机郁滞，肝郁化火，火热逼津外泄，而致自汗盗汗者。

（3）**嗜食辛辣**：嗜食辛辣厚味，或素体湿热偏盛，以致湿热内盛，邪热郁蒸，津液外泄而致汗出增多。

2. 病机　汗由津液化生而成：上述几方面的病因，归纳言之，主要是通过以下两方面的原因而形成汗证：一是肺气不足或营卫不和，以致卫外失司而津液外泄；二是由于阴虚火旺或邪热郁蒸，逼津外泄。病机总属阴阳失调，腠理不固，营卫失和，汗液外泄失常。

病理性质有虚实之分，但虚多实少，一般自汗多为气虚，盗汗多为阴虚。属实证者，多由肝火或湿热郁蒸所致，虚实之间每可兼见或相互转化，如邪热郁蒸，久则伤阴耗气，转为虚证；虚证亦可兼有火旺或湿热。虚证之间自汗日久可伤阴，盗汗久延则伤阳，以致出现气阴两虚或阴阳两虚之候。

四、主症

不因外界环境影响，在头面、颈胸，或四肢、全身出汗者。昼日汗出，动则益甚为自汗；睡眠中汗出，醒后汗止为盗汗。

五、理化检查

查血沉、T_3、T_4、基础代谢、胸部 X 线摄片、痰涂片、作抗"O"等检查以排除甲亢、肺疾、风湿热等。

六、辨证论治

1. 肺卫不固

症状：汗出恶风，稍劳汗出尤甚，或表现半身、某一局部出汗。易于感冒，体倦乏力，面色少华。脉细弱，苔薄白。

治法：益气固表。

方药：桂枝加黄芪汤（《金匮要略》）或玉屏风散（《世医得效方》）为主。

桂枝 10 g	芍药 10 g	甘草 6 g	白术 15 g
大枣 10 g	黄芪 20 g	防风 5 g	

2. 心血不足

症状：自汗或盗汗。心悸少寐，神疲气短，面色不华。舌质淡，脉细。

治法：补血养心。

方药：归脾汤（《济生方》）为主。

白术 10 g	茯神 15 g	黄芪 20 g	龙眼肉 10 g
人参 10 g	木香 6 g	甘草 5 g	酸枣仁 15 g
当归 10 g	远志 10 g	大枣 10 g	五味子 10 g

3. 阴虚火旺

症状：夜寐盗汗或有自汗。五心烦热，或兼午后潮热，两颧色红，口渴。舌红少苔，脉细数。

治法：滋阴降火。

方药：当归六黄汤（《兰室秘藏》）为主。

当归 10 g	生地黄 20 g	熟地黄 30 g	黄连 10 g
黄芩 10 g	黄柏 10 g	黄芪 15 g	地骨皮 10 g
白薇 10 g			

4. 邪热郁蒸

症状：蒸蒸汗出，汗液易使衣服黄染。面赤烘热，烦躁，口苦，小便色黄。舌苔薄黄，脉象弦数。

治法：清肝泄热，化湿和营。

方药：龙胆泻肝汤（《兰室秘藏》）为主。

龙胆草 10 g	泽泻 10 g	木通 6 g	当归 10 g
车前子 15 g	柴胡 10 g	生地黄 10 g	黄芩 15 g
栀子 15 g	茵陈蒿 15 g	大黄 10 g	

七、体会

1. 汗证主要应区分外感和内伤；还应鉴别生理性和病理性，如小儿骨蒸。

2. 治疗自汗，可以桂枝汤调和营卫，并酌加补气药如白术、南沙参，或加用黄芪建中汤；治疗盗汗可以当归六黄汤为主，或选用知柏地黄丸。此外，地骨皮治疗阴虚盗汗的效果较好。

3. 异常颜色的汗出，应考虑根据五行学说，治疗相应的脏腑。如红汗，考虑为心火旺盛；亦如黄汗，可选用茵陈蒿。

4. 治疗虚证时也可酌加收涩止汗的药物，如：龙骨、牡蛎等。

5. 对于盗汗的治疗，如因肺结核所致，需结合治疗基础病。

6. 汗证也可包括但头汗出、半身偏枯、手足心汗出等。头汗出，多因饮食不节，伤损脾胃而成；手足心汗出多为心阴虚所致，可选用天王补心丹治疗。半身汗出，当分而治之，若活动后仅见半身汗出，考虑气血不畅、经络受阻，如中风；若正常情况下，半侧身体汗出量多，则考虑汗出的一侧异常。

7. 治疗女性汗证，不论自汗或盗汗，都应酌加养血之品，自汗选用大枣、枸杞子、肉桂；盗汗选用阿胶、白芍、牡丹皮。

八、针灸参考方

1. 自汗 合谷、复溜、气海、关元。

2. 盗汗 阴郄、三阴交、膏肓俞、厥阴俞、尺泽、曲泽。

第二十五章　虚　劳

一、概述

虚劳又称虚损，是以脏腑亏损，气血阴阳虚衰，久虚不复成劳为主要病机，以五脏虚证为主要临床表现的多种慢性虚弱证候的总称。

二、西医病名

西医学中多个系统的多种慢性消耗性疾病，如：再生障碍性贫血，出现类似虚劳的临床表现时，均可参照本章辨证论治。

三、病因病机

多种原因均可导致虚劳。《理虚元鉴·虚证有六因》所说的"有先天之因，有后天之因，有痘疹及病后之因，有外感之因，有境遇之因，有医药之因"，对引起虚劳的原因做了比较全面的归纳。多种病因作用于人体，引起脏腑气血阴阳的亏虚，日久不复而成为虚劳。结合临床所见，引起虚劳的病因主要有以下五方面。

1. 病因

（1）**禀赋薄弱，因虚致病**：多种虚劳证候的形成，都与禀赋薄弱，体质不强密切相关。或因父母体弱多病，年老体衰，或胎中失养,孕育不足,或生后喂养失当,水谷精气不充,均可导致禀赋薄弱。先天不足、禀赋薄弱之体,易于罹患疾病,并在病后易形成久病不复的状态,使脏腑气血阴阳亏虚日甚,而成为虚劳。

(2) **烦劳过度,损伤五脏**:适当的劳作,包括脑力及体力的劳动,为人的正常生活以及保持健康所必需。但烦劳过度则有损健康,因劳致虚,日久而成虚劳。在烦劳过度中,以劳神过度及恣情纵欲较为多见。忧郁思虑,积思不解,所欲未遂等劳神过度,易使心失所养,脾失健运,心脾损伤,气血亏虚,久则形成虚劳。而早婚多育,房事不节,频犯手淫等,易使肾精亏虚,肾气不足,久则形成虚劳。

(3) **饮食不节,损伤脾胃**:暴饮暴食,饥饱不调,嗜食偏食,营养不良,饮酒过度等原因,均会导致脾胃损伤,不能化生水谷精微,气血来源不充,脏腑经络失于濡养,日久形成虚劳。

(4) **大病久病,失于调理**:大病之后,邪气过盛,脏气损伤,正气短时难以恢复,日久而成虚劳。久病而成虚劳者,随疾病性质的不同,损耗人体的气血阴阳各有侧重。如热病日久,则耗伤阴血;寒病日久,则伤气损阳;瘀血日久,则新血不生;或病后失于调理,正气难复,均可演变为虚劳。

(5) **误治失治,损耗精气**:由于辨证诊断有误,或选用药物不当,以致精气损伤。若多次失误,既延误疾病的治疗,又使阴精或阳气受损难复,从而导致虚劳。在现今的临床实践中,也有过用某些化学药物或接触有害物质(如放射线)过多,使阴精及气血受损,而形成虚劳者。

2. 病机　虚劳虽有因虚致病,因病成劳,或因病致虚,久虚不复成劳的不同,而其病理性质,主要为气、血、阴、阳的亏虚,病损主要在五脏。由于虚损的病因不一,往往首先导致相关某脏气、血、阴、阳的亏损,但由于五脏互相关联,气血同源,阴阳互根,所以在病变过程中常互相影响。一脏受病,累及它脏,气虚不能生血,血虚无以生气;气虚者,日久阳也渐衰;血虚者,日久阴也不足;阳损日久,累及于阴;阴虚日久,累及于阳,以致病势日渐发展,而病情趋于复杂。

四、主症

多见形神衰败,身体羸瘦,大肉尽脱,食少厌食或五心烦热,或畏寒肢冷,脉虚无力等症。若病程较长,具有引起虚劳的致病因素及较长的病史。排除类似病证,应着重排除其他病证中的虚证。

虚劳以脏腑功能减退、气血阴阳亏损所致的虚弱、不足的证候为其特征,在虚劳共有特征的基础上,由于虚损性质的不同而有气、血、阴、阳虚损之分。气虚损者主要表现为面色萎黄、神疲体倦、懒言声低、自汗、脉细;血虚损者主要表现为面色不华、唇甲淡白、头晕眼花、脉细;阴虚损者主要表现为口干舌燥、五心烦热、盗汗、舌红苔少、脉细数;阳虚损者主要表现为面色苍白、形寒肢冷、舌质淡胖有齿印、脉沉细。

五、理化检查

虚劳涉及的病种甚多,有必要结合患者的具体情况,针对主症有选择地做相应的检查,以便重点掌握病情。

一般常选用血常规、血生化、心电图、X线摄片、免疫功能测定等检查。特别要结合原发病做相关检查。

六、辨证论治

(一) 气虚

1. 肺气虚

症状:短气自汗,声音低怯,时寒时热,平素易于感冒,面白,舌质淡,脉弱。

治法：补益肺气。

方药：补肺汤(《永类钤方》)为主。

人参 10 g	黄芪 30 g	熟地黄 15 g	五味子 10 g
紫菀 10 g	枸杞子 20 g	白术 15 g	甘草 6 g

2. 心气虚

症状：心悸,气短,劳则尤甚,神疲体倦,自汗,舌质淡,脉弱。

治法：益气养心。

方药：七福饮(《景岳全书》)为主。

五味子 10 g	当归 15 g	人参 10 g	白术 10 g
远志 15 g	茯苓 15 g	炙甘草 10 g	

3. 脾气虚

症状：饮食减少,食后胃脘不舒,倦怠乏力,大便溏薄,面色萎黄,舌淡苔薄,脉弱。

治法：健脾益气。

方药：加味四君子汤(《三因极一病证方论》)为主。

党参 30 g	茯苓 15 g	白术 15 g	炙甘草 10 g
黄芪 15 g	白扁豆 10 g		

4. 肾气虚

症状：神疲乏力,腰膝酸软,小便频数而清,白带清稀,舌质淡,脉弱。

治法：益气补肾。

方药：大补元煎(《景岳全书》)为主。

胡桃仁 20 g	炒山药 20 g	熟地黄 15 g	杜仲 20 g
当归 10 g	枸杞子 20 g	山茱萸 20 g	炙甘草 10 g

在气、血、阴、阳的亏虚中,气虚是临床最常见的一类,其中尤以肺、脾气虚为多见,而心、肾气虚亦不少。肝病而出现神疲乏力、食少便溏,舌质淡,脉弱等气虚症状时,多在原肝病辨治的基础上

结合脾气亏虚论治。

(二) 血虚

1. 心血虚

症状：心悸怔忡,健忘,失眠,多梦,面色不华,舌质淡,脉细或结代。

治法：养血宁心。

方药：养心汤(《证治准绳》)为主。

黄芪 15 g	茯苓 15 g	茯神 15 g	当归 10 g
川芎 10 g	炙甘草 10 g	半夏曲 10 g	柏子仁 15 g
远志 15 g	五味子 10 g	人参 10 g	肉桂 5 g

2. 肝血虚

症状：头晕,目眩,胁痛,肢体麻木,筋脉拘急,或筋惕肉瞤,妇女月经不调甚则闭经,面色不华,舌质淡,脉弦细或细涩。

治法：补血养肝。

方药：四物汤(《太平惠民和剂局方》)为主。

当归 15 g	白芍 15 g	川芎 10 g	熟地黄 30 g
枸杞子 20 g	续断 20 g	牡丹皮 10 g	

(三) 阴虚

1. 肺阴虚

症状：干咳,咽燥,甚或失音,咯血,潮热,盗汗,面色潮红,舌红少津,脉细数。

治法：养阴润肺。

方药：沙参麦冬汤(《温病条辨》)为主。

沙参 30 g	玄参 15 g	玉竹 15 g	桑叶 10 g
甘草 6 g	天花粉 15 g	生扁豆 10 g	

2. 心阴虚

症状：心悸,失眠,烦躁,潮热,盗汗,或口舌生疮,面色潮红,舌红少津,脉细数。

治法:滋阴养心。

方药:天王补心丹(《校注妇人良方》)为主。

人参 10 g	玄参 10 g	丹参 15 g	茯苓 10 g
五味子 5 g	远志 10 g	桔梗 5 g	当归 10 g
柏子仁 15 g	天冬 15 g	麦冬 30 g	酸枣仁 15 g
生地黄 10 g			

3. 脾胃阴虚

症状:口干唇燥,不思饮食,大便燥结,甚则干呕,呃逆,面色潮红,舌干,苔少或无苔,脉细数。

治法:养阴和胃。

方药:益胃汤(《温病条辨》)为主。

沙参 15 g	麦冬 10 g	生地黄 10 g	玉竹 30 g
黄精 20 g	莲子 15 g	扁豆 10 g	

4. 肝阴虚

症状:头痛,眩晕,耳鸣,目干畏光,视物不明,急躁易怒,或肢体麻木,筋惕肉瞤,面潮红,舌干红,脉弦细数。

治法:滋养肝阴。

方药:补肝汤(《医宗金鉴》)为主。

当归 15 g	白芍 30 g	川芎 10 g	熟地黄 30 g
酸枣仁 30 g	木瓜 15 g	炙甘草 6 g	

5. 肾阴虚

症状:腰酸,遗精,两足痿弱,眩晕,耳鸣,甚则耳聋,口干,咽痛,颧红,舌红,少津,脉沉细。

治法:滋补肾阴。

方药:左归丸(《景岳全书》)为主。

熟地黄 30 g	山药 20 g	山茱萸 15 g	菟丝子 20 g

枸杞子 20 g   川牛膝 10 g   鹿角胶 15 g   龟甲 30 g

(四) 阳虚

1. 心阳虚

症状: 心悸,自汗,神倦嗜卧,心胸憋闷疼痛,形寒肢冷,面色苍白,舌质淡或紫暗,脉细弱或沉迟。

治法: 益气温阳。

方药: 保元汤(《博爱心鉴》)为主。

人参 10 g   黄芪 15 g   肉桂 10 g   甘草 6 g

生姜 10 g   大枣 10 g

2. 脾阳虚

症状: 面色萎黄,食少,形寒,神倦乏力,少气懒言,大便溏薄,肠鸣腹痛,每因受寒或饮食不慎而加剧,舌质淡,苔白,脉弱。

治法: 温中健脾。

方药: 附子理中汤(《太平惠民和剂局方》)为主。

炮附子 20 g   人参 10 g   白术 15 g   炮姜 10 g

炙甘草 10 g   砂仁 6 g   肉豆蔻 10 g

3. 肾阳虚

症状: 腰背酸痛,遗精,阳痿,多尿或不禁,面色苍白,畏寒肢冷,下利清谷或五更腹泻,舌质淡胖,有齿痕,苔白,脉沉迟。

治法: 温补肾阳。

方药: 右归丸(《景岳全书》)为主。

熟地黄 15 g   山药 30 g   山茱萸 20 g   枸杞子 15 g

杜仲 20 g   附子 30 g   菟丝子 10 g   肉桂 10 g

当归 10 g   鹿角胶 20 g   肉苁蓉 30 g   胡芦巴 15 g

七、体会

1. 虚劳多系某一脏腑功能衰退以致自身调节机制被破坏,常表现出缺乏生机，难以恢复。"治五脏者，半死半生也"。

2. 虚劳多因情志失调、饮食不节、劳累过度、药物损害等因素造成。

3. 治疗以先天之本为中心，以益精填髓为主。养精是男子配以益气，女子结合养血。在使用补益法时，应当考虑"虚则补其母"、"精不足者补之以味"；还要注意脾胃运化功能，常用药物有党参、黄精、鸡内金、焦三仙。神曲（可用至 30～50 g）、苍术，可针对酸冷之物所造成的损伤。

4. 有的再生障碍性贫血归属于虚劳范畴，治疗时还应考虑是否因药物损害导致。

八、针灸参考方

中脘、气海、关元、足三里、章门、悬钟、太溪、五脏俞穴，可配合灸法。

第二十六章　痹病(风湿性关节炎)

一、概述

痹病是由于风、寒、湿、热等邪气闭阻经络,影响气血运行,导致肢体筋骨、关节、肌肉等处发生疼痛、重着、酸楚、麻木,或关节屈伸不利、僵硬、肿大、变形等症状的一种疾病。

二、西医病名

风湿性关节炎属变态反应性疾病,多以急性发热及关节疼痛起病,典型表现是轻度或中度发热,游走性多关节炎,受累关节多为膝、踝、肩、肘、腕等大关节,常见由一个关节转移至另一个关节,病变局部呈现红、肿、灼热、剧痛,部分患者也有几个关节同时发病,不典型的患者仅有关节疼痛而无其他炎症表现,急性炎症一般于2~4周消退,不留后遗症,但常反复发作。

三、病因

1. 外因

(1) 感受风寒湿：久居潮湿之地、严寒冻伤、贪凉露宿、睡卧当风、暴雨浇淋、水中作业或汗出入水等,外邪注于肌腠经络,滞留于关节筋骨,导致气血痹阻而发为风寒湿痹。由于感受风寒湿之邪各有所偏盛,而有行痹、痛痹、着痹之别。若素体阳气偏盛,内有蓄热,复感风寒湿邪,可从阳化热;或风寒湿痹经久不愈,亦可蕴而化热。

(2) **感受风湿热**:久居炎热潮湿之地,外感风湿热邪,侵于肌腠,壅于经络,痹阻气血经脉,滞留于关节筋骨,发为风湿热痹。

2. 内因

(1) **劳逸不当**:劳欲过度,将息失宜,精气亏损,卫外不固;或激烈运动后体力下降,防御功能降低,汗出肌疏,外邪乘袭。

(2) **久病体虚**:年老体虚,肝肾不足,肢体筋脉失养;或病后、产后气血不足,腠理空疏,外邪乘虚而入。

此外,恣食肥甘厚腻或酒热海腥发物,导致脾失健运,湿热痰浊内生;或跌仆外伤,损及肢体筋脉,气血经脉痹阻,亦与痹证发生有关。

四、主症

1. 全身症状 起病多有周身疲乏、食欲减退、恶寒、烦躁、发热等症状。

2. 关节症状 关节红、肿、热、痛。病变主要侵犯膝、踝、肩、肘等大关节,但少数也侵犯四肢小关节等。关节疼痛呈游走性,可同时数个关节受累。

3. 关节外症状

(1) **心脏炎**:是风湿性关节炎中最为严重的临床表现,是后天性风湿性心脏病的主要原因,在临床上,主要以心肌炎为主,其主要症状有胸闷、心悸、心前区不适或疼痛等。

(2) **皮肤改变**:主要表现为结节性红斑及环形红斑,且以环形红斑多见,好发于四肢内侧和躯干。

五、理化检查

风湿性关节炎的诊断主要依据发病前 1～4 周有溶血性链球菌感染史,急性游走性大关节炎,常伴有风湿热的其他表现如心肌炎、环形红斑、皮下结节等,血清中抗链球菌溶血素"O"凝集效价明显升高,咽拭培养阳性和血白细胞增多等。

抗链(抗链球菌溶血素)是人体被 A 组溶血性链球菌感染后血清中出现的一种抗体。将近 85% 的风湿性关节炎患者都有抗链增高的情况,通常在 1:800 以上。当然,风湿性关节炎恢复后这种抗体可逐渐下降。风湿性关节炎除了抗链增高外,实验室检查还可发现如下异常。

(1) 外周血白细胞计数升高:多在 10×10^9/L(即 10000/mm³)以上,中性粒细胞比例也明显上升,高达 $80\% \sim 90\%$,有的出现核左移现象。

(2) 血沉和 C-反应蛋白升高:血沉和 C-反应蛋白通常是各种炎症的指标,在风湿性关节炎患者的急性期,血沉可达 90 mm/h 以上;C-反应蛋白也在 30 mg/L(30 μg/mL)以上。急性期过后(1～2 月)渐渐恢复正常。

(3) 关节液检查:常为渗出液,轻者白细胞计数可接近正常,重者可达 80×10^9/L(80000/mm³)以上,多数为中性粒细胞。细菌培养阴性。

六、辨证论治

1. 风寒湿痹

(1) 行痹

症状:肢体关节、肌肉疼痛酸楚,屈伸不利,可涉及肢体多个关节,疼痛呈游走性,初起可见恶风、发热等表证。舌苔薄白,脉浮

或浮缓。

治法：祛风通络，散寒除湿。

方药：防风汤（《备急千金要方》）为主。

防风 10 g	川芎 10 g	白芷 10 g	牛膝 10 g
金毛狗脊 30 g	萆薢 10 g	苍术 10 g	羌活 6 g
葛根 15 g	附子 10 g	杏仁 6 g	麻黄 6 g
生姜 6 g	甘草 5 g		

（2）痛痹

症状：肢体关节疼痛，痛势较剧，部位固定，遇寒则痛甚，得热则痛缓，关节屈伸不利，局部皮肤或有寒冷感。舌质淡，舌苔薄白，脉弦紧。

治法：散寒通络，祛风除湿。

方药：乌头汤（《金匮要略》）为主。

麻黄 10 g	白芍 6 g	黄芪 15 g	川乌 10 g
海风藤 15 g	附子 10 g	细辛 6 g	甘草 6 g

（3）着痹

症状：肢体关节、肌肉酸楚、重着、疼痛，肿胀散漫，关节活动不利，肌肤麻木不仁。舌苔薄白腻，脉濡缓。

治法：除湿通络，祛风散寒。

方药：薏苡仁汤（《奇效良方》）为主。

薏苡仁 20 g	当归 15 g	白芍 10 g	麻黄 10 g
官桂 6 g	苍术 10 g	桑寄生 15 g	甘草 5 g

2. 风湿热痹

症状：游走性关节疼痛，可累及一个或多个关节，活动不便，局部灼热红肿，痛不可触，得冷则舒，可有皮下结节或红斑，常伴有发热、恶风、汗出、口渴、烦躁不安等全身症状。舌质红，舌苔黄或黄腻，脉滑数或浮数。

治法：清热通络，祛风除湿。

方药：白虎加桂枝汤合宣痹汤（《温病条辨》）加减。

知母 15 g	炙甘草 6 g	石膏 30 g	粳米 15 g
桂枝 10 g	防己 15 g	杏仁 10 g	滑石 15 g
连翘 6 g	山栀子 10 g	薏苡仁 15 g	半夏 10 g
晚蚕沙 10 g	赤小豆皮 6 g		

3. 痰瘀痹阻

症状：痹证日久，肌肉关节刺痛，固定不移，或关节肌肤紫暗、肿胀，按之较硬，肢体顽麻或重着，或关节僵硬变形，屈伸不利，有硬结、瘀斑，面色黧黑，眼睑浮肿，或胸闷痰多。舌质紫暗或有瘀斑，舌苔白腻，脉弦涩。

治法：化痰行瘀，宣痹通络。

方药：双合汤（《回春录》）加减。

当归 15 g	川芎 10 g	赤芍 10 g	穿山龙 15 g
鸡血藤 30 g	木防己 10 g	茯苓 10 g	地鳖虫 6 g
制乳香 10 g	白芥子 6 g	甘草 5 g	

4. 肝肾两虚

症状：痹证日久不愈，关节屈伸不利，肌肉瘦削，腰膝酸软，或畏寒肢冷，阳痿，遗精，或骨蒸劳热，心烦口干。舌质淡红，舌苔薄白或少津，脉沉细弱或细数。

治法：培补肝肾，舒筋止痛。

方药：补血荣筋丸（《杏苑生春》）加减。

肉苁蓉 15 g	牛膝 10 g	杜仲 15 g	木瓜 10 g
熟地黄 15 g	鹿茸 6 g	菟丝子 10 g	五味子 5 g
穿山龙 15 g	续断 15 g	枸杞子 15 g	玉竹 10 g

七、体会

1. 治疗风湿性关节炎制附子、海风藤为首选药。

自拟方：

海风藤 15 g	川牛膝 10 g	独活 6 g	威灵仙 10 g
忍冬藤 15 g	桑寄生 15 g	祁蛇 10 g	金毛狗脊 15 g
汉防己 15 g	五加皮 10 g	苍术 5 g	防风 10 g

2. 关节疼痛明显，可酌选制附子、独活、寄生、秦艽、祁蛇、金毛狗脊、海风藤、制川乌、制草乌、防风、川芎、蜈蚣、川牛膝、威灵仙、鸡血藤、千年健。

3. 痹病感寒，郁而发热，荥穴疼痛酌选桂枝、生地黄、生石膏、知母、制川乌、制草乌、防风、制马钱子、野菊花、蒲公英、忍冬藤、苍术、黄柏、川牛膝。

4. 痹病以湿热为甚，可选用薏苡仁、忍冬藤、佩兰、茯苓、山慈菇、玄参、萆薢、车前草、竹茹、沙参。

5. 注意事项

（1）**忌酸冷饮食**：包括如碳酸饮料、醋、酸奶、葡萄、西红柿、杨梅、柑橘橙柚类等。

（2）**服药期间**：不宜输液。

（3）**服药后**：若患处疼痛明显化，可能持续 2 周左右，不宜服用止痛药及激素。

6. 痹病分类应该以脏腑痹、五体痹为主来区分。

八、针灸参考方

合谷、外关、阳池、风市、阴市、血海、太溪、足临泣及其他相关经穴。

第二十七章　痿　病

一、概述

肢体筋脉弛缓，（肌肉）软弱无力，不能随意运动，或伴有肌肉萎缩的一种疾病。临床以下肢痿弱常见，亦称"痿躄"。

二、西医病名

格林-巴利综合征（感染性多发性神经根炎）、运动神经元疾病、脊髓病变、重症肌无力、周期性麻痹、肌营养不良、低钾血症等，表现有肢体痿弱无力、不能随意运动者。

三、病因病机

痿病形成的原因颇为复杂。外感温热毒邪，内伤情志，饮食劳倦、先天不足、房劳不节，跌打损伤以及接触神经毒性药物等，均可致使五脏受损，精津不足，气血亏耗，肌肉筋脉失养，而发为痿证。

1. 病因

（1）感受温毒：温热毒邪内侵，或病后余邪未尽，低热不解，或温病高热持续不退，皆令内热燔灼，伤津耗气，肺热叶焦，津伤失布，不能润泽五脏，五体失养而痿弱不用。

（2）湿热浸淫：久处湿地或涉水冒雨，感受外来湿邪，湿热浸淫经脉,营卫运行受阻,或郁遏生热,或痰热内停,蕴湿积热,导致湿热相蒸,浸淫筋脉,气血运行不畅,致筋脉失于滋养而成痿。正如《素问·痿论》所言:"有渐于湿,以水为事,若有所留,居处潮湿,肌肉濡渍,痹而不仁,发为肉痿。"

（3）**饮食毒物所伤**：素体脾胃虚弱或饮食不节,劳倦思虑过度,或久病致虚,中气受损,脾胃受纳、运化、输布水谷精微的功能失常,气血津液生化之源不足,无以濡养五脏,以致筋骨肌肉失养；脾胃虚弱,不能运化水湿,聚湿成痰,痰湿内停,客于经脉；或饮食不节,过食肥甘,嗜酒辛辣,损伤脾胃,运化失职,湿热内生,均可致痿。此外,服用或接触毒性药物,损伤气血经脉,经气运行不利,脉道失畅,亦可致痿。

（4）**久病房劳**：先天不足,或久病体虚,或房劳太过,伤及肝肾,精损难复；或劳役太过而伤肾,耗损阴精,肾水亏虚,筋脉失于灌溉濡养。

（5）**跌仆瘀阻**：跌打损伤,瘀血阻络,新血不生,经气运行不利,脑失神明之用,发为痿证；或产后恶露未尽,瘀血流注于腰膝,以致气血瘀阻不畅,脉道不利,四肢失其濡润滋养。

2. 病机　痿证病变部位在筋脉肌肉,但根柢在于五脏虚损。肺主皮毛,脾主肌肉,肝主筋,肾主骨,心主血脉,五脏病变,皆能致痿,且脏腑间常相互影响。上述各种致病因素,耗伤五脏精气,致使精血津液亏损。而五脏受损,功能失调,生化乏源,又加重了精血津液的不足,筋脉肌肉因之失养而弛纵,不能束骨而利关节,以致肌肉软弱无力,消瘦枯萎,发为痿证。

四、主症

肢体筋脉弛缓不收,下肢或上肢,一侧或双侧,软弱无力,甚则瘫痪,部分患者伴有肌肉萎缩。由于肌肉痿软无力,可有睑废,视歧,声嘶低哑,抬头无力等症状,甚则影响呼吸、吞咽。部分患者发病前有感冒,腹泻病史,有的患者有神经毒性药物接触史或家族遗传史。

五、理化检查

痿病与西医学中神经肌肉系统的许多疾病有关。检测血液中血清谷草转氨酶(AST)、谷丙转氨酶(ALT)、乳酸脱氢酶(LDH)、醛缩酶、肌酸磷酸肌酶(CPK)的含量以及尿中肌酸排泄量,有助于鉴别痿病肌肉萎缩的病因;脑脊液检查、肌电图检查、肌肉活组织检查等,有助于对与痿病有关的神经系统疾病的定位、定性诊断;测定血中乙酰胆碱受体抗体,对神经、肌肉接头部位疾病有较高的诊断价值。CT、MRI 检查有助于疾病的鉴别诊断。

六、辨证论治

1. 肺热津伤

症状: 发病急,病起发热,或热后突然出现肢体软弱无力,可较快发生肌肉瘦削,皮肤干燥,心烦,口渴,咳呛少痰,咽干不利,小便黄赤或热痛,大便干燥。舌质红,苔黄,脉细数。

治法: 清热润燥,养阴生津。

方药: 清燥救肺汤(《医门法律》)为主。

桑叶 15 g	石膏 30 g	杏仁 8 g	甘草 6 g
麦冬 15 g	沙参 6 g	阿胶 20 g	炒胡麻仁 15 g
黄芩 15 g	炙枇杷叶 15 g		

2. 湿热浸淫

症状: 起病较缓,逐渐出现肢体困重,痿软无力,尤以下肢或两足痿弱为甚,兼见微肿,手足麻木,扪及微热,喜凉恶热,或有发热,胸脘痞闷,小便赤涩热痛。舌质红,舌苔黄腻,脉濡数或滑数。

治法：清热利湿,通利经脉。

方药：加味二妙散(《丹溪心法》)为主。

黄柏 15 g	当归 10 g	苍术 10 g	牛膝 10 g
防己 15 g	萆薢 30 g	龟甲 15 g	金银花 30 g

3. 脾胃虚弱

症状：起病缓慢,肢体软弱无力逐渐加重,神疲肢倦,肌肉萎缩,少气懒言,纳呆便溏,面色㿠白或萎黄无华,面浮。舌淡苔薄白,脉细弱。

治法：补中益气,健脾升清。

方药：参苓白术散(《太平惠民和剂局方》)合补中益气汤(《脾胃论》)。

党参 15 g	白术 10 g	茯苓 10 g	甘草 6 g
山药 15 g	莲子肉 10 g	扁豆 10 g	砂仁 6 g
薏苡仁 10 g	桔梗 10 g	黄芪 15 g	当归 10 g
陈皮 6 g	升麻 6 g	柴胡 6 g	

4. 肝肾亏损

症状：起病缓慢,渐见肢体痿软无力,尤以下肢明显,腰膝酸软,不能久立,甚至步履全废,腿胫大肉渐脱,或伴有眩晕耳鸣,舌咽干燥,遗精或遗尿,或妇女月经不调。舌红少苔,脉细数。

治法：补益肝肾,滋阴清热。

方药：虎潜丸(《丹溪心法》)为主。

龟甲 30 g	黄柏 15 g	知母 15 g	熟地黄 30 g
白芍 10 g	锁阳 15 g	陈皮 6 g	山茱萸 20 g
枸杞子 20 g	黄精 30 g	甘草 6 g	怀牛膝 10 g

5. 脉络瘀阻

症状：久病体虚,四肢痿弱,肌肉瘦削,手足麻木不仁,四肢青筋显露,可伴有肌肉活动时隐痛不适。舌痿不能伸缩,舌质暗淡或

有瘀点、瘀斑,脉细涩。

治法:益气养营,活血行瘀。

方药:圣愈汤(《医宗金鉴》)合补阳还五汤(《医林改错》)为主。

人参 10 g	黄芪 30 g	当归 10 g	白芍 10 g
熟地黄 30 g	川芎 10 g	桃仁 10 g	地龙 20 g
赤芍 10 g	红花 5 g	地鳖虫 8 g	山药 30 g

七、体会

1. 痿病多由湿热所致,治疗以祛邪为主,以三仁汤为基础方。重视肺、肾两脏,治本在肾,缓解症状在肺,恢复期在脾胃。根据病情选用黄芩、北沙参、南沙参、百部、前胡、金银花。

2. 药物损害、农药中毒亦可导致本病,应注意解毒治疗。

3. 早期重症肌无力不应过早使用新斯的明类药物。

八、针灸参考方

以手足阳明经为主,可选用太白、三阴交、尺泽、足三里、中脘、气海、内关、太溪。

第二十八章 乳 痈

一、概述

乳痈是由热毒侵入乳房所引起的一种急性化脓性疾病。其特点是乳房局部结块，红肿热痛，伴有发热、便干等全身症状。根据本病发病时期的不同，将在哺乳期发生的称外吹乳痈，在怀孕期发生的称内吹乳痈，在非哺乳期和非怀孕期发生的称不乳儿乳痈。

二、西医病名

相当于西医的急性乳腺炎。

三、病因病机

1. 乳汁郁积　乳汁郁积是最常见的原因。初产妇乳头破碎，或乳头畸形、凹陷，影响充分哺乳；或哺乳方法不当，或乳汁多而少饮，或断乳不当，均可导致乳汁郁积，乳络阻塞结块，郁久化热酿脓而成痈肿。

2. 肝郁胃热　情志不畅，肝气郁结，厥阴之气失于疏泄；产后饮食不节，脾胃运化失司，阳明胃热壅滞，均可使乳络闭阻不畅，郁而化热，形成乳痈。

3. 感受外邪 产妇体虚汗出受风,或露胸哺乳外感风邪;或乳儿含乳而睡,口中热毒之气侵入乳孔,均可使乳络郁滞不通,化热成痈。

乳房与足少阴肾、足阳明胃、足厥阴肝经以及冲任二脉有密切的联系。若经络闭阻不畅,冲任失调,则可导致多种乳房疾病的发生。

四、主症

多见于产后 3～4 周的哺乳期妇女。

1. 初起 初起常有乳头皲裂,哺乳时感觉乳头刺痛,伴有乳汁郁积或结块,乳房局部肿胀疼痛,皮色不红或微红,皮肤不热或微热。或伴有全身感觉不适,恶寒发热,食欲不振,脉滑数。

2. 成脓 患乳肿块逐渐增大,局部疼痛加重,或有雀啄样疼痛,皮色焮红,皮肤灼热。同侧腋窝淋巴结肿大压痛。至乳房红肿热痛。第 10 天左右,肿块中央渐渐变软,按之应指有波动感,穿刺抽吸有脓液,有时脓液可从乳窍中流出。全身症状加重,壮热不退,口渴思饮,小便短赤,舌红苔黄腻,脉洪数。

3. 溃后 脓肿成熟,可破溃出脓,或手术切开排脓。若脓出通畅,则肿消痛减,寒热渐退,疮口逐渐愈合。若溃后脓出不畅,肿势不消,疼痛不减,身热不退,可能形成袋脓,或脓液波及其他乳络形成传囊乳痈。亦有溃后乳汁从疮口溢出,久治不愈,形成乳漏者。

五、理化检查

1. 血象检查 白细胞总数及中性粒细胞均明显增高。

2. 穿刺 探测肿物,应行局麻下穿刺,有助于脓肿的确诊。

3. B超检查 有助于确诊脓肿。

六、辨证论治

1. 气滞热壅

症状：乳汁郁积结块，皮色不变或微红，肿胀疼痛。伴有恶寒发热，周身酸楚，口渴，便秘，苔薄，脉数。

治法：疏肝清胃，通乳消肿。

方药：瓜蒌牛蒡汤(《医宗金鉴》)为主。

瓜蒌仁 15 g	牛蒡子 15 g	天花粉 30 g	黄芩 30 g
生栀子 15 g	皂角刺 10 g	连翘 10 g	陈皮 6 g
生甘草 6 g	金银花 30 g	青皮 6 g	柴胡 6 g

2. 热毒炽盛

症状：乳房肿痛，皮肤焮红灼热，肿块变软，有应指感。或切开排脓后引流不畅，红肿热痛不消，有"传囊"现象。壮热，舌红，苔黄腻，脉洪数。

治法：清热解毒，托里透脓。

方药：透脓散(《外科正宗》)为主。

当归 10 g	生黄芪 15 g	炒穿山甲 10 g	川芎 10 g
皂角刺 10 g	天花粉 30 g	蒲公英 30 g	丝瓜络 15 g
金银花 30 g			

3. 正虚毒恋

症状：溃脓后乳房肿痛虽轻，但疮口脓水不断，脓汁清稀，愈合缓慢或形成乳漏。全身乏力，面色少华，或低热不退，饮食减少。舌淡，苔薄，脉弱无力。

治法：益气和营托毒。

方药：托里消毒散(《医宗金鉴》)为主。

党参 15 g	川芎 10 g	当归 10 g	白芍 10 g
白术 10 g	金银花 15 g	茯苓 10 g	白芷 10 g

皂角刺 6 g   甘草 6 g   桔梗 10 g   黄芪 30 g

七、体会

1. 乳痈的治疗以蒲公英、金银花、连翘、瓜蒌皮、天花粉为主药,化脓时可加用皂角刺。

2. 若脓已成,应适当进行引流。

八、针灸参考方

曲池、天枢、内关、丰隆、公孙、足临泣、少泽,火针引流。

第二十九章　甲亢(瘿瘤)

一、概述

瘿,甲状腺疾病的总称。其特点是：发于甲状腺部,或为漫肿,或为结块,或有灼痛,多数皮色不变。

中医将甲亢归于"瘿瘤"范畴,其发病原因首先在于患者素体阴亏,肾阴不足,水不涵木,肝阳失敛。在此基础上,复遭情志失调,精神创伤。《诸病源候论·瘿候》说："瘿者,由忧恚气结所生。"说明中医学早就认识到情绪和精神因素对甲亢发生的影响。情志抑郁,肝失疏泄,气郁化火,若原来体质就肝肾阴亏,则更易炼液成痰,壅滞经络,结于项下而成瘿。

二、西医病名

甲亢是甲状腺功能亢进症的简称,系指由多种原因导致甲状腺功能增强,分泌甲状腺激素(TH)过多,造成机体的神经、循环及消化等系统兴奋性增高和代谢亢进为主要表现的临床综合征。

三、病因病机

由于七情不遂,肝气郁结,气郁化火,上攻于头,故甲亢患者急躁易怒,面红目赤,口苦咽干,头晕目眩;肝郁化火,灼伤胃阴,胃火炽盛,故消谷善饥;脾气虚弱,运化无权,则消瘦乏力;肝郁气滞,影响冲脉,故月经不调,经少,经闭;肾阴不足,相火妄动,则男子遗精、阳痿;肾阴不足,水不涵木,则肝阳上亢,手舌震颤;心肾阴虚,则心慌、心悸,失眠多梦,多汗;阴虚内热,则怕热,舌质红,脉细数。患者素体阴虚,遇有气郁,则易化火,灼伤阴血。总之,患者气郁化火,炼液为痰,痰气交阻于颈前,则发于瘿肿;痰气凝聚于目,则眼球突出。

四、主症

由于甲状腺激素过多,作用于全身各个脏器,因而出现的症状多种多样。甲亢多见于女性,男女之比为(1∶4)～(1∶6),各年龄段均可发病,以20～40岁为多见。起病一般缓慢,多数不能确定时日,少数在精神刺激或感染后起病,临床表现轻重不一。典型病例常有下列表现。

1. 高代谢症群 患者可表现为怕热多汗,皮肤、手掌、面、颈、腋下皮肤红润多汗。常有低热,严重时可出现高热。患者常有心动过速、心悸、胃纳明显亢进,但体重下降,疲乏无力。

2. 甲状腺肿 不少患者以甲状腺肿大为主诉,呈弥漫性对称性肿大,质软,吞咽时上下移动。少数患者的甲状腺肿大不对称,或肿大不明显。

3. 眼征 眼征有以下几种:① 眼睑裂隙增宽,少眨眼睛和凝视;② 眼球内侧聚合困难或欠佳;③ 眼向下看时,上眼睑因后缩而不能跟随眼球下落;④ 眼向上看时,前额皮肤不能皱起。

4. 心血管系统 由于代谢亢进,使心率增速,心血搏出量增多,血循环加快,脉压差加大,多数患者述说心悸、胸闷、气促,活动后加重,可出现各种早搏及房颤等。

5. 消化系统 食欲亢进,但体重明显减轻为本病特征。二者的伴随,常提示本病或糖尿病的可能。本病引起腹泻的原因是,由于进食多而易饥,加之过多的甲状腺素分泌,兴奋胃肠平滑肌使蠕动增快,引起消化不良,大便频繁。一般大便呈糊状,含较多不消化食物,有时伴有脂肪消化吸收不良呈脂肪痢。由于营养吸收障碍与激素的直接作用,肝脏可稍大,肝功能可不正常,少数可有黄疸及 B 族维生素缺乏的症状。

6. 神经系统 神经过敏,易于激动,烦躁多虑,失眠紧张,多言多动,有时思想不集中,但偶有神情淡漠、寡言抑郁者。

五、理化检查

1. 血清甲状腺激素测定

(1) **血清游离甲状腺素(FT_4)与游离三碘甲状腺原氨酸(FT_3)**:FT_3、FT_4是循环中甲状腺激素的活性部分,不受血中 TBG 变化的影响,直接反映甲状腺功能状态。其敏感性和特异性均明显超过总 T_3(TT_3)、总 T_4(TT_4)。正常值各实验室有差异。

(2) **血清总甲状腺素(TT_4)**:是判定甲状腺功能最基本的筛选指标。99.95%以上的 T_4 与血清蛋白结合,主要是 TBG,TBG 受妊娠、雌激素、病毒性肝炎等因素影响而升高,受雄激素、低蛋白血症(严重肝病、肾病综合征)、泼尼松等影响而下降。

(3) **血清总三碘甲状腺原氨酸(TT_3)**:99.5%与血清蛋白结合,也受 TBG 影响,其浓度变化常与 TT_4 的改变平行,但在甲亢早期,复发初期上升很快,测 TT_3 为诊断本病较为敏感的指标;对本病初起、治疗中疗效观察与治疗后复发先兆,更视为敏感,特别是诊断 T_3 型甲亢的特异指标。

(4) **γT_3**:诊断低 T_3 综合征的重要指标。

2. TSH 免疫放射测定分析(IRMA 法) 能测出正常水平的低限,有很高的灵敏性,故又称 STSH(sensitive TSH)。广泛用于甲亢和甲减的诊断及治疗监测。

3. 促甲状腺激素释放激素（TRH） 兴奋试验如静脉注射 TRH200 μg 后 TSH 升高者，可排除本病；如 TSH 不增高（无反应）则支持甲亢的诊断。应注意不增高还可见于甲状腺功能正常的 Grave's 眼病、垂体病伴 TSH 分泌不足等。本试验副作用少，对冠心病或甲亢心脏病较 T_3 抑制试验更为安全。

4. 甲状腺摄^{131}I率 诊断符合率达 90%，缺碘性甲状腺肿也可升高，但一般无高峰前移，可作 T_3 抑制试验鉴别。本法不能反映病情严重程度与治疗中的病情变化，但可用于鉴别不同病因的甲亢，如亚急性甲状腺炎。

5. 三碘甲状腺原氨酸抑制试验（简称 T_3 抑制试验） 用于鉴别甲亢与单纯甲状肿。

6. 甲状腺刺激性抗体（TSAb）测定 阳性检出率可达 80%～90%，有助于病因诊断。

六、辨证论治

1. 肝郁痰结

症状：精神抑郁，胸闷胁胀，吞咽不爽，胃纳不佳，消瘦乏力，大便溏薄，双目突出，甲状腺肿大，舌质淡胖，或有齿痕，苔薄白或腻，脉弦细，或细滑。

治法：疏肝解郁，化湿豁痰，软坚消瘿。

方药：逍遥散（《太平惠民和剂局方》）合六君子汤（《医学正传》）。

柴胡 10 g	白芍 10 g	当归 10 g	白术 10 g
茯苓 10 g	炙甘草 5 g	生姜 6 g	薄荷 10 g
陈皮 6 g	半夏 10 g		

2. 气阴两虚，痰凝血瘀

症状：形体消瘦，神疲乏力，怕热多汗，心悸怔忡，腰膝酸软，甲状腺肿大，舌质暗红，苔薄黄，脉弦细。

治法：益气养阴,活血豁痰。

方药：生脉散(《医学启源》)合血府逐瘀汤(《医林改错》)。

玉竹 30 g	麦冬 10 g	五味子 6 g	当归 10 g
生地黄 15 g	桃仁 6 g	红花 5 g	枳壳 6 g
赤芍 10 g	党参 10 g	甘草 5 g	桔梗 6 g
牡丹皮 10 g			

3. 阴虚火旺

症状：心烦失眠,心悸怔忡,腰酸乏力,面红目赤,手指震颤,多食易饥,口渴,消瘦,舌质红或边光红,脉弦细或细数。

治法：益气养阴,滋阴潜阳。

方药：镇肝熄风汤为主。

生地黄 15 g	枸杞子 15 g	制何首乌 15 g	龟甲 30 g
白芍 10 g	鳖甲 30 g	夏枯草 15 g	天冬 30 g
玄参 15 g	代赭石 30 g	生麦芽 30 g	刺蒺藜 10 g
生牡蛎 30 g			

七、体会

1. 在治疗时海藻、昆布与甘草可同用。

2. 甲亢患者不宜食用姜、花椒、油炸食品。

3. 自拟方

生牡蛎 15 g	玄参 10 g	海藻 15 g	昆布 10 g
夜交藤 15 g	生地黄 10 g	菊花 10 g	天冬 10 g
生龙骨 10 g	刺蒺藜 10 g	怀牛膝 6 g	银柴胡 10 g
丝瓜络 10 g	知母 10 g	牡丹皮 5 g	生石决明 30 g

八、针灸参考方

照海、三阴交、丘墟、蠡沟、曲池、内关、廉泉;局部火针。

第三十章　瘰　疬

一、概述

瘰疬是指多发生在颈部的慢性炎症性疾病。因其结核累累如贯珠之状,故名瘰疬。其特点是多见于体弱儿童或青年女性,好发于颈部及耳后,病程进展缓慢。初起时结核如豆,不痛不红,缓缓增大,融合成串,溃后脓水清稀,夹有败絮样物,此愈彼溃,经久难敛,形成窦道,愈后形成凹陷性瘢痕。

二、西医病名

相当于西医的颈部淋巴结核。

三、病因病机

常因忧思郁怒,肝气郁结,脾失健运,痰湿内生,气滞痰凝,阻于经脉,结于颈项,而成此病。日久痰湿化热,或肝郁化火,下灼肾阴,热胜肉腐而成脓,破溃成疮,脓水淋漓,耗伤气血阴津,渐成虚证。亦可因肺肾阴亏,以致阴虚火旺,肺津不能输布,灼津为痰,痰火凝结,结于颈项所致。

四、主症

好发于颈项及耳前、耳后一侧或两侧,也有延及颔下、锁骨上及腋部等。发病前可有肺痨病史。

（1）**初期**：颈部一侧或双侧,结块肿大如豆,孤立或成串状,质地坚实,推之活动;不热不痛,肤色正常,可延及数月不溃,一般无全身症状。

（2）**中期**：颈部肿块渐渐增大与表皮粘连,有的数个互相融合成块,推之活动度减少,有隐痛或压痛。若液化成脓时,皮肤微红或紫暗发亮,扪之微热,按之有轻微波动感。部分患者有低热及食欲不振,全身乏力等症状。

（3）**后期**：液化成脓的结块经切开或自行溃破后,脓液稀薄,夹有败絮样坏死组织。疮口是潜行性空腔,肉芽苍白不鲜,疮周皮肤紫暗,疮口久不收敛,常此愈彼溃,并可形成窦道。部分患者出现低热、乏力、头晕、食欲不振、腹胀便溏等症;或出现盗汗、咳嗽、潮热等症。若脓水转厚,肉芽转成鲜红色,表示将趋收口愈合。

五、理化检查

红细胞沉降率加快,结核菌素试验阳性。脓液涂片检查可发现结核杆菌。必要时做病理检查。

六、辨证论治

1. 气滞痰凝

症状：多见于瘰疬初期,肿块坚实,无明显全身症状。苔黄腻,脉弦滑。

治法：疏肝理气,化痰散结。

方药：开郁散(《外科秘录》)为主。

柴胡 6 g	当归 10 g	白芍 10 g	白芥子 10 g
全蝎 6 g	郁金 10 g	茯苓 10 g	天葵子 10 g
香附 10 g	生甘草 5 g		

2. 阴虚火旺

症状：肿块逐渐增大，与皮肤粘连，皮色转暗红。午后潮热，夜间盗汗。舌红，少苔，脉细数。

治法：滋阴降火。

方药：青蒿鳖甲汤（《温病条辨》）合消瘰丸（《医学心悟》）为主。

熟地黄 30 g	生牡蛎 30 g	山药 15 g	牡丹皮 10 g
玄参 15 g	白茯苓 15 g	银柴胡 10 g	鳖甲 30 g
川贝母 10 g	甘草 5 g	地骨皮 15 g	青蒿 10 g

3. 气血两虚

症状：疮口脓出清稀，夹有败絮样物，形体消瘦，精神倦怠，面色无华。舌淡质嫩，苔薄，脉细。

治法：益气养血。

方药：香贝养营汤（《医宗金鉴》）为主。

香附 10 g	贝母 10 g	人参 10 g	茯苓 15 g
陈皮 6 g	熟地黄 20 g	川芎 6 g	当归 10 g
白芍 10 g	白术 10 g	桔梗 10 g	甘草 10 g
玉竹 20 g	天花粉 15 g		

七、体会

1. 本病多由肺阴虚为根本，注意养护肺阴。

2. 瘰疬的病机多痰浊为主，可适当配合健脾利湿。调护方面应注意禁食有怪味的东西。

八、针灸参考方

火针局部，曲池透臂臑、太渊、列缺、太白、膏肓、丰隆、三阴交。

第三十一章 肠 痈

一、概述

肠痈是热毒内聚,瘀结肠中,而生痈脓的一种病证。临床以发热恶寒、少腹肿痞、疼痛拘急为特征。

二、西医病名

肠痈可包括今之急慢性阑尾炎、阑尾周围脓肿、腹部脓疡、腹膜炎、盆腔脓肿等。是外科急腹症常见的一种疾病。本病的发生是与阑尾解剖特点、阑尾腔梗阻和细菌感染有关。临床以右下腹固定压痛,肌紧张,反跳痛为特征。

三、病因病机

1. 病因

(1)**饮食不节** 暴饮暴食,嗜食生冷、油腻,损伤脾胃,导致肠道功能失调,糟粕积滞,湿热内生,积结肠道而成痈。

(2)**饱食后急剧奔走或跌仆损伤** 致气血瘀滞,肠道运化失司,败血浊气壅遏而成痈。

(3)**寒温不适** 外邪侵入肠中,经络受阻,郁久化热成痈。

(4)**情志所伤** 郁怒伤肝,肝失疏泄,忧思伤脾,气机不畅,肠内痞塞,食积痰凝,瘀结化热而成痈。

2. 病机 本病多由进食厚味、恣食生冷和暴饮暴食等因,以致脾胃受损,胃肠传化功能不利,气机壅塞而成;或因饱食后急暴奔走,或跌仆损伤,导致肠腑血络损伤,瘀血凝滞,肠腑化热,瘀热互结,导致血败肉腐而成痈脓。

四、主症

可发生于任何年龄,多见于青壮年,老年人和婴幼儿较少见。

1. 初期 腹痛多起于脐周或上腹部,数小时后,腹痛转移并固定在右下腹部,疼痛呈持续性、进行性加重。70％～80％的患者有转移性右下腹痛的特点,但也有一部分病例发病开始即出现右下腹痛。右下腹压痛是本病常见的重要体征,压痛点通常在麦氏点(右髂前上棘与脐连线上的中、外三分之一交界处),可随阑尾位置变异而改变,但压痛点始终在一个固定的位置上。两侧足三里、上巨虚穴附近(阑尾穴)可有压痛点。腰大肌试验阳性提示盲肠后位阑尾炎;闭孔肌试验阳性及直肠指检在直肠前壁右侧有触痛,提示为盆腔位阑尾炎或脓肿的可能。一般可伴有轻度发热,恶心纳减,舌苔白腻,脉弦滑或弦紧等。

2. 酿脓期 若病情发展,渐至化脓,则腹痛加剧,右下腹明显压痛、反跳痛,局限性腹皮挛急;或右下腹可触及包块;壮热不退,恶心呕吐,纳呆,口渴,便秘或腹泻。舌红苔黄腻,脉弦数或滑数。

3. 溃脓期 腹痛扩展至全腹,腹皮挛急,全腹压痛、反跳痛;恶心呕吐,大便秘结或似痢不爽;壮热自汗,口干唇燥。舌质红或绛,苔黄糙,脉洪数或细数等。

4. 变症 ① 慢性肠痈:本病初期腹痛较轻,身无寒热或微热,病情发展缓慢,苔白腻,脉迟紧。或有反复发作病史者,为寒湿夹瘀血凝结所致。② 腹部包块:本病发病 4~5 日后,身热不退,腹痛不减,右下腹出现压痛性包块(阑尾周围脓肿),或在腹部其他部位出现压痛性包块(肠间隙、膈下或盆腔脓肿),是为湿热瘀结,热毒结聚而成。③ 湿热黄疸:本病发病过程中,可出现寒战高热,肝肿大和压痛,黄疸(门静脉炎);延误治疗可发展为肝痈。④ 内、外瘘形成:腹腔脓肿形成后若治疗不当,部分病例脓肿可向小肠或大肠内穿溃,亦可向膀胱、阴道或腹壁穿破,形成各种内瘘或外瘘,脓液从瘘管排出。

五、理化检查

血常规检查:初期,多数患者白细胞计数及中性粒细胞比例增高,在酿脓期和溃脓期,白细胞计数常升至 $18\times10^9/L$ 以上。盲肠后位阑尾炎可刺激右侧输尿管,尿中可出现少量红细胞和白细胞。诊断性腹腔穿刺检查和 B 型超声检查对诊断有一定帮助。脓液细菌培养及药敏试验有助于确定致病菌种类。

六、辨证论治

1. 瘀滞

症状:转移性右下腹痛,呈持续性、进行性加剧,右下腹局限性压痛或拒按,伴恶心纳差,可有轻度发热。苔白腻,脉弦滑或弦紧。

治法:行气活血,通腑泄热。

方药:大黄牡丹汤(《金匮要略》)合红藤煎剂(《中医方剂临床手册》)。

大黄 30 g	牡丹皮 15 g	桃仁 10 g	冬瓜仁 15 g
芒硝 10 g	红藤 30 g	金银花 30 g	紫花地丁 15 g

连翘 10 g   乳香 10 g   没药 10 g   延胡索 10 g

甘草 6 g   败酱草 30 g

2. 湿热

症状：腹痛加剧，右下腹或全腹压痛、反跳痛、腹皮挛急；右下腹可摸及包块；壮热，纳呆，恶心呕吐，便秘或腹泻。舌红苔黄腻，脉弦数或滑数。

治法：通腑泄热，解毒利湿透脓。

方药：复方大柴胡汤(《中西医结合治疗急腹症》)为主。

柴胡 10 g   黄芩 20 g   川楝子 10 g   延胡索 10 g

白芍 10 g   枳壳 15 g   生大黄 20 g   蒲公英 30 g

木香 10 g   生甘草 6 g

3. 热毒

症状：腹痛剧烈，全腹压痛、反跳痛、腹皮挛急；高热不退或恶寒发热，时时汗出，烦渴，恶心呕吐，腹胀，便秘或似痢不爽。舌红绛而干，苔黄厚干燥或黄糙，脉洪数或细数。

治法：通腑排脓，养阴清热。

方药：大黄牡丹汤(《金匮要略》)合透脓散(《外科正宗》)。

大黄 30 g   牡丹皮 15 g   桃仁 15 g   冬瓜仁 30 g

芒硝 20 g   炒穿山甲 10 g   黄芪 15 g   川芎 10 g

当归 10 g   皂角刺 6 g

七、体会

1. 肠痈急性发作时，以大黄牡丹皮汤为基础，加用红藤、败酱草、紫花地丁、金银花之品。

2. 肠痈的治疗当注意消导法的应用，在使用消导法时，应防止邪气内陷。

3. 治疗可加用健脾消食之品，如：加味保和丸。

4. 调护应强调忌食辛辣、厚味，包括油炸之品。

八、针灸参考方

足三里、手三里、支沟、天枢、阑尾穴、丰隆、上巨虚、下巨虚。

第三十二章　丹　毒

一、概述

丹毒是患部皮肤突然发红成片、色如涂丹的急性感染性疾病。本病发无定处，根据其发病部位的不同又有不同的病名，如生于躯干部者，称内发丹毒；发于头面部者，称抱头火丹；发于小腿足部者，称流火；新生儿多生于臀部，称赤游丹毒。其特点是病起突然，恶寒发热，局部皮肤忽然变赤，色如丹涂脂染，焮热肿胀，边界清楚，迅速扩大，数日内可逐渐痊愈，但容易复发。

二、西医病名

相当于西医的急性网状淋巴管炎，由丹毒链球菌感染引起。

三、病因病机

素体血分有热，或在肌肤破损处（如鼻腔黏膜、耳道皮肤或头皮等皮肤破伤，脚湿气糜烂，毒虫咬伤，臁疮等）有湿热火毒之邪乘隙侵入，郁阻肌肤而发。

本病总由血热火毒为患。凡发于头面部者，多夹风热；发于胸腹腰胯部者，多夹肝脾郁火；发于下肢者，多夹湿热；发于新生儿者，多由胎热火毒所致。

西医学认为本病是由溶血性链球菌从皮肤或黏膜的细微破损处侵入皮内网状淋巴管所引起的急性炎症。

四、主症

多发于小腿、颜面部。发病前多有皮肤或黏膜破损史。

发病急骤,初起往往先有恶寒发热、头痛骨楚、胃纳不香、便秘溲赤,苔薄白或薄黄,舌质红,脉洪数或滑数等全身症状。继则局部皮肤见小片红斑,迅速蔓延成大片鲜红斑,边界清楚略高出皮肤表面,压之皮肤红色减退,放手后立即恢复。若因热毒炽盛而显现紫斑时,则压之不褪色。患部皮肤肿胀,表面紧张光亮,摸之灼手,触痛明显。一般预后良好,经5～6日后消退,皮色由鲜红转暗红及棕黄色,脱屑而愈。

病情严重者,红肿处可伴发紫癜、瘀点、瘀斑、水疱或血疱,偶有化脓或皮肤坏死。亦有一边消退,一边发展,连续不断,缠绵数周者。患处附近臀核可发生肿大疼痛。

抱头火丹,如由于鼻部破损引起者,先发于鼻额,再见两眼睑肿胀不能开视;如由于耳部破损引起者,先肿于耳之上下前后,再肿及头角;如由于头皮破损引起者,先肿于头额,次肿及脑后。流火,多由趾间皮肤破损引起,先肿于小腿,也可延及大腿,愈后容易复发,常因反复发作,下肢皮肤肿胀、粗糙增厚,而形成大脚风。新生儿赤游丹毒,常游走不定,多有皮肤坏死,全身症状严重。

本病若出现红肿斑片由四肢或头面向胸腹蔓延者,属逆证。新生儿及年老体弱者,若火毒炽盛易导致毒邪内攻,出现壮热烦躁、神昏谵语、恶心呕吐等全身症状,甚则危及生命。

五、理化检查

血常规:白细胞总数和中性粒细胞总数增高。

六、辨证论治

1. 风热毒蕴

症状：发于头面部，皮肤焮红灼热，肿胀疼痛，甚则发生水疱，眼胞肿胀难睁。伴恶寒，发热，头痛。舌质红，苔薄黄，脉浮数。

治法：疏风清热解毒。

方药：普济消毒饮（《东垣试效方》）为主。

黄芩 15 g	黄连 10 g	陈皮 6 g	甘草 6 g
玄参 15 g	金银花 30 g	桔梗 10 g	连翘 10 g
板蓝根 10 g	马勃 10 g	牛蒡子 10 g	升麻 6 g

2. 肝脾湿火

症状：发于胸腹腰胯部，皮肤红肿蔓延，摸之灼手，肿胀疼痛，伴口干且苦。舌红，苔黄腻，脉弦滑数。

治法：清肝泻火利湿。

方药：龙胆泻肝汤（《兰室秘藏》）为主。

牡丹皮 15 g	当归 10 g	白芍 10 g	生地黄 15 g
柴胡 6 g	黄芩 15 g	山栀子 10 g	天花粉 20 g
龙胆草 10 g	连翘 10 g	牛蒡子 10 g	甘草 6 g

3. 湿热毒蕴

症状：发于下肢，局部红赤肿胀、灼热疼痛，或见水疱、紫斑，甚至结毒化脓或皮肤坏死。或反复发作，可形成大脚风。伴发热，胃纳不香。舌红，苔黄腻，脉滑数。

治法：利湿清热解毒。

方药：五神汤（《辨证录》）合萆薢渗湿汤（《疡科心得集》）。

茯苓 10 g	车前子 10 g	金银花 30 g	牛膝 10 g
紫花地丁 10 g	萆薢 10 g	薏苡仁 10 g	土茯苓 15 g
滑石 10 g	牡丹皮 10 g	泽泻 10 g	通草 10 g

黄柏 10 g

4. 胎火蕴毒

症状：发生于新生儿，多见臀部，局部红肿灼热，常呈游走性；或伴壮热烦躁，甚则神昏谵语、恶心呕吐。

治法：凉血清热解毒。

方药：犀角地黄汤（《小品方》录自《外台秘要》）合黄连解毒汤（《外台秘要》）。

犀角 6 g	生地黄 30 g	芍药 10 g	牡丹皮 20 g
黄连 10 g	黄芩 15 g	黄柏 10 g	栀子 15 g

七、体会

1. 丹毒的调护应注意忌酒和发物。

2. 验方

薏苡仁 30 g	苍术 6 g	五加皮 10 g	川牛膝 10 g
忍冬藤 30 g	当归 10 g	赤芍 10 g	牡丹皮 10 g
海风藤 10 g	玄参 30 g	萆薢 15 g	车前子 10 g
泽泻 15 g	陈皮 6 g	生牡蛎 30 g	地肤子 30 g

八、针灸参考方

考虑局部火针放血。

第三十三章　脱　疽

一、概述

脱疽是指发于四肢末端，严重时趾（指）节坏疽脱落的一种慢性周围血管疾病，又称脱骨疽。其临床特点是好发于四肢末端，以下肢多见，初起患肢末端发凉、怕冷，苍白，麻木，可伴间歇性跛行，继则疼痛剧烈，日久患趾（指）坏死变黑，甚至趾（指）节脱落。好发于青壮年男子、老年人或糖尿病患者。在《灵枢·痈疽》中即有关于本病的记载：“发于足趾，名脱疽，其状赤黑，死不治；不赤黑，不死。治之不衰，急斩之，不则死矣。”

二、西医病名

相当于西医学的血栓闭塞性脉管炎、动脉硬化性闭塞症和糖尿病足。

三、病因病机

主要由于脾气不健，肾阳不足，又加外受寒冻，寒湿之邪入侵而发病。脾气不健，化生不足，气血亏虚，气阴两伤，内不能荣养脏腑，外不能充养四肢。脾肾阳气不足，不能温养四肢，复受寒湿之邪，则气血凝滞，经络阻塞，不通则痛，四肢气血不充，失于濡养则皮肉枯槁,坏死脱落。若寒邪久蕴,则郁而化热,湿热浸淫,则患趾(指)红肿溃脓。热邪伤阴,阴虚火旺,病久可致阴血亏虚,肢节失养,坏疽脱落。

本病的发生与长期吸烟、饮食不节、环境、遗传及外伤等因素有关。

总之,本病的发生以脾肾亏虚为本,寒湿外伤为标,而气血凝滞、经脉阻塞为其主要病机。

四、主症

血栓闭塞性脉管炎多发于寒冷季节,以 20～40 岁男性多见;常先一侧下肢发病,继而累及对侧,少数患者可累及上肢;患者多有受冷、潮湿、嗜烟、外伤等病史。动脉硬化性闭塞症多发于老年人,常伴有高脂血症、高血压和动脉硬化病史,常累及大、中动脉。糖尿病足多伴有糖尿病病史,尿糖、血糖增高,可累及大动脉和微小动脉。根据疾病的发展过程,临床一般可分为三期。

一期(局部缺血期):患肢末端发凉,怕冷,麻木,酸痛,间歇性跛行,每行走 500～1 000 m 后觉患肢小腿或足底有酸胀疼痛感而出现跛行,休息片刻后症状缓解或消失,再行走同样或较短距离时,患肢酸胀疼痛出现。随着病情的加重,行走的距离越来越短。患足可出现轻度肌肉萎缩,皮肤干燥,皮色变灰,皮温稍低于健侧,足背动脉搏动减弱,部分患者小腿可出现游走性红硬条索(游走性血栓性浅静脉炎)。

二期(营养障碍期):患肢发凉,怕冷,麻木,酸胀疼痛,间歇性跛行加重,并出现静息痛,夜间痛甚,难以入寐,患者常抱膝而坐。患足肌肉明显萎缩,皮肤干燥,汗毛脱落,趾甲增厚,且生长缓慢,皮肤苍白或潮红或紫红,患侧足背动脉搏动消失。

三期(坏死期或坏疽期):二期表现进一步加重,足趾紫红肿胀,溃烂坏死,或足趾发黑,干瘪,呈干性坏疽。坏疽可先为一趾或数趾,逐渐向上发展,合并感染时,则红肿明显,患足剧烈疼痛,全身发热。经积极治疗,患足红肿可消退,坏疽局限,溃疡可愈合。若坏疽发展至足背以上,则红肿疼痛难以控制,病程日久,患者可出现疲乏无力、不欲饮食、口干、形体消瘦,甚则壮热神昏。

根据肢体坏死的范围,将坏疽分为三级:一级坏疽局限于足趾或手指部位,二级坏疽局限于足跖部位,三级坏疽发展至踝关节及其上方。

五、理化检查

肢体超声多普勒、血流图甲皱微循环、动脉造影及血脂、血糖等检查,加以明确诊断,有助于鉴别诊断,了解病情严重程度。

六、辨证论治

1. 寒湿阻络

症状:患趾(指)喜暖怕冷,麻木,酸胀疼痛,多走疼痛加剧,稍歇痛减,皮肤苍白,触之发凉,跌阳脉搏动减弱;舌淡,苔白腻,脉沉细。

治法:温阳散寒,活血通络。

方药:阳和汤(《外科证治全生集》)为主。

麻黄 10 g	熟地黄 15 g	白芥子 15 g	炮姜炭 10 g
甘草 10 g	肉桂 10 g	鹿角胶 20 g	

2. 血脉瘀阻

症状:患趾(指)酸胀疼痛加重,夜难入寐,步履艰难,患趾(指)皮色暗红或紫暗,下垂更甚,皮肤发凉干燥,肌肉萎缩,跌阳脉搏动消失;舌暗红或有瘀斑,苔薄白,脉弦涩。

治法:活血化瘀,通络止痛。

方药：桃红四物汤(《医宗金鉴》)为主。

当归 15 g	赤芍 10 g	生地黄 10 g	川芎 10 g
桃仁 10 g	红花 6 g	血竭 6 g	地鳖虫 10 g

3. 湿热毒盛

症状：患肢剧痛，日轻夜重，局部肿胀，皮肤紫暗，浸淫蔓延，溃破腐烂，肉色不鲜；身热口干，便秘溲赤；舌红，苔黄腻，脉弦数。

治法：清热利湿，活血化瘀。

方药：四妙勇安汤(《验方新编》)为主。

玄参 15 g	当归 10 g	金银花 30 g	甘草 10 g
滑石 20 g	竹叶 10 g	薏苡仁 20 g	赤小豆 30 g

4. 热毒伤阴

症状：皮肤干燥，毫毛脱落，趾(指)甲增厚变形，肌肉萎缩，趾(指)呈干性坏疽；口干欲饮，便秘溲赤；舌红，苔黄，脉弦细数。

治法：清热解毒，养阴活血。

方药：顾步汤(《外科真诠》)为主。

黄芪 15 g	石斛 15 g	当归 10 g	牛膝 10 g
玉竹 20 g	生地黄 20 g	金银花 30 g	紫花地丁 30 g
菊花 30 g	蒲公英 30 g	甘草 10 g	

5. 气阴两虚

症状：病程日久，坏死组织脱落后疮面久不愈合，肉芽暗红或淡而不鲜；倦怠乏力，口渴不欲饮，面色无华，形体消瘦，五心烦热；舌淡尖红，少苔，脉细无力。

治法：益气养阴。

方药：黄芪鳖甲煎(《医学入门》)为主。

洋参 10 g	肉桂 5 g	桔梗 6 g	生地黄 30 g
玉竹 30 g	紫菀 10 g	知母 15 g	赤芍 10 g
黄芪 15 g	炙甘草 10 g	天冬 15 g	桑白皮 10 g

鳖甲 30 g   秦艽 10 g   茯苓 10 g   地骨皮 10 g
银柴胡 10 g

七、体会

1. 脱疽在调护方面应注意禁食生冷、碳酸饮料。
2. 曾有用白糖加蚯蚓治疗脱疽的方法。

八、针灸参考方

以灸法为宜,火针治疗效果较好。

第三十四章 烧 伤

一、概述

烧伤是由于热力(火焰、灼热的气体、液体或固体)、电能、化学物质、放射线等作用于人体而引起的一种局部或全身急性损伤性疾病。在古代,一般以火烧和汤烫者居多,故又称为水火烫伤、汤泼火伤、火烧疮、汤火疮、火疮等。

二、西医病名

由于现代科学技术的发展,又出现了化学烧伤、放射性烧伤、电击伤等。

三、病因

强热侵害人体,导致皮肉腐烂而成。主要有火焰、热水(油)、蒸汽、电流、激光、放射线、化学物质和战时火器等。轻者,仅皮肉损伤;重者,除皮肉损伤外,因火毒炽盛,伤津耗液,损伤阳气,致气阴两伤。或因火毒侵入营血,内攻脏腑,导致脏腑失和,阴阳平衡失调,重者可致死亡。

西医学认为高温可直接造成局部组织细胞损害,发生变质、坏死、甚至炭化。大面积严重烧伤可引起全身性变化,早期可因大量体液丢失和剧烈疼痛引起休克。在体液回收期和焦痂脱落期细菌感染可引起脓毒败血症。创面修复愈合可形成大量瘢痕或形成顽固性溃疡。

四、主症

1. 轻度烧伤 面积较小，一般无全身表现，仅有局部皮肤潮红，肿胀，剧烈疼痛，或有水疱。

2. 重度烧伤 面积大，多因火毒炽盛，入于营血，甚至内攻脏腑而出现严重的全身症状。病程一般分三期。

(1) 早期(休克期)： 往往发生在烧伤后 48 小时之内，主要为体液大量渗出和剧烈疼痛引起。表现为全身或局部出现反应性水肿，创面出现水疱、焦痂和大量体液渗出。患者烦躁不安，口渴喜饮，呼吸短促，尿少或恶心呕吐。严重者出现面色苍白，身疲肢冷，淡漠嗜睡，呼吸气微，体温不升，血压下降。脉微欲绝或微细而数等津伤气脱、亡阴亡阳的危候。

(2) 中期(感染期)： 烧伤后热毒炽盛，体表大面积创面存在，全身抵抗力下降，火毒内陷(细菌入侵感染)，内攻脏腑，症见壮热烦渴，寒战，躁动不安，口干唇燥，呼吸浅快，甚则神昏谵语，皮肤发斑，吐血衄血，四肢抽搐，纳呆，腹胀便秘，小便短赤。舌红或红绛而干，苔黄或黄糙，或黑苔，或舌光无苔，脉洪数或弦数等。此时创面出现坏死斑或出血点，脓腐增多，脓液黄稠腥臭或淡黄稀薄，或呈绿色。有焦痂者，焦痂软化潮湿，或痂下积脓。

以上症状多发生在三个时期，一是伤后 3～7 日体液回流期，随着组织间液返回血管，火毒内陷(细菌进入血循环)；二是烧伤后 2～4 周焦痂自溶脱痂期，大量焦痂脱落，出现新鲜创面，创面继发感染；三是烧伤 1 个月后恢复期，患者体质消耗严重，气阴两伤，正气虚损,抵抗力低下,火热余毒乘虚内陷脏腑。

（3）后期（修复期）：邪退正虚,患者形体消瘦,神疲乏力,面白无华,纳谷不香,腹胀便溏,口渴心烦,低热,盗汗,口干少津。舌红或淡红,或舌光无苔,脉细或细弱无力。此期创面基本愈合,深Ⅱ度烧伤愈合后,留有轻度瘢痕。Ⅲ度烧伤愈合后产生大量瘢痕或畸型愈合;若创面较大时,如不经植皮,多难愈合,有时可形成顽固性溃疡。

五、理化检查

重度烧伤早期,体液丢失,血液浓缩时,血常规检查红细胞计数、血红蛋白量和红细胞压积明显增高,尿比重增高;代谢性酸中毒时,二氧化碳结合力降低,非蛋白氮升高,有条件时可查血气分析,以及血清 Na^+、K^+、Cl^- 的测定,以确定有否酸中毒;脓毒败血症时,白细胞总数常在 $10 \times 10^9/L \sim 25 \times 10^9/L$ 之间,中性粒细胞达 85% 以上,并可见中性核左移及中毒颗粒。血培养阳性时有助于诊断;脓液细菌培养及药敏试验有助于确定致病菌种类。

六、辨证论治

1. 火毒伤津

症状：壮热烦躁,口干喜饮,便秘尿赤。舌红绛而干,苔黄或黄糙,或舌光无苔,脉洪数或弦细数。

治法：清热解毒,益气养阴。

方药：黄连解毒汤（《外台秘要》）、银花甘草汤（《外科十法》）、犀角地黄汤或清营汤加减。

黄芩 100 g	黄连 30 g	黄柏 10 g	山栀子 30 g
金银花 100 g	甘草 20 g		

口干甚者加鲜石斛、天花粉等;便秘加生大黄;尿赤加白茅根、淡竹叶等。

2. 阴伤阳脱

症状:神疲倦卧,面色苍白,呼吸气微,表情淡漠,嗜睡,自汗肢冷,体温不升反低,尿少;全身或局部水肿,创面大量液体渗出。舌淡暗苔灰黑,或舌淡嫩无苔,脉微欲绝或虚大无力等。

治法:回阳救逆,益气护阴。

方药:四逆汤(《伤寒论》)、参附汤(《世医得效方》)合生脉散(《内外伤辨惑论》)加味。

玉竹 50 g	黄芪 30 g	甘草 10 g	人参 10 g
麦冬 20 g	五味子 5 g		

冷汗淋漓加煅龙骨、煅牡蛎、白芍、炙甘草。

3. 火毒内陷

症状:壮热不退,口干唇燥,躁动不安,大便秘结,小便短赤。舌红绛而干,苔黄或黄糙,或焦干起刺,脉弦数等。若火毒传心,可见烦躁不安,神昏谵语;若火毒传肺,可见呼吸气粗,鼻翼煽动,咳嗽痰鸣,痰中带血;若火毒传肝,可见黄疸,双目上视,痉挛抽搐;若火毒传脾,可见腹胀便结,便溏黏臭,恶心呕吐,不思饮食,或有呕血、便血;若火毒传肾,可见浮肿,尿血或尿闭。

治法:清营凉血解毒。

方药:清营汤(《温病条辨》)或黄连解毒汤合犀角地黄汤为主。

水牛角 60 g	生地黄 30 g	玄参 30 g	竹叶心 10 g
金银花 30 g	连翘 20 g	黄连 15 g	丹参 15 g
麦冬 20 g	牡丹皮 30 g		

神昏谵语者,加服安宫牛黄丸或紫雪丹;气粗咳喘加生石膏、知母、贝母、桔梗、鱼腥草、桑白皮、鲜芦根;抽搐加羚羊角粉(冲)、

钩藤、石决明;腹胀便秘,恶心呕吐加大黄、玄明粉、枳实、厚朴、大腹皮、木香;呕血、便血加地榆炭、侧柏炭、槐花炭、白及、三七、藕节炭;尿少或尿闭加白茅根、车前子、淡竹叶、泽泻;血尿加生地黄、大小蓟、黄柏炭、琥珀等。

4. 气血两虚

症状:疾病后期,火毒渐退,低热或不发热,精神疲倦,气短懒言,形体消瘦,面色无华,食欲不振,自汗,盗汗;创面肉芽色淡,愈合迟缓。舌淡,苔薄白或薄黄,脉细弱等。

治法:补气养血,兼清余毒。

方药:托里消毒散(《校注妇人良方》)或八珍汤(《正体类要》)加金银花、黄芪。

人参 10 g	黄芪 30 g	当归 10 g	川芎 10 g
芍药 10 g	白术 10 g	茯苓 10 g	金银花 30 g
白芷 10 g	甘草 10 g		

食欲不振加神曲、麦芽、鸡内金、薏苡仁、砂仁。

5. 脾虚阴伤

症状:疾病后期,火毒已退,脾胃虚弱,阴津耗损,面色萎黄,纳呆食少,腹胀便溏,口干少津,或口舌生糜。舌暗红而干,苔花剥或光滑无苔,脉细数等。

治法:补气健脾,益胃养阴。

方药:益胃汤(《温病条辨》)合参苓白术散(《太平惠民和剂局方》)加减。

北沙参 10 g	麦冬 10 g	生地黄 10 g	玉竹 20 g
冰糖 10 g	白扁豆 10 g	人参 10 g	白术 10 g
茯苓 10 g	石斛 20 g	山药 20 g	莲子 30 g
桔梗 10 g	薏苡仁 10 g	砂仁 6 g	甘草 10 g

七、体会

无论烧伤后破溃与否，均可外用跌打万花油，疗效显著。

八、针灸参考方

急症时可参用针灸急救。

第三十五章 冻 疮

一、概述

冻疮是指人体受寒邪侵袭，气血瘀滞，从而引起局部性或全身性的损伤。轻者局部肿胀、麻木、痛痒、青紫，或起水疱，甚则破溃成疮。全身性者较重，表现为体温下降，四肢僵硬，甚则阳气亡绝而死亡。全身性冻疮者宜及时救治，否则可危及生命。临床上以暴露部位的局限性冻疮为最常见。

二、西医病名

相当于西医的冻伤。

三、病因病机

冬令时节，因平素气血衰弱，或因疲劳，或因饥饿，或因病后，或因静坐少动，寒邪侵袭过久，耗伤阳气，以致气血运行不畅，气血瘀滞，而成冻疮，重者肌肤坏死，骨脱筋连，甚则阳气绝于外，荣卫结涩，不复流通而死。此外，暴冷着热或暴热着冷，也可致气血瘀滞而坏烂成疮。

四、主症

以儿童、妇女为多见。此外，平时手足多汗，或长期慢性病气血衰弱者,或室外潮湿工作者,也易发病。有低温环境下停留较长时间的病史。

局部性冻疮者,主要发生于手背、足跟、耳郭、面颊和鼻尖等身体末梢部位和暴露部位,多呈对称性。

根据冻疮的情况,可将其分为 3 度。

(1) **Ⅰ度(红斑性冻疮)**:损伤在表皮层。局部皮肤红斑、水肿,自觉发热、瘙痒或灼痛。

(2) **Ⅱ度(水疱性冻疮)**:损伤达真皮层。皮肤红肿更加显著,有水疱或大疱形成,疱内液体色黄或成血性。疼痛较剧烈,对冷、热、针刺感觉不敏感。

(3) **Ⅲ度(坏死性冻疮)**:损伤达全皮层,严重者可深及皮下组织、肌肉、骨骼,甚至机体坏疽。初似Ⅱ度冻疮,但水疱液为血性,继则皮肤变黑或紫黑,直至出现组织坏疽,一般多呈干性坏疽,皮温极低,触之冰冷,疼痛迟钝或消失。有的表现为坏死组织周围水肿,疼痛明显。若坏死区域波及肌肉、骨骼甚至整个肢体时,则局部完全失去感觉和运动功能。坏死组织脱落后,创面愈合甚慢而留有瘢痕。严重者形成顽固性溃疡,经久不愈,治愈后多留有功能障碍或致残。若染毒腐溃,可呈现湿性坏疽,出现发热、寒战等全身症状,甚至合并内陷而危及生命。

(4) **全身性冻疮者**:开始时全身血管收缩产生寒战,随着体温的下降,患者出现疼痛性发冷、发绀、知觉迟钝、头晕、四肢无力、昏昏欲睡等表现。继而出现肢体麻木、僵硬、幻觉、视力或听力减退、意识模糊、呼吸浅快、脉搏细弱、知觉消失甚至昏迷,如不及时抢救,可导致死亡。

五、理化检查

Ⅲ度冻疮怀疑有骨坏死时,可行 X 线检查;出现湿性坏疽或合并肺部感染时,白细胞总数和中性粒细胞数增加;创面有脓液时,可作脓液细菌培养及药敏试验。

六、辨证论治

1. 寒凝血瘀

症状：局部麻木冷痛,肤色青紫或暗红,肿胀结块,或有水疱,发痒,手足清冷。舌淡苔白,脉沉或沉细。

治法：温经散寒,养血通脉。

方药：当归四逆汤(《伤寒论》)为主。

当归 30 g	桂枝 15 g	鸡血藤 30 g	细辛 10 g
通草 5 g	大枣 10 g	黄芪 15 g	炙甘草 10 g

2. 寒盛阳衰

症状：时时寒战,四肢厥冷,感觉麻木,幻觉幻视,意识模糊,蜷卧嗜睡,呼吸微弱,甚则神志不清。舌淡紫苔白,脉微欲绝。

治法：回阳救脱,散寒通脉。

方药：四逆加人参汤(《伤寒论》)为主。

附子 30 g	干姜 10 g	人参 10 g	炙甘草 10 g

3. 寒凝化热

症状：冻伤后局部坏死,疮面溃烂流脓,四周红肿色暗,疼痛加重,伴发热口干,舌红苔黄,脉数等。

治法：清热解毒,活血止痛。

方药：四妙勇安汤(《验方新编》)为主。

金银花 15 g	玄参 10 g	当归 15 g	甘草 10 g
制乳香 10 g	制没药 10 g	黄芪 15 g	

4. 气血虚瘀

症状：神疲体倦,气短懒言,面色少华,疮面不敛,疮周围暗红漫肿、麻木。舌淡,苔白,脉细弱或虚大无力。

治法：益气养血，祛瘀通脉。

方药：人参养荣汤（《太平惠民和剂局方》）为主。

赤芍 10 g	当归 15 g	陈皮 6 g	黄芪 30 g
桂心 10 g	人参 10 g	白术 15 g	炙甘草 10 g
熟地黄 15 g	茯苓 15 g	远志 10 g	五味子 5 g

七、体会

1. 除因低温环境引起的冻疮外，脾肾阳虚导致的手足不温也可参考冻疮治疗。

2. 冻伤后不宜立即取暖，可用冰、雪等渐渐搓热。

3. 自拟方

桂枝 15	赤芍 15	生姜 10	大枣 10
当归 10	木通 10	红花 6	白芷 6
鸡血藤 15	黄芪 10	细辛 2	甘草 5

八、针灸参考方

中脘（火针）、合谷、太冲、关元。

第三十六章　毒蛇咬伤

一、概述

目前已知我国的蛇类有 173 种,其中毒蛇 48 种,华南地区较多,主要出没于山林、田野、海边等处,是一种对劳动人民危害较大的灾害性、外伤性外科疾病。毒蛇咬伤虽然在我国南方多见,但毒蛇在全国范围内均有不同程度分布。危害较大,能致人死亡的主要有 10 种。神经毒者有银环蛇、金环蛇、海蛇,血液毒者有蝰蛇、尖吻蝮蛇、竹叶青蛇和烙铁头蛇,混合毒者有眼镜蛇、眼镜王蛇和蝮蛇。

二、西医病名

毒蛇咬伤。

三、病因病机

中医学认为,蛇毒系风、火二毒。风者善行数变;火者生风动血,耗伤阴津。风毒偏盛,每多化火;火毒炽盛,极易生风。风火相煽,则邪毒鸱张,必客于营血或内陷厥阴,形成严重的全身性中毒症状。

当毒蛇咬伤人体后,风火邪毒壅滞不通则痛则肿;风火之邪化热腐肌溶肉,故局部溃烂。风火相煽,蛇毒鸱张,正不胜邪,则邪毒内陷。毒热炽盛,内传营血,耗血动血,于是有溶血、出血的症状;火毒炽盛,最易伤阴,阴伤而热毒炽盛;热极生风,又有神昏谵语、抽搐等症见。若邪毒内陷厥阴,毒入心包,可发生邪毒蒙闭心包的闭证;或邪热耗伤心阳的脱症。总之,风火毒邪均为阳热之邪,具有发病急,变化快,病情凶险的特点,其传变规律与温病近似,故辨证施治可借助于温病学理论为指导。

四、主症

1. 病史

(1) **咬伤的时间**:询问患者被蛇咬伤的具体日期、时间,治疗经过,以估计蛇毒侵入人体的浅深程度。

(2) **咬伤的地点及蛇之形态**:根据不同蛇类活动的地点结合患者所诉蛇之形态,协助判断蛇之所属。如能带蛇前来就诊,诊断依据则更为可靠。

(3) **咬伤的部位**:注意蛇咬伤部位与其他因皮炎、疖肿、外伤所致的皮损区别开来。一般患者神志清楚,问诊不难。如患者神志不清,或有些蛇咬伤局部症状不明显,往往不易分辨伤口准确部位,以致局部处理的不彻底。此外还应了解局部伤口在自救互救过程中,做过什么方式的处理,均应特别注意。

2. 局部症状

被毒蛇咬伤后,患部一般有较大而深的毒牙痕,往往是判断何种蛇咬伤的重要依据。无毒蛇伤的牙痕小而排列整齐。患部如被污染或经处理,则牙痕常难以辨认。神经毒的毒蛇咬伤后,局部不红不肿,无渗液、微痛、甚至麻木,常易被忽视而未及时处理,但所导向的淋巴结肿大和触痛。血循毒的毒蛇咬伤后,伤口剧痛、肿胀、起水疱,所属淋巴管、淋巴结发炎,有的伤口短期内坏死形成溃疡。混合毒的毒蛇咬伤后,即感疼痛,且逐渐加重,伴有麻木感,伤口周围皮肤迅速红肿,可扩展整个肢体,常有水疱;严重者,伤口迅速变黑坏死,形成溃疡,所导向淋巴结肿大和触痛。

3. 全身症状 神经毒的毒蛇咬伤主要表现为神经系统受损害,多在咬伤后1～6小时出现症状。轻者有头晕、出汗、胸闷、四肢无力等;严重者出现瞳孔散大、视物模糊、语言不清、流涎、牙关紧闭、吞咽困难、昏迷、呼吸减弱或停止、脉象迟弱或不整、血压下降,最后因呼吸麻痹而死亡。

血循毒的毒蛇咬伤主要表现为血液系统受损害,有寒战发热,全身肌肉酸痛,皮下或内脏出血(尿血、血红蛋白尿、便血、衄血和吐血),继而可以出现贫血、黄疸等;严重者可出现休克、循环衰竭。

混合毒的毒蛇咬伤主要表现为神经和血循环系统的损害,出现头晕头痛,寒战发热,四肢无力,恶心呕吐,全身肌肉酸痛,瞳孔缩小,肝大,黄疸等,脉象迟或数;严重者可出现心功能衰竭及呼吸停止。

五、理化检查

密切关注生命体征的各项指标。

六、辨证论治

1. 风毒
症状:局部伤口无红、肿、痛,仅有皮肤麻木感;全身症状有头昏、眼花、嗜睡、气急,严重者呼吸困难,四肢麻痹、张口困难、眼睑下垂,神志模糊甚至昏迷;舌质红,苔薄白,脉弦数。
治法:活血通络,祛风解毒。
方药:活血祛风解毒汤(经验方)。
当归10 g　　　川芎10 g　　　红花10 g　　　威灵仙10 g

白芷 30 g　　　防风 10 g　　　白僵蚕 10 g　　七叶一枝花 30 g
紫花地丁 30 g　半边莲 30 g　　青木香 10 g

早期,加车前草、泽泻、木通等利尿排毒;大便不畅,加生大黄、厚朴通便泄毒;咬伤在下肢加独活,咬伤在上肢加羌活;引经用;视物模糊,瞳孔散大,加青木香、菊花;动风抽搐,加蜈蚣、蝉蜕、全蝎等以搜风镇惊。

2. 火毒

症状:局部肿痛严重,常有水疱、血疱或瘀斑,严重者出现局部组织坏死;全身症可见恶寒发热,烦躁,咽干口渴,胸闷心悸,肋胀胁痛,大便干结,小便短赤或尿血;舌质红,苔黄,脉滑数。

治法:泻火解毒,凉血活血。

方药:龙胆泻肝汤(《兰室秘藏》)合五味消毒饮(《医宗金鉴》)加减。

龙胆草 10 g　　黄芩 10 g　　　栀子 10 g　　　泽泻 10 g
车前子 10 g　　木通 10 g　　　当归 10 g　　　生地黄 10 g
柴胡 10 g　　　甘草 10 g　　　金银花 30 g　　野菊花 30 g
天葵子 10 g　　蒲公英 30 g　　紫花地丁 30 g

小便短赤,血尿,加白茅根、茜草、车前草、泽泻等利尿止血;发斑、吐血、衄血,加犀角以加强凉血化斑解毒;烦躁抽搐,加羚羊角、钩藤以凉肝息风;局部肿胀甚,加赤小豆、冬瓜皮、泽泻以利水消肿。

3. 风火毒

症状:局部红肿较重,一般多有创口剧痛,或有水疱、血疱、瘀斑、瘀点或伤处溃烂;全身症状有头晕头痛,眼花,寒战发热,胸闷心悸,恶心呕吐,大便秘结,小便短赤,严重者烦躁抽搐,甚至神志昏愦;舌质红,苔白黄相兼,后期苔黄,脉弦数。

治法:清热解毒,凉血息风。

方药：黄连解毒汤(《外台秘要》)合五虎追风散(《晋男史传恩家传方》)为主。

蝉蜕 6 g	天南星 20 g	天麻 10 g	全蝎 10 g
白僵蚕 10 g	黄芩 15 g	黄连 10 g	黄柏 10 g
山栀子 20 g			

吞咽困难,加玄参、山豆根、射干以清热利咽;烦躁不安或抽搐,加羚羊角、钩藤、珍珠母以镇静安神息风;瞳孔缩小,视物模糊,加青木香、菊花;神志昏愦,加服安宫牛黄丸。

4. 蛇毒内陷

症状：毒蛇咬伤后,失治、误治出现高热、躁狂不安、惊厥抽搐或神昏谵语;局部伤口由红肿突然变为紫暗或紫黑,肿热反而消减;舌质红绛,脉细数。

治法：清营、凉血、解毒。

方药：清营汤(《温病条辨》)为主。

水牛角 30 g	生地黄 30 g	玄参 30 g	竹叶心 10 g
金银花 30 g	连翘 10 g	黄连 10 g	丹参 20 g
麦冬 30 g			

神昏谵语、痉厥抽搐,加服安宫牛黄丸或紫雪丹;若正气耗散,正不胜邪,导致心阳衰微,出现面色苍白,淡漠神昏,汗出肢冷,则宜用参附汤以益气回阳。

七、针灸参考方

1. 急性期以火灼或熔蜡于患处。

2. 昏迷期酌用开窍醒神法,缓解期对症处理。

第三十七章　脑外伤

一、概述

脑外伤后综合征是颅脑损伤后最多见的一种后遗症。约有20％的患者伤后有此症。患者的症状多种多样,主要的有头痛、眩晕、失眠、多梦、注意力不能集中、健忘、不能耐受噪声、耳鸣、眼花、步伐不稳、疲乏、无力、食欲不振、人格改变、消极悲观、抑郁寡欢、颈项酸痛等,往往身兼症状10余种之多。但从体格检查、腰椎穿刺、神经系统检查以及 X 线头部摄片、CT 等方面,则无客观异常可见。

本章所讨论的脑外伤针对不需要手术的情况。

二、病因病机

1. 脑为髓海　病后体虚,损伤肾精肾气,导致髓海空虚。

2. 瘀血阻滞　跌仆坠损,头脑外伤,瘀血停留,阻滞经脉,而致气血不能上荣于头目。

3. 气血不足　因于脾者,或因脾虚化源不足,气血亏虚,清阳不升,头窍失养而致。

4. 痰浊闭阻　若饮食不节,嗜酒肥甘,损伤脾胃,以致健运失司,水湿内停,积聚生痰,痰阻中焦清阳不升,头窍失养。

三、主症

脑震荡后遗症患者大都出现以头痛为突出的症状,疼痛性质为胀痛、钝痛、紧缩痛或搏动样痛,头痛可因用脑、阅读、震动、特殊气味、污浊空气、人多嘈杂、精神因素而加重,另常伴有失眠、记忆力减退、注意力不集中、烦躁、易激动、对外界反应迟钝,以及头昏、眩晕、多汗、无力、心慌、气急、恶心等。

四、理化检查

1. 神经系统检查 大多无肯定的客观体征,但仔细检查,有时可以发现一些零散的、轻微的体征,常见的有前庭功能的轻度异常,腱反射的普遍亢进或不对称,眼睑、四肢或头部有轻微节律性震颤,瞳孔光反应迟钝或不等大,周边视野向心性缩小,出现掌颌反射阳性,视力减退,不恒定的锥体束征等。

2. 脑脊液检查 大多属正常范围,但也有少数患者可压力稍高或稍低,蛋白质定量也可稍增高,但糖和氯化物在正常范围内。

3. 脑电图检查 可能出现广泛性节律异常,阵发性慢波减少,或对声、光等刺激的反应减弱等。有部分自主神经功能失调者,可出现局灶性慢波、快波或发作波等异常波,尚有失同步化现象。

4. CT 或 MRI 检查 CT 或 MRI 检查多无异常,也可显示脑室、脑池扩大,脑实质内出现低密度或异常信号。

5. 脑血管造影 可能显示血管痉挛征象。

五、辨证论治

1. 瘀阻脑络
症状:头痛有定处,痛如锥刺,痛无休止,头昏头胀,时轻时重,重者昏迷目闭,不省人事;舌质紫暗或舌边有瘀点,脉涩不利。

治法：活血祛瘀。

方药：通窍活血汤(《医林改错》)为主。

赤芍 10 g	川芎 30 g	桃仁 10 g	红花 10 g
血竭 6 g	水蛭 6 g	地鳖虫 10 g	生地黄 15 g
泽兰 10 g	白芷 10 g	郁金 10 g	延胡索 10 g

2. 髓海空虚

症状：头痛且晕,健忘,目光呆滞,反应迟钝,久则骨骼痿弱,偏废失用。

治法：填精荣脑。

方药：大补元煎(《景岳全书》)为主。

黄精 15 g	炒山药 30 g	熟地黄 30 g	杜仲 15 g
当归 10 g	枸杞子 20 g	山茱萸 10 g	炙甘草 6 g
肉苁蓉 15 g	何首乌 20 g		

3. 痰浊蒙窍

症状：神志呆滞,失语,癫痫,呕不欲食;舌苔厚腻,脉象弦滑。

治法：化痰开窍,温化寒痰。

方药：二陈汤(《太平惠民和剂局方》)为主。

法半夏 15 g	陈皮 10 g	茯苓 15 g	甘草 6 g
石菖蒲 15 g	远志 20 g	地龙 15 g	砂仁 10 g
天麻 10 g	磁石 30 g	贝母 10 g	

4. 气血亏虚

症状：头晕肢麻,重者痿废不用,面色无华,失眠多梦,食少倦怠;舌淡苔白,脉沉细。

治法：补气养血,安神定志。

方药：归脾汤(《济生方》)为主。

白术 10 g	茯神 15 g	黄芪 15 g	龙眼肉 10 g

人参 10 g　　木香 6 g　　当归 10 g　　酸枣仁 10 g

远志 10 g　　枸杞子 20 g　　大枣 10 g　　甘草 5 g

六、预后转归

1. 脑外伤的预后因人而异，有的完全恢复，有的致残，有的死亡。影响预后的因素主要取决于损伤哪些脑组织，以及损伤严重程度。许多大脑功能由脑组织的不同区域共同承担，未受到伤害的脑组织可以代偿部分受损的功能，因此可以部分恢复。

2. 随着年龄增长，大脑区域功能会相对固定。小孩的语言由大脑的几个功能区控制，成年人语言功能区常局限于一侧大脑半球。如果 8 岁以前左半球的言语中枢被破坏，右侧半球几乎可以完全代偿其功能。但是在成年人，语言中枢损害以后会导致永久性失语。

3. 视觉和肢体运动功能，是由一侧大脑半球的某些区域控制，如果这些区域损害后，常引起永久的功能缺失。但通过康复治疗，可以把不利的后果减至最低程度。

4. 严重的脑外伤患者有时会导致遗忘，患者不能回忆意识丧失前后的事情，而一周内清醒的患者往往可以恢复记忆。有些脑外伤（即使很轻微）会引起脑外伤后综合征，在相当长一段时间内，患者感到头痛和有记忆障碍等。

5. 慢性植物状态是非致死性脑外伤后最严重的后果。长时间处于完全无意识状态，但睡眠觉醒周期几乎与常人无异。大脑上部的结构与复杂的精神活动有关，而下部的丘脑和脑干控制着睡眠、体温、呼吸和心跳。当大脑上部结构弥散性损害而丘脑和脑干保持完好时，常会出现植物状态。如果植物状态长达数月，重新恢复的可能性不大，但植物人如果护理得当，可以存活达数年之久。

七、体会

在临床上,单用中药治疗脑震荡病症,均获得满意疗效,小结如下。

(1) **脑震荡患者主要症状表现**:头部受外伤后出现暂时性的昏迷,醒后自觉暂时昏朦,头昏(晕),头痛,多有低热,心烦不舒,或出现恶心呕吐,耳目失聪,鼻塞失灵等症,脉数略涩。严重者生活不能自理。

(2) **处方用药**

自拟方:

血竭(兑服)6 g	制乳香 10 g	制没药 10 g	熟地黄 15 g
全当归 10 g	石菖蒲 10 g	生远志 10 g	郁金 15 g
红花 6 g	苏木 6 g	地骨皮 15 g	白芷 6 g
川芎 6 g	延胡索 10 g		

(儿童用量酌减)

(3) **加减法**:前额伤加白芷 10 g;头两侧伤加川芎 15 g,荆芥 6 g;后枕部伤加羌活 8 g;巅顶伤加藁本 3 g,升麻 3 g。体质强者加桃仁 10 g;体质弱者加田七 10 g;头皮血肿加泽兰 10 g;头抬不起者加人参 6 g。

(4) **用法**:水、米酒各半煎服(无米酒则加白酒 1 两亦可),服药时不加酒,每日 1 剂,煎服 3 次。

(5) **疗效**:一般服用 4~6 剂即获痊愈,症情如失。本病不是像西医外科书上所说的那样可以自行恢复正常。

本方系由祖传秘方改进而来。笔者认为脂溶性物质易于通过血脑屏障,所以本方多选用血竭、乳香等脂溶性药物,这可能是治疗此病的关键之处。

备参：本方可用于救治一切脑外伤引起的病症，如外伤性颅内出血等。昏迷不醒者，每次服药兑入麝香(人工麝香代)0.2 g。

八、针灸参考方

合谷、中脘、通里、养老、水泉、足临泣、足三里。

第三十八章 粉　刺

一、概述

颜面、胸、背等处生丘疹如刺,可挤出白色碎米样粉汁,故名粉刺。是毛囊、皮脂腺的慢性炎症。多发生于青春期男女,常伴皮脂溢出,青春期过后,大多自然痊愈或减轻。

二、西医病名

本病是临床常见病证,相当于现代医学的寻常痤疮,又名青年痤疮。

三、病因病机

青年人生机旺盛,血气方刚,阳热偏盛,肺经蕴热,油脂分泌旺盛,加之灰尘附面,或冷水洗脸及滥用化妆品等,致使毛孔阻塞,发生本病。或饮食不节、过食辛辣肥甘厚味之品,致使脾胃积湿生热而发病。

四、主症

本病常见于 17～18 岁青年,亦有早至 10～13 岁,迟至青春期以后发病的,男性多于女性。女性发病年龄常较男性早,可在月经初潮前半年至一年就开始发病。

损害主要发生在面部,尤其是前额、双颊、颏部,其次是胸部、背部及肩部。

白头粉刺也称封闭性粉刺,为与皮肤同色的丘疹,如针头大小,毛囊开口不明显,不易挤出脂栓。

黑头粉刺又称开放性粉刺,丘疹中央为明显扩大的毛孔,脂栓阻塞于毛囊口,表面呈黑色,较易挤出黄白色脂栓。

粉刺可发展为炎性丘疹、脓丘疹、脓疱、结节、囊肿等。一般为米粒至绿豆大小,有的因炎症较重或人为地抠剥,继发化脓感染,中心有脓头成为脓丘疹或脓疱。呈紫红色或暗红色,可高出皮面呈半球形,也可较深而仅能触及,以后逐渐吸收。呈正常皮色或暗红色,呈半球形高出皮面,触之有动感。

结节性痤疮及囊肿性痤疮多见于男性,不易消退。当继发感染时,皮损红肿明显,有明显压痛,愈后遗留萎缩性或增生性瘢痕,临床上常数种损害同时存在,其中以一二种表现为主。

五、理化检查

1. 皮损区可行毛囊蠕形螨和糠秕孢子菌检测。

2. 根据病情需要,部分患者可行性激素水平检测。

3. 部分女性患者需要行子宫附件 B 超检测排除是否患有多囊卵巢综合征。

4. 部分严重痤疮患者需要进行实验室检查除外迟发性、先天性肾上腺皮质增生,甲状腺疾病,库欣综合征,高泌乳素血症等。

六、辨证论治

1. 肺经风热证

症状: 丘疹色红,或有痒痛,或有脓疱;伴口渴喜饮,大便秘结,小便短赤;舌质红,苔薄黄,脉弦滑。

治法:疏风清肺。

方药:枇杷清肺饮(《外科大成》)为主。

枇杷叶 15 g	桑白皮 15 g	黄连 10 g	黄柏 10 g
黄芩 30 g	桔梗 15 g	前胡 15 g	甘草 6 g

2. 肠胃湿热

症状:颜面、胸背部皮肤油腻,皮疹红肿疼痛,或有脓疱;伴口臭、便秘、溲黄;舌红,苔黄腻,脉滑数。

治法:清热除湿解毒。

方药:茵陈蒿汤(《伤寒论》)为主。

茵陈蒿 30 g	栀子 30 g	大黄 30 g	薏苡仁 30 g
芒硝 10 g	滑石 30 g	竹茹 15 g	

3. 痰湿瘀滞

症状:皮疹颜色暗红,以结节、脓肿、囊肿、瘢痕为主,或见窦道,经久难愈;伴纳呆腹胀;舌质暗红,苔黄腻,脉弦滑。

治法:除湿化痰,活血散结。

方药:二陈汤(《太平惠民和剂局方》)合桃红四物汤(《医垒元戎》录自《玉机微义》)。

半夏 10 g	橘红 10 g	茯苓 10 g	炙甘草 6 g
生姜 6 g	白芷 10 g	香附 10 g	当归 10 g
赤芍 10 g	川芎 10 g	桃仁 10 g	红花 10 g

4. 阴虚肝郁

症状:皮疹色淡红,以丘疹、结节为主;烦躁易怒,月经量少;舌质嫩红苔少,脉沉细。

治法:养阴舒肝,理气散结。

方药:一贯煎(《柳州医话》)合二至丸(《医方集解》)。

沙参 10 g	生地黄 10 g	枸杞子 10 g	当归 10 g

麦冬 10 g　　　川楝子 10 g　　女贞子 15 g　　旱莲草 15 g

牡丹皮 10 g　　　银柴胡 10 g

附：外治法

（1）**颠倒散洗剂**：大黄、硫黄各等份，研细末，共合一处，再研匀。用凉白开水调和，涂于患处。每日 1～2 次。

（2）**痤疮霜**：由侧柏叶、紫花地丁、黄芩、丹参等组成，制成水包油型霜膏。温水洗脸后涂于患处，每日 1～2 次。

七、体会

1. 病机　以湿热内蕴和内毒炽盛为主。

2. 常用药物　枇杷叶、白茅根、金银花、连翘、玄参、薏苡仁、鱼腥草、蒲公英、紫花地丁。大黄、芒硝、天花粉亦可酌情加用。白芷、冰片、皂角刺可行气化瘀；红藤、败酱草可引热下行。

3. 凡激素类药物及补气药皆应慎用，以免色素沉着。

4. 调护方面应注意饮食，忌油炸、碳酸饮料、烧烤、夜宵等。

八、针灸参考方

合谷、曲池、列缺、偏历、足三里、三阴交、丰隆。可配合背部痣点放血拔罐。

第三十九章　瘾疹（荨麻疹）

一、概述

瘾疹是一种皮肤出现红色或苍白色风团、时隐时现的瘙痒性、过敏性皮肤病。

二、西医病名

即指荨麻疹，是由于皮肤黏膜小血管扩张及渗透性增加而引起的一种局限性、一过性水肿反应。

三、病因病机

先天禀赋不足，卫外不固，风邪乘虚侵袭所致；或表虚不固，风寒、风热外袭，客于肌表，致使营卫失调而发；或饮食不节，过食辛辣肥厚，或肠道寄生虫，使肠胃积热，复感风邪，内不得疏泄，外不得透达，郁于皮毛腠理之间而发。此外，情志内伤，冲任不调，肝肾不足，血虚生风生燥，阻于肌肤也可生成。对食物、生物制品、肠道寄生虫等过敏亦发作本病。

四、主症

本病可以发生于任何年龄、季节。

发病突然,皮损可发生于任何部位,出现形态不一、大小不等的红色或白色风团,境界清楚,一般迅速消退,不留痕迹,以后不断成批出现,时隐时现。如单纯发生在眼睑、口唇、阴部等组织疏松处,出现浮肿,边缘不清,而无其他皮疹者,称为游风;其局部不痒或轻微痒感,或麻木胀感,水肿经2～3日消退,也有持续更长时间者,消退后不留痕迹。

自觉灼热、瘙痒剧烈;部分患者可有怕冷、发热等症状;如侵犯消化道黏膜,可伴有恶心呕吐、腹痛、腹泻等症状;喉头和支气管受累时可导致喉头水肿及呼吸困难,有明显气闷窒息感,甚至发生晕厥。

根据病程长短,可分为急性和慢性两种。急性者发作数天至1～2周;慢性者,反复发作,迁延数月,经年不断。

皮肤划痕试验阳性。

五、理化检查

大多数患者血常规可见嗜酸性粒细胞升高,多数可通过过敏原试验明确致敏物。

六、辨证论治

1. 风寒束表

症状:风团色白,遇寒加重,得暖则减;恶寒怕冷,口不渴;舌淡红,苔薄白,脉浮紧。

治法:疏风散寒止痒。

方药:麻黄桂枝各半汤(《伤寒论》)为主。

| 桂枝 10 g | 白芍 10 g | 生姜 10 g | 大枣 10 g |
| 甘草 10 g | 麻黄 10 g | 杏仁 10 g | 鸡血藤 30 g |

2. 风热犯表

症状:风团鲜红,灼热剧痒,遇热加重,得冷则减;伴有发热,恶寒,咽喉肿痛;舌质红,苔薄白或薄黄,脉浮数。

治法：疏风清热止痒。

方药：消风散（《医宗金鉴》）为主。

荆芥 10 g	防风 6 g	当归 10 g	生地黄 10 g
苦参 15 g	苍术 10 g	蝉蜕 6 g	胡麻仁 10 g
知母 10 g	石膏 30 g	木通 10 g	牛蒡子 10 g
甘草 10 g	连翘 10 g	黄芩 15 g	金银花 15 g

3. 胃肠湿热

症状：风团片大、色红、瘙痒剧烈；发疹的同时伴脘腹疼痛，恶心呕吐，神疲纳呆，大便秘结或泄泻；舌质红，苔黄腻，脉弦滑数。

治法：疏风解表，通腑泄热。

方药：防风通圣散（《宣明论方》）为主。

防风 6 g	荆芥 10 g	连翘 10 g	麻黄 6 g
薄荷 10 g	川芎 10 g	当归 10 g	白芍 10 g
苍术 10 g	山栀子 15 g	大黄 10 g	芒硝 10 g
石膏 30 g	黄芩 15 g	桔梗 10 g	甘草 10 g
滑石 30 g			

4. 血虚风燥

症状：反复发作，迁延日久，午后或夜间加剧；伴心烦易怒，口干，手足心热；舌红，少津，脉沉细。

治法：养血祛风，润燥止痒。

方药：当归饮子（《济生方》）为主。

当归 30 g	白芍 10 g	川芎 15 g	白蒺藜 10 g
生地黄 10 g	防风 10 g	夜交藤 20 g	荆芥穗 10 g
鸡血藤 30 g	甘草 6 g		

七、体会

1. 病因病机以感受风邪和肺气虚为主。

2. 治疗以益气固表为主，玉屏风散为基础方，加蝉蜕、鱼腥草、金银花、连翘。夜间感寒所致者，多因肝胆经受邪，加用秦艽效佳。

3. 调护方面应注意饮食禁忌，忌冷饮及碳酸饮料。

4. 不宜过早使用激素，以防闭门留寇。

5. 不宜长时间使用抗过敏药物。

八、针灸参考方

太阳、外关、合谷、解溪、陷谷、血海、三阴交、神阙（拔罐）。

第四十章　脱　发

一、概述

脱发是头发脱落的现象。有生理性及病理性之分。生理性脱发指头发正常的脱落。病理性脱发是指头发异常或过度的脱落。

二、西医病名

脱发从病因学角度划分为以下 7 种。

1. 脂溢性脱发　常常出现在中青年身上，表现为头皮上有较厚的油性分泌，头发光亮，稀疏而细，或者头发干燥，头屑多，无光泽，稀疏纤细。

2. 病理性脱发　主要由于病毒、细菌、高热对毛母细胞有损伤，抑制了毛母细胞正常分裂，使毛囊处于休克状态而导致脱发，如急性传染病、长期服用某种药物等。

3. 化学性脱发　有害化学物质对头皮组织、毛囊细胞的损害导致脱发。

4. 物理性脱发　空气污染物堵塞毛囊、有害辐射等原因导致的脱发。

5. 营养性脱发　消化吸收功能障碍造成营养不良导致脱发。

6. 肥胖性脱发　大量的饱和脂肪酸在体内代谢后产生废物，

堵塞毛囊导致脱发。

7. 遗传性脱发　脱发也是有遗传性的，一般男性呈显性遗传，女性呈隐性遗传。

三、病因病机

1. 血热风燥　阳热偏盛，血热太过，热盛生风，伤阴化燥。风热上炎巅顶，阴血不足不能上荣肌肤毛发，终致毛根干涸，故毛发先焦后脱落。

2. 脾胃湿热　饮食不节，过食肥甘厚味，损伤脾胃，脾胃运化失职，水谷内停为湿，日久湿郁化热，湿热相搏，上蒸巅顶，侵蚀发根血浆，发根渐被腐蚀，引起头发黏腻而脱落。

3. 血瘀毛窍　离经之血瘀于上焦，在头部皮里肉外之间，堵塞脉络。瘀血阻于毛窍，经气不宣，新血难以灌注于发根而失其濡养，故而出现大面部的头发脱落。"皮里肉外血瘀，阻塞血路，新血不能养发，故发脱落。"

4. 气血两虚　气为血帅，气行则血行；血为气之母，血虚则气虚。发为血之余，毛发生长有赖于气血濡养。若气血虚弱，血脉空虚，不能荣润毛发，肌肤毛发失于濡养，毛发生化无源故脱落。

四、主症

脂溢性脱发　常常出现在中青年身上，表现为头皮上有较厚的油性分泌，头发光亮，稀疏而细，或者头发干燥，头屑多，无光泽，稀疏纤细。脂溢性脱发是一种常见的皮肤病，可分为男性型脱发（又称雄性激素源性脱发、雄性秃，俗称早秃、谢顶或地中海等）、脂溢性脱发（又称脂秃）、斑秃等 10 余种。常见的脱发大多为男性型脱发（占脱发患者 50％以上）和脂溢性脱发（占 45％以上），其他类型的脱发则总共只占脱发患者总数的 5％（其中斑秃占 3％，其余的约仅占 2%）。有许多人包括很多医生总把脂溢性脱发与男性型脱发混为一谈，其实这是一种混淆不清的谬误，因为脂溢性脱发除了有与男性型脱发相同的雄性激素水平异常的原因外，还具有其本身所独有的原因和特征。脂溢性秃发是在皮脂溢出过多的基础上发生的一种脱发，其症状为患者头皮脂肪过量溢出，常伴有头屑增多，头皮油腻，瘙痒明显。多发生于皮脂腺分泌旺盛的青壮年。患者一般头发细软，有的还伴有头皮脂溢性皮炎症状。开始逐渐自头顶部脱发，蔓延及额部，继而弥漫于整个头顶。头皮油腻而亮红，结黄色油性痂。脂溢性脱发是一种永久性脱发，有些男性在发育后，即开始出现脱发，进而头发油腻发亮，头皮屑慢慢增多，经常出现奇痒，有时头发干枯无光泽，只要用手抓一抓，头发就会脱落，特别是两侧额角还会发生慢性弥漫性脱发。

五、理化检查

1. 微量元素

2. 继发性脱发　颈椎病、放化疗后。

六、辨证论治

1. 血热风燥

症状：突然脱发成片，偶有头皮瘙痒，或伴头部烘热；心烦易怒，急躁不安；苔薄，脉弦。

治法：凉血息风，养阴护发。

方药：四物汤（《太平惠民和剂局方》）合六味地黄汤（《小儿药证直诀》）。

生地黄 30 g	当归 10 g	白芍 10 g	川芎 6 g
怀山药 15 g	牡丹皮 15 g	茯苓 10 g	泽泻 10 g
侧柏叶 15 g			

2. 气滞血瘀

症状：病程较长，头发脱落前先有头痛或胸胁疼痛等症；伴夜多恶梦，烦热难眠；舌有瘀点、瘀斑，脉沉细。

治法：通窍活血。

方药：通窍活血汤(《医林改错》)为主。

赤芍 15 g	川芎 15 g	桃仁 10 g	茺蔚子 15 g
生姜 6 g	红枣 10 g	远志 15 g	生地黄 20 g

3. 气血两虚

症状：多在病后或产后，头发呈斑块状脱落，并呈渐进性加重，范围由小而大，毛发稀疏枯槁，触摸易脱；伴唇白，心悸，气短懒言，倦怠乏力；舌淡，脉细弱。

治法：益气补血。

方药：八珍汤(《正体类要》)为主。

人参 10 g	白术 10 g	茯苓 10 g	甘草 6 g
当归 10 g	白芍 10 g	熟地黄 30 g	川芎 10 g
枸杞子 20 g			

4. 肝肾不足

症状：病程日久，平素头发焦黄或花白，发病时呈大片均匀脱落，甚或全身毛发脱落；伴头昏，耳鸣，目眩，腰膝酸软；舌淡，苔薄，脉细。

治法：滋补肝肾。

方药：七宝美髯丹(邵应节方)为主。

何首乌 30 g	柏子仁 20 g	牛膝 10 g	补骨脂 10 g
赤茯苓 15 g	菟丝子 15 g	当归 10 g	枸杞子 20 g
熟地黄 30 g			

七、体会

1. 治疗脱发最有效的药物为侧柏叶、柏子仁，也加选用何首乌、夜交藤、北沙参、前胡、黑芝麻、当归等补肺养血之品。偏于寒者,亦可选用松树叶等耐寒之物。

2. 调护方面要注意慎起居,节饮食,忌食油炸食品。

八、针灸参考方

上廉、中脘、关元、气海、足三里、太渊、三阴交、血海。

第四十一章 月经病

第一节 月经先期

一、概述

月经周期提前 7 日以上，甚至 10 余日一行，连续两个周期以上者称为"月经先期"，既往亦称"经期超前""经行先期""经早""经水不及期"等。

月经先期属于以周期异常为主的月经病，常与月经过多并见，严重者可发展为崩漏，应及时进行治疗。

二、西医病名

西医学功能失调性子宫出血和盆腔炎等出现月经提前符合本病证者可按本病治疗。

三、病因病机

本病的病因病机，主要是气虚和血热。气虚则统摄无权，冲任不固；血热则热伏冲任，伤及子宫，血海不宁，均可使月经先期而至。

1. 气虚 可分为脾气虚和肾气虚。

(1) 脾气虚：体质虚弱，或饮食失节，或劳倦思虑过度，损伤脾气，脾伤则中气虚弱，冲任不固，经血失统，以致月经先期来潮。脾为心之子，脾气既虚。则赖心气以自救，久则心气亦伤，致使心脾气虚，统摄无权，月经提前。

(2) 肾气虚：年少肾气未充，或绝经前肾气渐衰。或多产房劳，或久病伤肾，肾气虚弱，冲任不固，不能制约经血，遂致月经提前而至。

2. 血热 常分为阳盛血热、阴虚血热、肝郁血热。

(1) 阳盛血热：素体阳盛，或过食辛燥助阳之品，或感受热邪，热伤冲任、子宫，迫血下行，以致月经提前而至。

(2) 阴虚血热：素体阴虚，或失血伤阴，或久病阴亏，或多产房劳耗伤精血，以致阴液亏损，虚热内生，热伏冲任，血海不宁，则月经先期而下。《傅青主女科·调经》所谓"先期而来少者，火热而水不足也"，即是对阴虚血热所致之月经先期而言。

(3) 肝郁血热：素体抑郁，或情志内伤，肝气郁结，郁久化热，热伤冲任，迫血下行，遂致月经提前而至。

月经先期既有血热或气虚单一病机，又可见多脏同病或气血同病之病机。如脾病可及肾，肾病亦可及脾，均可出现脾肾同病；月经提前，常伴经血量多，气随血耗，阴随血伤可变生气虚、阴虚、气阴两虚或气虚血热等诸证；经血失约也可出现经水淋沥至期难尽；周期提前、经量过多、经期延长，三者并见有发展为崩漏之虞。

四、主症

月经提前来潮，周期不足 21 日，且连续出现两个月经周期以上，经期基本正常，可伴有月经过多。有血热病史，或有情志内伤史或盆腔炎病史或慢性疾病等病史。

五、理化检查

因黄体功能不足而月经先期者,基础体温(BBT)呈双相型,但黄体期少于 12 日,或排卵后体温上升缓慢,上升幅度<0.3℃;月经来潮 12 小时内诊刮子宫内膜活组织检查呈分泌反应不良。

六、辨证论治

1. 气虚证

(1)脾气虚

症状:月经周期提前,或经血量多,色淡红,质清稀,气短懒言,小腹空坠,纳少便溏,舌淡红,苔薄白,脉细弱。

治法:补脾益气,摄血调经。

方药:补中益气汤(《脾胃论》)或归脾汤(《济生方》)。

党参 30 g	黄芪 30 g	白术 15 g	甘草 10 g
当归 10 g	陈皮 6 g	升麻 6 g	柴胡 6 g

(2)肾气虚

症状:周期提前,经量或多或少,色淡黯,质清稀;腰膝酸软,头晕耳鸣,面色晦黯或黯斑;舌淡黯,苔白润,脉沉细。

治法:补益肾气,固冲调经。

方药:固阴煎(《景岳全书》)或归肾丸(《景岳全书》)。

菟丝子 15 g	熟地黄 20 g	山茱萸 15 g	人参 10 g
五味子 10 g	山药 30 g	炙甘草 10 g	远志 15 g

2. 血热

(1)阳盛血热

症状:经来先期,量多,色深红或紫红,质黏稠,或伴心烦,面红口干,小便短黄,大便燥结,舌质红,苔黄,脉数或滑数。

治法:清热凉血调经。

方药：清经散(《傅青主女科》)为主。

牡丹皮 15 g   地骨皮 10 g   白芍 15 g   生地黄 30 g

青蒿 10 g   黄柏 10 g   茯苓 15 g

(2) 阴虚血热

症状：经来先期，量少或量多，色红，质稠，或伴两颧潮红，手足心热，咽干口燥，舌质红，苔少，脉细数。

治法：养阴清热调经。

方药：两地汤(《傅青主女科》)为主。

生地黄 20 g   熟地黄 30 g   玄参 15 g   麦冬 10 g

阿胶 20 g   白芍 20 g   地骨皮 20 g

(3) 肝郁血热

症状：月经提前，量或多或少，经色深红或紫红，质稠，经行不畅，或有块，或少腹胀痛，或胸闷胁胀，或乳房胀痛，或心烦易怒，口苦咽干，舌红，苔薄黄，脉弦数。

治法：疏肝清热，凉血调经。

方药：丹栀逍遥散(《内科摘要》)为主。

牡丹皮 20 g   栀子 15 g   当归 10 g   白芍 15 g

柴胡 10 g   白术 10 g   茯苓 10 g   郁金 10 g

薄荷 6 g   甘草 6 g

第二节 月经后期

一、概述

月经周期延后 7 日以上，甚至 3～5 个月一行者，称为"月经后期"。既往亦有称"经行后期""月经延后""月经落后""经迟"等。一般认为要连续出现两个周期以上，若每次仅延后三五日，或偶然延后一次,下次仍如期来潮者,均不作月经后期论。此外,青春期月经初潮后1年内,或围绝经期绝经前,周期时有延后,且无其他证候者,亦不作病论。

月经后期如伴经量过少,常可发展为闭经。

二、西医病名

西医学功能失调性子宫出血,出现月经延后征象者可参照本病治疗。

三、病因病机

本病的发病机制有虚实之别。虚者多因肾虚、血虚、虚寒导致精血不足,冲任不充,血海不能按时满溢而经迟;实者多因血寒、气滞等导致血行不畅,冲任受阻,血海不能如期满盈,致使月经后期而来。

1. 肾虚 先天肾气不足,或房劳多产,损伤肾气,肾虚精亏血少,冲任不足,血海不能按时满溢,遂致月经后期而至。

2. 血虚 体质素弱,营血不足,或久病失血,或产育过多,耗伤阴血,或脾气虚弱,化源不足,均可致营血亏虚,冲任不充,血海不能按时满溢,遂使月经周期延后。《丹溪心法·妇人》云:"过期而来,乃是血虚",即是指此而言。

3. 血寒

(1)**虚寒**:素体阳虚,或久病伤阳,阳虚内寒,脏腑失于温养,生化失期,气虚血少,冲任不足,血海不能如期满溢,遂致经行后期。此即《景岳全书·妇人规·经脉类》所谓"亦惟阳气不足,则寒从中生而生化失期"者是也。

(2)**实寒**:经期产后,外感寒邪,或过食寒凉,寒搏于血,血为寒凝,运行涩滞,冲任欠通,血海不能如期满溢,遂使月经后期而来。

4. 气滞 素多忧郁,气机不宣,血为气滞,运行不畅,冲任受阻,血海不能如期满溢,因而月经延后。

四、主症

月经周期延后7日以上,甚至3～5个月一行,可伴有经量异常,一般认为需连续出现两个月经周期以上。多禀赋不足,或有感寒饮冷、情志不遂病史。

妇科检查:子宫大小正常或略小。

五、理化检查

通过基础体温测定、阴道细胞学、宫颈黏液结晶等检查及内分泌激素测定,以了解卵巢功能。B超检查可了解子宫、卵巢的发育和病变。先天不足者,多有发育不良的体征。

六、辨证论治

1. 肾虚

症状:周期延后,量少,色黯淡,质清稀,或带下清稀,腰膝酸软,头晕耳鸣,面色晦黯,或面部黯斑舌淡,苔薄白,脉沉细。

治法:补肾养血调经。

方药:当归地黄饮(《景岳全书》)为主。

当归10 g	熟地黄30 g	山茱萸10 g	山药30 g
杜仲10 g	续断20 g	怀牛膝10 g	甘草6 g

2. 血虚

症状:周期延后,量少,色淡红,质清稀,或小腹绵绵作痛,或头晕眼花,心悸少寐,面色苍白或萎黄,舌质淡红,脉细弱。

治法:补血益气调经。

方药：大补元煎（《景岳全书》）为主。

人参 10 g	山药 15 g	熟地黄 30 g	杜仲 10 g
当归 15 g	枸杞子 20 g	阿胶 20 g	山茱萸 20 g
炙甘草 6 g			

3.（血）虚寒

症状：月经延后，量少，色淡红，质清稀，小腹隐痛，喜暖喜按，腰酸无力，小便清长，大便稀溏，舌淡，苔白，脉沉迟。

治法：扶阳祛寒调经。

方药：温经汤（《金匮要略》）或艾附暖宫丸（《沈氏尊生书》）。

当归 10 g	吴茱萸 10 g	桂枝 10	白芍 10 g
川芎 10 g	生姜 10 g	附子 10 g	法半夏 10 g
艾叶 10 g	人参 10 g	阿胶 20 g	甘草 6 g

4.（血）实寒

症状：月经周期延后，量少，色黯有块，小腹冷痛拒按，得热痛减，畏寒肢冷，或面色青白，舌质淡黯，苔白，脉沉紧。

治法：温经散寒调经。

方药：温经汤（《妇人大全良方》）为主。

当归 10 g	川芎 10 g	炮姜 10 g	桂心 10 g
艾叶 10 g	细辛 6 g	人参 10 g	牛膝 10 g
小茴 10 g	甘草 6 g		

5. 气滞

症状：月经周期延后，量少/正常，色黯红，或有血块，小腹胀痛，或精神抑郁，胸胁乳房胀痛，舌质正常或红，苔薄白或微黄，脉弦或弦数。

治法：理气行滞调经。

方药：乌药汤（《兰室秘藏》）为主。

乌药 15 g	香附 20 g	木香 10 g	当归 20 g

柴胡 10 g   川芎 20 g   甘草 5 g

第三节 月经先后无定期

一、概述

月经周期时或提前时或延后 7 日以上,连续 3 个周期以上者,称为"月经先后无定期"。有称"经水先后无定期""月经愆期""经乱"等。本病以月经周期紊乱为特征,可连续两三个周期提前又出现一次延后,或两三个周期错后,又见一次提前,或见提前延后错杂更迭不定。如仅提前错后三五天,不作"月经先后无定期"论。本病若伴有经量增多及经期延长,常可发展为崩漏。

二、西医病名

西医学功能失调性子宫出血出现月经先后无定期征象者可按本病治疗。

三、病因病机

本病的发病机制,主要是肝肾功能失调,冲任功能紊乱,血海蓄溢失常,其病因多为肝郁和肾虚。

1. 肝郁 肝藏血,司血海,主疏泄,肝气条达,疏泄正常,血海按时满盈,则月经周期正常。若情志抑郁,或忿怒伤肝,以致肝气逆乱,疏泄失司,气血失调,血海蓄溢失常,如疏泄太过,则月经先期而至;疏泄不及,则月经后期而来,遂致月经先后无定期。

2. 肾虚 肾为先天之本,主封藏。从经血而论,肾又主施泄,正如《景岳全书·妇人规·经脉类》所说:"经血为水谷之精气……施泄于肾。"若素体肾气不足或多产房劳、大病久病伤肾,或少年肾气未充,或绝经之年肾气渐衰,肾气亏损,藏泄失司,冲任失调,血海蓄溢失常,若应藏不藏则经水先期而至;当泄不泄,则月经后期而来,以致月经先后无定期。

月经先后无定期的发生与肝肾功能失调,血海蓄溢失常密切相关。然临证又要注意两脏同病或多脏受累的复杂病机,如肝为肾之子,肝之疏泄功能失常,子病及母,而致肾之封藏失司,故常发展为肝肾同病。肝与脾又为相克关系,肝病可以克脾土,使脾生化气血、统血摄血功能失常,发为肝脾同病。亦可见肝肾脾同病。若以提前为多见,又经量增多、经期延长者,可向崩漏转化;或以延后为多见,而又经量减少者,可向闭经转化,临证应予以注意。

四、主症

月经不按周期来潮,提前或错后 7 日以上,并连续出现 3 个周期或以上,一般经期正常,经量不多。

妇科检查:子宫大小正常或偏小。

五、理化检查

卵巢功能测定及内分泌激素测定有助于诊断;BBT。

六、辨证论治

1. 肝郁

症状:经来先后无定,经量或多或少,色黯红或紫红,或有血块,或经行不畅,胸胁、乳房、少腹胀痛,脘闷不舒,时叹息,嗳气食少,苔薄白或薄黄,脉弦。

治法:疏肝理气调经。

方药:逍遥散(《太平惠民和剂局方》)为主。

| 柴胡 10 g | 白术 10 g | 茯苓 10 g | 当归 10 g |

白芍 10 g　　　薄荷 6 g　　　　煨姜 10 g　　　甘草 5 g

2. 肾虚

症状：经行或先或后，量少，色淡黯，质清，或腰骶酸痛，或头晕耳鸣，舌淡苔白，脉细弱。

治法：补肾调经。

方药：固阴煎（《景岳全书》）为主。

菟丝子 10 g　　　熟地黄 30 g　　　山茱萸 10 g　　　人参 10 g

五味子 10 g　　　山药 30 g　　　　炙甘草 10 g　　　远志 10 g

第四节　月经过多

一、概述

月经量较正常明显增多，而周期基本正常者，称为"月经过多"。亦有称"经水过多"。一般认为月经量以 30～80 mL 为适宜，超过 100 mL 为月经过多。本病可与周期、经期异常并发，如月经先期、月经后期、经期延长伴量多，尤以前者为多见。

二、西医病名

排卵性功能失调性子宫出血（以下称功血）、子宫肌瘤、子宫肥大症、盆腔炎、子宫内膜异位症等疾病及宫内节育器引起的月经过多。

三、病因病机

月经过多的主要病机是冲任不固，经血失于制约。常见的病因有气虚、血热、血瘀。

1. 气虚　素体虚弱，或饮食失节，或过劳久思，或大病久病，损伤脾气，致使中气不足，冲任不固，血失统摄，以致经行量多。久之可使气血俱虚，又可导致心脾两虚，或脾损及肾，致脾肾两虚。

2. 血热　素体阳盛，或肝郁化火，或过食辛燥动血之品，或外感热邪，热扰冲任，迫血妄行，因而经量增多。

3. 血瘀　素多抑郁，气滞而致血瘀；或经期产后余血未尽，感受外邪或不禁房事，瘀血内停。瘀阻冲任，血不归经，以致经行量多。

本病在发展过程中，由于病程日久，常致气随血耗，阴随血伤，或热随血泄而出现由实转虚，或虚实兼夹之象，如气虚血热、阴虚内热、气阴两虚而夹血瘀等证。

四、主症

月经量明显增多，但在一定时间内能自然停止。

妇科检查：功血及宫内节育器致月经过多者，盆腔器官无明显器质性病变，而子宫肌瘤等疾病多有阳性体征。

五、理化检查

卵巢功能测定及子宫内膜病理检查，有助于功血诊断，B超对盆腔器质性病变有参考意义，宫腔镜检查可明确子宫内膜息肉、黏膜下子宫肌瘤等疾病诊断

六、辨证论治

1. 气虚

症状：经行量多，色淡红，质清稀，神疲肢倦，气短懒言，小腹空坠，面色㿠白，舌淡，苔薄，脉细弱。

治法：补气摄血固冲。

方药：举元煎（《景岳全书》）或安冲汤（《医学衷中参西录》）。

人参 10 g　　　黄芪 50 g　　　白术 30 g　　　升麻 6 g

炙甘草 6 g

2. 血热

症状：经行量多，色鲜红或深红，质黏稠，或有小血块，伴口渴心烦，尿黄便结，舌红，苔黄，脉滑数。

治法：清热凉血，固冲止血。

方药：保阴煎（《景岳全书》）为主。

生地黄 30 g　　旱莲草 30 g　　黄芩 10 g　　　黄柏 10 g

白芍 15 g　　　仙鹤草 30 g　　山药 15 g　　　续断 10 g

甘草 6 g

3. 血瘀

症状：经行量多，色紫黯，有血块，经行腹痛，或平时小腹胀痛，舌紫黯或有瘀点，脉涩。

治法：活血化瘀止血。

方药：失笑散（《太平惠民和剂局方》）为主。

蒲黄 10 g　　　五灵脂 10 g　　益母草 15 g　　赤芍 10 g

泽兰 10 g　　　川芎 10 g　　　当归 10 g

第五节　月经过少

一、概述

月经周期正常，月经量明显减少（月经量少于 20 mL），或行经时间不足 2 天，甚或点滴即净者。

二、西医病名

子宫发育不良、性腺功能低下等疾病及计划生育手术后导致的月经过少可参考本病治疗。

三、病因病机

本病发病机制有虚有实。虚者多因精亏血少,冲任血海亏虚,经血乏源;实者多由瘀血内停,或痰湿阻滞,冲任壅塞,血行不畅而月经过少。临床以肾虚、血虚、血瘀、痰湿为多见。

1. 肾虚　禀赋素弱或少年肾气未充,或多产(含人工流产、屡孕屡堕),房劳伤肾,以致肾气不足,精血不充,冲任血海亏虚,经血化源不足以致经行量少。

2. 血虚　素体血虚,或久病伤血,营血亏虚,或饮食、劳倦、思虑伤脾,脾虚化源不足,冲任血海不充,遂致月经量少。

3. 血瘀　感受寒邪,寒客胞宫,血为寒凝;或素多忧郁,气郁血滞,均使冲任受阻,血行不畅,经血受阻致经行量少。

4. 痰湿　素多痰湿,或脾失健运,湿聚成痰,痰阻经脉,血不畅行,经血受阻而经行量少。

四、主症

经量明显减少,甚或点滴即净,月经周期可正常,也可伴周期异常,常与月经后期并见。

妇科检查:性腺功能低下者,盆腔器官基本正常或子宫体偏小。

五、理化检查

妇科内分泌激素测定对性腺功能低下引起月经过少的诊断,有参考意义;B超检查、诊断性刮宫、宫腔镜检查、子宫碘油造影等,对子宫发育不良、子宫内膜结核、子宫内膜炎或宫腔粘连等有诊断意义。

六、辨证论治

1. 肾虚

症状：经量素少或渐少，色黯淡，质稀，腰膝酸软，头晕耳鸣，足跟痛，或小腹冷，或夜尿多，舌质淡，脉沉弱或沉迟。

治法：补肾益精，养血调经。

方药：归肾丸（《景岳全书》）或当归地黄饮（《景岳全书》）。

菟丝子 30 g	杜仲 15 g	枸杞子 30 g	山茱萸 30 g
当归 30 g	熟地黄 30 g	山药 15 g	茯苓 15 g

2. 血虚

症状：经来血量渐少，或点滴即净，色淡，质稀，或小腹隐痛，头晕眼花，心悸怔忡，面色萎黄，舌淡红，脉细。

治法：养血益气调经。

方药：滋血汤（《证治准绳》）或小营煎（《景岳全书》）。

人参 10 g	山药 20 g	黄芪 15 g	茯苓 15 g
川芎 15 g	当归 30 g	白芍 15 g	熟地黄 30 g

3. 血瘀

症状：经行涩少，色紫黯，有血块，小腹胀痛，血块排出后胀痛减轻，舌紫黯，或有瘀斑瘀点，脉沉弦或沉涩。

治法：活血化瘀调经。

方药：桃红四物汤（《医宗金鉴》）或通瘀煎（《景岳全书》）。

桃仁 10 g	红花 10 g	当归 20 g	生地黄 10 g
赤芍 10 g	川芎 15 g	桂枝 10 g	益母草 30 g

4. 痰湿

症状：经行量少，色淡红，质黏腻如痰，形体肥胖，胸闷呕恶，或带多黏腻，舌淡苔白腻，脉滑。

治法：化痰燥湿调经。

方药：苍附导痰丸(《叶天士妇科诊治秘方》)或二陈加芎归汤(《万氏妇人科》)。

茯苓 10 g	法半夏 10 g	陈皮 10 g	甘草 6 g
苍术 10 g	胆南星 10 g	香附 10 g	枳壳 6 g
生姜 10 g	神曲 30 g		

第六节　经期延长

一、概述

月经周期基本正常,行经时间超过 7 日以上,甚或淋沥半月方净者,称为"经期延长"。有称"月水不断""经事延长"等。

二、西医病名

西医学之排卵性功能失调性子宫出血病的黄体萎缩不全、盆腔炎等疾病及计划生育手术后引起的经期延长可参照本病治疗。

三、病因病机

本病的发病机制多由气虚冲任失约;或热扰冲任,血海不宁;或瘀阻冲任,血不循经所致,临床常见有气虚、血热、血瘀等。

1. 气虚　素体虚弱,或饮食、劳倦、思虑过度伤脾,中气不足,冲任不固,不能制约经血,以致经期延长。

2. 虚热　素体阴虚,或久病伤阴,或多产房劳致阴血亏耗,阴虚内热,热扰冲任,血海不宁,经血妄行致经期延长。

3. 血瘀　素性抑郁,或恚怒伤肝,气郁血滞;或外邪客于子宫,邪与血相搏成瘀,瘀阻冲任、子宫,经血妄行。

四、主症

行经时间超过 7 日以上,甚至淋沥半月始净,月经周期基本正常,或伴有经量增多,慢性盆腔炎患者可伴有下腹痛,腰骶坠痛或白带增多。

妇科检查:功血者妇检多无明显器质性病变,慢性盆腔炎者,妇检有宫体压痛,附件增粗压痛等阳性体征。

五、理化检查

基础体温测定,妇科内分泌激素测定,适时的子宫内膜组织学检查等,均有助于诊断。

六、辨证论治

1. 气虚

症状:经血过期不净,量多,色淡,质稀,倦怠乏力,气短懒言,小腹空坠,面色㿠白,舌淡,苔薄,脉缓弱。

治法:补气摄血,固冲调经。

方药:举元煎(《景岳全书》)为主。

人参 10 g	黄芪 50 g	白术 30 g	升麻 10 g
炙甘草 10 g			

2. 虚热

症状:经行时间延长,量少,色鲜红,质稠,咽干口燥,或见潮热颧红,或手足心热,舌红,苔少,脉细数。

治法:养阴清热止血。

方药:两地汤(《傅青主女科》)或二至丸(《医方集解》)。

生地黄 30 g	地骨皮 20 g	玄参 15 g	麦冬 10 g
阿胶 30 g	女贞子 20 g	旱莲草 30 g	白芍 10 g

3. 血瘀

症状：经行时间延长，量或多或少，经色紫黯有块，经行小腹疼痛拒按，舌质紫黯或有瘀点，脉弦涩。

治法：活血祛瘀止血。

方药：桃红四物汤(《医宗金鉴》)合失笑散(《太平惠民和剂局方》)加味或桂枝茯苓丸(《金匮要略》)加味。

桃仁 10 g	红花 10 g	当归 15 g	益母草 30 g
赤芍 10 g	川芎 15 g	蒲黄 10 g	五灵脂 10 g
茜草根 15 g			

七、体会

1. 月经病的病因　主要有忧思恼怒，多次人流、药流术后，长期夜班。治疗时，虚证以寿胎丸为基础方，常用阿胶或阿胶珠、续断；实证，属寒者以温经汤为主；属热者，以保阴煎为主；肝郁者，治以柔肝为主，以加味逍遥散为基础方，柔肝常用药物有生麦芽、醋白芍，其中生麦芽柔肝健脾，可用至 30～60 g，如肝郁气逆，常可加用香附、玫瑰花、醋白芍、佛手、绿萼梅；情志不畅者，加用合欢皮或合欢花；有内热者，常用仙鹤草；流产后，可以生化汤祛瘀血；内有瘀滞者，可以益母草 20～30 g，化瘀而不伤正。

2. 月季花的使用　治疗月经病，常用月季花，取其按月而至之意。

3. 调护　治疗月经病应注意调护，以调畅情志为首，同时忌辛辣。

八、针灸参考方

以肝经穴位为主，常用太冲、血海、三阴交、交信、丘墟、蠡沟。

第四十二章 崩 漏

一、概述

妇女阴道突然大量出血，或淋漓下血不断者，称为"崩漏"，前者称为"崩中"，后者称为"漏下"。若经期延长达 2 周以上者，应属崩漏范畴，称为"经崩"或"经漏"。

一般突然出血，来势急，血量多的叫崩；淋漓下血，来势缓，血量少的叫漏。崩与漏的出血情况虽不相同，但其发病机制是一致的，而且在疾病发展过程中常相互转化，如血崩日久，气血耗伤，可变成漏，久漏不止，病势日进，也能成崩，所以临床上常常崩漏并称。正如《济生方》说："崩漏之病，本乎一证，轻者谓之漏下，甚者谓之崩中。"

二、西医病名

本病相当于西医学无排卵型功能失调性子宫出血病。生殖器炎症和某些生殖器肿瘤引起的不规则阴道出血亦可参照本病辨证治疗。

三、病因病机

主要病机是冲任损伤，不能制约经血。引起冲任不固的常见原因有肾虚、脾虚、血热和血瘀。

1. 肾虚　先天肾气不足，少女肾气稚弱，更年期肾气渐衰，或早婚多产，房事不节，损伤肾气，若耗伤精血，则肾阴虚损，阴虚内热，热伏冲任，迫血妄行，以致经血非时而下；或命门火衰，肾阳虚损，封藏失职，冲任不固，不能制约经血，亦致经血非时而下，遂成崩漏。

2. 脾虚　忧思过度，饮食劳倦，损伤脾气，中气下陷，冲任不固，血失统摄，非时而下，遂致崩漏。

3. 血热　素体阳盛，或情志不遂，肝郁化火，或感受热邪，或过食辛辣助阳之品，火热内盛，热伤冲任，迫血妄行，非时而下，遂致崩漏。

4. 血瘀　七情内伤，气滞血瘀，或感受寒、热之邪，寒凝或热灼致瘀，瘀阻冲任，血不循经，非时而下，发为崩漏。

四、主症

月经紊乱，出血时间大于半月；停闭数月突然暴下不止或淋沥不尽；常继发贫血。

五、理化检查

1. 妇科检查　排除因子宫肌瘤、妊娠期出血、产褥期出血以及炎症所引起的如崩似漏的妇科血证。必要时借助 B 超或尿妊娠试验，以明确诊断。

2. 实验室检查　血分析，以了解贫血程度和排除可能存在的血液病。必要时，还可进一步做骨髓穿刺检查。

3. 可借助功血的诊断方法　如子宫内膜活体检查多数为增生过长，基础体温呈单相型，内分泌测定为无排卵改变等，可以进一步明确诊断。

六、辨证论治

治疗应根据病情的缓急轻重、出血的久暂,采用"急则治其标,缓则治其本"的原则,灵活运用塞流、澄源、复旧三法。

塞流即是止血。崩漏以失血为主,止血乃是治疗本病的当务之急。具体运用止血方法时,还要注意崩与漏的不同点。治崩宜固摄升提,不宜辛温行血,以免失血过多导致阴竭阳脱;治漏宜养血行气,不可偏于固涩,以免血止成瘀。塞流之药可酌用十灰散、云南白药、紫地宁血散等。

澄源即是求因治本。崩漏是由多种原因引起的,针对引起崩漏的具体原因,采用补肾、健脾、清热、理气、化瘀等法,使崩漏得到根本上的治疗。塞流、澄源两法常常是同步进行的。

复旧即是调理善后。崩漏在血止之后,应理脾益肾以善其后。历代诸家都认为崩漏之后应调理脾胃,化生气血,使之康复。近代研究指出,补益肾气,重建月经周期,才能使崩漏得到彻底的治疗。"经水出诸肾",肾气盛,月事才能以时下,对青春期、育龄期的虚证患者,补肾调经则更为重要。当然复旧也需兼顾澄源。

总之,塞流、澄源、复旧有分别,又有内在联系,必须结合具体病情灵活运用。

1. 肾阴虚

症状:经血非时而下,出血量少或多,淋漓不断,血色鲜红,质稠,头晕耳鸣,腰酸膝软,手足心热,颧赤唇红,舌红,苔少,脉细数。

治法:滋肾益阴,固冲止血。

方药:左归丸(《景岳全书》)为主。

熟地黄 30 g	山药 15 g	山茱萸 6 g	菟丝子 15 g
枸杞子 15 g	川牛膝 6 g	女贞子 15 g	旱莲草 30 g

龟甲胶 10 g

2. 肾阳虚

症状：经血非时而下，出血量多，淋漓不尽，色淡质稀，腰痛如折，畏寒肢冷，小便清长，大便溏薄，面色晦黯，舌淡黯，苔薄白，脉沉弱。

治法：温肾助阳，固冲止血。

方药：大补元煎（《景岳全书》）为主。

人参 10 g	炒山药 30 g	熟地黄 15 g	杜仲 20 g
枸杞子 15 g	山茱萸 15 g	当归 10 g	炙甘草 10 g
补骨脂 10 g	鹿角胶 20 g	艾叶炭 6 g	

3. 肾气虚

症状：青春期少女或绝经期妇女经乱无期，量多势急如崩，或淋沥日久不净，或由崩而淋，由淋而崩反复发作，色淡红或淡黯，质清稀；面色晦暗，目眶黯黑，小腹空坠，腰脊酸软，眩晕耳鸣；舌淡暗，苔白，脉沉弱。

治法：补肾益气，固冲止血。

方药：加减苁蓉菟丝子丸（《中医妇科治疗学》）为主。

肉苁蓉 20 g	菟丝子 15 g	覆盆子 10 g	枸杞子 20 g
桑寄生 20 g	熟地黄 20 g	焦艾叶 6 g	当归 10 g

4. 脾虚

症状：经血非时而下，量多如崩，或淋漓不断，色淡质稀，神疲体倦，气短懒言，不思饮食，四肢不温，或面浮肢肿，面色淡黄，舌淡胖，苔薄白，脉缓弱。

治法：健脾益气，固冲止血。

方药：归脾汤（《校注妇人良方》）为主。

党参 15 g	白术 20 g	生黄芪 30 g	远志 15 g
龙眼肉 10 g	当归 10 g	茯苓 15 g	大枣 10 g

木香 6 g　　　砂仁 6 g　　　炙甘草 10 g

5. 血热

(1) 虚热

症状：经来无期，量少淋沥不尽或量多势急，血色鲜红；面颊潮红，烦热少寐，咽干口燥，大便秘结；舌红少苔，脉细数。

治法：养阴清热，固冲止血。

方药：上下相滋汤（《石室秘录》）为主。

熟地黄 30 g　　旱莲草 30 g　　玉竹 15 g　　人参 10 g

玄参 15 g　　　沙参 10 g　　　当归 10 g　　麦冬 10 g

地骨皮 10 g　　北五味 5 g　　　车前子 6 g

(2) 实热

症状：经来无期，经血突然暴崩如注，或淋沥日久难止，血色深红，质稠；烦热口渴，便结溺黄；舌红苔黄，脉滑数。

治法：清热凉血，固冲止血。

方药：清热固经汤（《简明中医妇科学》）为主。

炙龟甲 15 g　　牡蛎粉 15 g　　仙鹤草 20 g　　生地黄 30 g

地骨皮 15 g　　焦山栀 15 g　　生黄芩 15 g　　地榆片 15 g

陈棕炭 10 g　　生藕节 30 g　　生甘草 5 g

6. 血瘀

症状：经血非时而下，量多或少，淋漓不净，血色紫黯有块，小腹疼痛拒按，舌紫黯或有瘀点，脉涩或弦涩有力。

治法：活血祛瘀，固冲止血。

方药：逐瘀止崩汤（《安徽中医验方选集》）为主。

当归 10 g　　　川芎 10 g　　　三七 6 g　　　五灵脂 10 g

茜草 15 g　　　牡丹皮 10 g　　艾叶 5 g　　　乌贼骨 10 g

没药 10 g　　　阿胶 10 g　　　续断 15 g　　　益母草 15 g

七、体会

1. 崩漏的产生多因情志失调、劳累过度、多产（包括多次人流、药流术后）所致，西医多因产后调护不当、宫外孕、功能失调性子宫出血、内分泌失调或子宫肌瘤而致。

2. 病机主要是脾虚，气不摄血。

3. 治疗应以四物汤为基础方，虚证酌加阿胶、黄芪；热者，加用仙鹤草、旱莲草；瘀血者加失笑散、益母草；因误服补品所致者，加陈皮、神曲、黄芩。

八、针灸参考方

隐白（灸）、归来、三阴交、神门、地机、血海、蠡沟。

第四十三章　带　下

第一节　带下过多

一、概述

带下的量明显增多，色、质、气味发生异常，或伴全身、局部症状者，称为"带下病"，又称"下白物""流秽物"。

二、西医病名

相当于西医学的阴道炎、子宫颈炎、盆腔炎、妇科肿瘤等疾病引起的带下增多。

三、病因病机

1. 脾虚　素体脾虚、饮食所伤、劳倦过度、忧思伤脾，致使脾虚运化失调，水谷精微不能上输以化血，反聚成湿，以致流注下焦，伤及任带。

2. 肾虚　禀赋不足、房劳多产、年老体虚、久病伤肾，以致肾阳虚，命门火衰，任带失约；肾气不固，封藏失职，津液滑脱。

3. 阴虚夹湿　素体阴虚、年老阴亏、久病失养，导致阴虚火旺，复感湿邪，伤及任带。

4. 湿热下注 或因经行产后,胞脉空虚,摄生不洁,湿热内侵;或因淋雨涉水、久居湿地,感受湿邪,蕴而化热;或因脾虚生湿,湿蕴化热;亦或因肝郁化热;肝郁侮脾,脾失健运,水湿内停,均可导致湿热下注。

5. 热毒蕴结 摄生不慎、局部手术感染、经期产后不洁,以致热甚化火成毒、湿热遏久成毒,致使热毒损伤任带。

四、主症

带下量多,色、味、质异常,或伴有阴痒、灼热、疼痛,或伴有尿频、尿急及其他全身症状。

五、理化检查

1. 妇科检查 注意阴道炎、宫颈炎、盆腔炎的体征。

2. 辅助检查 ①分泌物直接涂片;②病原体培养;③后穹窿穿刺;④超声波检查;⑤腹腔镜检。

六、辨证论治

1. 脾阳虚

症状:带下量多,色白或淡黄,质稀薄,无臭气,绵绵不断,神疲倦怠,四肢不温,纳少便溏,两足跗肿,面色㿠白,舌质淡,苔白腻,脉缓弱。

治法:健脾益气,升阳除湿。

方药:完带汤(《傅青主女科》)为主。

白术 20 g	山药 20 g	党参 20 g	白芍 10 g
车前子 10 g	苍术 10 g	陈皮 6 g	柴胡 6 g
黑荆芥穗 10 g	甘草 5 g	茯苓 15 g	

2. 肾阳虚

症状：带下量多，色白清冷，稀薄如水，淋漓不断，头晕耳鸣，腰痛如折，畏寒肢冷，小腹冷感，小便频数，夜间尤甚，大便溏薄，面色晦黯，舌淡润，苔薄白，脉沉细而迟。

治法：温肾助阳，涩精止带。

方药：内补丸（《女科切要》）为主。

鹿茸 5 g	菟丝子 10 g	沙蒺藜 20 g	紫菀茸 6 g
黄芪 15 g	桑螵蛸 15 g	肉苁蓉 15 g	肉桂 10 g
茯神 15 g	制附子 30 g		

3. 阴虚夹湿

症状：带下量不甚多，色黄或赤白相兼，质稠或有臭气，阴部干涩不适，或有灼热感，腰膝酸软，头晕耳鸣，颧赤唇红，五心烦热，失眠多梦，舌红，苔少或黄腻，脉细数。

治法：滋阴益肾，清热祛湿。

方药：知柏地黄丸（《医宗金鉴》）加芡实、莲子。

知母 10 g	黄柏 10 g	熟地黄 15 g	白芍 10 g
牡丹皮 10 g	茯苓 15 g	泽泻 15 g	山药 15 g
芡实 15 g	莲子 15 g		

4. 湿热下注

症状：带下量多，色黄，黏稠，有臭气，或伴阴部瘙痒，胸闷心烦，口苦咽干，纳食较差，小腹或少腹作痛，小便短赤，舌红，苔黄腻，脉濡数。

治法：清热利湿止带。

方药：止带方（《世补斋不谢方》）为主。

猪苓 15 g	茯苓 15 g	车前子 20 g	泽泻 10 g
茵陈蒿 20 g	赤芍 10 g	牡丹皮 10 g	黄柏 10 g
栀子 10 g	牛膝 10 g		

5. 湿毒蕴结

症状：带下量多,黄绿如脓,或赤白相兼,或五色杂下,状如米泔,臭秽难闻,小腹疼痛,腰骶酸痛,口苦咽干,小便短赤,舌红,苔黄腻,脉滑数。

治法：清热解毒除湿。

方药：五味消毒饮(《医宗金鉴》)加土茯苓、败酱草、鱼腥草、薏苡仁。

金银花 30 g	野菊花 15 g	蒲公英 15 g	紫花地丁 15 g
天葵子 10 g	土茯苓 15 g	败酱草 15 g	鱼腥草 15 g
薏苡仁 20 g			

七、体会

1. 应饮食调理,宜少食酸冷食物,注意健运脾胃。
2. 应保持良好的心情。
3. 自拟方

怀山药 30 g	山茱萸 12 g	川续断 15 g	菟丝子 15 g
鹿角霜 10 g	芡实 30 g	茯苓 15 g	白术 15 g
煅龙骨 30 g	车前子 10 g	黄柏 10 g	益智仁 12 g
乌贼骨 10 g			

八、针灸参考方

带脉、三阴交、气海、丰隆、太白、足临泣。

第二节 带下过少

一、概述

带下量明显减少,导致阴中干涩痒痛,甚至阴部萎缩者。

二、西医病名

本节讨论内容为非绝经期带下过少，属西医卵巢早衰、席汉综合征等病证。

妇女绝经后，由于雌激素水平下降，带下量减少属正常生理改变。

三、病因病机

肝肾亏虚、血枯瘀阻，导致阴液不足，不能润泽阴户。

先天禀赋不足；房劳多产；大病久病耗伤经血；七情内伤、肝肾阴血内伤致使肝肾阴血不足，阴液不充，任带失养，不能滋润阴窍，以致带下减少。

脾胃虚弱，化源不足；堕胎多产，大病久病，暗耗营血；产后大出血；经产感寒，余血内留，新血不生，使得精亏血枯，瘀血内停，瘀阻血脉，精血不足，阴津不得敷布阴窍，致使带下减少。

四、主症

带下过少，甚至全无，阴道干涩、痒痛，甚至阴部萎缩。或伴性欲低下，性交疼痛，烘热出汗，月经错后、稀发、经量偏少，闭经，不孕等。

五、理化检查

1. 妇科检查 阴道黏膜皱折明显减少或消失，或阴道壁菲薄充血，分泌物极少，宫颈、宫体或有萎缩。

2. 辅助检查 阴道脱落细胞涂片提示雌激素水平较低。内分泌激素测定：卵巢功能低落者，促卵泡生成素（FSH）、促黄体生成素（LH）升高，而雌二醇（E_2）下降；席汉综合征者，激素水平均下降。

六、辨证论治

1. 肝肾亏损

症状：带下量少，甚至全无，阴部干涩灼痛，或伴阴痒，阴部萎缩，性交疼痛。头晕耳鸣，腰膝酸软，烘热汗出，烦热胸闷，夜寐不安，小便黄，大便干结，舌红少苔，脉细数或弦细。

治法：滋补肝肾，养精益血。

方药：左归丸（《景岳全书》）加知母、肉苁蓉、麦冬。

熟地黄 30 g	山药 15 g	枸杞子 20 g	山茱萸 10 g
川牛膝 10 g	龟甲胶 10 g	鹿胶 10 g	菟丝子 15 g
肉苁蓉 10 g	知母 15 g	麦冬 10 g	

2. 血枯瘀阻

症状：带下过少，甚至全无，阴中干涩，阴痒，面色无华，头晕眼花，心悸失眠，神疲乏力，或经行腹痛，经色紫黯，有血块，肌肤甲错，或下腹有包块，舌质黯，边有瘀点瘀斑，脉细涩。

治法：补血益精，活血化瘀。

方药：小营煎（《景岳全书》）加丹参、桃仁、牛膝。

当归 30 g	熟地黄 30 g	芍药 10 g	山药 10 g
枸杞子 15 g	丹参 20 g	桃仁 10 g	牛膝 10 g
炙甘草 6 g			

七、体会

带下过少的治疗，可适当参考寿胎丸的方义。

八、针灸处方

关元、气海、太溪、三阴交、太冲、血海。

第四十四章　不　孕

一、概述

女子婚后夫妇同居 2 年以上,配偶生殖功能正常,性生活正常,未避孕而未受孕者,或曾孕育过,未避孕又 2 年以上未再受孕者,称为"不孕症",前者称为"原发性不孕症",后者称为"继发性不孕症"。中医学对女性先天生理缺陷和畸形的不孕总结了 5 种——"五不女",即螺(又作骡)、纹、鼓、角、脉 5 种,其中除脉之外,均非药物治疗所能奏效的,故不属本节论述范畴。

二、西医病名

西医学认为女性原因引起的不孕症,主要与排卵功能障碍、盆腔炎症、盆腔肿瘤和生殖器官畸形等疾病有关。

三、病因病机

男女双方在肾气盛,天癸至,任通冲盛的条件下,女子月事以时下,男子精气溢泻,两性相合,便可媾成胎孕,可见不孕主要与肾气不足,冲任气血失调有关。临床常见有肾虚、肝郁、痰湿、血瘀等类型。

1. 肾虚　先天禀赋不足,或房事不节,损伤肾气,冲任虚衰,胞脉失于温煦,不能摄精成孕;或伤肾中真阳,命门火衰,不能化气行水,寒湿滞于冲任,湿壅胞脉,不能摄精成孕;或经期摄生不慎,涉水感寒,寒邪伤肾,损及冲任,寒客胞中,不能摄精成孕;或房事不节,耗伤精血,肾阴亏损,以致冲任血少,不能凝精成孕,甚则阴血不足,阴虚内热,热伏冲任,热扰血海,以致不能凝精成孕。

2. 肝郁 情志不畅,肝气郁结,疏泄失常,血气不和,冲任不能相资,以致不能摄精成孕。

3. 痰湿 素体肥胖,或恣食膏粱厚味,痰湿内盛,阻塞气机,冲任失司,躯脂满溢,闭塞胞宫,或脾失健运,饮食不节,痰湿内生,湿浊流注下焦,滞于冲任,湿壅胞脉,都可导致不能摄精成孕。

4. 血瘀 经期、产后余血未净之际,涉水感寒,或不禁房事,邪与血结,瘀阻胞脉,以致不能摄精成孕。

四、主症

以育龄妇女婚后或曾妊娠后,夫妇同居 2 年以上,配偶生殖功能正常,未避孕而不受孕为主要表现。

五、理化检查

实验室检查包括血常规、尿常规、血型、血沉、胸部透视、肝功能、肾功能等。阴道分泌物涂片作滴虫、真菌检查及检查阴道分泌物清洁度。后穹窿取分泌物或子宫颈刮片查癌细胞,在阴道侧壁刮片检查细胞激素水平。

其他检查项目,如内分泌测定、性染色质、染色体检查等,可根据初诊检查的结果在复诊时进行。

六、辨证论治

1. 肾气虚

症状:婚久不孕,月经不调,经量或多或少,头晕耳鸣,腰酸腿软,精神疲倦,小便清长,舌淡,苔薄,脉沉细,两尺尤甚。

治法:补肾益气,填精益髓。

方药:毓麟珠(《景岳全书》)为主。

人参 10 g	炒白术 10 g	茯苓 10 g	炒芍药 10 g
川芎 6 g	炙甘草 10 g	当归 10 g	熟地黄 30 g
菟丝子 20 g	炒杜仲 15 g	川椒 5 g	鹿角霜 30 g

2. 肾阳虚

症状:婚久不孕,月经后期,量少色淡,甚则闭经,平时白带量多,腰痛如折,腹冷肢寒,性欲淡漠,小便频数或失禁,面色晦暗,舌淡,苔白滑,脉沉细而迟或沉迟无力。

治法:温肾助阳,化湿固精。

方药:温胞饮(《傅青主女科》)为主。

菟丝子 15 g	巴戟天 15 g	补骨脂 10 g	肉桂 10 g
附子 15 g	人参 10 g	白术 10 g	芡实 10 g
山药 20 g	杜仲 15 g	胡芦巴 10 g	续断 15 g

3. 肾阴虚

症状:婚久不孕,月经错后,量少色淡,头晕耳鸣,腰酸腿软,眼花心悸,皮肤不润,面色萎黄,舌淡,苔少,脉沉细。

治法:滋肾养血,调补冲任。

方药:养精种玉汤(《傅青主女科》)为主。

熟地黄 30 g	当归 15 g	白芍 20 g	山茱萸 15 g
菟丝子 20 g	枸杞子 15 g		

4. 肝郁

症状:多年不孕,月经愆期,量多少不定,经前乳房胀痛,胸胁不舒,小腹胀痛,精神抑郁,或烦躁易怒,舌红,苔薄,脉弦。

治法:疏肝解郁,理血调经。

方药:百灵调肝汤(《百灵妇科》)为主。

当归 10 g	白芍 15 g	香附 10 g	牛膝 10 g
甘草 6 g	合欢皮 30 g	益母草 15 g	党参 15 g
小茴 6 g	陈皮 6 g	佛手 15 g	

5. 痰湿

症状：婚久不孕,形体肥胖,经行延后,甚或闭经,带下量多,色白质黏无臭,头晕心悸,胸闷泛恶,面色㿠白,苔白腻,脉滑。

治法：燥湿化痰,理气调经。

方药：启宫丸(经验方)。

| 苍术 30 g | 茯苓 30 g | 神曲 30 g | 半夏曲 30 g |
| 陈皮 10 g | 川芎 15 g | 香附 10 g | 党参 20 g |

6. 血瘀

症状：多年不孕,月经后期,量少或多,色紫黑,有血块,经行不畅,甚或漏下不止,少腹疼痛拒按,经前痛剧,舌紫黯,或舌边有瘀点,脉弦涩。

治法：活血化瘀,温经通络。

方药：少腹逐瘀汤(《医林改错》)为主。

小茴香 6 g	干姜 10 g	延胡索 10 g	没药 10 g
当归 15 g	川芎 10 g	官桂 6 g	赤芍 10 g
蒲黄 10 g	五灵脂 10 g		

七、体会

1. 不孕症的治疗一般可以寿胎丸为基础方。

2. 对于先天性的不孕症而言,较为难治。

3. 有一些内科杂病也有可能导致不孕,先治疗原发病即可,如咳嗽、胁痛、泄泻等。

八、针灸参考方

交信、阴廉、肾俞、蠡沟、太冲、中脘、关元、足临泣。

第四十五章 痄 腮

一、概述

痄腮是因感受风温邪毒，壅阻少阳经脉引起的时行疾病。以发热、耳下腮部漫肿疼痛为临床主要特征。严重者可见昏迷、抽搐。

痄腮的病名首见于金代，《疮疡经验全书·痄腮》记述："此毒受在牙根耳聤，通过肝肾，气血不流，壅滞颊腮，此是风毒肿。"指出了本病的病因和病机特点。明代《外科正宗·痄腮》进一步阐明："痄腮乃风热湿痰所生，有冬温后天时不正，感发传染者，多两腮肿痛，初发寒热。"并提出内服柴胡葛根汤，外敷如意金黄散的治疗方法。

二、西医病名

流行性腮腺炎是由腮腺炎病毒引起的急性、全身性感染，多见于儿童及青少年。以腮腺肿大、疼痛为主要临床特征，有时其他唾液腺亦可累及。脑膜脑炎、睾丸炎为常见合并症，偶也可无腮腺肿大。

三、病因

流行性腮腺炎发生的原因为感受腮腺炎时邪所致。在气候变化,腮腺炎流行期间易被传染。当小儿机体抵抗力下降时,时邪乘虚侵入致成痄腮。

流行性腮腺炎的主要病因病机为邪毒壅阻足少阳经脉,与气血相搏,凝滞于耳下腮部。

1. 邪犯少阳 时邪病毒从口鼻而入,侵犯足少阳胆经。胆经起于眼外眦,经耳前耳后下行于身之两侧,终止于两足第四趾端。少阳受邪,毒热循经上攻腮颊,与气血相搏,气滞血郁,运行不畅,凝滞腮颊,故局部漫肿、疼痛。邪毒郁阻经脉,则致发热恶寒;邪毒郁阻经脉,关节不利,咀嚼不便;邪毒上犯清阳,则头痛;邪毒内犯脾胃,则纳少、恶心呕吐。

2. 热毒壅盛 时邪病毒壅盛于少阳经脉,循经上攻腮颊,气血凝滞不通,则致腮部肿胀、疼痛,坚硬拒按,张口咀嚼不便;热毒炽盛,则高热不退;邪热扰心,则烦躁不安;热毒内扰脾胃,则致纳少、恶心、呕吐。

足少阳胆经与足厥阴肝经互为表里,热毒炽盛,正气不支,邪陷厥阴,扰动肝风,蒙蔽心包,可出现高热不退、抽风、昏迷等症。足厥阴肝经循少腹络阴器,邪毒内传,引睾窜腹,则可伴有睾丸肿胀、疼痛或少腹疼痛。肝气乘脾,还可出现上腹疼痛、恶心呕吐等症。

四、主症

此病潜伏期一般平均为 18 日,前驱症状一般较轻,表现为体温中度增高,头痛、肌痛等。腮腺肿大常是疾病的首发体征,持续7~10 日,常一侧先肿 2~3 日后,对侧腮腺亦出现肿大,有时肿胀仅为单侧,或腮腺肿大同时有颌下腺肿大,甚或仅有颌下腺肿大而无腮腺肿大。腮腺肿大的特点是以耳垂为中心,向前、后、下扩大,边缘不清,触之有弹性感,有疼痛及触痛,表面皮肤不红,可有热感,张口、咀嚼特别是吃酸性食物时疼痛加重。肿痛在 3～5 日达到高峰,一周左右消退。常有腮腺管口红肿。同侧咽及软腭可有肿胀,扁桃体向中线移位;喉水肿亦可发生;上胸部亦可出现水肿。腮腺肿大时体温仍高,多为中度发热,持续 5～7 日后消退。躯干偶见红色斑丘疹或荨麻疹。

五、理化检查

实验室检查周围血象白细胞总数正常或降低,淋巴细胞相对增多。尿、血淀粉酶增多。

病原学检查:唾液、脑脊液、尿或血中可分离出腮腺炎病毒。用补体结合试验或 ELISA 法检测抗 V(Virus)和抗 S(soluble)两种抗体,S 抗体在疾病早期的阳性率为 75%,可作为近期感染的证据,6～12 个月逐渐下降消失,病后 2 年达最低水平并持续存在。

六、辨证论治

1. 常证

(1) 邪犯少阳

症状:轻微发热恶寒,一侧或两侧耳下腮部漫肿疼痛,咀嚼不便,或伴头痛,咽痛,纳少,舌红,苔薄白或淡黄,脉浮数。

治法:疏风清热,散结消肿。

方药:银翘散(《温病条辨》)为主。

连翘 10 g	金银花 30 g	苦桔梗 10 g	薄荷 10 g
竹叶 10 g	淡豆豉 10 g	牛蒡子 15 g	荆芥穗 10 g
黄芩 15 g	生甘草 10 g		

若咽喉肿痛,加马勃、玄参清热利咽;纳少、呕吐,加竹茹、陈皮清热和胃。

（2）**热毒壅盛**

症状：高热不退，腮部肿胀疼痛，坚硬拒按，张口、咀嚼困难，烦躁不安，口渴引饮，或伴头痛、呕吐，咽部红肿，食欲不振，尿少黄赤，舌红苔黄，脉滑数。

治法：清热解毒，软坚散结。

方药：普济消毒饮（《东垣试效方》）为主。

黄芩 15 g	黄连 15 g	陈皮 6 g	玄参 6 g
柴胡 6 g	桔梗 6 g	连翘 3 g	板蓝根 3 g
马勃 3 g	牛蒡子 3 g	薄荷 3 g	白僵蚕 2 g
升麻 10 g	甘草 6 g		

腮部肿胀疼痛甚者，加夏枯草、海藻软坚散结；热甚者，加生石膏、知母清热泻火；大便秘结者，加大黄、芒硝通腑泄热。

2. 变证

（1）**邪陷心肝**

症状：高热不退，神昏，嗜睡，项强，反复抽风，腮部肿胀疼痛，坚硬拒按，头痛，呕吐，舌红，苔黄，脉洪数。

治法：清热解毒，息风开窍。

方药：凉营清气汤（《喉科症治概要》）为主。

犀角尖 6 g	鲜石斛 15 g	山栀子 20 g	牡丹皮 20 g
鲜生地黄 15 g	薄荷叶 10 g	川黄连 10 g	赤芍 10 g
玄参 15 g	生石膏 30 g	甘草 5 g	连翘 10 g
鲜竹叶 10 g	白茅根 15 g	芦根 30 g	

神志昏迷者，加紫雪丹、至宝丹清热镇惊，息风开窍；热甚者，加清开灵注射液或双黄连注射液静脉滴注，以清热解毒；抽风频繁者，加钩藤、白僵蚕平肝息风。

（2）**毒窜睾腹**

症状：病至后期，腮部肿胀渐消，一侧或两侧睾丸肿胀疼痛，或伴少腹疼痛,痛甚者拒按,舌红,苔黄,脉数。

治法:清肝泻火,活血止痛。

方药:龙胆泻肝汤(《兰室秘藏》)为主。

柴胡 6 g	泽泻 15 g	车前子 15 g	木通 10 g
当归 10 g	生地黄 15 g	龙胆草 10 g	

睾丸肿大明显者,加青皮、乌药、莪术理气消肿;少腹痛甚,伴腹胀、便秘者,加大黄、枳壳、木香理气通腑。

附:药物外治

1. 青黛散、紫金锭、如意金黄散,任选一种。以醋或水调匀后外敷患处,每日 2 次。适用于腮部肿痛。

2. 鲜蒲公英、鲜马齿苋、鲜仙人掌(去刺),任选一种。捣烂外敷患处,每日 2 次。适用于腮部肿痛。

七、体会

1. 痄腮主要为热毒所致,治疗须清热解毒,早期可用金银花、紫花地丁、蒲公英、马勃、玄参等品,亦可参考五味消毒饮的立法用意。

2. 若迁延不愈,慎用补益药物。

八、针灸参考方

合谷、外关、关冲、阳陵泉、阳辅、曲池、天井、大椎、翳风。

第四十六章　儿童多动综合征

一、概述

儿童多动综合征又称"轻微脑功能障碍综合征"（MBD），是儿童时期一种较常见的行为异常性疾患。患儿智力正常或接近正常，以难以控制的动作过多，注意力不集中，情绪不稳，冲动任性，并有不同程度学习困难为临床特征。

二、中医病名

本病在古代医籍中无专门记载，根据患儿神志涣散、多语多动、冲动不安的特征，可归入"脏躁""躁动"证中；又由于其智能正常或接近正常，活动过多，思想不易集中而导致学习困难，故又与"健忘""失聪"证有关。

三、病因病机

先天禀赋不足，产时或产后损伤，或后天护养不当，病后失养，忧思惊恐过度等为主要发病原因。

本病病位涉及心肝脾肾，病理性质为本虚标实，阴虚为本，阳亢、痰浊、瘀血为标。

《素问·生气通天论》说："阴平阳秘，精神乃治"，人的精神情志活动正常,有赖于人体阴阳平衡。而人的行为变化,又常呈阴静阳躁,动静平衡必须阴平阳秘才能维持。因此,阴阳平衡失调为本病的主要发病机制。

小儿稚阴稚阳,先天禀赋不足,后天失于调护,稍有感触,即易阴阳偏颇,阴虚阳亢,阳动无制。心主血藏神,心阴不足,则心火有余,而现心神不宁,多动不安;肝体阴而用阳,其志怒,肝肾阴虚,肝阳上亢,则致注意力不集中,性情冲动执拗;脾为至阴之脏,性静,脾失濡养,则静谧不足,兴趣多变,言语冒失,心思不定,不能自控;肾为先天之本,肾精不足,髓海不充则神志不聪而善忘。

四、主症

1. 7 岁以前起病,病程持续半年以上。

2. 注意力涣散,上课时思想不集中,坐立不安,喜欢做小动作,活动过度。

3. 情绪不稳,冲动任性,动作笨拙。

4. 学习成绩不稳定,但智力正常或近于常人。

5. 体格检查动作不协调,如翻手试验、指鼻和指-指试验阳性。

6. 排除其他精神发育障碍性疾病。

五、理化检查

可无特殊,部分儿童血常规提示嗜酸性粒细胞升高。

六、辨证要点

1. 肝肾阴虚

症状:神思涣散,烦躁多动,冲动任性,难以自控,睡眠不安,遇事善忘,五心烦热,口干唇红,形体消瘦,颧红盗汗,大便干结,舌红少津,苔少,脉弦细数。

法:滋养肝肾,潜阳定志。

方药:杞菊地黄丸(《医级》)为主。

熟地黄 10 g	山茱萸 6 g	山药 10 g	枸杞子 10 g
菊 花 6 g	牡丹皮 6 g	茯苓 10 g	泽 泻 6 g

2. 心脾两虚

症状:神思涣散,多动不安,动作笨拙,情绪不稳,头晕健忘,思维缓慢,面色萎黄,神疲乏力,多梦少寐,食欲不振,大便溏泻,舌淡苔白,脉细弱。

治法:补益心脾,养血安神。

方药:归脾汤(《济生方》)合甘麦大枣汤(《金匮要略》)为主。

白 术 6 g	茯神 10 g	黄芪 10 g	龙眼肉 10 g
酸枣仁 6 g	党参 10 g	木香 3 g	甘草 3 g
当 归 5 g	远志 10 g	生姜 3 g	大枣 5 g
淮小麦 10 g			

3. 痰火内扰

症状:神思涣散,多语哭闹,任性多动,易于激动,胸闷脘痞,喉间痰多,夜寐不安,目赤口苦,小便黄赤,大便秘结,舌质红,苔黄腻,脉滑数。

治法:清热涤痰,安神定志。

方药:黄连温胆汤(《备急千金要方》)为主。

半夏 6 g	陈皮 3 g	茯苓 10 g	甘草 3 g
枳实 3 g	竹茹 10 g	黄连 3 g	大枣 3 g

七、体会

查明病因很重要,现在多数患儿是因为过食酸冷所致,应属于阴寒内阻，阳气外越，方用藿香正气散常可获得满意疗效。

八、针灸参考方

支沟、内关、解溪、太白、照海、足临泣、蠡沟。

第四十七章　鼻　渊

一、概述

鼻渊是以鼻流浊涕、量多不止为主要特征的鼻病。临床上常伴有头痛、鼻塞、嗅觉减退等症状。

二、西医病名

鼻窦炎症状性疾病。

三、病因病机

1. 肺经风热　风热邪毒，袭表犯肺；或风寒侵袭、郁而化热、风热壅遏肺经、肺失清肃，致使邪毒循经上犯，结滞鼻窍，灼伤鼻窦肌膜而为病。

2. 胆腑郁热　胆为刚脏，内寄相火，其气通脑。若情志不畅，喜怒失节，胆失疏泄，气郁化火，循经上犯，移热于脑或邪热犯胆，胆经热盛，上蒸于脑，伤及鼻窦，燔灼肌膜，热炼津液而为涕，迫津下渗发为本病。

3. 脾胃湿热　素嗜酒醴肥甘之物，脾胃湿热内生。运化失常，清气不升，浊阴不降，湿热邪毒循经上犯，停聚窦内，灼损窦内肌膜所致。

4. 脾肺虚弱 鼻渊日久,耗伤肺脾之气,脾虚运化失健,营气难以上布鼻窍;肺气不足,易为邪毒侵袭,且又清肃不利,邪毒滞留鼻窍,凝聚于鼻窦,伤蚀肌膜而为病。

5. 肾阴不足 鼻渊日久,阴精大伤,虚火内扰,余邪滞留不清,两者搏结于鼻窦,肌膜败坏,而成浊涕,发为鼻渊。

四、主症

以大量黏液性或脓性鼻涕、鼻塞、头痛或头昏为主要症状,急性鼻渊有发热及全身不适。

鼻窦是鼻腔周围面颅骨的含气空腔,与眼、耳、脑等重要器官邻近,鼻窦有炎症可以通过各种途径引起临近组织和器官产生并发症,也可通过窦内脓液毒性作用,引起远离器官感染

1. 眼部并发症 眼眶壁周围 2/3 以上为菲薄的鼻窦骨壁,还有血管和淋巴管相通,当鼻窦有炎症时,就可因骨壁坏死引起眶内并发症,还可通过鼻眶之间的淋巴交通引起眼部感染。常见的有眶内组织发炎、眶内脓肿、视神经炎等。

2. 颅内并发症 鼻窦炎症可通过静脉、神经、淋巴管等直接波及颅内,也可引起颅骨的直接破坏侵及颅内,而引起脑膜炎、脑脓肿、海绵窦血栓性静脉炎等,甚至可危及生命。

3. 耳部感染 鼻窦炎时,脓性鼻涕可引起耳与鼻咽之间的小管发炎肿胀,阻塞,导致卡他性中耳炎、化脓性中耳炎等。

4. 下行感染 常见的有:① 咽部感染:可引起咽炎、扁桃体炎等。② 脓鼻涕吞下,可引起消化道病变,出现胃痛、腹泻、便秘等胃肠功能障碍。

5. 鼻窦内积脓 成为脓毒性病灶,引起关节、肌肉、心肾及神经系统疾患,儿童表现为智力差,精神不集中,成人则发生头昏、失眠、记忆力减退、焦躁等症状。

五、理化检查

1. 鼻腔检查　可见黏膜充血、肿胀、鼻腔或后鼻孔有较多的黏性或脓性分泌物。

2. 鼻窦 X 线摄片　有阳性表现，有助于诊断。

3. CT 扫描　可更清楚地观察窦壁是否受损及窦腔黏膜病变的程度。

4. 鼻窦超声波检查　主要用于上颌窦、额窦的检查，可发现窦腔内积液、息肉或肿瘤。

六、辨证论治

1. 肺经风热

症状：鼻流黄涕或黏白量多，嗅觉减退，发热，恶寒，头痛，咳嗽，痰多，舌红，苔微黄，脉浮数。

治法：疏风清热，宣肺通窍

方药：银翘散（《温病条辨》）为主。

金银花 15 g	连翘 10 g	竹叶 6 g	荆芥 6 g
牛蒡子 10 g	黄芩 10 g	薄荷 6 g	桔梗 6 g
前胡 15 g	芦根 10 g	鱼腥草 15 g	甘草 3 g

2. 胆腑郁热

症状：鼻流浊涕，黄稠如脓样，嗅觉差，头痛，发热，口苦咽干，耳鸣，烦躁，舌红，苔黄，脉弦数。

治法：清泻胆热，利湿通窍。

方药：温胆汤（《备急千金要方》）为主。

黄芩 15 g	竹茹 15 g	胆南星 10 g	泽泻 10 g
茵陈蒿 15 g	栀子 10 g	金钱草 15 g	甘草 3 g

3. 脾胃湿热

症状：鼻流黄涕，浊而量多，鼻塞，嗅觉减退，头晕头重，胸腔胀闷，小便黄，舌红，苔黄腻，脉滑数。

治法：清热利湿，化浊通窍。

方药：甘露消毒丹（《医效秘传》）为主。

滑石 15 g	黄芩 10 g	茵陈蒿 15 g	藿香 6 g
连翘 6 g	石菖蒲 10 g	白蔻仁 5 g	薄荷 5 g
木通 5 g	射干 5 g	川贝母 6 g	瓜蒌皮 10 g

4. 肺气虚寒

症状：鼻塞或重或轻，鼻涕黏白，稍遇风冷则鼻塞加重，鼻涕增多，喷嚏时作，嗅觉减退，头昏，头胀，气短乏力，语声低微，面色苍白，自汗畏风寒，咳嗽痰多，舌淡，苔薄白，脉缓弱。

治法：温补肺脏，散寒通窍。

方药：小青龙汤（《伤寒论》）为主。

麻黄 10 g	桂枝 5 g	生姜 3 g	细辛 6 g
半夏 10 g	延胡索 10 g	白芷 10 g	五味子 5 g
辛夷 6 g	甘草 5 g		

5. 脾气虚弱

症状：鼻涕白黏或黄稠，量多，嗅觉减退，鼻塞较重，食少纳呆，腹胀便溏，脘腹胀满，肢困乏力，面色萎黄，头昏重，或头闷胀。舌淡胖，苔薄白，脉细弱。

治法：健脾利湿，益气通窍。

方药：参苓白术散（《太平惠民和剂局方》）为主。

党参 15 g	茯苓 10 g	白术 10 g	白扁豆 15 g
陈皮 10 g	白豆蔻 10 g	升麻 5 g	炒神曲 15 g
砂仁 5 g	桔梗 5 g	防风 6 g	山药 10 g
甘草 5 g			

七、体会

1. 鼻窦炎多由感冒引起，或治疗不彻底，或误用补药所致。

2. 鼻窦炎的治疗，白芷的通窍效果最好，亦可选用辛夷、苍耳子。

3. 防护方面注意保暖，少食冷饮、碳酸饮料。

八、针灸参考方

上星、通天、合谷、列缺、丰隆、解溪、太白。

第四十八章 鼻鼽

一、概述

鼻鼽是指以突然和反复发作的鼻痒、打喷嚏、流清涕、鼻塞等为主要特征的鼻病。本病为临床上较常见和多发的疾病，无性别、年龄、地域差异，可常年性发病，亦可呈季节性发作。

二、西医病名

西医学的变应性鼻炎、血管运动性鼻炎、酸性粒细胞增多性非变应性鼻炎等疾病可参考本病辨证施治。

三、病因病机

本病多由脏腑虚损，正气不足，腠理疏松，卫表不固，风邪、寒邪或异气侵袭，寒邪束于皮毛，阳气无从泄越，故嚏而上出为嚏。

1. 肺气虚寒，卫表不固 肺气虚寒，卫表不固，则腠理疏松，风寒乘虚而入，邪聚鼻窍，邪正相搏，肺气不宣，津液停聚，遂致喷嚏、流清涕、鼻塞等，发为鼻鼽。

2. 脾气虚弱，清阳不升 脾气虚弱，化生不足，鼻窍失养，外邪或异气从口鼻侵袭，停聚鼻窍而发为鼻鼽。

3. 肾阳不足，温煦失职　肾阳不足，则摄纳无权，气不归元，温煦失职，腠理、鼻窍失于温煦，则外邪、异气易侵，而发为鼻鼽。

4. 肺经伏热，上犯鼻窍　肺经素有郁热，肃降失职，邪热上犯鼻窍，亦可发为鼻鼽。

四、主症

本病发作时主要表现为鼻痒、喷嚏频频、清涕如水、鼻塞，呈阵发性，具有突然发作和反复发作的特点。

五、理化检查

在发作期鼻黏膜多为灰白或淡蓝色，亦可充血色红，鼻甲肿大，鼻腔有较多水样分泌物。在间歇期以上特征不明显。

血常规可见嗜酸性粒细胞增多。

六、辨证论治

1. 肺气虚寒，卫表不固

症状：鼻塞，鼻痒，喷嚏频频，清涕如水，嗅觉减退，畏风怕冷，自汗，气短懒言，语声低怯，面色苍白，或咳嗽痰稀。舌质淡，舌苔薄白，脉虚弱。检查见下鼻甲肿大光滑，黏膜淡白或灰白，鼻道可见水样分泌物。

治法：温肺散寒，益气固表。

方药：温肺止流丹（《辨证录》）为主。

诃子6 g	甘草5 g	桔梗10 g	荆芥10 g
石首鱼脑骨^{（煅过存性，为末）}15 g		细辛3 g	党参15 g

2. 脾气虚弱，清阳不升

症状：鼻塞，鼻痒，清涕连连，喷嚏突发，面色萎黄无华，消瘦，

食少纳呆,腹胀便溏,四肢倦怠乏力,少气懒言,舌淡胖,边有齿痕,苔薄白,脉弱无力。检查见下鼻甲肿大光滑,黏膜淡白,或灰白,有水样分泌物。

治法：益气健脾,升阳通窍。

方药：补中益气汤(《内外伤辨惑论》)为主。

黄芪 15 g	党参 15 g	白术 10 g	炙甘草 6 g
当归 10 g	陈皮 6 g	升麻 6 g	柴胡 10 g
生姜 9 片	大枣 6 枚		

3. 肾阳不足,温煦失职

症状：鼻塞,鼻痒,喷嚏频频,清涕长流。面色苍白,形寒肢冷,腰膝酸软,神疲倦怠,小便清长,或见遗精早泄。舌质淡,苔白,脉沉细无力。检查可见下鼻甲肿大光滑,黏膜淡白,鼻道有水样分泌物。

治法：温补肾阳,固肾纳气。

方药：肾气丸(《金匮要略》)为主。

生地黄 24 g	山药 12 g	山茱萸 12 g	泽泻 10 g
茯苓 10 g	牡丹皮 10 g	桂枝 10 g	附子(炮) 15 g

4. 肺经伏热,上犯鼻窍

症状：鼻痒,喷嚏频作,流清涕,鼻塞,常在闷热天气发作。全身或见咳嗽,咽痒,口干烦热,舌质红,苔白或黄,脉数。检查见鼻黏膜色红或暗红,鼻甲肿胀。

治法：清宣肺气,通利鼻窍。

方药：辛夷清肺饮(《外科正宗》)为主。

辛夷 10 g	黄芩 15 g	栀子 10 g	麦冬 10 g
百合 10 g	石膏 15 g	知母 10 g	甘草 5 g
枇杷叶 10 g	升麻 5 g		

七、体会

就其病因而言，多由过食酸冷所致，尤其是碳酸饮料。治疗时，一般不宜使用激素及抗过敏药物，否则易致病情缠绵难愈。

八、针灸参考方

上星、太阳、合谷、列缺、解溪、丰隆、太白。

第四十九章　鼻　衄

一、概述

鼻衄即鼻出血，是多种疾病的常见症状之一。它可由鼻部损伤而引起，亦可因脏腑功能失调而致，本章重点讨论后者所引起的鼻衄。

二、西医病名

内科范围的鼻衄主要见于某些传染病、发热性疾病、血液病、风湿热、高血压、维生素缺乏症、化学药品及药物中毒等引起的鼻出血。至于鼻腔局部病变引起的鼻衄，一般属于五官科的范畴。

三、病因病机

鼻衄可分为虚证和实证两大类。实证者，多因火热气逆、迫血妄行而致；虚证者，多因阴虚火旺或气不摄血而致。

1. 肺经风热　外感风热或燥热之邪，首先犯肺，致肺失肃降，邪热循经上犯鼻窍，损伤阳络，血溢清道而为衄。

2. 胃热炽盛　胃经素有积热，或因暴饮烈酒，过食辛燥，致胃热炽盛，火热内燔，循经上炎，损伤阳络，迫血妄行而为鼻衄。

3. 肝火上逆 情志不舒,肝气郁结,郁久化火,循经上炎,或暴怒伤肝,肝火上逆,血随火动,灼伤鼻窍脉络,血溢脉外而为衄。

4. 心火亢盛 由于情志之火内生,或气郁而化火,致使血热,心火亢盛,迫血妄行,发为鼻衄。

5. 肝肾阴虚 素体阴虚,或劳损过度,久病伤阴,而致肝肾阴虚,水不涵木,肝不藏血,水不制火,虚火上炎,损伤鼻窍阳络,血溢脉外而衄。

6. 脾不统血 久病不愈,忧思劳倦,饮食不节,损伤脾胃,致脾气虚弱,统摄无权,气不摄血,血不循经,渗溢于鼻窍而致衄。

四、主症

鼻中出血。多为单侧出血,亦可见双侧。可表现为间歇反复出血,亦可持续出血。出血量多少不一,轻者仅鼻涕中带血;较重者,渗渗而出或点滴而下;严重者,血涌如泉,鼻口俱出,甚至可出现休克。反复出血则可导致贫血。

五、理化检查

在前鼻镜或间接鼻咽镜甚至鼻内镜下,寻找出血点或渗血面。在鼻腔任何部位均可出血,也可发生于鼻咽顶部、咽隐窝等部位,但以鼻中隔前下方的易出血区及鼻腔后部的鼻-鼻咽静脉丛较为多见。必要时可进行血液系统、心血管系统等全身检查。

六、辨证论治

1. 肺经风热

症状:鼻燥衄血,口干咽燥,或兼有身热、咳嗽痰少等症,舌质红,苔薄,脉数。

治法：疏风清热,凉血止血。

方药：桑菊饮(《温病条辨》)为主。

| 桑叶 15 g | 菊花 10 g | 杏仁 10 g | 连翘 10 g |
| 桔梗 10 g | 甘草 6 g | 芦根 15 g | 黄芩 15 g |

2. 胃热炽盛

症状：鼻衄,或兼齿衄,血色鲜红,口渴欲饮,鼻干,口干臭秽,烦躁,便秘,舌红,苔黄,脉数。

治法：清胃泻火,凉血止血。

方药：玉女煎(《景岳全书》)为主。

| 石膏 30 g | 生地黄 30 g | 麦冬 10 g | 知母 10 g |
| 牛膝 10 g | 大黄 10 g | | |

3. 肝火上炎

症状：鼻衄,头痛,目眩,耳鸣,烦躁易怒,面目红赤,口苦,舌红,脉弦数。

治法：清肝胃火,凉血止血。

方药：龙胆泻肝汤(《兰室秘藏》)为主。

龙胆草 10 g	泽泻 10 g	木通 6	车前子 10 g
生地黄 30 g	当归 10 g	柴胡 10 g	黄芩 10 g
栀子 15 g	白芍 15 g	青黛 6 g	地骨皮 15 g

4. 气血亏虚

症状：鼻衄,或兼齿衄、肌衄,神疲乏力,面色苍白,头晕,耳鸣,心悸,夜寐不宁,舌质淡,脉细无力。

治法：补气摄血。

方药：归脾汤(《济生方》)为主。

白术 15 g	茯神 15 g	黄芪 30 g	龙眼肉 10 g
人参 10 g	木香 6 g	当归 10 g	酸枣仁 10 g
远志 10 g	生姜 6 g	大枣 10 g	甘草 5 g

七、体会

部分鼻衄应考虑有无其他原发病或外伤因素，治疗时可酌加化瘀止血药。

简易止血法：捆扎同侧中指第二指节。

八、针灸参考方

上星、孔最、列缺、昆仑。

第五十章　白内障(圆翳内障)

一、概述

圆翳内障是指晶珠混浊,视力缓降,渐至失明的慢性眼病。因最终在瞳神之中出现圆形银白色或棕褐色的翳障,故《秘传眼科龙木论》称之为圆翳内障。本病多见于老年人,常两眼发病,但有先后发生或轻重程度不同之别。历代眼科文献所载与本病类同者计 10 余种之多,如浮翳、沉翳、滑翳、枣花翳、黄心白翳、如银内障等。其名虽异,实则均为晶珠混浊,只是病变之阶段、程度、部位、颜色有所差别而已。本病翳定障老时,经手术治疗可以恢复一定视力。

二、西医病名

白内障,是因为晶状体混浊而影响视力的一种眼病,多见于老年人,也是糖尿病常见的一种并发症。此外,接触到某些有害物质、外伤及先天性因素也会导致本病的发生。

三、病因病机

多因年老体衰,肝肾两亏,精血不足,或脾虚失运,精气不能上荣于目所致。此外,肝经郁热或阴虚夹湿热上攻,也能引起本病。

四、主症

本病初起，眼无红肿疼痛，仅自觉视物微昏，或眼前有位置固定之点状、条状或圆盘状阴影；或视近尚清，视远昏蒙；或明处视昏，暗处视清；或明处视清，暗处视昏；或视灯光、明月如有数个。昏朦日进，则渐至不辨人物，只见手动，甚至仅存光感。

五、理化检查

检视瞳神，圆整无缺，展缩自如。初起，若晶珠混浊出现于边缘，状如枣花、锯齿，视力多无明显影响。继则晶珠灰白肿胀，如油脂浮于水面，电筒侧照，可见黄仁之阴影呈新月形投射于晶珠表面。最终晶珠全混，色白圆整，电筒侧照，黄仁阴影消失。此时翳定障老，正宜手术治疗。否则，日久晶珠缩小，翳如冰棱而下沉。若晶珠混浊从核心开始，渐向周围扩散，其色多为棕黄、棕红或黑色。

六、辨证论治

本病病程较长，药物治疗适用于早期。若晶珠灰白混浊，已明显障碍瞳神，则药物难以奏效，宜待翳定障老之后，手术治疗。

（一）内治

1. 肝肾两亏

症状：视物模糊，头晕耳鸣，腰膝酸软，舌淡脉细，或面白畏冷，小便清长，脉沉弱。

治法：补益肝肾。

方药：杞菊地黄丸（《医级》）或右归丸（《景岳全书》）加减。

枸杞子 15 g　　菊花 10 g　　　熟地黄 30 g　　山茱萸 10 g

| 山药 15 g | 泽泻 10 g | 牡丹皮 10 g | 茯苓 15 g |

2. 脾虚气弱

症状：视物昏花，精神倦怠，肢体乏力，面色萎黄，食少便溏，舌淡苔白，脉缓或细弱。

治法：补脾益气。

方药：补中益气汤（《脾胃论》）为主。

| 党参 30 g | 黄芪 15 g | 白术 10 g | 甘草 5 g |
| 当归 10 g | 陈皮 5 g | 升麻 5 g | 柴胡 5 g |

3. 肝热上扰

症状：头痛目涩，眵泪干燥，口苦咽干，脉弦。

治法：清热平肝。

方药：石决明散（《证治准绳》）为主。

石决明 30 g	枸杞子 15 g	木贼 10 g	荆芥 6 g
晚桑叶 15 g	谷精草 30 g	甘草 5 g	蛇蜕 6 g
金沸草 10 g	白菊花 15 g	苍术 6 g	牡丹皮 10 g

4. 阴虚夹湿热

症状：目涩视昏，烦热口臭，大便不畅，舌红苔黄腻。

治法：滋阴清热，宽中利湿。

方药：甘露饮（《太平惠民和剂局方》）为主。

熟地黄 15 g	生地黄 30 g	天冬 15 g	麦冬 10 g
石斛 30 g	黄芩 6 g	枇杷叶 10 g	茵陈蒿 30 g
枳壳 6 g	甘草 3 g		

（二）外治

早期可滴珍珠明目液或白内停眼液。

（三）手术疗法

晶珠混浊，视力降至 0.2 以下，光定位、色觉良好，眼部无活动性炎症及眼底基本正常者可考虑手术治疗。

七、体会

1. 眼科常用药　生地黄、茺蔚子、防风、车前子、枸杞子、菊花、荆芥、牡丹皮、泽泻、苍术、白芍、夜明砂。

2. 眼睛疾患，宜忌食辛辣之品，如生姜、花椒等。

八、针灸参考方

养老、臂臑、肾俞、肝俞、命门、光明、水泉。